医学生应用文写作实用教程

主　编　王艳红　徐　蓉

副主编　王想平　窦红莉　任天波　徐萍风

编　委　（按姓名拼音排序）

窦红莉　金　薇　雷鸣选　李雅麒

任天波　邵江华　孙志诚　汤　波

汤　榕　王想平　王艳红　吴银生

徐　蓉　徐萍风

U0197514

科学出版社

北　京

内 容 简 介

　　本教材既为医学生在校的学习和生活提供切实的帮助，又为其走向社会的写作实践打下基础，不求全面，但求实用。本教材的特点一是在文种选择与分类上注重从医学生实际需要出发，突出时代性、知识性、专业性、实用性。二是理论和实践相结合，把抽象的理论知识分解为实际训练内容，以提高医学生的写作能力及综合素质。三是丰富了大学校园文化内容和大学生的课余生活，给学生们提供了一个展现和提升自我的机会和舞台。不但加强医学生当堂完成写作任务的能力，还把开阔视野、陶冶情操，提高医学生的口语表达能力等综合素质的培养融入整个教学过程。

　　本书是为医学高等学校在校生编写的一本应用文写作实用教材。

图书在版编目（CIP）数据

　　医学生应用文写作实用教程 / 王艳红，徐蓉主编 . —北京：科学出版社，2020.7

　　ISBN 978-7-03-065595-0

　　Ⅰ . ①医⋯　Ⅱ . ①王⋯ ②徐⋯　Ⅲ . ①医学－应用文－写作－医学院校－教材　Ⅳ . ① R

　　中国版本图书馆 CIP 数据核字（2020）第 110059 号

责任编辑：胡治国　王　颖 / 责任校对：贾娜娜
责任印制：徐晓晨 / 封面设计：陈　敬

科 学 出 版 社 出版
北京东黄城根北街 16 号
邮政编码：100717
http://www.sciencep.com
北京九州迅驰传媒文化有限公司 印刷
科学出版社发行　各地新华书店经销
*

2020 年 7 月第 一 版　开本：787×1092　1/16
2024 年 1 月第三次印刷　印张：22
字数：650 000

定价：79.80 元
（如有印装质量问题，我社负责调换）

前　　言

应用文写作作为高等教育适应社会发展的重要组成部分已直接与高校人才培养模式、人才素质教育、人才与社会适应等紧密联系在一起。知识经济时代和信息化时代对人的综合素质的要求越来越高,掌握一定的应用文写作技巧十分重要。作为公共基础课的应用文写作课程日益受到高等院校的重视,绝大多数院校都在各专业开设了这门课程。但是,应用文写作课程教学效果不佳一直困扰着专业教师并引起深刻反思,教材建设也亟待加强。

为了使应用文写作教学更好地贴近实际、贴近生活,为培养高素质应用型人才服务,我们组织编写了这本教材。本教材试图着眼于医学高等学校学生群体或个体在日常的学习和生活中经常使用的应用文来介绍,既为医学生在校的学习和生活提供切实的帮助,又为其走向社会的写作实践打下基础,不求全面,但求实用。本书以提高医学生的日常应用文写作能力和相应的素质修养为目标,本着"打基础、提兴趣、重实用、强素质"的编写宗旨,以医学高等学校学生日常的学习和生活为内容构架,是注重针对性、实操性的医学生应用文写作教材。

本教材有以下特点:

(1)突出时代性、实用性、知识性、专业性。本教材在文种选择与分类上注重从学生实际需要出发,使写作知识与党的路线方针政策和实际生活紧密结合,充分体现浓厚的时代气息。除了介绍常用应用文文种知识之外还兼顾部分学生报考公务员的需要,对公务员考试的有关应试知识做了一定介绍。在医用文书一章还加入了有关医学科普小品文的内容,旨在通过对医学与防病知识的科学普及,达到推广医学技术知识的目的。

(2)突出读写训练。本教材的编写以高校的培养目标与本门课程的性质为依据,力求突破原有学科体系,淡化理论,强化实践。理论和实践相结合,理论知识的介绍以实际应用为宗旨,以必需、够用为度,以应用文写作的能力训练为主线,每一章后都附有思考与练习题,把抽象的理论知识分解为实际训练内容,以提高医学生的写作能力及综合素质。

(3)突出课堂训练。本教材在能力培养目标上注重从学生实际需要出发,丰富了大学校园文化内容和大学生的课余生活,给学生们提供了一个展现和提升自我的机会和舞台,突出了学习目标的课堂训练环节,不但加强医学生当堂完成写作任务的能力,还把开阔视野、陶冶情操、提高医学生的口语表达能力等综合素质的培养融入整个教学过程。

本教材由宁夏医科大学教师王艳红、徐蓉、王想平、窦红莉、任天波、徐萍风、雷鸣选、孙志诚、汤波、汤榕、邵江华、金薇、李雅麒;宁夏医科大学总医院主任医师、教师吴银生组成编委会。全书共分十章,参编人员及编写任务是:

第一章、第二章(王艳红);第三章(一、二、三、四节)徐蓉,(五、六节)(窦红莉);第四章(一、二节)(李雅麒、徐萍风),(三、四、五节)(任天波、雷鸣选);第五章(一、二、三、四、五、六节)(徐蓉),(七、八节)(金薇);第六章(王想平、孙志诚);第七章(汤波）；第八章（汤榕）；第九章（邵江华）；第十章（一、二、三节）（吴银生），（第四节）（王艳红）；附录 1（王想平）；附录 2、附录 3（李雅麒、徐萍风）

本书在编写过程中，得到宁夏医科大学马克思主义学院（人文社科部）领导的大力支持。由于我们编写水平有限，书中不足之处在所难免，恳请各位同行专家和读者提出宝贵意见，不吝批评指正，我们将十分感谢。

编　者

2019 年 10 月 26 日

目 录

第一章　应用文概述

【本章导读】

　　本章主要了解应用文的含义和种类等有关应用文的基本知识，并从实用性、真实性、时效性和规范性等特性将应用文和文学作品二者进行比较；重点对应用文写作语言的准确、简洁、通俗、生动及应用文写作常用的说明、叙述和议论三种表达方式作了全面的介绍。本章内容旨在帮助学生练好扎实的应用文写作文字基本功，掌握好应用文写作基础知识，为将要介绍的公文写作和事务性文书写作等作简单的铺垫。

第一节　应用文写作的含义与种类

学习目标：

　　1.了解应用文的含义和种类。

　　2.能够正确区分应用文和文学作品的特点。

　　在社会急剧变革的时代，管理工作、信息交流、传媒载体等都需要质量高、格式规范的应用文写作，各行各业、各门学科也需要一批综合素质高、有较强应用文写作能力的人员。所以，应用文已成为信息时代不可替代的重要传播手段和工具。应用文写作和文学写作是具有截然不同的特点和要求的两种重要写作形式，学习应用文写作首先要正确区分应用文和文学作品的特点，了解应用文写作的特点，对应用文写作进行深入的分析和实践，这样才能写出思想正确、观点鲜明、文理通顺、结构完整，并有一定文采的应用文。

一、应用文的含义和种类

　　应用文是国家机关、企业事业单位、社会团体、人民群众在日常生活、学习、工作中处理公共事务和个人事务时所使用的，具有某种惯用格式和实用价值的一种文体。应用文写作是为了处理公务或个人事务，有约定俗成的格式，是具有很强实际用途的一种写作活动。

　　应用文的分类没有统一的规范，由于角度不同，对应用文的分类标准也不尽相同。

　　（一）按其处理事情的性质划分，主要分为两大类：

　　公务类应用文和私务类应用文。公务类应用文是指为处理国家和集体的事务而写作和使用的应用文，即通常所说的公文。私务类应用文是指为处理个人的事务而写作和使用的应用文，即通常所说的个人日常应用文书。

　　（二）根据各种应用文本身的特点，又可将应用文分为以下几类：

　　（1）公务文书：公告、通告、通知、通报、请示、报告、函与会议纪要等。

　　（2）事务文书：计划、总结、调查报告、述职报告与申论等。

　　（3）日常应用文书：申请书、倡议书、条据、启事与声明等。

　　（4）讲话类文书：演讲稿、解说词、开幕词、闭幕词、祝贺词、迎送词、讣告与悼词等。

　　（5）新闻传播文书：消息、通讯与网络新闻等。

　　（6）法律文书：投诉书、起诉状、上诉状、答辩状与申诉状等。

　　（7）经济文书：项目建议书、可行性研究报告、招标书与投标书、经济合同与经济活动分析报告等。

（8）科技文书：学术论文、毕业论文与科技实验报告等。

（9）医用文书：普通病历、住院病历、护理文书记录与医学科普小品等。

二、应用文和文学作品的区别

1. 实用性 文学作品是语言的艺术。它形象反映生活，供读者阅读欣赏，给人以熏陶，以美的享受，具有审美价值。主要是一种潜移默化的精神作用，如一首诗歌，一篇小说，它和人们的日常工作和生活关系并不十分密切，间接影响人的行动，产生社会效果。阅读对象是不确定的。

应用文是以语言文字为中介，传递各种信息，直接为人们的日常生活、学习和工作服务，具有实际的使用价值。例如，上级机关要传达要求下级机关办理和有关单位周知或者执行的事项要用通知文种；下级机关在工作中需要解决实际问题，要求上级予以支持，要用请示文种。它有明确的阅读对象。

2. 真实性 文学作品反映生活所要求的真实是指艺术的真实，作者运用形象思维，通过提炼、联想、想象、虚构，对生活素材进行再创造，塑造典型人物，再现社会生活，所写的人物事件合情合理，但不一定确有其人其事。因此，文学作品是可以虚构的。

应用文的真实性表现在实事求是、客观地反映现实，所交代的时间、地点、人物、事件和原因结果，文中所列举的论据、所作出的判断，都必须是确实存在的、符合实际的，做到"有案可稽""言必有证"，不允许进行虚构。真实性是应用文的生命，"失真"是应用文写作的大忌。如写作一篇调查报告，必须深入生活，并进行细致的调查与采访，获取大量的第一手真实资料，然后才能在此基础上写成文章，严禁编造虚假材料。凡是写进文章中的内容都要认真地加以核实，确保内容的真实。

3. 时效性 文学作品不论是历史题材还是现实题材，反映社会生活不受时间的局限，其审美价值，也不为时间所限制，某些优秀的文学作品可以在任何时候发挥它的作用，具有永恒的魅力。

应用文的写作要及时地为现实生活服务，其写作只在一定的时间范围内有效，超过了这一时间段，该文就失去了其原有的价值。例如，一篇新闻报道，如果不及时写作并及时发表，就失去了新闻价值；一份通知，必须在特定的时间段下发，传达人人需知晓的各种事项，让人们及时获取相关信息，有益于人们的工作与生活。

4. 规范性 文学作品要求构思巧妙，形式新颖，以适应不同读者的审美需要。忌讳固定的模式。语言内容也无限制，鼓励出新，与众不同。越是独特的文学作品，越可能是好作品。

应用文写作必须严格按照各种相关文体的格式和语言的要求，简洁、明了、约定俗成。要写得规范，用得规范。如，写作一篇请示，必须符合相关的规定和要求，格式也要相对固定。

第二节 应用文写作的语言要求

学习目标：

1. 了解语言的准确性，注意词语的适用对象和感情色彩，做到正确使用虚词、语句与标点符号。

2. 了解语言的简洁性，熟悉应用文写作常用词语一览表。

3. 能够做到写作语言平实、质朴、通俗与生动，可读性强。

文章的风格是通过语言来表现的，所以谈文风又往往偏重在文章的语言风格方面。语言是思想的直接现实。因此语言风格联系着人的思想，所谓"风格即人""文如其人"，正是这个意思。文章中的思想内容是通过语言文字表达出来的。应用文写作是为了解决社会生活中的实际问题，因此对语言文字的要求特别高。基本要求是准确、简洁、通俗与生动。

一、准　　确

语言准确是应用文写作起码的要求。但目前应用文写作中不乏词不达意、因词害意、内容混杂的现象。探其原因与概念使用不准确关系极大。准确是指运用适当的词语，如实地反映客观事物，准确地表达作者的思想，概念明确，不产生歧义。概念一经形成，在一定的具体条件下，有它的确定性。所以，我们在遣词造句时，要注意以下几点：

1. 近义词辨析　近义词有词义轻重的不同，如"轻视"和"蔑视"；有所指范围和适用对象的不同，如"边境"和"边疆"的范围大小不同；有词语感情色彩的不同，如"成果"是褒义词，"后果"是贬义词，"结果"是中性的。

如下面例题：

依次填入下列各句横线处的词语，恰当的一组是（　　　）

（1）这位发言人＿＿＿＿指出，美方对这次撞机事件必须承担责任，向中国人民做出交代，并防止此类事件再次发生。

（2）尽管这只是一次＿＿＿＿，但民警与保安的迅速出击，表明本市第一个进入校园的电子保安报警系统已经成功地开通了。

（3）用歪曲事实的历史教科书作为学校的教材，必然＿＿＿＿日本年轻一代对本国历史的认识偏离事实。

A. 庄重　演练　引导　　　　　　　B. 郑重　演示　引导

C. 庄重　演示　导致　　　　　　　D. 郑重　演练　导致

答案是 D。

句（1）填"郑重"。"庄重"明显是搭配不当。

句（2）填"演练"。"演示"和"演练"的对象不一样，目的也不一样。

句（3）填"导致"。"导致"用于引起不好的结果。

2. 词语的适用对象和感情色彩　词语的准确性还要注意到词语的适用对象和感情色彩，分清语境适当搭配。例如，"比翼双飞"只用于夫妻之间，不是所有的人都能用"比翼双飞"；"始作俑者"是一个贬义词，而现在不少人用其来形容所有首发之事。

如下面例题：

几乎所有造假者都是这样，随便找几间房子，拉上几个人就开始生产，于是大量的垃圾食品厂就雨后春笋般地冒出来了。

句中加点的词语"雨后春笋"是褒义的成语，比喻新事物蓬勃涌现，用在这里明显是不正确的，用词不恰当。

3. 虚词的正确使用　虚词包括副词、连词、介词与助词等，在使用这些虚词时，一定要弄清楚不同虚词的语法意义。对于关联词，要注意什么样的关联词与什么样关系的复句搭配，不能把关系搞错。在应用文写作上，常常会看到因关联词使用不当而造成语义不清的种种混乱现象。

如下面例题：

请选出正确的一组关联词依次填入下列句中括号内：

（　　）你探究的范围多么窄狭，多么专门，（　　）在知识广博的基础上，你的眼光（　　）能放远，你的研究（　　）能深入。

A. 无论　只有　才　才　　　　　　B. 无论　只要　就　就

C. 不管　只要　就　就　　　　　　　　D. 不管　只有　才　才

答案是 D。这里使用条件复句的关联词。适当地使用关联词语，会使语句通畅，叙述清楚，说理深刻。因此，应用文写作要正确使用关联词语，准确地表达思想感情。

应用文写作中经常使用一些虚词，一定要准确适当地使用。

（1）副词：修饰或限制动词和形容词，表示范围、程度等，而不能修饰或限制名词的词。如，都、只、再三、屡次、很、更、越、也、还、不、竟然、居然等。

（2）介词：用在名词、代词或名词性词组的前边，合起来表示方向、对象等的词。如，从、自、往、朝、在、当（方向、处所或时间）、把、对、为（对象或目的）、以、按照（方式）比、跟、同（比较）、被、叫、让（被动）等。

（3）连词：连接词、词组或句子动词。如，和、与、况且、但是、由于、因为、如果、虽然等。

（4）助词：包括结构助词，如，的、地、得、所；时态助词，如，了、着、过。

4. 正确使用语句　句子是组成文章单位的最基本的要素，所以，使用句子要注意简明，语序要合理，句式要恰当，风格要一致。初学应用文写作，经常会出现：语序不当、搭配不当、成分残缺或冗余、结构混乱、表意不明、不合逻辑等病句。

例如：

（1）随着我国人民生活水平的日益提高，糖尿病患者日益增多，并向中青年年龄段者伸出了魔手。（主语是"糖尿病患者"，而"伸出了魔手"的是"糖尿病"，并非"糖尿病患者"。这是暗中更换了主语）

（2）该公司被评为上海市先进企业，浦东新区政府连续五年授予该公司"重合同、守信誉"单位。（谓语授予后没有与之相搭配的宾语，她的宾语应该是"称号"，而该句将"单位"当宾语了。）

（3）我们顺利地按照张老头画的那张简图找到了住在莫愁新寓的案件目击者。（"顺利地"应挪到"简图"之后。）

（4）这所大学的一些学生语文水平实在低下，传扬出去，准会被人贻笑大方，影响学校声誉。（"被人"和"贻笑大方"交织杂糅，显得结构混乱。）

我们知道，语言是约定俗成的，因此仅靠语法知识还不够，还需要有较强的语感。语感，是比较直接、迅速地感悟语言文字的能力，只要多思考、勤练习，文字能力一定会得到提高。

5. 正确使用标点符号　语言是最重要的交际工具，文字是记录语言的材料，而标点符号又是辅助文字记录语言的一种工具，它是文章中不可缺少的组成部分，应用文写作的准确性在正确使用标点符号上显得尤为重要。下面，就顿号、分号、引号、括号及书名号作重点分析说明。

（1）顿号：顿号用于句子内部、并列词语之间的停顿。并列词语之间用顿号，短句中间应该用逗号。如，"今年春季，这个省的沿海地区完成 3700 万土方的河堤加高和河口截流改道工程，任务重、工程难、规模大"。"任务重""工程难""规模大"之间不应该用顿号，这是三个短句，中间应该用逗号。表示一个不定数的相邻两数字之间也不用顿号。如"小河对岸三、四里外是浅山，好似细浪微波，线条柔和"。"三"和"四"之间不应该有顿号。

（2）分号：在单重复句中，并列分句不包含逗号时可用逗号或分号分隔，包含逗号时宜用分号分隔。如，"一片蓝，那是墙；一片白，那是窗。""微笑是笑之国度里的国王；微笑是笑之花海中的牡丹。"分隔并列的多重复句中的第一层。如，"有的学会烤烟，自己做挺讲究的纸烟和雪茄；有的学会蔬菜加工，做的番茄酱能吃到冬天；有的学会蔬菜腌渍、窖藏，使秋菜接上春菜。"

（3）引号：这里强调一下引文末尾标点的位置。

如果引者是把引语作为完整独立的话来用，那么为了保持引语的完整独立性，末尾的标点应该放在引号之内。如，总之，在任何工作中，都要记住："虚心使人进步，骄傲使人落后。"

如果引者只是把引语作为自己的话的一个组成部分，那么末尾的标点必须放在引号外面，如，"从火车上遥望泰山，几十年来有好些次了，每次想起'孔子登东山而小鲁，登泰山而小天下'那句话来，就觉得过而不登，像是欠下悠久的文化传统一笔债似的"。

（4）括号：括号的作用是标明行文中注释性的话。当括号中内容是对句中某一个部分加以注释时，括号要紧跟在被注释的词语后。如，"辛弃疾（1140—1207），字幼安，号稼轩，宋朝历城（现在山东省历城县）人，著名词人"。当括号里的语句是注释全句的，要放在全句句末句号之后。如，"它反映了一个王朝行将没落的情景。（《读者》1998年10月号第56页）"

（5）书名号：书名号的形式为双书名号"《》"和单书名号"〈〉"。书名、篇名、报纸名、刊物名等，用书名号标示。如，"他的论文在《语文月刊》上发表了。"书名号里边还要用书名号时，外面一层用双书名号，里边一层用单书名号。如，"《〈中国工人〉发刊词》发表于1940年2月7日。"不能滥用书名号，随意超出应用范围，如品牌名、证件名、会议名、展览名、奖状名、奖杯名、活动名、机构名等，不能用书名号标示。下面的书名号均有不当之处：《长征二号》运载火箭、《桑塔纳》轿车、颁发《身份证》、持有《经营许可证》、荣获《百花奖》、举办《喜乐杯》足球赛、《科技日语速成班》招生、召开《99油画艺术研讨会》等。

二、简　洁

应用文篇幅短小，要求用最精练的文字恰当地表达出思想内容，在语言运用上，贵在精要，用精要的语言明确地表达，有什么说什么，有多少说多少，不能"少一字"，也不能"长一言"。2012年中办、国办印发《党政机关公文处理工作条例》中第十九条也明确要求"内容简洁，主题突出，观点鲜明，结构严谨，表述准确，文字精练"，应用文为使语言简洁，经常使用一些专用词语与固定的习惯用语。见表1-1：

表1-1　应用文常用词语一览表

称谓用语	第一人称	对本机关的称谓用语"我局""本局"
	第二人称	对受文机关的称谓用语"你部""你局"
	第三人称	该公司、该同志
表敬用语	请、烦请、恳请、敬请、报请	
期盼用语	希、敬希、望、盼、诚望、希望、恳望、切望、热望、切盼	
开头用语	兹、根据、按照、依照、遵照、经……批准、为了、由于、鉴于、关于、据查、敬悉、惊悉、已悉、收悉	
承启用语	总之、综上各节、综上所述、至此、鉴于上述情况、据此、为此、现批复如下、现作如下决定、现答复如下	
表态用语	明确表达用语：应、应该、同意、不同意、批准、照此办理、遵照执行、组织实施、贯彻落实	模糊表态用语：拟同意、参照执行、供参考、可借鉴、酌情处理
批转用语	批示、审批、阅批、核阅、阅示、批转、转发、颁发、印发、发布、公布、下发、下达	
征询用语	当否、可否、妥否、是否可行、是否妥当、是否同意、如有不当、如无不当、如有不妥、如果不行、如果可行、意见如何	
结尾用语	以上请示当否，请批复；妥否，请批示；上述意见如果可行，请批准；以上报告如有不当，请指示；以上报告如无不当，请批转各地执行；特此通告；此告；此布；此致；此令；此复	

三、通　俗

通俗是指用清楚明白的语言，深入浅出地表达思想，让读者容易看懂。做到"三易"的要求，即易看、易读、易懂。如2012年7月3日国务院办公厅发出的《国务院关于加强食品安全工作的决定》中的开头一段：

食品安全是重大的民生问题，关系人民群众身体健康和生命安全，关系社会和谐稳定。党中央、国务院对此高度重视，近年来制定实施了一系列政策措施。各地区、各部门认真抓好贯彻落实，不断加大工作力度，食品安全形势总体上是稳定的。但当前我国食品安全的基础仍然薄弱，违法违规行为时有发生，制约食品安全的深层次问题尚未得到根本解决。随着生活水平的不断提高，人民群众对食品安全更为关注，食以安为先的要求更为迫切，全面提高食品安全保障水平，已成为我国经济社会发展中一项重大而紧迫的任务。为进一步加强食品安全工作，现做出如下决定。

这里使用的语言平实质朴，不用孤僻深奥的词语，都是明明白白的，没有华丽的辞藻，文风显得非常通俗。应用文写作，往往要传播各种专业知识，有些知识是深奥的，为了让读者看懂，表达时，要尽可能做到清楚明白，深入浅出，通俗易懂。这样才有利于信息的传递。一般不需要运用"文学笔法"，不必运用描写、抒情的表现方法。质朴通俗的词语用得恰到好处，也能收到很好的语言效果。

四、生　动

应用文由于受到语言程式化和格式固定化的限制，它的语言显得比较枯燥。因此，要增强应用文的可读性，使应用文具备三种性质：准确性、鲜明性、生动性。应用文语言生动性具有鲜明的特点，常使用比喻、排比、借代、对偶、设问、对比、引用等修辞手法。1941年5月19日，毛泽东同志在延安高级干部会上作的报告《改造我们的学习》就使用了多种修辞手法，语言丰富生动，可读性很强。其语言的生动性表现在：

1. 善于使用口语和富有表现力的成语　如用"闭塞眼睛捉麻雀""瞎子摸鱼"来形容主观主义者不注重调查研究，用"言必称希腊""对于自己的祖宗，则对不住，忘记了"这样的口语说明主观主义者不注重研究历史，使文章显得活泼又风趣。用"粗枝大叶""夸夸其谈""生吞活剥""一知半解"等成语来形容主观主义者的不细心调查，空谈理论，无知、教条，都很形象、深刻，同时也很简练。

2. 灵活使用一些文言词语，古为今用　如"无实事求是之意，有哗众取宠之心""为之一新""等闲视之""若明若暗""诸如此类""懂得甚少"等等，言简意赅，富于表现力。

3. 多处运用比喻、排比、对偶等修辞手法　如用"留声机"比喻留学生一切照搬外国，用"钦差大臣""瞎子摸鱼"等比喻主观主义者不了解实际乱发号施令，既贴切生动又通俗易懂。

文中多处使用排比，如"这种作风，拿了律己，则害了自己；拿了教人，则害了别人；拿了指导革命，则害了革命"，语意跌宕，层层深入。在描绘主观主义态度的表现时，连用了三个"在这种态度下"，分别从三个方面加以揭示，气势连贯，揭露深刻。

文中对偶的句子除了引用解缙的对联"墙上芦苇，头重脚轻根底浅；山间竹笋，嘴尖皮厚腹中空"外，还有"不以为耻，反以为荣""华而不实，脆而不坚""无实事求是之意，有哗众取宠之心"等，都增加了语言的生动性。

语言生动是我国应用文写作的优良传统，在注重准确性的前提下讲究生动性，有助于提高应用文的表达效果。

第三节　应用文体的表达方式

学习目标：

　　1. 了解应用文写作常用的下定义、举例子、打比方、作诠释、图表、比较、列数字、概括等说明方法。

　　2. 认真学习和体会应用文写作中叙述的人称变换、叙述的方式和叙述的要求。

　　3. 认真学习和体会应用文写作中议论的特点及常见的几种论证方法。

　　应用文写作的表达方式，常用的有说明、叙述和议论三种表达方式。偶尔使用描写和抒情的表达方式，一般用于演说、新闻传播文稿中，所以，我们重点介绍前三种。

一、说　明

　　说明是一种对客观事物进行介绍或解释的表达方式。在应用文写作中，说明的表达方式用得较多。如公文类、法规类、计划类、社交类、科技类、司法类等应用文写作，都要运用说明。为了将客观事物的特征说得准确、通俗，常常要运用一定的说明方法。说明的主要方法有定义说明、举例说明、因果说明、比较说明、比喻说明、图表说明、数字说明、概括说明等。

　　1. 举例子　通过举出实例可使比较抽象，比较复杂的事物变得通俗，更加浅显易懂，更加具体深入，容易让人理解，让人信服。如，中国科学院生物物理研究所研究员、科普作家王谷岩的《眼睛与仿生学》中采用举例说明："例如飞机在6000米高空作水平飞行时，飞行员只能看到两侧八九公里和前方一二十公里狭窄范围内的地面。即使在这个区域里，对比较大的目标也不是总能准确无误地发现和识别的。"通俗地说明了人眼视野视敏度的局限性。

　　2. 打比方　通过打比方的方法，利用两种事物之间的相似之处作比较，把抽象或复杂的事物说得更加形象、生动、易懂。如，"走进午门，是一个宽广的庭院，弯弯的金水河像一条玉带横贯东西，河上是五座精美的汉白玉石桥。"这句话采用打比方说明方法，生动形象地说明了故宫前的金水河的飘逸美的特点。

　　3. 下定义　用简短的语言对事物的本质特征进行概括性说明，使读者对该概念有一个比较明确的认识。下定义的说明方法在应用文写作中使用较多。如"表皮或微带有真皮的烧伤是一度烧伤。"1978年5月11日《文汇报》这句话准确地说明了什么是一度烧伤。

　　4. 作诠释　作诠释是就事物的某一个特点作解释，具体形象地说明了事物的特点，便于读者理解。如"在北京的中心，有一座城中之城，这就是紫禁城。现在人们叫它故宫，也叫作故宫博物院。这是明清两代的皇宫，是我国现存的最大最完整的古代宫殿建筑群，有500多年历史了。"这句话采用作诠释说明的方法，通俗易懂地说明了故宫位置，历史沿革以及独一无二的特点。

　　5. 图表　采用画图表的方法来弥补单用文字表达的欠缺，把复杂的事物解说得更直观、更具体。有时再配上图片与图画，让读者能一目了然地了解事物。在写作计划、总结和调查报告等文种时经常使用图表说明。

　　6. 比较　在说明某些抽象的或者比较陌生的事物时，用具体的或者熟悉的事物和它比较，以突出事物的本质特点。如，"乾清宫、交泰殿、坤宁宫称'后三宫'。布局和前三殿基本一样，但庄严肃穆的气氛减少了，彩画图案也有明显的变化。前三殿的图案以龙为主，后三宫凤凰逐渐增加，出现了双凤朝阳、龙凤呈祥的彩画，还有飞凤、舞凤、凤凰、牡丹等图案。"

这句话采用作比较的方法，突出地说明了故宫建筑物的建筑风格不同的特点。

7. 引用　在说明的时候，引用资料来说明客观事物。可引资料范围很广，可以是文献、典故、谚语、经典著作、名家名言、公式定律、诗词、歌谣等进行说明。引用资料能使说明的内容更具体、更充实。如，我国著名的科普作家贾祖璋的《南州六月荔枝丹》，这篇文章开头部分就很好地使用了两次引用说明："荔枝不耐贮藏，正如白居易说的：'一日而色变，二日而香变，三日而味变，四五日外，色香味尽去矣。'现经研究证实，温度保持在1℃到5℃，可贮藏30天左右。还应进一步设法延长贮藏期，以利于长途运输，因为荔枝不耐贮藏，古代宫廷想吃荔枝，就要派人兼程飞骑从南方远送长安或洛阳，给人民造成许多痛苦。唐明皇为了宠幸杨贵妃，就干过这样的事，唐代杜牧诗云：'长安回望绣成堆，山顶千门次第开。一骑红尘妃子笑，无人知是荔枝来。'就是对这件事的嘲讽。"

8. 概括　是从总体上对事物的不同类别、不同侧面进行综合说明的方法。常常用于分类或分项，并列说明之前或之后。如《成分输血——一血多用的新输血法》一文中，作者在介绍成分输血方法后综合地说："你看，这就是成分输血。成分输血是同输全血相对而言的。"这里用的就是概括法，是在对不同类别血液成分进行并列说明之后进行的综合说明。

9. 分类　分类就是把要说明的对象，按照一定的标准有序地划分成不同的类别，一类一类地加以说明。分类可帮助读者掌握特征，分清头绪。

10. 列数字　为了使所要说明的事物准确化，还可以采用列数字的方法，以便读者理解。需要注意的是，引用的数字，一定要准确无误，不准确的数字绝对不能用，即使是估计的数字，也要有可靠的依据。如，"宫城呈长方形，占地72万平方米，有大小宫殿七十多座、房屋九千多间。城墙外是五十多米宽的护城河。"这里采用列数字说明方法，准确具体地说明了故宫规模宏大的特点。

综合以上说明的方法，概括为以下几点：具体真切举例子；生动形象打比方；简明科学下定义；通俗易懂作诠释；直观形象列图表；突出强调作比较；有趣有力引资料；条理清楚分类别；准确具体列数字。

二、叙　述

叙述是把人物的经历或事件发生、发展、变化的过程表述出来的一种表达方式。或介绍事件的基本情况，介绍事件发生、发展与变化的过程；或介绍人物的经历和事迹；介绍问题的来龙去脉，说明原委。

在应用文写作中，叙述应该具备六要素：时间、地点、人物、事件、原因、结果。

1. 叙述的人称　应用文写作中叙述的人称，主要有第一人称（"我""我们"）与第三人称（"他""他们"）。使用第一人称"我""我们"系指作者本人，或作者所代表的群体、单位，如书信、请示、报告、总结等文体的写作，多用第一人称。第一人称的叙述是偏重于主观性的叙述，优点是可使读者感到真实、可信。

有的应用文体，如调查报告、新闻报道、会议纪要，为表明作者立场客观、公正，传播的信息真实、可信，常采用第三人称写作。第三人称叙述的角度更加客观地陈述事宜，所以显得更加理智、冷静而深沉。

2. 叙述的方式　应用文中的叙述方式有顺叙、倒叙、插叙、分叙等。应用文中记叙事件的发展过程，介绍单位的基本情况，一般都是按顺叙，即时间先后为序来叙述。其原因在于，应用文重在实用，不求委婉、曲折，故多采用直接的笔法叙事、说理。倒叙、插叙、分叙等用得较少，只在通讯、消息、调查报告的写作中才用得上。

应用文中的叙述要力求真实、准确,不带主观感情色彩;线索清晰,表述完整;以概述为主,对事件的全过程,人物的总面貌,事物的总情况,或者文章的总内容作综合的扼要的交代与介绍。尽可能用概括的语言说出其前因后果、来龙去脉,使读者了解其梗概。概述在总结、调查报告、会议纪要等多种应用文中运用较广,一般用于正文的开头部分。如,一篇个人工作总结的开头:

> 一年来,在行领导的正确领导下,在其他部室的密切配合和会计出纳部全体员工的辛勤努力下,我行的会计、出纳、财务工作已全面完成了上级下达的各项指标及我行年初制定的各项工作任务,并取得了一定的工作业绩。为了总结经验,克服不足,使今后更好地开展工作,现将一年来我行会计出纳工作情况作简要汇报。

这段话简要概述了一年来所取得的成绩,从总体入手,先让读者有个整体的了解,以便于文章后面的写作。

应用文写作在叙述过程中常常用到夹叙夹议的方式。即一边叙述,一边议论,同时能将所述的事实迅速提升到理论的高度加以分析,使读者能看清事物的本质。夹叙夹议的方法在报告、通报、总结、调查报告、学术论文、市场调查报告等文种中均能发挥出独到的效果,是一种使用较多的叙述方法。

如,毛泽东的《纪念白求恩》(1939年12月21日)是一篇时政性很强的悼念文章,文中情理相融,事理统一;同时也是一篇以说理为主的议论文。文章叙议结合,叙而简约,议而精辟。文章概述了白求恩同志来华帮助中国人民进行抗日战争的经历,表达了对白求恩逝世的深切悼念,高度赞扬了他的国际主义精神、毫不利己专门利人的精神和对技术精益求精的精神,并号召全党向白求恩同志学习。

> "白求恩同志是加拿大共产党员,五十多岁了,为了帮助中国的抗日战争,受加拿大共产党和美国共产党的派遣,不远万里,来到中国。去年春上到延安,后来到五台山工作,不幸以身殉职。一个外国人,毫无利己的动机,把中国人民的解放事业当作他自己的事业,这是什么精神?这是国际主义的精神,这是共产主义的精神,每一个中国共产党员都要学习这种精神。"

> "白求恩同志毫不利己专门利人的精神,表现在他对工作的极端的负责任,对同志对人民的极端的热忱。每个共产党员都要学习他。不少的人对工作不负责任,拈轻怕重,把重担子推给人家,自己挑轻的。一事当前,先替自己打算,然后再替别人打算。出了一点力就觉得了不起,喜欢自吹,生怕人家不知道。对同志对人民不是满腔热忱,而是冷冷清清,漠不关心,麻木不仁。这种人其实不是共产党员,至少不能算一个纯粹的共产党员。从前线回来的人说到白求恩,没有一个不佩服,没有一个不为他的精神所感动。晋察冀边区的军民,凡亲身受过白求恩医生的治疗和亲眼看过白求恩医生的工作的,无不为之感动。每一个共产党员,一定要学习白求恩同志的这种真正共产主义者的精神。

> 白求恩同志是个医生,他以医疗为职业,对技术精益求精;在整个八路军医务系统中,他的医术是很高明的。这对于一班见异思迁的人,对于一班鄙薄技术工作以为不足道、以为无出路的人,也是一个极好的教训。

> 我和白求恩同志只见过一面。后来他给我来过许多信。可是因为忙,仅回过他一封信,还不知他收到没有。对于他的死,我是很悲痛的。现在大家纪念他,可见他的精神感人之深。我们大家要学习他毫无自私自利之心的精神。从这点出发,就可以变为大有利于人民的人。一个人能力有大小,但只要有这点精神,就是一个高尚的人,一个纯粹的人,一个有道德的人,一个脱离了低级趣味的人,一个有益于人民的人。"

在应用文写作中，如何处理好记叙和议论的关系是非常重要的，需要注意：记叙和议论的结合是有机的，二者相互之间不能脱钩。记叙为主，议论为适当的提炼、概括和升华。合理安排议论的位置，议论用在全文或一个大层次的开头，起提示、概括文章内容，表明作者思想、立场而展开下文的作用。也可以用在文章的结尾或者一个大层次的结尾，用来深化主题，揭示自己的思想、看法。

3. 叙述的要求 应用文中的叙述要力求真实、准确，不带主观感情色彩；直截了当，平铺直叙，明明白白；线索清晰，表述完整；抓住主要事实，以概述为主，尽可能用概括的语言说出其前因后果、来龙去脉，使读者了解其梗概。而不像文学作品中的叙述，追求情节的起伏，巧设悬念等。只求就事论事，不求面面俱到，更无须近乎描绘的铺陈。

另外，应用文在叙述中要分清主次，突出重点。在叙述时，对人物或事件的发展变化上不能平分笔墨，要分清主次、突出重点、详略得当，使文章的主题明确、层次清楚。

三、议　　论

议论，就是说理和评判，就是作者通过事实材料和理论材料进行逻辑推理阐明观点的一种表达方式。它的主要特点是证明性，即通过摆事实、讲道理，或证明自己观点的正确，或驳斥对方观点的错误。

应用文写作中，议论经常使用。调查报告、总结、通报等文种，经常在叙述事实、说明情况的基础上，表明对人物、事件、问题的评价。指示、决议、会议纪要等公文，也常用议论来阐明党和国家的方针、政策，让下级机关和群众理解和执行。

应用文写作中的议论，与一般议论文中的议论有明显的区别。一般议论文中，议论是最主要的表现方法，贯穿全文始终，论点、论据、论证三要素齐备。而在应用文写作中，最主要的表达方式是叙述和说明，议论居于从属的地位，一般只是在叙述、说明的基础上进行，夹叙夹议的方式进行议论。应用文的议论，一般也不需做长篇大论，不需做复杂的多层次的逻辑推理，也不一定具备论点、论据、论证这样一个完整的议论过程，而只是在需要分析论证的地方，采取夹叙夹议的方法，或采取三言两语的方式，点到即止，不做深入论证。

在学术论文这种应用文写作中，论点可分为总论点和分论点。在写作时要考虑论点，考虑用什么做论据来证明它，怎样来论证，然后得出结论。方式方法多样，可以是先提出一个总论点，然后分别进行论述，分析各个分论点，最后得出结论；也可以先引述一件事情，一个场面，再一层一层地从事实分析出道理，归纳引申出一个新的结论。这种写法叫总分式，是经常采用的一种议论方式。也可以在文章开头先提出一个人们关心的疑问，然后一一作答，逐层深入，这是答难式的写法。还有是作者有意把两个不同事物以对立的方式提出来加以比较、对照，然后得出结论，这是对比式写法。在具体论证时，常见的有如下几种论证方法：

1. 例证法 例证法也叫事例论证，是写作中最常用的一种论证方法。是用典型事例来证明所论证的论点正确的一种方法。应用文中要用好例证法，必须注意以下几个方面：

（1）事例要典型、确凿，有影响力。

（2）事例的叙述切忌拖泥带水、过于详细，要简明扼要。

（3）事例切忌单一狭隘，要丰富广阔，点面结合。

（4）列举事例之后要简短分析，不能将例证法变成事例罗列，切忌有例证无分析。

2. 引证法 引证法也叫道理论证，是通过引用名人名言、古诗文名句、反映科学规律的俗语、谚语、警句等来证明自己观点正确可信的一种论证方法。

在应用文中常常引用党和国家有关方针、政策的条文来证明观点。如一份通报是这样写的：

　　为激励先进，进一步推动全市科普工作，根据《重庆市人民政府办公厅关于举办2010年重庆市第十届科技活动周的通知》（渝办发〔2010〕79号）精神，通过综合评定，市政府决定对江北区人民政府、重庆市气象局、重庆大学等31个组织工作先进单位予以表彰。

这里作者引用（渝办发〔2010〕79号）文件，依据该文件精神，对工作先进单位予以表彰。

使用引证法需注意：

（1）要简洁，不宜过多：议论是在发表自己的见解而不是在介绍他人的见解。引用他人的话，目的是为了让读者更加信服自己的话，自己的话应是议论的主体，应是全文最醒目的部分。过多的引文，很容易将自己的分析淹没。

（2）要注意直接引用和间接引用的区别：直接引用务求文字，甚至标点均准确无误。间接引用只需述其大意，但要注意人称的转换。

3. 对比法　对比法，就是把正反两方面的论点和论据加以剖析对照，达到否定错误观点，树立正确论点的目的。这是一种常用的、有说服力的论证方法。

运用对比要注意所选取的"对体"的正与误、是与非、新与旧的区别，要有突出的互相对立的关系，必须对所要论述的对象的矛盾本质有深刻的认识；可以是人对人、物对物，也可以是纵向比较或横向对照。事物的特征和本质在对比中最容易显露出来，特别是正反相互对立的事物的比较，具有极大的鲜明性，能给人留下深刻的印象。经过对比，正确的论点更加稳固。

例如，毛泽东在《纪念白求恩》一文中指出："白求恩同志毫不利己专门利人的精神，表现在他对工作的极端的负责任，对同志对人民的极端的热忱。每个共产党员都要学习他。不少的人对工作不负责任，拈轻怕重，把重担子推给人家，自己挑轻的。一事当前，先替自己打算，然后再替别人打算。出了一点力就觉得了不起，喜欢自吹，生怕人家不知道。对同志对人民不是满腔热忱，而是冷冷清清，漠不关心，麻木不仁。这种人其实不是共产党员，至少不能算一个纯粹的共产党员。"文章多处运用对比进行说理，增强了文章的说服力。突出了白求恩毫不利己专门利人的精神的伟大，表现了作者对这种精神的高度赞扬。

运用议论要注意，一要庄重，对任何事物的评价要实事求是，以理示人，以理服人。二要明快，要直截了当地阐明观点，不拐弯抹角，不回避矛盾。

【思考与练习】

（一）填空

1. 应用文是国家机关、_____、社会团体、人民群众在日常生活、学习、工作中处理_____和_____时所使用的、具有某种_____和_____的一种文体。

2. 应用文的种类很多，按其处理事情的性质划分，主要分为_____和_____两大类。

3. 应用文写作的语言基本要求是_____、简洁、_____、得体。

4. 通俗是指用清楚明白的语言表达思想，让读者容易看懂。做到"_____"的要求，_____、易读、_____。

5. 在应用文写作中，常常要运用一定的说明方法。说明的主要方法有定义说明、_____、因果说明、_____、比喻说明、_____、数字说明、_____等。

6.引证法也叫 _____，是通过引用 _____、古诗文名句、反映科学规律的 _____ 等来证明自己观点正确可信的一种论证方法。在应用文中常常引用 _____ 的条文来证明观点。

（二）简答题

1.什么是应用文？应用文有哪些种类？

2.应用文有哪些特点？

3.应用文要求语言要准确，在遣词造句时，要注意哪几个方面？

4.熟悉本节应用文常用词语一览表中的专用词语与固定的习惯用语。

5.为了将事物事理的特征说得准确、通俗，常常用哪些说明方法？

（三）读写训练

解释下列文言词语，并各造一意思比较完整的句子。

鉴于　谨呈　谨启　惠书　惠允　兹就　业经　责成　承蒙　如蒙　届期　以资　拟请

第二章 公务文书

【本章导读】

公务文书是国家机关、企事业单位、人民团体处理公务往来的文书。本章主要了解公文的概念及公文的特点和作用，重点对组成公文的版头、主体、版记等诸多要素做全面的介绍，规范公文写作的格式。通过对通知、通报、公告、通告、请示、报告、函与会议纪要等常见公务文书的基本写作方法的介绍与举例示范，旨在帮助学生学习和借鉴，学会根据不同的适用范围，选用正确的文种，撰写符合公文写作要求的公务文书。

第一节 公文概述

学习目标：

1. 了解公文的概念、特点和作用。

2. 认真体会公文写作观点的鲜明，结构的清晰及语言的准确、精练、庄重和规范化。

一、公文的概念

公文是公务文书的简称。党政机关公文是党政机关实施领导、履行职能、处理公务的具有特定效力和规范体式的文书，是传达贯彻党和国家的方针政策，公布法规和规章，指导、布置和商洽工作，请示和答复问题，报告、通报和交流情况等的重要工具。

《党政机关公文处理工作条例》（2012年4月16日，中共中央办公厅、国务院办公厅发布的"中办发〔2012〕14号"文，自2012年7月1日起施行）颁布了15种公文，即决议、决定、命令（令）、公报、公告、通告、意见、通知、通报、报告、请示、批复、议案、函、纪要。

二、公文的特点

1. 政治性 公文是党和国家路线、方针、政策，行政法令、法规的主要表达和发布形式，是传达、贯彻党和政府的方针、政策，发布行政法规和规章等的重要工具，它代表国家行政机关行使职权，是国家的管理工具，集中体现了国家的根本利益。

2. 法定性 公文的"公"，指的是社会组织。公文不是任何单位和个人都能发出的，只能由法定的作者发出。法定的作者必须是依法成立并能以自己的名义行使职权和承担义务的机关或组织及其领导人。领导者个人只有在职务的前提下，并且只能是社会组织的最高领导才能代表社会组织发出公文。至于动笔起草公文初稿的人，如秘书，应称为起草人，不是法律意义上的作者。所以，公文的制发是组织行为不是个人行为，以领导人名义发布的公文，是领导者行使职权的体现。行政公文作者的法定性，得到国家的法律保护。《中华人民共和国刑法》第二百八十条规定："伪造、变造、买卖或者盗窃、抢夺、毁灭国家机关的公文、证件、印章的，处三年以下有期徒刑、拘役、管制或者剥夺政治权利，并处罚金；情节严重的，处三年以上十年以下有期徒刑，并处罚金"。

3. 规范性 公文的格式，有惯用的格式和法定的格式两种。惯用的格式，是约定俗成的，没有严格的限制。法定的格式则是权威机关规定的，必须严格按照格式写作。从公文文种的使用到书面格式、版面格式，《党政机关公文处理工作条例》《党政机关公文格式》都给予了明确具体的规定。本章所讲的公文文体格式均依照这两个文件的规定执行。

公文格式的规范性，是公文写作和办理的需要。公务具有公众性和同一性，对社会组织成员产生一致的认可、制约和指挥，否则社会组织就不可能运作；与之相对应，反映和办理公务的公文，也就形成了格式和程式，这种格式和程式有利于保证公文写作和办理的效率。规范的行政公文体式对于发挥行政公文的作用，具有重要的意义。

4. 时效性 公文在制作与发布上都要及时、迅速。其实用价值只在一定时间内生效，超过了一定的时间范围，将不能发挥其作用。所以，公文有一定的生效时间和执行时间。例如，一则时效性很强的通知、决定，过时就不再生效。所以，公文应及时办理，不要拖延时间，否则，将不能达到预期的目的和作用。

5. 强制性 公文代行国家职能作用，是国家的管理工具，代表国家的权力和意志，对主要受文单位在法定的时间和空间范围内产生强制性作用。所以，公文具有法规给予社会组织职权所产生的强制性。如命令，对于公文的接受者具有强制性，如果不按命令办理，就会受到法律的制裁；决定，具有党和国家领导机关的指挥性和约束力；通知，具有规定性、指挥性和指导性。法规性公文如条例、办法、规定等，其强制性更是不言而喻。也正因为公文具有强制性，才能产生现实的管理作用。

三、公文的作用

1. 领导和指导作用 党政机关经常通过制定和发出公文来实施各项方针、政策、指示、决议，各级党政机关和单位也要运用公文来贯彻上级指示、传达工作部署，表达意见，可以说，领导和指导作用是公文最重要、最基本的作用。

2. 规范和准绳作用 为了加强法治，保障政治、经济和社会的稳定与发展，党和国家制定了一系列法律、法令和法规。这些法律、法令和法规都是以公文的形式颁布的，在其有效期和实施范围内，对它所涉及的所有单位和人员都具有规范和准绳作用，必须坚决执行，严格遵守，如有违反，则视情节轻重，将受到批评教育、经济处罚、行政处分甚至法律制裁。

3. 交流和联系作用 一个党政机关和单位的工作活动，不可能孤立进行，经常会与上下左右发生联系。公文就是上下级之间、平级之间、不相隶属党政机关和单位之间交流情报、沟通信息、协调工作的工具。上级为了开展工作，除了下达指示、规定及政策外，还要总结推广典型经验；下级有时须向上级党政机关请示问题，报告工作，部门需要同相关部门就有关问题进行商洽、协调，都需要采用公文的形式交流和联系。

4. 宣传和教育作用 党和政府的各项方针政策的贯彻执行、各项工作部署的全面落实，主要不能靠强迫命令，而是首先通过宣传教育，提高广大干部和群众的积极性和自觉性。公文是党和政府的方针政策的载体，不仅是工作的重要依据，也是宣传教育的很好教材。组织广大干部和群众传达学习党政机关发出的重要公文，可以达到统一思想、提高认识、掌握政策、协调行动的宣传教育效果。

5. 依据和凭证作用 各种公文都反映了制发党政机关的意图，都具有法定的效力，公文有法定的作者，有特定的格式，有极大的权威性，因此是处理问题的依据。某些公文在完成了它的现行作用之后，将进行整理，归入档案，对今后的工作，起着记载、凭证和考查的作用。行政公文是公务活动的原始记录，它不仅具有现实效用，而且具有保存价值，起到超越时间的历史凭证作用。

四、公文写作必须注意的几个问题

不同种类的公文都有自己不同的写作要求，但不管哪一种公文，在写作的时候都应该注意以下几个问题：

1. 要符合党和国家的方针、政策、法律、法规及有关规定 在我们国家，党和国家的方针、政策、法律、法规及有关规定都是人民意志的反映，充分代表了人民的根本利益。因此，在撰写公文的时候，必须注意与党和国家的各项方针、政策相一致，不得与国家的法律、法规及有关规定相违背。要做到这一点，最根本的途径是必须努力学习党的各项方针、政策，熟悉各种法律、法规及有关规定，使所撰写的公文符合党和国家的方针、政策，不违背国家的法律、法规及有关规定。如果提出新的政策规定，应在公文中加以说明。

2. 要符合客观实际 一切从实际出发，实事求是，这是我党的一贯思想路线和优良传统，是各级党政机关处理工作，解决问题的最起码要求。公文作为各级党政机关处理工作，办理事务的重要工具，无疑必须做到这一点。因此，公文写作必须深入实际，认真调查研究，切实掌握新情况，了解新问题。只有这样，才能写出切合实际、实事求是、合乎工作规律的好公文；否则，不从实际出发，只凭想当然，搞瞎指挥，结果将给党和国家的利益带来极大危害。

3. 观点要鲜明，结构要清晰 公文的观点必须鲜明。主张什么、反对什么、同意什么、不同意什么，要让人一看便清楚，切忌模棱两可、含糊其辞，以致产生歧义，影响工作。要做到观点鲜明须注意以下几点：

（1）动笔之前先要明确公文究竟要解决的是什么问题，达到的是什么目的。问题越明确、目的越单纯越好。为此，必须对所有的内容进行一番提炼、概括，把那些与观点不吻合的东西统统舍弃。

（2）在动笔时，要准确地把握住材料的重心，在材料与观点的结合点上要适当地加以议论，使材料与观点互相沟通，紧紧地粘连在一起。

（3）为了使观点突出，在安排结构时，要做到有主有次、有纲有目、条理清楚、层次分明。对于较长的公文，最好用数字标明段落，使之眉目清楚，观点鲜明突出。

4. 语言要准确、精练、庄重和规范化

准确，就是要做到恰如其分地反映客观事物，有一说一，有二说二，既不夸大，也不缩小。因此，在写作过程中必须做到认真推敲，精选最恰当的词语表达思想，反映客观实际。

精练，就是用最少的文字表达尽可能多的内容，在写作时，做到有话则长，无话则短，不矫揉造作，故弄玄虚，力求使篇幅简短。

庄重，就是要求庄严郑重、朴实无华，不可乱用夸张、比喻、幽默、含蓄等文学手法。

所谓规范化，就是要求语言符合现代语法规则，做到文从字顺，合乎逻辑。

以上几个方面是提高公文质量的基础，写作公文必须在这些方面狠下功夫。

第二节　公文的格式

学习目标：

　　1. 了解公文用纸幅面尺寸及版面要求。

　　2. 掌握公文格式各要素编排规则。

国家规范办公的公文，具有特定的格式，保证了公文的权威性、完整性、科学性和效率性。为提高党政机关公文的规范化、标准化水平，2012 年 6 月 29 日，国家质量监督检验检疫总局、国家标准化管理委员会发布了《党政机关公文格式》国家标准（GB/T 9704-2012）。这是党政机关公文规范化的重要依据，适用于各级党政机关制发的公文。《党政机关公文处理工作条例》2012 年 4 月 16 日，中共中央办公厅、国务院办公厅发布的（中办发〔2012〕14 号）第三章中也有明确的规定。公文格式包括公文通用纸张、排版和印制装订要求、公文格式各要素编排规则等。

一、公文用纸幅面尺寸及版面要求

1. 幅面尺寸 公文用纸采用 GB/T 148 中规定的 A4 型纸，其成品幅面尺寸为：210mm×297mm。

2. 页边与版心尺寸 公文用纸天头（上白边）为 37mm±1mm，公文用纸订口（左白边）为 28mm±1mm，版心尺寸为 156mm×225mm（图 2-1）。

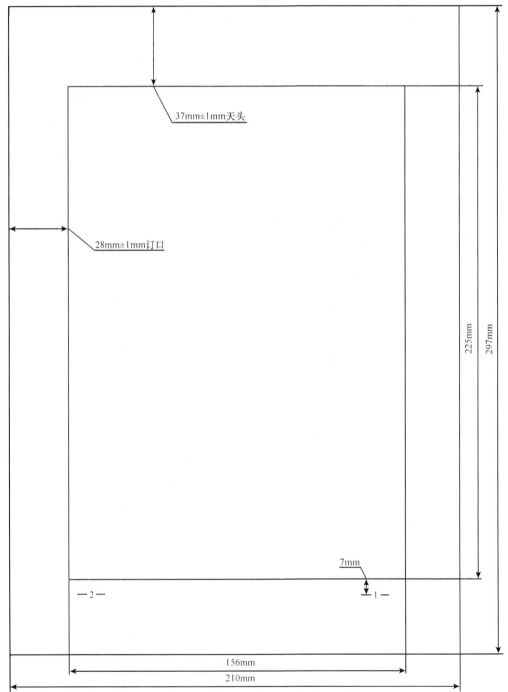

图 2-1 A4 型公文用纸页边及版心尺寸

3.字体和字号 如无特殊说明，公文格式各要素一般用 3 号仿宋体字。特定情况可以做适当调整。

4.行数和字数 一般每面排22行，每行排28个字，并撑满版心。特定情况可以做适当调整。

5.文字的颜色 如无特殊说明，公文中文字的颜色均为黑色。

6.制版要求 版面干净无底灰，字迹清楚无断划，尺寸标准，版心不斜，误差不超过 1mm。

7.印刷要求 双面印刷；页码套正，两面误差不超过 2mm。黑色油墨应当达到色谱所标BL100%，红色油墨应当达到色谱所标 Y80%、M80%。印品着墨实、均匀；字面不花、不白、无断划。

8.装订要求 左侧装订，不掉页，骑马订或平订的公文，均要求无坏钉、漏钉、重钉，钉脚平伏牢固。

二、公文格式各要素编排规则

公文格式各要素划分为版头、主体、版记三部分。公文首页红色分隔线以上的部分称为版头；公文首页红色分隔线（不含）以下、公文末页首条分隔线（不含）以上的部分称为主体；公文末页首条分隔线以下、末条分隔线以上的部分称为版记。页码位于版心外。

（一）版头

正式公文一般都印有版头，即在文件开头正中印有发文单位的名称和公文种类，如"辽宁省人民政府文件"，用大字体标写，通常套红，以示庄重。版头由公文份数序号、秘密等级、紧急程度、发文机关标志、发文字号、签发人等组成（图 2-2）。

1.份号 是指将一份公文总印数的顺序编号，一般用 6 位 3 号阿拉伯数字，顶格编排在版心左上角第一行。涉密公文应当标注份号。

2.密级和保密期限 公文的秘密等级和保密的期限，是公文内容保密程度等级的标志。凡公文内容涉及国家安全和利益，必须按法定程序确立秘密等级并用 3 号黑体字顶格编排在版心左上角第二行公文份数序号之下标明。根据涉密程度分别标注"绝密""机密""秘密"和保密期限。

3.紧急程度 公文送达和办理的时限要求。根据紧急程度，紧急公文应当分别标注"特急""加急"，有需要紧急办理的公文，才能在秘密等级的下方标注。要用 3 号黑体字标注，两字之间空一字。

4.发文机关标志 由发文机关全称或者规范化简称加"文件"二字组成，也可以使用发文机关全称或者规范化简称。发文机关标志居中排布，上边缘至版心上边缘为35mm，推荐使用小标宋体字，颜色为红色，以醒目、美观、庄重为原则。

5.发文字号 编排在发文机关标志下空二行位置，居中排布。发文字号是由发文机关代字、年份和序号三部分组成。年份、发文顺序号用阿拉伯数字标注；年份应标全称，用六角括号"〔〕"括入；发文顺序号不加"第"字，不编虚位（即 1 不编为 01），在阿拉伯数字后加"号"字。如"国办发〔2015〕2 号"，即说明这是国务院办公厅在 2015 年所发出的第 2 号文件。机关代字很重要，特别是知道了文件的主办部门是谁，可以比较准确地对文件进行分办、查询和保存归档。上行文的发文字号居左空一字编排，与最后一个签发人姓名处在同一行。

6.签发人 新《条例》规定，上行文应当标注签发人姓名。所以，只有上行文才会出现签发人。签发人指发文机关的主要负责人。签发人编排在发文字号的右侧。由"签发人"三字加全角冒号和签发人姓名组成，居右空一字，编排在发文机关标志下空二行位置。"签发人"

三字用 3 号仿宋体字，签发人姓名用 3 号楷体字。

7. 版头中的分隔线 发文字号之下 4mm 处居中印一条与版心等宽的红色分隔线。

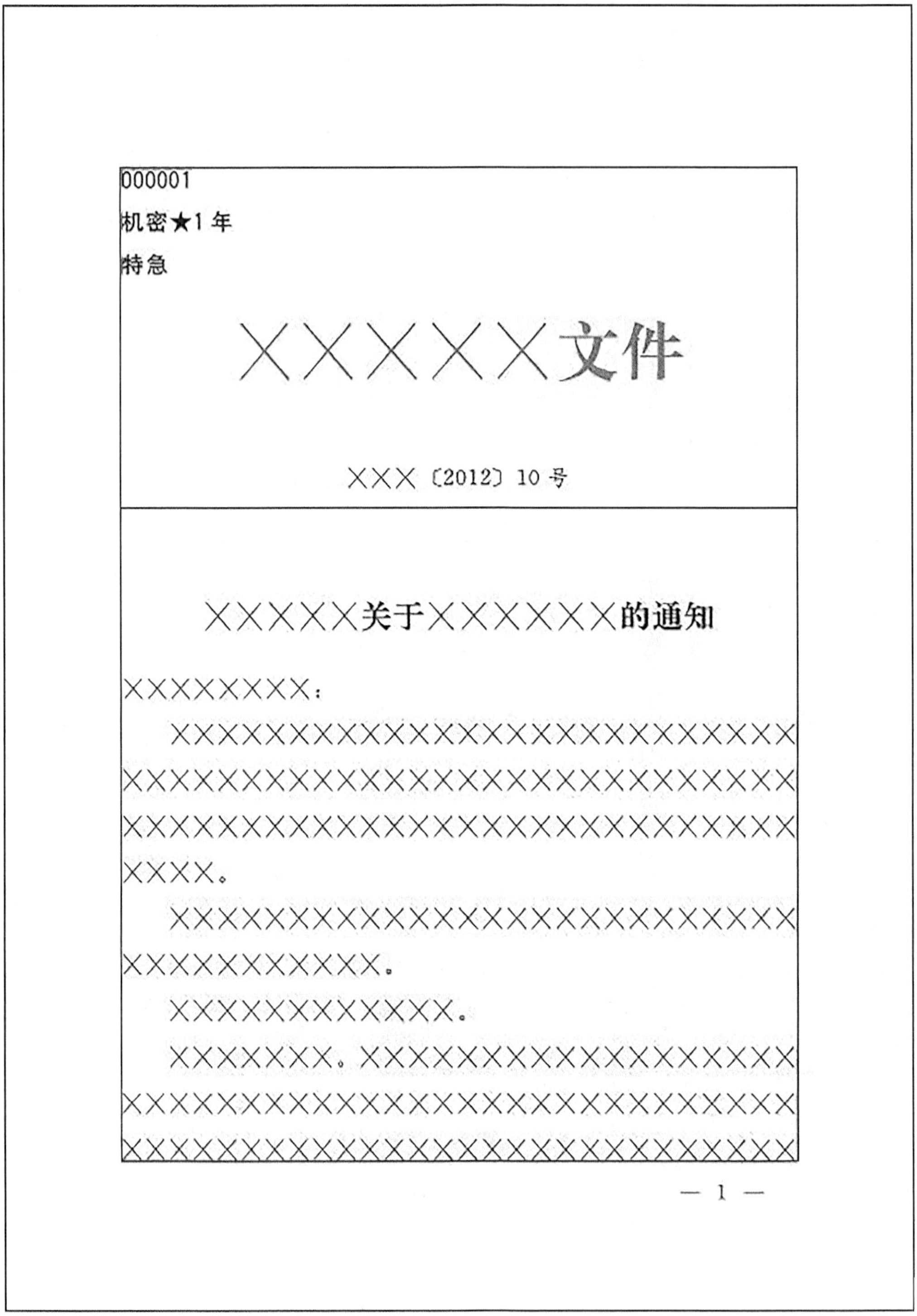

图 2-2 公文首页版式
注：版心实线框仅为示意，在印制公文时并不印出。

（二）主体

主体包括标题、主送机关、正文、附件名称、发文机关、成文日期、印章、附注等。

1. 标题 一般用 2 号小标宋体字，编排于红色分隔线下空二行位置，分一行或多行居中排布；回行时，要做到词意完整，排列对称，长短适宜，间距恰当，标题排列应当使用梯形或菱形。

公文标题一般要标明发文机关、事由和文种三要素，如《国务院关于减免农业税的通知》。公文标题中除法规、规章名称加书名号外，一般不用标点符号。

2. 主送机关 主送机关是指公文的主要受理机关，应当使用机关全称或规范化简称。

编排于标题下空一行位置，居左顶格，回行时仍顶格，最后一个机关名称后标全角冒号。如"各省、自治区、直辖市人民政府，国务院各部委、各直属机构："。对于上行文，原则上只能有一个主送机关，有些公文可能没有主送机关，如使用公告文种的公文，一般通过报纸、电视、广播电台、网络向国内外公开发布和传播重要事项或法定事项，没有特定的主送机关。

3. 正文 正文是公文的主体，用来表述公文的内容。

公文首页必须显示正文。正文一般采用 3 号仿宋字体，编排于主送机关下一行开始，每个自然段首行左空二字，回行顶格，自然段之间不空行。

公文的正文一般分为三部分：

第一部分是开头，称为引据部分，简要说明发文的原因和依据。

第二部分是主体，是公文主体部分，要求重点突出，条理清楚。

第三部分是结语，扼要提出要求和希望。

公文中的结构层次一般不超过四层，其层次序数依次可用"一、""（一）""1.""（1）"标注；一般第一层用黑体字、第二层用楷体字、第三层和第四层用仿宋体字标注。之所以这样规定，是为了使各级层次更加清晰醒目。此外，还需要强调的是，第一层次"一"后面跟的是顿号，第二层次"（一）"后面不能跟标点符号，第三层次"1"后面跟的是一个小圆点"."，第四层次"（1）"不能跟标点符号。

4. 附件说明 附件是附在正件之后的，随公文一起发出的文件或材料，一般分两类：一类是对公文的补充、说明或证实的文字材料、图表、凭据等；另一类是随文颁发的规章制度、办法、规定，以及向上级机关报送或向下级机关"批转、批发"的文件，只标注公文附件的顺序号和名称。

如有附件，用 3 号仿宋体字在正文下空一行之后，左空二字开始编排"附件"二字，后标全角冒号和附件名称。如果公文带有两个及两个以上附件，附件名称前面用阿拉伯数字标注附件的顺序号，顺序号后紧跟一个小圆点（如附件：1.×××××）。附件名称后不加标点符号。附件名称较长需回行时，应当与上一行附件名称的首字对齐（图 2-3）。

5. 发文机关署名、成文日期和印章 公文的发文机关署名应使用发文机关全称，如"北京市人民政府"，或规范化的简称，如"中共中央"，单一机关行文时，一般在成文日期之上、以成文日期为准居中编排发文机关署名。

成文日期署会议通过或者发文机关负责人签发的日期。成文日期是公文的生效时间，是党政机关公文生效的重要标志。成文日期中的数字统一使用阿拉伯数字，要写明年、月、日全称，月、日不编虚位（即 1 不编为 01），如 2015 年 3 月 1 日。成文日期的标注位置一般在正文或附件的下方空 4 行，右空四字编排。

公文加盖印章是体现公文效力的表现形式，是公文生效的标志。一般情况下，不加盖公章的公文应视为无效。印章用红色，不得出现空白印章。印章应清晰而规范，要求"上不压正文、下压日期"。即：骑年压月，即所谓的"骑年压月"法。又称"骑年盖月"。使发文机关署名和成文日期居印章中心偏下位置，印章顶端应当上距正文（或附件说明）一行之内。公章要求盖得端正、清晰。联合行文时，一般将各发文机关署名按照发文机关顺序整齐排列在相应位置，并将印章一一对应、端正、居中下压发文机关署名和成文日期，印章之间排列整齐、互不相交或相切，每排印章两端不得超出版心，首排印章顶端应当上距成文（或附件说明）一行之内（图 2-4）。

6. 附注 附注一般是对公文的发放范围、使用时应注意的事项加以说明。如有附注，用 3 号仿宋字体居左空两字加圆括号编排在成文日期下一行。

7. 附件 附件应当另面编排，并在版记之前，与公文正文一起装订。"附件"二字及附件顺序号用 3 号黑体字顶格编排在版心左上角第一行。附件标题居中编排在版心第三行。附件顺序号和附件标题应当与附件说明的表述一致。附件格式要求同正文。

（三）版记

版记包括抄送机关、印发机关和印发日期与页码。

版记中的分隔线与版心等宽，首条分隔线和末条分隔线用粗线（推荐高度为 0.35mm），中间的分隔线用细线（推荐高度为 0.25mm）。首条分隔线位于版记中第一个要素之上，末条分隔线与公文最后一面的版心下边缘重合。

1. 抄送机关 指除主送机关外需要执行或知晓公文的其他机关，是公文内容涉及的单位，应当使用全称或规范化简称。抄送机关在抄送栏内，左空一字用 4 号仿宋体字写"抄送"两字并加全角冒号和抄送机关名称，抄送机关之间用逗号隔开，回行时与冒号后的首字对齐，最后一个抄送机关名称后标句号（图 2-4）。

"抄报"一般用于上级机关，"抄送"用于平级、下级或不相隶属的机关。

2. 印发机关和印发日期 印发机关是指公文的印刷主管部门，一般应是各行政机关的办公厅（室）或文秘部门。印发日期指公文交付印刷的时间。公文界定公文生效时间与印发时间有利于掌握制发公文的效率和公文的办理。

在抄送机关栏的下端左侧，一般用 4 号仿宋体字，编排在末条分割线之上，印发机关左空一字，印发日期右空一字，用阿拉伯数字将年、月、日标全，年份应标全称，月、日不编虚位（即 1 不编为 01），后加"印发"二字。如，"2017 年 5 月 8 日印发"，在印发机关的右侧。

3. 页码 一般用 4 号半角宋体阿拉伯数字，编排在公文版心下边缘之下，数字左右各放一条一字线；一字线距版心下边缘 7mm。单页码居右空一字，双页码居左空一字。公文的附件与正文一起装订时，页码应当连续编排。

××××××××××××××。
　××××××××××××××××××××
××××××××××××××××××××
××××××××××××。

　　附件：1.××××××××××××××××
　　　　　　　×××××
　　　　　2.××××××××××××

　　　　　　　　　　　　　　　××××××
　　　　　　　　　　　　　　　×　×　×　×
　　　　　　　　　　　　　　　2012 年 7 月 1 日
（×××××）

图 2-3　附件说明页版式

注：版心实线框仅为示意，在印制公文时并不印出。

×××××××××××××××。

　×××××××××××××××××××

××××××××××××××××××××

×××××××××××。

2012 年 7 月 1 日

（×××××）

抄送：×××××××，×××××××，×××××××，×××××××，
　　×××××。

×××××××××

2012 年 7 月 1 日印发

图 2-4　公文末页版式 1

注：版心实线框仅为示意，在印制公文时并不印出。

附：公文格式具体举例

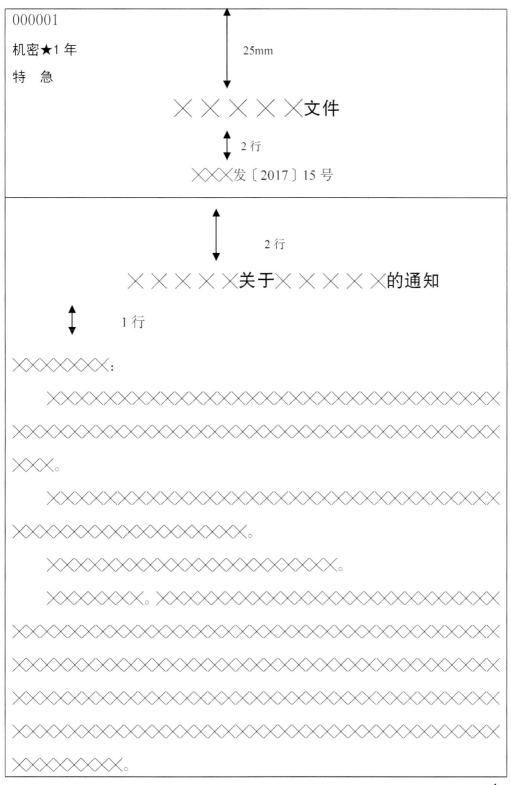

注：版心实框线仅为示意，在印制公文时并不印出。

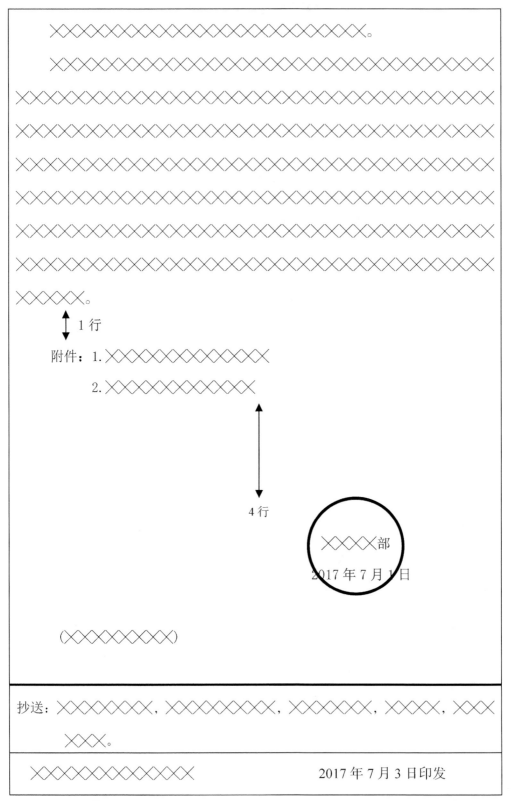

注：版心实框线仅为示意，在印制公文时并不印出

第三节 通知与通报

学习目标：

1. 了解通知与通报的概念、特点、类型及写作要求。
2. 掌握通知与通报的格式要求。
3. ※ 课堂训练：练习指示性通知、会议通知及表彰性通报和批评性通报的写作。

一、通　　知

（一）通知的概念

通知是党政机关常用的一种公文。它是发布行政法规和规章，转发上级机关、同级机关和不相隶属机关的公文；批转下级机关，要求下级机关办理和需要周知或共同执行事项的公文；是需要有关单位周知或者共同执行的事项、任免和聘用干部的公文。

（二）通知的特点

1. 广泛性　通知的使用范围广泛，不受发文机关级别的限制，任何机关、部门都可以使用通知。内容涉及面广，既可以是国家大事，也可以是具体的工作事项。既可以布置工作、发布指示、传达有关事项，又可以用来批转下级机关的公文或转发上级机关或不相隶属机关的公文。

2. 频繁性　在机关日常往来的文书中，通知占收发文总数的一半以上。

3. 灵活性　通知既可以用文件形式印发，也可以登载在报纸上或以电台、电视台形式播放。

4. 时间性　通知有明显的时间要求，只能在一定的时间内产生效力。它对知办事项的时限要求具体而严格，不能提前或拖后。受文机关对需要办理或执行的事项，必须在规定时间内予以完成。

（三）通知的格式要求

通知的结构是由标题、主送机关、正文、落款和日期等部分构成。

1. 标题　根据《党政机关公文处理工作条例》（中办发〔2012〕14号）中第三章有关公文格式的规定，标题是由发文机关名称、事由和文种组成。这种标题是要求写出完整的标准式的公文标题，又叫"完全式"标题。通知的标题是由发文机关＋事由＋通知构成，如《××大学关于开展学校安全工作大检查的通知》《××学院关于开展学习高技能人才先进事迹活动的通知》。

2. 主送机关　公文的主要受理机关，应当使用机关全称、规范化简称或者同类型机关统称。

3. 正文　正文由开头、主体和结尾三部分组成：

开头部分主要交代通知的缘由、依据、目的和意义，即写明为什么要制发这个通知。写通知的起首语，常常习惯用"根（依）据""按照""由于"等词，说明依据和缘由。语言要简明准确，通常用"现将有关事项通知如下："等引起下文。

主体部分主要是说明通知的事项、要求、希望等，内容多的可以采用条款式的写法，少的可以采用段落式的写法。语言应条理清晰，简明准确。

结尾部分一般用"特此通知""以上通知，请认真贯彻执行""请遵照执行"等。标注在正文结束后的下一行前面缩进两个字的位置。

4. 落款和日期　在正文之后的右下角署明发文机关的名称。发文机关署名，应署发文机关全称或者规范化简称。最后在落款下面注明日期。日期署会议通过或者发文机关负责人签发的日期。

（四）通知的类型

常用的通知有指示性通知、发布性通知、批转性通知和会议通知等类型。

1.指示性通知　这类通知主要是用于发布指示、布置工作。如《国务院关于今年下半年各级政府不再出台新的调价措施的通知》《××省政府办公厅关于做好秋种工作的紧急通知》。

【范文 2-1】

关于举办第八届教师授课比赛的通知

各教学教辅部医科大学、机关各部门、附属医院、各教学医院：

为进一步提高教师课堂教学水平，激发教师积极参与教学研究与改革，为广大师生提供交流的平台，充分发挥授课比赛的引领示范作用，带动学校教学水平的整体提升，学校决定于 2011 年 5 月举办"××医科大学第八届教师授课比赛"，现将有关事宜通知如下：

一、比赛目的

1.以提高教学质量为宗旨，向广大师生展示具有特色和创新性的教学模式、教学方法、教学手段等，引领和带动广大教师积极参与教学改革，不断创新教学方法、提高教学水平。

2.进一步提高我校教学队伍的团队合作精神，通过教学团队的传帮带与老中青相结合，促进教学内容和方法改革，促进教学研讨和教学经验交流，培养可持续发展的教学水平高、协作精神强、富有创新精神的教学团队。

3.（略）。

二、组织领导

1.组织委员会

主任：××

副主任：××　××　××

委员：××　××　××　××　××

2.评审组

由教师评委和学生评委组成，教师评委由学校教学督导组、各院、部推荐的原则性强、经验丰富的教授或主任医师组成；学生评委由各学院、部推荐品学兼优的在校学生组成。

3.监察组

由学校纪委监察室工作人员组成，负责本次比赛的全程监督工作。

三、比赛要求

1.参赛成员：以各学院（部）、附属医院、教学医院承担本科及高职各专业的课程教学团队为参赛基本单位，各部门参赛团队名额分配见附件 1。

2.比赛分组：分基础和临床两个大组，个人单项奖分高级职称组、中初级职称组。

3.比赛形式：各部门以课程为组队单位，以教学团队比赛为主要形式，团队赛的成员应包括本课程授课教师共计 3 人，在教师个人单项比赛的基础上，累计该团队参赛教师个人得分总分值即为该团队比赛总成绩。具有职称梯队（高、中（初）职称搭配）的教学团队在该团队总得分中可相应加一定的分值（高、中、（初）职称加 2 分，其他职称梯队加 1 分，成员职称都相同的团队此项为 0 分）。

4.参赛内容和时间要求：各专业教学大纲要求掌握的课堂理论内容；授课时间按照团队中每位参赛教师的申报时间为准，但申报授课时间必须在 13～18 分钟以内，比赛中实际授课时间与申报授课时间相差 30 秒以内不扣分，超出此范围每 30 秒扣 1 分。

5.比赛程序及时间：

（1）部门预赛：各部门在 2011 年 5 月 10 日前完成预赛并将参加决赛的教学团队名单报送教务处（见附件 2）。

（2）学校决赛：2011年5月下旬（具体时间另行通知）。

6.注意事项：

（1）各团队的参赛教师只能代表一个团队参赛，不可在团队之间交叉重复参加比赛。如有成员的重复参赛，则取消相关团队以及个人的比赛资格和成绩。

（2）参加学校决赛的团队于5月10日前将该团队所有参赛教师的授课教案及授课内容相关教学大纲（均为一式八份）以部门为单位统一送教务处；教案中须严格注明讲授内容的时间分配和所用教具的种类，注明教学所用设备（多媒体或幻灯机、投影仪等）。决赛开始前一天须提交电子版本的多媒体课件（具体时间另行通知）。

（3）略

四、评分原则

1.为了保证比赛的公平、公正，本次比赛采用当场亮分，去掉一个最高分，去掉一个最低分，并由主持人当场宣布参赛选手的成绩；所有参赛选手的得分情况通过电脑公布。

2.评分标准按照《××医科大学教师授课比赛评分表》（附件3）执行。

五、奖励办法

本次比赛各大组设教学团队比赛一等奖1项、二等奖3项、三等奖5项；个人单项奖各组各级（高级职称、中初级职称）设一等奖2名、二等奖5名，其余为三等奖，创新奖若干；另设组织奖4名。

获奖的集体和个人在全校大会上予以表彰，并颁发获奖证书和奖金，所获奖项等同于相应等级的教学成果奖。

特此通知。

附件：1.各部门参加决赛的教学团队名额分配表
　　　2.各部门教学团队参赛申请表
　　　3.授课比赛评分表

××医科大学

2011年3月29日

2.发布性通知　发布性通知主要用于发布行政法规和规章。如颁发条例、规定、办法、细则、实施方案等，都适合用通知文种颁发，如《国务院关于颁发〈中华人民共和国商标法实施细则〉的通知》。这类通知标题除了写出发文机关和文种外，还要在事由部分用书名号将发布对象的名称引出来。正文要写明所发布的法规或规章名称，并提出贯彻执行的要求。

【范文2-2】

国务院办公厅关于印发《人才市场管理暂行规定》的通知

各省、自治区、直辖市人事（人事劳动）厅（局），国务院各部委、各直属机构人事（干部）部门：

现将《人才市场管理暂行规定》印发给你们，请结合本地区、本部门的实际情况，认真贯彻执行，并将执行中有关情况和问题及时告诉我们。

附件：《人才市场管理暂行规定》

国务院办公厅

2005年1月29日

3. 转发、批转性通知　转发就是将上级领导机关发下来的文件，或同级机关、不相隶属机关发来的文件转发给下级机关，这些文件可以是指示、意见、通知等，如《中共中央办公厅、国务院办公厅转发〈关于发挥离休退休专业技术人员作用的暂行规定〉的通知》。

批转是将下级机关报来的文件（主要是建议性报告或工作报告）转发给有关下级机关，如《国务院批转中国人民银行〈关于调整银行存款、贷款利率的报告〉的通知》。

【范文 2-3】

××市环保局关于转发

《××县环保局关于开展环保自检互检工作的总结报告》的通知

各县（区）环保局，各直属单位：

××县环保局是我省环保工作的先进单位，积累了丰富的工作经验。近年来，他们通过开展环保自检和互检，有效地推动了环保工作的深入开展，并取得了良好效果。他们的经验基本也适于我市。现将《××县环保局关于开展环保自检互检工作的总结报告》转发给你们，望参照执行，以推动我市环保工作的深入开展。

附件：《××县环保局关于开展环保自检互检工作的总结报告》

××市环保局

2014 年 2 月 16 日

4. 知照性通知　这类通知用途广泛，主要是用于向有关方面告知需要知晓的事项和要求下级机关办理或共同执行的事项。需要知晓的事项的通知一般不要办理和执行，只是让对方知晓和了解其事项，如《××学院关于深入开展"六学"活动的通知》；需要办理和执行事项的通知则必须坚决照办和执行，要求在办理和执行过程中不得有误，如《××县关于认真做好汛前地质灾害防治工作的通知》。

5. 会议通知　这是一类最常见的通知，首先交代会议的缘由、目的、依据和会议的名称，然后交代开会的时间、地点、与会者会前准备工作的要求、会议内容或主要议题，以及会议其他事项（如经费、食宿、交通安排）等需要事先说明的事项。结尾告知联系人、联系电话等。有的还在通知后附一张回执表，以便做好会务安排。如《××厂关于召开提高产品质量会议的通知》《学生事务与发展中心关于召开评选 2014 辽宁省大学生年度人物候选人会议的通知》。

【范文 2-4】

××学院学生事务与发展中心关于召开评选

2016 年 ××省大学生年度人物候选人会议的通知

各系：

为进一步加强和改进大学生思想政治教育，积极开展"创先争优"活动，挖掘我院 2016 年涌现出来的大学生先进典型，培养树立一批大学生学习榜样，我院决定开展"2016 年 ××省大学生年度人物"推选活动，对各系上报的候选人进行公开评审，召开评审会议。现将有关事项通知如下：

一、会议时间：本周五上午 9：00。

二、会议地点：综合楼 612 会议室。

三、与会人员：学生事务与发展中心、团委、各系学生主任、分团总支书记、参加候选的学生。

四、各系推荐一名候选人。评选条件如下：

1. 拥护中国共产党的领导，热爱社会主义，热爱祖国，具有正确的世界观、人生观、价值观。

2. 模范遵守国家的法律、法规和学校的规章制度，具有良好的思想道德修养和健康的心理素质。

3. 热爱集体、尊敬师长、团结同学、乐观向上，具有积极进取的精神状态。

4. 2016年在热爱祖国、心系社会、勤奋好学、科技创新、志愿服务、热心助人、见义勇为、诚实守信、孝老爱亲、自强不息等某些方面具有突出事迹，受到充分肯定和广泛好评。

五、各系大学生年度人物候选人，每人准备3分钟陈述。

六、各系学生主任、分团总支书记如有特殊情况未能参加会议，各系可指派其他学生指导教师参加。

××学院学生事务与发展中心

2016年12月2日

6. 任免通知　这类通知包括任命、免职两类，其中任免事项可合并通知。正文先交代任免的依据，用"经×××会议研究决定："这一简明语句表达。再写任用××担任什么职务，免去××的什么职务即可，不必说明原因。一人占用一行，分行排列。最后以"特此通知"作结。

【范文2-5】

××县人民政府关于王××等同志职务任免的通知

各乡镇人民政府，县政府各部门：

经研究决定：

王××任××县物资局副局长；

张××任××县人民政府民族宗教事务办公室主任（兼）；

李××任××县多种经营办公室副主任。

免去：

邱××的××县广福初级中学副校长职务；

陈××的××县桂兴初级中学校长职务。

特此通知。

××县人民政府办公室

2016年5月8日

二、通　报

（一）通报的概念

通报是各级党政机关使用频率较高的一种公文，是一种用于表彰先进，批评错误，传达重要精神或情况的下行文。它主要是为了使人们从表彰的先进事迹中得到启发，学习经验，受到鼓舞，从而推动工作；从批评的错误事实中引起警觉，受到教育，从而吸取教训，引以为戒，防止类似事件再度发生。从传达的重要情况中了解工作动向，以便心中有数和在工作上做参考。

（二）通报的特点

1. 事项的典型性、代表性、重要性　通报的事项不是随意找个材料就可以用的，必须经过严格挑选，表彰先进通报事项必须是先进的、值得在社会上提倡的，并且具有普遍学习意义的；批评错误的通报事项一般是具有代表性的，它往往代表了当前出现的某种错误倾向；传达重要情况的通报事项一般是至关重要的事关全局的事情。

2. 教育性和指导性 通报通过树立先进榜样，打击反面典型，推广经验，总结教训，以达到激励先进，警戒后进，树立正气，抑恶扬善，起到教育、激励和指导的作用。

3. 及时性 通报一般要及时在一定范围内向群众宣读，及时与有关单位上情下达、交流情况、沟通信息，真正使通报起到应有的作用。

4. 真实性 通报的选材应特别慎重，一定要经过深入的调查核实，做到通报的内容准确无误。通报中涉及的时间、地点、姓名、数据、事件发生的原因、结果、处理决定等基本内容，必须写准确、写全面。对通报做出的分析和决定一定要切合实际，做到是非清楚，褒贬得当。

5. 庄重性 通报的语言色彩一定要庄重，把握好分寸，要将语言色彩与客观事实相协调，赞美褒奖性事件的语言不失庄重，对惩戒性事项的语言不危言耸听。

（三）通报的类型

通报的类型比较多，根据其内容可归为三种类型：一是情况性通报，二是表彰性通报，三是批评性通报。

1. 情况性通报 一般是用于上级机关向下级机关传达重要精神、交流重要情况。

2. 表彰性通报 一般是用于表扬先进单位和个人的先进事迹，宣传推广先进经验。

3. 批评性通报 一般是用于批评单位和个人违法乱纪或是发生重大事故，传达处理意见。

（四）通报的格式要求

通报的结构是由标题、主送机关、正文、落款和日期等部分构成。

1. 标题 由发文机关＋事由＋通报构成，如《××市人民政府关于表彰计划生育先进集体和先进工作者的通报》。

2. 主送机关 除普发性通报外，其他一般通报都应标明受文对象和范围，其书写格式与一般公文相同。

3. 正文

（1）表彰性通报和批评性通报：通报的写法比较灵活，由于表彰性通报和批评性通报在写法上比较接近，下面将二者合在一起来介绍。

这两种通报的正文一般是包括通报缘由、通报事项、分析评价、做出决定，以及发出号召或提出要求等几个部分。

通报缘由是通报的开头部分。在这一部分，一般是要写出通报事项的主要事实，同时还应表明对事情的具体看法。要求简明扼要，文字精练，避免与下文重复。在具体写作过程中，不一定每一份通报都要写缘由，可根据行文的实际情况具体确定。

通报事项，这是正文的主要部分。在这一部分，必须写清楚先进事迹或错误事实的经过情况。要求用叙述的手法把事情的产生、发展，开头、结果等主要事实叙述清楚，使人直接从中受到启发和教育。

分析评价是叙述完事实后的自然归结。一般要求在叙述完事实之后，很自然地对所叙述事实的意义、人物的精神或者错误的实质进行准确的分析，做出中肯的评价，便于人们认识和领会。因此，要求做到实事求是，不夸大，不缩小，有一说一，有二说二，使人感到信服。

做出的决定一般是对表彰先进或批评错误的嘉奖或惩处。最后还要根据通报的情况及针对现实的需要发出号召或提出要求。

【范文 2-6】

中共 ×× 县委员会关于表彰 ×× 同志勇斗走私犯罪分子事迹的通报

全县各级党组织：

共产党员 ×× 同志是我县工商管理局一名青年检查员。2015 年 2 月 21 日清晨，他在对一辆长途客车例行检查任务时，查获走私犯罪分子××走私黄金××克。在押送途中，××先以人民币××千元企图贿赂××同志，被××同志严词拒绝后，就凶相毕露拔刀行凶，刺伤××同志脸部、胸部。××同志身负重伤，但临危不惧，英勇地与罪犯搏斗，在群众协助下，终于将罪犯扭获。

××同志今年26岁，参加工作4年来，机智地战斗在缉私岗位上，先后破获各种走私案件10余起，连续4年被评为县先进工作者。

鉴于××同志一贯表现突出，在关键时刻又经受住了严峻考验，特予以通报表扬。

希望各级党组织发动党团员和广大青年，学习××同志为维护党和人民的利益，不畏强暴，坚决同违法犯罪分子作斗争的英勇事迹，学习他热爱本职工作，出色地完成党交给的艰巨任务的崇高品质，在党和政府的领导下，为我县的各项事业做出更大的贡献。

中共××县委员会

2015年4月1日

【范文2-7】

中共××市纪委关于开除××党籍和撤销行政职务处分的通报

各乡镇（街道）党（工）委、纪（工）委，市直各部门、企事业单位党（工）委（党组）、纪（工）委、纪检组：

最近，市纪委、监察局按照有关规定，严肃查处了原×镇经管站站长××违纪案件。决定给予其开除党籍处分和行政撤职处分。现将有关情况通报如下：

××，女，1970年1月出生，1994年3月加入中国共产党，×年×月参加工作，自×年至×年任×镇经管站站长，现任××镇经管站副站长。经查，××的违纪问题是：（1）非法占有、贪污国家财物价值××万元。××任×镇经管站站长期间，利用职务之便……

××身为共产党员、国家公职人员，受党教育多年，理应廉洁自律，克己奉公为党工作，但却以权谋私，在权力和金钱的考验面前败下阵来，最终受到党纪政纪的严肃处理，前车之覆，后车之鉴，××案件再次给党员干部敲响了警钟。

一是加强理想信念教育，筑牢拒腐防变思想道德防线。近年来，在深入开展党风廉政建设和反腐败斗争中，揭露出的大量违纪事实一再表明，一个党员干部蜕化变质，往往是从理想信念上的动摇和蜕变开始的。××参加工作20多年，在党的培养下，从一名普通干部成长为基层部门负责人，曾经为党的事业做出一定贡献，但没有经受住金钱和物质的诱惑，理想信念出现了偏差，致使走向犯错误的道路，受到了党纪政纪的制裁。××的错误告诫我们，在改革开放和发展社会主义市场经济的环境中，必须发扬艰苦奋斗的优良传统，必须筑牢思想道德防线，从根本上解决人生观、价值观问题，才能确保共产党员的蓬勃朝气、昂扬锐气和浩然正气。

二是坚持立党为公、执政为民，绝不能利用党和人民赋予的权力谋取私利。党员干部的权力都是党和人民赋予的，只能用来为人民谋利益，没有任何谋取私利的特权。特别是发生在老百姓身边严重损害群众切身利益的以权谋私行为，尤为人民群众深恶痛绝。××在任期间却把手中的权力看作是个人谋取私利的手段和资本，在短短的4年时间里，就非法占有、贪污国家财物××万余元，错误性质十分严重。这个反面典型再次警示我们，作为新时期的党员干部，必须深入贯彻"三个代表"重要思想，牢固树立正确的权力观，坚持立党为公，执政为民，真正把人民赋予的权力用来为人民谋利益。

三（略）。

四（略）。

中共 ×× 市纪委

2014 年 5 月 4 日

（2）情况性通报：这种通报的正文在写法上一般由三部分组成：传达情况、分析情况和客观意义、提出要求或提出一些指导性意见。

传达情况部分要对事情的发展过程，主要情节进行客观叙述，注意把时间、地点、人物、事件、经过、结果写清楚。

分析情况和客观意义部分要揭示出传达的情况所包含的客观意义，所做的分析要入情入理，合乎事情的客观实际，不可脱离所通报的情况。

在结尾部分，一般要根据所通报的情况提出具体要求或提出一些指导性意见，使受文方面从中既了解到情况又受到启示，从而有利于工作的开展。

4. 落款和日期　在正文之后的右下角署明发文机关的名称。发文机关署名，应署发文机关全称或者规范化简称。最后在落款下面注明日期。

【范文 2-8】

×× 市纪委关于党员干部赌博案件查处情况的通报

各县、自治县（区）市党委、政府，纪委、监察局，市委各部委、市级国家机关各部门、各人民团体：

根据中央、省委和市委的部署，我市各级纪检监察机关会同有关部门加大了对党员干部参与赌博问题的治理力度。2017 年以来，已立案查处党员干部参与赌博案件 32 件，涉及 36 人。其中，开除党籍 1 人，撤销党内职务 1 人，党内严重警告 10 人，党内警告 8 人，行政记过 5 人，行政警告 11 人。现将其中几起党员干部参与赌博的典型案件通报如下：

……

上述党员干部，无视党纪政纪和国法，参与赌博的行为，损害了党和政府的形象，在社会上造成恶劣影响，被依纪依法严肃查处。全市各级党组织和广大党员干部一定要从这几起案件中吸取教训，引以为戒，警钟长鸣，采取积极有效措施，防止类似案件的发生。

一、全体党员干部特别是县处级党员领导干部要充分认识赌博的严重危害性，进一步增强廉洁自律意识，增强宗旨意识，一心一意为人民服务。（略）

二、各级党组织和有关部门要认真建立健全制度，堵塞漏洞，坚决防止和杜绝管钱管物的干部利用公款赌博的现象再次发生。赌博是败坏人类文明的恶习，致使人的思想麻痹、意志衰退、贪欲膨胀、行为失范；是阻碍社会进步，违反社会公德、扰乱社会秩序、影响社会和谐的毒瘤，是党纪政纪和国法严厉禁止的行为。（略）

三、坚持惩防并举，建立健全预防党员干部参与赌博的长效机制。个别单位和部门之所以出现党员干部参与赌博的问题，既有认识、教育、监督、查处不到位等多方面因素，也有机制、制度方面的深层次原因。因此，解决党员干部参与赌博问题，必须坚持标本兼治、综合治理、惩防并举、注重预防的方针，建立健全预防党员干部参与赌博的长效机制。（略）

四、认真落实党风廉政建设责任制，确保整治党员干部参与赌博的工作取得实效。各级领导班子主要负责人要切实负起抓班子带队伍的责任，其他领导成员要抓好分管部门和单位班子和人员的监督和管理，做到以身作则，敢抓敢管，一级抓一级，层层抓落实。有关部门要按照责任分工，认真履行职责，加强联系，密切配合，形成治理合力。要严格执行责任追究制度，把查处党员干部参与赌博情况列入爱民廉政建设责任制检查考核的重要内容。凡是对直接管辖范围内发生的党员干部参加赌博问题不制止、不查处，或者隐瞒不报造成严重后果的，要严肃追究领导班子主要负责人及其他有关负责人的责任。

××市纪委审理室

2018 年 10 月 8 日

（五）通报的注意事项

1. 客观公正 撰写通报，要认真做好调查研究，事实要准确，评议要有分寸。还要抓住时机，及时通报，才能发挥应有的作用。

2. 叙事与议论紧密结合 通报一般离不开叙事、议论，它要求要把所通报事情的前因后果，基本过程，主要情节扼要叙述出来，使人们从所叙述的具体事实中受到教育，得到启发，学到经验或吸取教训。

第四节 公告与通告

学习目标：

1. 了解公告与通告的概念、特点、类型及写作要求。

2. 掌握公告与通告的格式要求及写作方法。

3. 能够正确区分通告与公告的异同。

一、公 告

（一）公告的概念

公告是向国内外宣布重要事项或者法定事项时使用的公文。向国内外宣布重要事项，具体包括公布法律、法令、法规；公布国家重大事务活动，如国家领导人出访、任免、逝世；公布有关重要决定等。

（二）公告的特点和类型

1. 公告的特点

（1）内容重要：公告宣布的事项是重要事项或法定事项。如公布宪法、国家领导人任职、出访、病重、逝世，以及其他一些国家重大事项。另外，党政机关、司法机关、税务机关、海关也可以用公告形式公开宣布有关规定或决定的事项。

（2）告知的范围广：一般公文发送对象都是特定的地区、单位或个人，而公告的对象则是国内外，有时甚至通过新华社用登报、广播的形式向全国、全世界发布。

（3）制发机关级别高：公告一般是由较高级别的国家领导机关，或者授权新华社制发的。基层单位不能滥用公告。

2. 公告的类型 根据公告的内容和性质，公告大致可分为知照性公告、发布性公告、事项性公告。

（三）公告的格式要求

公告的结构是由标题、主体、签署、日期和编号等部分构成。

1. 标题 一是发文机关＋事由＋文种组成，如《中国侨联 2007 年招录机关工作人员面试公告》；二是由发文机关的名称＋文种组成，如《中华人民共和国全国人民代表大会公告》。

2. 主体 公告的正文一般由依据、事项和结语组成。

公告内容单一，篇幅不长，一般采取篇段合一写出，先写公告事项的依据，再写公告事项的内容，最后以"现予公告""特此公告"等惯用语结尾。

3. 落款和日期　在正文之下署明发布公告机关的全称，若以个人名义发布，在姓名前要写上职务。公告日期有的注在标题的下方，也可注在正文末尾落款处，重要的公告落款处除注明发文机关和日期外，还标明发布地点。

4. 编号　公告在标题下往往要单独编出顺序号，如"第一号""第二号"。

（四）公告的写作要求

1. 文字严谨，语气庄重　因为发布公告是代表国家党政机关和部门，它所发布信息的覆盖范围是全国，甚至是全世界。所以行文要缜密严谨，做到庄重严肃。

2. 公告的文风　一般是客观叙述，少加议论，简明扼要，言简意赅。公告不必过多地陈述意义和细节，不得说一些俏皮话，更忌讳夸张、比喻等修辞手法。

（五）常用公告的写作方法

常用公告主要有以下几种，下面分别介绍其写作方法。

1. 知照性公告　这类公告通常用来公布重大事项，但和事项性公告相比则没有需要遵守的规定和要求，只有知照性的意义。其内容比较单纯，正文篇幅不大，文字简练易理解。

【范文 2-9】

中华人民共和国全国人民代表大会公告

第三号

第十三届全国人民代表大会第一次会议于 2018 年 3 月 17 日选举习近平为中华人民共和国中央军事委员会主席。

现予公告。

中华人民共和国第十三届全国人民代表大会第一次会议主席团

2018 年 3 月 17 日于北京

（新华社北京 3 月 17 日电）

2. 事项性公告　这类公告用于公布需要社会和群众广为周知的公务事项，并提出规定和要求。由于其内容较具体，通常篇幅较长。正文一般由发布事由、发布内容及执行要求三部分组成。

【范文 2-10】

中国侨联 2007 年招录机关工作人员面试公告

根据国家公务员录用有关规定和中国侨联招录计划，现将中国侨联 2007 年招录机关工作人员面试工作有关事项公告如下：

一、参加面试的人员姓名、准考证号

崔越 95211281113 朱建宇 95219170108 蔺轩 95217920311

孙本静 95218942217 孔明敏 95218451704

经济联络处职位最低分数线为 114.4 分；政策法规处职位最低分数线为 122 分。

二、面试时间、地点

2007 年 1 月 24 日上午 8 时 30 分在中国侨联机关办公楼（北京东城区北新桥三条甲 1 号）面试。请各位考生准时到达，迟到者视为自动放弃面试。

三、面试注意事项

1. 参加面试人员须回复信箱 ccan200800@163.com 确认。

2. 参加面试人员须携带本人身份证、准考证原件、所在学校盖章的报名推荐表或所在单位出具的同意报考的证明，考生报名登记表1份，本人近期1寸、2寸免冠彩色照片各3张。缺少上述证件者，原则上不得参加面试。

3.面试结束当晚确定参加体检人员，第2天进行体检。接到参加体检通知的人员，25日清晨不得进食、进水，保持空腹。体检结束后考生即可返回。

4.考生食、宿、路费用自理。

四、联系人和电话

赵珊珊 010-84024904，64011649

中华全国归国华侨联合会
组织人事部人事处
2007年1月19日

二、通　告

（一）通告的概念

通告是在一定范围内公布应当遵守或周知的事项的一种公文。通告的发布者通常是国家机关中的业务（职能）部门，也可以是基层单位、群众团体。通告所宣告的事项多属于专业性或业务性的，多涉及公安、交通、金融方面。

（二）通告的特点

通告是一种适用于公布社会各方面应当遵守或者周知事项的公文文种。它的使用者可以是各级各类机关，它的内容又往往涉及社会的方方面面，因此，无论其使用主体还是其内容都具有相当的广泛性，并具有以下特点：

1.政策性　通告的内容涉及国家的法令、政策，是党和国家的方针政策的具体化，被告知范围内的单位和个人应当遵照执行。

2.法规性　告知单位根据自己的职权范围发布，依法对某些事项做出规定和限制的通告，具有法规的强制性，它所告知的事项，有关单位或人员必须严格遵守或者周知。因而成为被告知范围内的单位和个人的行为规范。

3.广泛性　通告的使用单位广泛，各级党政机关、社会团体和企事业单位都可以使用；通告的使用内容广泛，既可以体现方针政策，又可以用来告知社会各有关方面和公众需要周知和遵守的具体事务性事项，如电话装机、停电停水、行车路线变更等通告。

4.强制性　有些通告所公布的事项为法规政策等，这些通告就具有法规、法令的强制性、约束性。这些通告主要是公布一些具有法规性质、行政约束力和直接指导作用的规定，要求一定范围内的对象普遍遵守。如《关于禁止燃放烟花爆竹的通告》的有关规定，就要求被告知对象对燃放烟花爆竹的有关规定予以遵守。

（三）通告的格式要求

通告通常由标题、正文、落款和发布日期三部分组成。

1.标题　是由发文机关+事由+文种组成，如《芜湖市人民政府关于防空警报试鸣的通告》《××市交通委员会关于轨道交通路网票制票价的通告》。

2.正文　通告正文一般包括通告缘由、通告事项和结尾三方面内容。

（1）通告缘由：缘由是通告的开头部分，一般要简明扼要地写明发布通告的目的、意义或根据，然后用"现公告如下""特此通告如下"或"现将有关事项通告如下"等惯用语引出下文。

（2）通告事项：这是正文的核心，一般要具体写出应当遵守或周知的事项，以便有关方面遵守和照办。如果内容较多，大都采用条款式写法，分条列项把具体的内容逐条写清楚便于大家知晓和遵守。

（3）结尾：结尾是通告正文的自然收束，可以独立成段，也可以在最后一条写出，有的还可以不写。在写法上，可以提出对执行通告事项的要求、措施和执行日期。结尾写上"特此通告""以上通告望遵照执行"之类惯用语结束正文。

3. 落款和发布日期　落款时署明发布单位的名称。发布通告的时间，写在标题之后、内容之前，也可写在落款的后面。

（四）通告的写作要求

1. 观念要强，有理有据　通告要有政策观念，确保其不与现行政策抵触，内容要符合党和国家的方针政策。要有法律依据，发布通告的依据与通告内容要有必然的逻辑关系，同时要有充足的理由，否则通告就缺乏制约力和说服力，就会影响执行的效果。

2. 主旨突出，要求具体　通告内容常常是一些需要执行的内容，因此在写作时必须突出主题，给人以深刻的印象。通告的要求一定要具体，也就是什么可以做，什么不可以做，展现得一目了然。

3. 结构严密，语言准确　全文结构要严密，层次要清楚，有逻辑性。通告的目的是为了使人们遵守或周知通告的有关事项。因此，在撰写时，文字要明白确切，用语要简明扼要，语气要肯定庄重，尽量少用专门术语，以便公众理解和遵守。

【范文 2-11】

×× 保卫处关于加强校园门卫管理的通告

为了更好地加强校园及家属区的治安安全，经学校研究决定，所有门岗将由"保全世纪（北京）保安服务有限公司山西分公司"接管。该公司将根据有关规定，按照与我校签订的合同要求，依法依规严格管理学校的各个大门。希望全校各单位能教育所属教职员工及家属子弟，严格要求自己，从我做起，自觉遵守学校的出入门管理规定；外单位人员和机动车辆进入校园需出示证件并接受检查和登记；所有出入人员必须配合门卫维护学校的门岗工作。广大干部、党员要起模范带头作用，不搞特殊化，按规定出入大门（机动车辆和送货车辆需有单位证明到保卫处办理出入手续）。对于不服从管理，打骂执勤人员的，将根据情况在全校通报批评，情节严重者移交公安机关依法处理。

特此通告。

×× 保卫处

2015 年 12 月 5 日

【范文 2-12】

×× 县创建全国文明卫生县城领导组
关于严厉打击乱贴乱画及破坏公用设施等不文明行为的通告

创建全国文明卫生县城是改善县城居民生活条件和生活质量、提高县城文明素质和文明程度的重要举措，是优化全县发展环境、树立县城良好形象的迫切要求。为此，自去年以来，我县先后开展了以整治环境卫生、社会秩序为突破口的创建全国文明卫生县城系列活动，县城面貌发生了明显的改观。但是，近段时间又出现了乱贴乱画、乱停乱行、乱堆乱放，及故意破坏公用设施、践踏花草树木等现象。这是极少数人思想觉悟低、道德素质低、文明意识差的不良行为表现，这是对全县人民共建美好和谐家园劳动成果的有意破坏，这与当前正在开展的创建全国文明卫生县城活动是背道而驰的，这也是一些职能部门和责任人监督管理不到位、责任心不强所造成的。为了切实有效地巩固创建成果，推动创建活动向纵深发展，经县创建全国文明卫生县城领导组研究决定，对故意破坏市容市貌、扰乱社会秩序的一切不文明行为给予严厉的打击，轻则全县通报、媒体评判，重则依法从严从重处罚。要求全县创建文明卫生县城各创建小组，各职能单位以及县城各村民委员会、各临街门店要积极采取措施，严格落实责任，严防死守，严厉打击，杜绝漏洞，不留死角。同时，号召全县人民积极行动起来，敢于对一切不文明及不作为的人和事给予举报揭发，凡举报情况属实的将一律予以重奖，并对举报人给予保密。

××县创建全国文明卫生县城领导组

2010年7月4日

（五）通告与公告的异同

1. 相同之处

（1）不用文头：这类公文与其他公文的一个最主要区别就在于行文时不要文头。其他公文一般都有较固定的文头，而公告、通告则不需要。

（2）不必写主送机关：其他公文一般要写出主送机关，而公告、通告则不需要写主送机关。

（3）行文不受限制：其他公文一般都要受到一定的限制，如保密、用纸规格、发文方式等。而公告、通告则不受这些限制，可以根据行文的实际需要来确定，可以公开张贴，可以登报宣传，用纸规格可大可小，十分方便。

（4）具有广泛的公开性：其他公文一般都有特定的发文对象，而公告、通告的发文对象则是广泛的，不仅向国内公开，还可以向国外公开。

2. 不同之处

（1）事项的轻重程度不同：公告所发布的都是公布国家重大的事务活动，如国家领导人出访、任免、逝世；有关重大决定；重大科技成果等。通告所宣告的事项是现实生活中或工作中已经出现或者可能出现的某个问题，或者是有什么工作或其他事项需要外界配合，如《中华人民共和国信息产业部关于进一步加强移动电话手机进网管理的通告》。

（2）使用权限不同：公告通常是党和国家高级领导机关宣布某些重大事项时才用，新华社、司法机关以及其他一些政府部门也可以根据授权使用公告。而通告则适用于各级行政机关和企事业单位。

（3）发布的形式不同：公告发布的形式多为广播与登报。通告的形式较多，可登报、广播，还可张贴和发文。

（4）发布的适用范围不同：公告的对象是国内外，在所有公文中，它的范围非常宽泛。通告只是在国内发布，属于专业性或业务性的，多涉及公安、交通、金融方面，用以提醒人们必须遵守或需要周知的事项，涉及面较广。

（5）作用性能不同：公告是庄严郑重地宣告重大事项，发挥宣告天下的重要作用。兼有消息性和知照性的特点。通告具有强制性和约束性的特点。具有鲜明的执行性、知照性。具有行政约束力甚至法律效力，要求被告知者遵守执行。

第五节　请示与报告

学习目标：

1. 了解请示与报告的概念、适用范围、类型及作用。

2.掌握请示和报告的格式要求、写作方法和注意事项。

3.能够正确区分请示与报告的异同。

4.※ 课堂训练：练习请示的写作。

一、请　示

（一）请示的概念

请示是一种适用于向上级机关请求指示、批准的公文。请示是机关使用频率很高的一个文种。机关、单位在遇到属于职权范围内无权处理或确实难以处理的问题与事项时，涉及有关方针政策的界限、工作中的重大问题、需要上级机关予以审核批准的事项时，都应向直属的上级领导机关或直属的上级主管业务部门行文请示，而上级机关则应及时给予回复。

（二）请示的适用范围

请示是一种向上级机关请求指示、批准的常用公文。这种公文运用广泛、方便，但也要有一定的限制，不能事无巨细都用请示。它主要用于以下几种情况：

一是工作中遇到亟待解决并且是事关全局的问题，需要由上级机关批准后才能实行。这种情况，可由下级机关提出实施意见，报请上级机关批准。

二是在贯彻执行上级机关有关政策过程中，对有关精神把握不住，遇到疑难问题不知如何解决，这种情况可以请求上级机关做出具体的指示。

三是工作中遇到自己无力解决的问题，需要上级给予财力、物力或人力援助，这种情况可以向上级机关请示，请求给予解决。

四是对工作中出现的新问题、新情况，做出某种处理，但不知是否妥当，这种情况可以请示上级给予指示。超出本单位职权之外，涉及多个部门等相关事项，请示上级予以指示。

（三）请示的分类

根据请示的不同内容和写作意图分为三类：

1.请求指示的请示　此类请示一般是政策性请示，是下级机关需要上级机关对原有政策规定做出明确解释，对变通处理的问题做出审查认定，对如何处理突发事件或新情况、新问题做出明确指示等，其内容如超出本机关、本单位处理范围的事项，因情况特殊需要变通处理的事项及按照上级规定应当请示的事项等。

2.请求批准的请示　此类请示是下级机关针对某些具体事宜向上级机关请求批准的请示，请求批准有关规定、方案、规划，请求审批某项项目、指标等。主要目的是为了解决某些实际困难和具体问题。如请求审批购进设备物资，增补经费，请求增加人员编制等。

3.请求批转的请示　下级机关就某一涉及面广的事项提出处理意见和办法，需各有关方面协同办理，但按规定又不能指令平级机关或不相隶属部门办理，可用请示的方式要求上级机关审定后批转给有关部门执行。

（四）请示的格式要求

请示一般由标题、主送机关、正文、落款和日期四部分组成。

1.标题　请示的标题是由发文机关名称＋事由＋文种构成。如《××县人民政府关于×××××的请示》《××乡关于开展春节拥军优属工作的请示》。

2.主送机关　请示的主送机关是指负责受理和答复该文件的直属的上级机关。每份请示只能写一个主送机关，不能多头请示。

3.正文　其结构一般由开头、主体、结语三部分组成。

（1）开头：主要交代请示的缘由。提出为什么要请示的理由，它是请示事项的基础，是请示事项能否成立的前提条件，也是上级机关批复的根据。如果理由充分就可以得到批准，如果理由不充分就有可能被否决。因此，关键要把这一部分写好。在写作这一部分的时候，一定要写清请示的目的是为了什么，目的一定要明确，语言一定要简洁，然后，用主要笔墨写出请示事项的理由。请示的理由一般要用现存的客观事实作为根据。选用的事实必须注意客观实际，扎实有力，给人以不可辩驳之感。原因讲得客观、具体，理由讲得合理、充分，上级机关才好及时决断，予以有针对性的批复。

（2）主体：主要说明请求事项。它是向上级机关提出的具体请求，也是陈述缘由的目的所在。请求上级机关指示、批准的内容，要求把需要上级机关审批的事项写明确、写具体。对于这一部分可做扼要分析，在分析的基础上提出自己的看法和具体意见。这部分内容要单一，只适宜请求一件事。另外，请示事项要写得具体、明确，以便上级机关给予明确批复。

（3）结语：应另起一段，习惯用语一般有"当否，请批示""妥否，请批复""以上请示，请予审批"或"以上请示如无不妥，请批转各地区、各部门研究执行"等语作结。对这一部分，要求语气中肯、果断，能够令人接受。

4. 落款和日期　在正文之后的右下角署明发文机关的名称和成文时间两个项目内容。

【范文 2-13】

××乡人民政府关于解决××遗留问题补助资金的请示

县人民政府：

自 2012 年××投资有限公司"××"项目建设以来，乡党委政府投入大量人力、物力、财力为项目，推进搞好外围环境营造工作。目前，××公路正在实施铺油工程，在此过程中集中暴露出了××公路建设过程中的许多遗留问题，频繁造成群体阻工事件。乡党委政府高度重视，组织力量成立专项工作组，对遗留问题进行了逐一清理，与群众、公司协商，目前已完成第一批遗留问题的处理，需补助资金××万元（大写），由于乡政府无财政来源，特请示县人民政府解决为盼。

妥否，请批示。

附：××乡××公路第一批遗留问题处理汇总表

××乡人民政府

2012 年 7 月 18 日

【范文 2-14】

××镇政府关于建设农村劳动力培训楼的请示

县发展和改革局：

近年来，随着农业产业结构调整的深化，我镇农村富余劳动力增长较快，为切实抓好农村富余劳动力的转移工作，加大农村富余劳动力培训力度，我镇拟建设农村劳动力培训楼，解决农村劳动力培训无场地的问题。

一、建设选址。培训楼建设选址在××。

二、建设规模。培训楼占地面积××平方米，建筑面积××平方米。培训楼主要包括职业培训中心、行政办公、服务大厅等。

三、资金来源。工程总投资××万元，其中主体工程××万元，附属工程××万元，装修及水电安装工程××万。资金来源主要有自筹资金和申请上级部门拨款。

劳动力培训楼的建成，必将使我镇农村劳动力掌握到必需的技术特长，提高农村劳动力的整体素质，提高农村劳动力的创业潜力，进一步促进我镇的农村富余劳动力转移工作。因此，特请县发展和改革局给予立项。

以上请示当否，请批复。

×× 镇政府
2015 年 5 月 8 日

【范文 2-15】

大连市第一高中关于拨款修建教学楼的请示

大连市教育局：

我校自建校以来共有百余年历史，一方面建筑物带有浓厚的历史色彩以及沉淀，部分建筑物更被列为市文物保护单位；另一方面由于教学楼年久失修，许多教室已属危楼。为保护历史建筑以及保证在校师生的人身安全，确保教学活动的正常进行，2009 年暑假，我校决定对危房进行全面翻修。经专业测量机构认定以及公开对工程的招标确认所需维修危房教室共 48 个，所需维修经费达 320 万元人民币。在多方筹款，包括校友以及社会捐助的支持下，至今到位资金为 270 万人民币，资金缺口为 50 万元人民币。

教学建筑安全关乎师生的人身安全，我校对此高度重视并希望尽快落实危房维修工作。由于维修经费缺口，维修工程未能如期开展，恳请市教育局拨付危房维修经费人民币 50 万元，保证维修工程尽快进行以保护在校师生人身安全。

以上请示妥否，请批示。

大连市第一高中
2010 年 2 月 3 日

二、报　告

（一）报告的概念

报告是用于向上级机关汇报工作、反映情况、提出建议的上行公文。它是下级机关向上级机关反馈信息，沟通上下级机关纵向联系的一种重要形式。

（二）报告的特点

1. 汇报性　报告是下级向上级机关或业务主管部门汇报工作，让上级机关掌握基本情况并及时对自己的工作进行指导，所以，汇报性是报告的一大特点。

2. 陈述性　因为报告具有汇报性，是向上级讲述做了什么工作，或工作是怎样做的，有什么情况、经验、体会，存在什么问题，今后有什么打算，对领导有什么意见、建议，所以行文上一般都使用叙述的方法，即陈述其事。

3. 单向性　报告是下级机关向上级机关行文，是为上级机关进行宏观领导提供依据，一般不需要受文机关的批复，属于单向行文。

4. 事后性　多数报告都是在事情做完或发生后，向上级机关做出汇报，是事后或事中行文。

5. 沟通性　报告虽不需批复，却是下级机关以此取得上级机关的支持、指导的桥梁；同时上级机关也能通过报告获得信息，了解下情。报告成为上级机关决策指导和协调工作的依据。

（三）报告的类别及功用

其用途较为广泛，使用也灵活方便，开会可以用，平时也可以用，机关可以用，个人也可以用。因此，它的类型也就比较多，常用的有：工作报告、情况报告、答复报告、报送物件报告、建议报告等。

1. 工作报告 主要是用来汇报工作进展情况，总结取得的成绩、得到的经验和存在的问题，提出今后的工作意见。全面汇报本机关工作情况，可以和总结工作、计划安排结合起来。要有分析，有综合，有新意，有重点。这里的"全面"，可以综合各个方面的工作，也可以综合几个主要方面的工作。它可以使上级机关全面了解下级机关的工作情况，以便做全面的工作指导，如《大学生辩论赛专题讲座情况报告》。

工作报告又可分为例行工作报告和专题工作报告。例行工作报告主要用于定期向上级机关汇报本机关、本部门职权范围内的工作情况，常见的是年度工作报告等。专题报告则是向上级反映本机关的某项工作、某个问题，某一方面的情况，要求上级对此有所了解的报告。其主要特点是内容集中单一，所写的报告要迅速、及时，一事一报。

2. 情况报告 主要是用来反映工作中遇到或发现的重大情况或问题以及对某件事情的处理情况时使用的。情况报告突出工作中的"情况"，工作报告则注重工作的"全过程"，如《电视台百姓热线栏目情况总结报告（节选）》。

3. 答复报告 主要是用于回答上级机关询问的有关问题。

4. 建议报告 主要是用来对上级机关开展某项工作、做出某个决策提出自己的建议。侧重点在今后工作的意见和建议上，所以其性质与请示接近。所不同的是建议性报告中提出的意见是供上级机关参考和研究的建议，而不是请求，上级机关对这些建议可以答复，也可以不答复，如《关于加强工商行政管理工作的报告》。

（四）报告的格式要求

报告通常由标题、主送机关、正文、落款和日期四部分组成。

1. 标题 报告的标题是由发文机关＋事由＋文种构成，如《市档案局关于开展"三提升"活动情况的报告》《××县关于雨雪冰冻受灾情况的报告》。

2. 主送机关 发文单位的直属上级领导机关。

3. 正文 不同种类的报告，正文的写法不尽相同。但有一些格式是共同的，如开头一般都说明报告的目的。目的写完以后，用"现将有关情况报告如下"过渡到报告的内容。报告内容包括主要情况、存在问题、经验教训、今后打算等，不同种类的报告，在以上四方面各有所侧重。

从内容方面看，报情况的，应有情况、说明、结论三部分，其中情况不能省略；报意见的，应有依据、说明、设想三部分，其中意见设想不能省去。

结尾，可展望、预测，亦可省略，但结语不能省。应根据报告的不同内容采用与之相应的不同结语。常用的有"特此报告""专此报告""请审核""以上报告，如有不妥，请指正"等结语。

4. 落款和日期 在正文之后的右下角署明发文机关的名称和成文时间两个项目内容。

（五）报告的注意事项

1. 材料真实 向上级机关汇报工作，应如实汇报，情况确凿，要本着实事求是的态度，无论是成绩还是失误，都应该全面、真实地反映，不能只报喜不报忧，也不能夸大和虚构。上报的公文应该在调查研究的基础上全面掌握本单位情况后撰写。

2. 及时迅速 向上级机关反映情况，要及时报告，不失时机。

3. 条理清晰 报告的内容多，涉及面宽，要在有限的篇幅内把各个方面的工作情况写清楚，要注意把各个方面的工作分开来一项一项地写，最好分条来写，使之清楚明了。观点鲜明，想法明确，口吻得体，不要把众多的内容杂糅在一起来写。

4. 严格使用文种 应当注意不要把报告与请示混用。报告内容不得夹带请示事项，否则会因"报告"不需批复而影响请求事项的处理和解决。

【范文 2-16】

××信息学院社团部关于大学生辩论赛专题讲座情况报告

信息科学与工程学院办公室：

2016年5月27日，信息科学与工程学院辩论专题讲座在C315隆重举行，此次讲座由信息学院社团部承办，现场座无虚席。出席本次讲座的嘉宾有信息科学与工程学院主席××，副主席××以及各部部长。讲座邀请了今年代表××师范大学参加省大学生辩论赛的来自传媒学院的××以及数学科学院的××，他们作为××师范大学的优秀辩手，在省赛中取得季军的好成绩并双双在省赛中获得"优秀辩手称号"。

社团部部长××主持了本次讲座，首先演讲的是来自传媒的××，她以自己对辩论的认知联系到自己所学专业，着重讲述了作为一名辩手，语言的重要性，从如何组织语言到平时如何锻炼，都细心地做了阐述。她向所有辩论爱好者讲述了自己如何成为一名优秀的辩论赛辩手，风格清新，热情大方的演讲赢得了阵阵掌声。

随后，来自数科院的××详细阐述了自己对辩论的理解，生动形象，受益颇深。××从什么是辩论，怎么辩论，以及辩论其实是价值观的传递三个大方面进行了阐述。他的语言幽默风趣，通过具体生动的例子让听众更加直观地感受到了辩论艺术的魅力，同时展现了他个人的语言魅力，让听众叹为观止，叫好声一片。

在两位主讲人结束演讲后，讲座特别设立了提问环节，同学们积极踊跃地提问，两位辩手一一耐心解答，讲座接近尾声。

主持人宣告讲座结束，教室瞬间爆发经久不息的掌声，表达了听众对两位主讲人的赞赏和感谢。讲座在掌声中结束。

特此报告。

××信息学院社团部
2016年5月28日

【范文 2-17】

××市广播电视台关于《百姓热线》栏目情况总结报告（节选）

××市广播电视台：

2010年我市百姓热线工作在市委、市政府、市纪委和市广播电视台的领导下，本着提高效率、保证质量、强化督办、积极创新的工作思路，围绕群众关注的热点难点问题，积极化解矛盾，主动为群众解决实际问题，在维护群众利益、促进依法高效行政、加强政风行风建设等方面取得了明显成效。《百姓热线》已成为广播电台的一个亮点栏目和精品栏目，为公众参与政风行风建设提供了一个重要的渠道，有效地促进了群众反映强烈的热点、难点和焦点问题的解决，既密切了党群、干群关系，又拓宽了民主监督渠道，在社会上引起广泛影响。

一、基本情况

自今年1月1日至11月13日《百姓热线》共播出直播节目82期，反馈节目42期，受理听众投诉咨询500件，其中咨询223人次，投诉277件，投诉办结228件，办结率达82%。今年1至11月份，"一把手"上线率较高，在线解答和事后问题处理及时到位，百姓满意度和信任度有了很大提高。2010年，《百姓热线》举办了走进云和县、龙泉市、景宁县的大型直播活动，策划组织了"春运""追讨民工工资""旧城改造""改革开放

30 周年"等特别节日，参与了"3·5"忐愿者服务日活动、党员一条街服务活动，"3·15"消费维权活动，发放宣传资料 3000 多份，处理各类问题 200 多个，大大扩大了节目影响力。2010 年，栏目组的工作人员开拓创新，各个职能部门积极配合，使得各项活动顺利开展，活动的形式普受欢迎，活动的过程和谐稳定，活动的效果有目共睹。

二、主要做法

（一）加大宣传力度，扩大社会影响面。……

（二）精心组织实施，整合热线资源。……

（三）健全节目运行机制，确保热线取得实效。……

三、取得的成效

作为政府和百姓的"连心桥"、为民办事的"服务台"、化解矛盾的"减压阀"、构建和谐社会的"推进器"，2010 年的《百姓热线》成效是多方面的，主要有以下三方面：

（一）进一步推动了全市政风行风建设。……

（二）促进了政府部门的职能转变。……

（三）畅通了政府和市民沟通渠道。……

四、存在的问题及下步打算

××市广播电视台广播新闻综合频道《百姓热线》栏目，虽然取得了阶段性成效，但仍存在一些问题，主要表现在：少数单位"热线"工作受重视不够，至今仍没有确定专人办理"热线"问题，造成问题超时未办理，致使投诉人再次投诉；"热线"办理制度落实不够严格，个别单位在办理"热线"交办的问题时，往往只是简单地转办，对问题办理质量把关不严，对问题的办理时限执行不严，对栏目组工作人员存在应付、敷衍的态度。下一步我们将重点做好以下工作：

（一）进一步提高领导重视程度。……

（二）适当调整直播时间，寻求最佳的时间段进行直播，发挥出节目的最大优势。……

（三）进一步提高"热线"的影响力。……

（四）进一步加大奖惩力度。……

以上报告，如有不妥，请指正。

××市广播电视台《百姓热线》栏目

2010 年 12 月 16 日

【范文 2-18】

××镇党委办公室关于加强流动党员管理工作的报告

××区党委组织部：

根据××区党委组织部关于加强流动党员管理工作的相关要求，××镇党委按照流动党员"七个一"管理办法，结合××镇实际，切实开展流动党员管理工作，现将我镇流动党员管理工作报告如下：

一、认真开展流动党员调查摸底工作

在 2015 年春节前，镇党委统一印发了《外出流动党员花名册》发放到各村支部，要求全镇××个村支部切实掌握本村外出党员的基本情况，各村将掌握的情况按月向镇党委报告，镇党委对全镇流动党员动向做到底数清、去向明。截至××月××日，××镇共有 13 名党员外出，其中流向××4 名、流向××8 名、流向××1 名。

二、切实开展流动党员"七个一"管理

为切实加强流动党员管理，××镇党委于 2015 年出台了《××镇流动党员管理制度》，制度要求各村严格执行林区党委组织部关于流动党员"七个一"管理办法，对流动党员实行管理，同时还实行流动党员结对包人的方式，由各村支部包人结对管理，定期深入流动党员家中走访慰问，与流动党员加强联系沟通，使流动党员外出务工放心，流动党员家属在家舒心。

三、流动党员小读本发放情况

根据组织部的统一要求，××镇将《流动党员活动证》《流动党员小读本》在 5 月 6 日前已发放到 13 名流动党员所在的支部，由各村支部书记分别送到流动党员家中，委托其家属将《小读本》邮寄到流动党员手中，目前，××镇《流动党员小读本》已全部发放到位。

以上情况，特此报告。

××镇党委办公室

2015 年 7 月 6 日

三、报告与请示的区别

报告与请示是同一类别的两个文种，在许多方面两者很接近，常常被人们误作一种使用，以致影响工作。其实两者之间有着明显的区别，为了便于区分，准确使用，特将两者之间的主要区别列出如下：

1. 性质用途不同　报告是向上级机关汇报工作、反映情况、提出建议所使用的一种公文；请示则是向上级机关请求指示、批准的文种。

2. 行文的目的要求不同　报告的行文目的只是为了向上级机关汇报工作、反映情况或提出建议，让上级机关及时掌握和了解情况，便于指导工作。因此，上级机关一般不需给予答复。而请示是为了解决某一问题而向上级机关提出请求指示、批准。因此，它要求上级机关给予明确答复和批准。

3. 行文的时限不同　报告可以在事前、事后或工作进行中行文。报告的时间性要求一般不是很强。

而请示则必须要在事前行文，在上级机关批准和答复之后方可进行工作，不可"先斩后奏"。请示的时间性要求很强。

4. 行文的构成内容不同　报告一般是由报告的目的、报告内容和结束语三部分构成，不可夹带请示的内容。报告内容较广泛，可一文一事，也可反映多方面情况，但不能在报告中写入请示事项，也不能请求上级批复。报告行文较长，结构安排不拘一格，因文而异。而请示内容具体单一，是由请示缘由、请示事项和请求指示、批准三部分构成，要求一文一事，不允许几件事混在一起。必须提出明确的请求事项。

5. 结尾惯用语不同　报告的结尾用语不具有期复性；请示则要用期复性、期准性的结尾用语。

第六节　函与会议纪要

学习目标：

1. 了解函的概念、特点和用途，了解会议纪要的概念与特点。

2. 熟悉会议纪要与会议记录的区别。

3. 掌握函和会议纪要的格式要求。

4. ※ 课堂训练：练习函和复函的写作。

一、函

（一）函的概念和用途

函，适用于不相隶属机关之间商洽工作、询问和答复问题，向有关主管部门请求批准和答复审批事项等所使用的公文。其主要特点是简便灵活，使用范围极广，使用频率极高。具体来说，函的用途主要包括四个方面：

一是平级机关或不相隶属机关单位之间商洽有关事宜，公务联系、往来等，如干部调动、联系学习和参观、邀请参观指导和联系业务等。

二是向有关主管部门请求批准有关事项。如《中共××市委组织部关于请求××市研究所给予办公电脑化技术指导与协助的函》就是××市委组织为向××市研究所请求批准而发的。

三是业务主管部门询问及答复审批无上下级隶属关系机关的有关事项。如天津市民政局向民政部门询问的《〈天津市民政局关于机关离休干部病故抚恤问题〉的问题》以及民政部对此问题的答复，都是用"函"的形式。

四是机关单位对个人的事务联系，如答复群众来信等。

（二）函的特点

1. 广泛性 函对发文机关的资格要求很宽松，不受级别高低，单位大小的限制，收发函件的单位均以比较平等的身份进行联系。上至高层机关，下至基层组织，企事业单位，社会团体都广泛地使用函。

2. 多向性 函可以上行、下行，但大多数函是平行文。

3. 灵活性 格式很灵活，除了国家高级机关的主要函体必须按照公文的格式外，其他一般的函，比较灵活，文头版可以有也可以没有，可以不编发文字号。

4. 单一性 文字简明扼要，不宜过长，一函一事，主题突出。

（三）函的写作要求

1. 用语谦和，讲究分寸 用语要朴实、恳切，谦恭有礼，尊重对方，力求得到对方更多的理解和支持。不使用告诫性、命令性的词语，语气要委婉得体、适度，掌握一定的分寸。

2. 函主要用于说明有关事项与提出要求。

3. 函是正式公文的文种，必须行文郑重。

必须具备正式公文的规范格式，使用印有发文机关名称的信纸，拟定标题，编制发文字号，结构要求完整。

（四）函的格式要求

函通常由标题、主送单位、正文、落款和日期四部分组成。

1. 标题 函的标题是由发文机关＋事由＋文种构成，如《××学院关于请求×××协助的函》。

2. 主送单位 即受文并办理来函事项的机关单位，于文首顶格写明全称或者规范化简称，其后用冒号。

3. 正文

（1）去函：去函主要是用于与有关单位商洽工作，询问有关问题或向有关主管部门请求批准等，其行文是主动的。这种函一般包括缘由、事项和结尾三个部分。

1）缘由部分：说明根据上级的有关指示精神，或简要叙述本地区、本单位的实际需要、疑惑和困难，把商洽工作、询问问题或批准事项的理由写清楚。

2）事项部分：写清楚需要商洽、询问、答复、联系，请求批准或答复审批及告知的事项。如果事项比较复杂，则分条列项书写。使之条理分明。

3）结尾部分：一般常用"请研究函复""请即复函""特此函询（商）""特此函告""特此函达"等惯用语，有时也不用。

（2）复函：复函是用于答复商洽、询问的问题或批准有关单位的请求事项。这种函的行文一般是被动的，具有很强的针对性。

从标题到正文都要有针对性。标题要针对来函写出复函机关、事由和文种。如《国务院办公厅关于××问题的复函》，其中事由部分要针对来函引出其事由，这样可以使对方首先明白是针对哪个事项的复函。

正文也要有针对性，第一句要写明来函的标题、日期或发文字号，以示复函的针对性。

开头要写明对来函请求事项的答复意见。答复部分是复函的主体，有的复函要根据来函的具体情况，对来函所商洽的工作、询问的问题、请求批准的事项做出具体答复。答复时一定要注意明确、具体，且有针对性。不可所答非所问。有的复函以"现将有关问题复函如下："引出主体事项，即答复意见。结尾部分只需要简明扼要地写出"特此复函""特此回复""此复"等惯用语。

注意无论去函还是复函，都不要转弯抹角，切忌空话，套话和发空泛的议论。要开门见山，直奔主题。一文一函，简洁明了。语言要规范得体，并体现函的用语特色。发函要使用平和、礼貌、诚恳的语言。对主管机关要尊重；对级别低的单位要平和；对平行单位和不相隶属的单位要友善。即使是上级机关向下级机关的发函，也不要居高临下，盛气凌人。切忌使用生硬、命令性的语言。复函用语态度要明朗，语言要准确，避免含糊笼统，犹豫不定，以诚待人，不要显出冷漠和生硬。

4.落款和日期 最后在正文之后的右下角署明发文机关的名称和成文时间两个项目内容。

【范文 2-19】

××集团公司关于商洽委托代培涉外秘书人员的函

××大学文学院：

本集团公司新近上岗的秘书缺乏专门的涉外秘书知识，业务素质亟待提高。据报载，贵院将于今年9月开办涉外秘书培训班，系统讲授涉外秘书业务、公关礼仪、实用文书写作等课程。这个培训项目为我集团公司新上岗的涉外秘书人员提供了一个难得的在职进修机会。为能尽快提高本集团公司涉外秘书人员的从业素质，我们拟选派8名在岗秘书人员委托贵院代培，随该班进修学习。有关代培费用及其他相关经费，将按时如数拨付。

请研究函复。

联系人：××

联系电话：××

××集团公司
2018 年 7 月 20 日

【范文 2-20】

上海 ×× 商厦关于 ×× 公司商租 ×× 商厦五楼的复函

×× 公司：

贵公司《关于 ×× 公司商租 ×× 商厦五楼的函》（沪 × 司函〔2018〕20 号）收悉，经研究，现答复如下：

贵公司欲租我商厦 5 楼闲置的楼面开设超市，这是方便顾客的购买需求，有利于盘活我商厦的闲置资源，扩大我商厦的经营规模与商品种类的好事，本商厦欢迎贵公司来我商厦 5 楼开设超市。具体租金请贵公司来人面洽。

特此复函。

上海 ×× 商厦

2018 年 8 月 20 日

【范文 2-21】

××市××区经济发展局关于征求
《××区"十三五"现代服务业专项规划》意见的函

各乡镇街道、各部门：

《××区"十三五"现代服务业专项规划（初稿）》已完成，现征求贵单位的修改意见。请务必于 2015 年 12 月 9 日上午 9：00 前将具体意见及征求意见稿一并反馈给兴庆区"十三五"规划编制工作领导小组办公室（兴庆区经济发展局）。

联系人：王晓燕

电话：××

地址：××市××区政府 2 楼 206 室

邮箱：××

可否，请予函复。

××市××区经济发展局

2015 年 12 月 1 日

二、会议纪要

（一）会议纪要的概念与特点

会议纪要是记载和传达会议情况与议定事项的公文。要求与会单位共同遵守、执行的公文。其主要特点是摘要反映会议内容，把会议的主要精神和议定的事项以文件的形式反映出来，便于与会单位共同遵守、执行。

（二）会议纪要与会议记录的区别

这种公文与会议记录有着十分密切的联系。写作会议纪要一般是在会议记录的基础上进行的，它要对会议记录进行分析、整理、综合、概括，按照会议的议题和宗旨，把会议的主要精神及议定的事项准确地反映出来。因此，会议记录是会议纪要的基础，可以说没有会议记录就没有会议纪要。

但是，会议纪要与会议记录又有着明显的区别。主要表现在：

1. 性质和作用不同 会议记录是一种客观如实记录会议进行情况的一般应用文，它所记录的内容只起原始凭证作用，多是存档备查，没有法规性和约束力。而会议纪要则是用于传达会议议定事项和主要精神，要求与会单位共同遵守、执行的正式公文，它所反映出来的会议主要精神和议定的事项是会议共同讨论研究的成果，充分体现了与会单位的共同意志。因此，它具有决议的法规性和约束力。

2. 写作要求不同 会议记录要求在会议进行中当场把会议情况全面细致客观如实地记录下来。而会议纪要则是在会议之后写作的，它要根据会议议题和宗旨，对会议内容进行分析整理、综合概括，然后择其主要来写，也就是说只需要写出会议的主要精神和议定的事项即可。

（三）会议纪要的格式要求

会议纪要通常由标题、发文编号、正文三部分组成。

1.标题 会议纪要的标题一般由会议名称和文种两部分组成,如《全国农村工作会议纪要》《黑龙江省三江平原农业开发问题会议纪要》。

2.发文编号 文号写在标题的正下方,由年份、序号组成,用阿拉伯数字全称标出,并用"〔〕"扩入,如〔2013〕66号。办公会议纪要对文号一般不做必须的要求,但是在办公例会中一般要有文号,如"第××期""第××次",写在标题的正下方。会议纪要的时间可以写在标题的下方,也可以写在正文的右下方、主办单位的下面。

3.正文 会议纪要一般包括开头和主体两部分。有的也可以专门用一段提出要求或发出号召作为结尾。

开头部分要写明会议的概况,包括会议召开的时间、主持召开会议的单位、开会地点、参加会议的人员以及会议的议题等。有的还可以写出会议程序和概述会议总的情况。总之,要写得简明扼要,清楚明了,不要拖泥带水。

主体部分要写出会议的主要情况、主要精神和议定的事项。对会议的主要情况,要写明会议主要做了什么事,要求尽量简要、精练。对会议的主要精神,要概括出与会人员对会议议题的主要看法。在写作时一般应采取综合反映的办法,在每段的开头用"会议指出"或"会议认为"等形式把会议的主要精神反映出来。在综合的时候,一定要注意抓住主要问题高度概括和准确反映。会议议定的事项一般是经过会议研究讨论后,一致决定的事项。在写作时可根据议定事项的内容确定其写法,内容较多的应采取分条的写法,一条一条地将所议定的事项反映出来,便于大家掌握和共同遵守、执行,要求做到条理清楚,具体明确。

结尾部分提出号召和希望。但要根据会议的内容和纪要的要求,有的是以会议名义向本地区或本系统发出号召,要求广大干部认真贯彻执行会议精神,夺取新的胜利;有的是对会议做出简要评价,提出希望要求。

【范文2-22】

关于2010年度第八次校长办公会纪要
〔2010〕16号

学校：××学校

时间：2010年5月8日

地点：（略）

主持人：（略）

纪要人：（略）

出席：（略）

列席：（略）

请假：（略）

2010年5月8日,××校长主持召开了2010年度第八次校长办公会,现纪要如下:

一、教学工作

1.听取了关于举行2010届成人教育毕业典礼有关事宜的汇报。会议同意1月15日上午,在新校区礼堂举行2010届成人教育毕业典礼。

2.审定了2010届成人教育毕业生名单。2010届成人教育类毕业生共计1863人,其中本科生1034名,专科生829人。

3.审定了关于表彰2010届成人教育优秀毕业生有关事宜（另行文）。同意对杨×等

44 名优秀毕业生予以表彰奖励，每人奖励 300 元，共计 13200 元。

4.审定了关于表彰 2008—2009 学年"三好"学生、优秀学员，及优秀班主任有关事宜（另行文）。同意对赵×等 28 名"三好"学生、罗××等 58 名优秀学员、韩××等 4 名优秀班主任予以表彰奖励（其中"三好"学生、优秀学员每人奖励 300 元，优秀班主任每人奖励 500 元，共计 27800 元）。

5.听取了关于举行 2010 级成人教育新生开学典礼有关事宜的汇报。会议同意 2 月 27 日举行 2010 级成人教育新生开学典礼。

二、人事工作

1.审议了图书馆职工××延退的有关事宜。根据 2009 年度人事厅、财政厅、劳动和社会保障厅、机构编制委员会办公室四部门联合下发的《关于事业单位工作人员岗位变动后退休待遇有关问题的通知》（×人发〔2009〕14 号）文件精神，××同志符合延退条件，会议同意其 55 岁退休。

2.同意与合同到期人员（共 20 人，其中教师 10 人、教工子弟 10 人）续签合同。

3.同意推荐××学院××参加高校英语教师进修项目考试。

三、研究生工作

1.审定了《研究生培养方案》（另行文）。

2.审议了临床型导师资格及招生事宜。会议决定：临床型导师从×年起将不再招生。

3.审议并通过了《××大学硕士研究生指导教师遴选办法》（另行文）。

4.审定了××年硕士研究生指导教师遴选名单。

四、其他

1.同意成立"××大学中华医学基金会 CMB 项目管理委员会"（另行文）。

2.听取了关于××部门外欠工程款有关情况的汇报。会议决定筹资 30 万元，用于偿还××部门所欠债务。

【思考与练习】

（一）名词解释

公告 通告 通知 通报 请示 报告 函 会议纪要

（二）填空

1.行政公文有 15 种，其中有_____、决定、命令（令）、公报、公告、_____、通告、通知、_____、报告、_____、批复、_____、函、_____。

2.组成公文的各要素分为_____、主体、_____三部分。

3.公文的版头部分，包括_____、秘密等级、_____、发文机关名称、_____、签发人等组成。

4.发文字号是由_____、年份和_____三部分组成。

5.公文的主体部分，包括_____、主送机关、正文、_____、发文机关、_____、印章等。

6.公文的版记部分包括抄送机关、_____、_____和页码。

7.常用的通知有_____、批转性通知和_____三种类型。

8.通报的类型比较多，根据其内容可归为一是_____，二是表彰通报，三是_____三种类型。

（三）简答题

1.公文分别有什么特点和作用？

2. 通告与公告有哪些区别？

3. 简述通知的特点。

4. 通报有什么特点？

5. 请示具备哪三个"必须"条件？

6. 报告与请示两者之间有哪些明显的区别？

7. 函的用途主要包括哪四个方面？

8. 会议纪要与会议记录有哪些明显的区别？

（四）读写训练

1. 指出下列标题中存在的错误，并予修改。

①《×× 市政府关于批转教委关于在我市建立 ×× 基地的报告》

②《关于 ×× 市政府 2015 年元旦、春节期间开展扶贫帮困送温暖活动的通知》

2. 根据下面的材料，按照文件格式拟写一则任免通知。标题、发文字号、主送机关等相关内容自拟。

×× 大学组织部鉴于办公室副主任王林同志在工作上的出色表现，决定任命他为办公室主任。

3. 阅读下面一份公文的开头，说明是何种公文专用语。

为继续做好今年房地产市场调控工作，促进房地产市场平稳健康发展，经国务院同意，现就有关问题通知如下。

4. 请根据下面的材料，按照公文格式，拟写一份会议通知。标题、发文字号、主送机关等相关内容自拟。

×× 大学教育委员会准备召开一个全国教改研讨会，与会代表为各大专院校的有关专家、学者，院部负责同志。会议地点是 ×× 大学培训中心，会期 3 天。每位代表提交一篇相关论文。报到时间为 ×× 月 ×× 日，报到地点为校培训中心二楼 201 号会议室。与会人员乘火车或飞机到达后，可与张 ×× 女士联系，联系电话：××。市区火车站，机场等地，都有专车接。会务费 900 元，食宿自理。

5. 按照公文要求拟写一份批评性通报。

6. ×× 财经学校决定派出 ×× 位老师到 ×× 大学进修学习。简单分析下面这份商洽函存在的问题，请修改并重新拟写一份商洽函。

公　函

×× 大学办公室：

首先，我们以 ×× 省财经学校的名义，向贵校致以亲切的问候。我们以崇敬和迫切的心情，冒昧地请求贵校帮助解决我校当前面临的一个难题。

事情是这样的：最近，我们经与 ×× 学院磋商，决定派 ×× 老师到该院进修学习。只因该院组建不久，许多建筑至今未能修盖完毕，以致本院职工的住房和学生的宿舍及教室破旧拥挤。我校几位进修教师的住宿问题，虽几经协商，仍得不到解决。然而举国上下，齐头并进，培养人才，时不我待，我校几位教师出省进修学习机会难得，时间紧迫，任务繁重，要使他们有效地学习，则住宿问题是亟待解决的。

为此，我们在进退维谷的情况下，情急生智，深晓贵校高庭阔府，且具有宽大为怀、救人之危的美德。于是，我们抱着一线希望，与贵校商洽，能否为我校进修教师的住宿问题提供方便条件。但不知贵校是否有其他困难，如有另外的要求和条件，我校则尽力相助。若贵校对于住宿一事能够解决，我校进修教师在住宿期间可为贵校教学事务做些义务工作，如辅导和批改作业等，这样可以从中相得益彰。我们以校方的名义向贵校表示深深的思谢。以上区区小事，不值得惊扰贵校，实为无奈，望谅解。并希望尽快得到贵校的答复。

  此致

敬礼

             ××省财经学校（公章）

             ××年××月××日

  7.学院校团委决定组织学院共青团员××名利用节假日开展××社会实践活动。请以院团委的名义，拟写一份请示和通知。

第三章 事务文书

【本章导读】

事务文书是机关单位内部管理和处理日常事务过程中不可缺少的重要工具。对于保证机关工作的正常运转具有重要意义。本章主要是了解事务文书的概念、作用及事务文书的写作要求。重点掌握计划、总结、调查报告、述职报告的概念、特点和写法，体味例文，模拟写作。特别是对申论测试的主要环节、申论的考试要求、答题技巧等知识做了解和练习，为将来有意愿参加公务员考试的学生打下良好的基础。本章旨在培养学生严谨细致、求真务实的作风，提高撰写事务文书的能力。

第一节 事务文书概述

学习目标：

1. 了解事务文书的概念、种类、特点和作用。
2. 熟悉事务文书的写作要求。

一、事务文书的概念和种类

事务文书是指国家机关、企事业单位、社会团体、个人为沟通信息、总结经验、探求问题、指导工作，以及处理日常事务而撰写的应用文。又称"常规文书"或"业务文书"。它包括计划、总结、调查报告、简报、述职报告、规章制度等。

事务文书按照不同的标准，可以分为不同的种类。常用的事务文书有以下几类：

1. 计划类文书 计划类文书是单位或个人对一定时限内的工作、生产或学习有目的、有步骤地安排或部署所撰写的文书。这类文书包括规划、设想、计划、方案、安排等。

2. 报告类文书 报告类文书是反映工作状况和经验，对工作中存在的问题或具有普遍意义的重要情况进行分析研究的文书。这类文书包括总结、述职报告、调查报告、调研报告等。

3. 规章类文书 规章类文书是政府机构或社会各级组织针对某方面的行政管理或纪律约束，在职权范围内发布的需要人们遵守的规范性文书。这类文书包括章程、条例、办法、规则、规程、制度、守则、公约等。

4. 简报类文书 简报类文书是记录性文书。这类文书包括简报、大事记等。

5. 会议类文书 会议类文书是用于记录或收录会议情况和资料的文书。这类文书包括会议计划、会议安排、会议记录、讲话稿等。

二、事务文书的特点

1. 指导性 虽没有法定公文的权威性，但具有很强的指导性质。表现为指导、解决、推动问题的解决与开展。

2. 规范性 有比较固定的惯用格式。体式、格式、样式、要素都有一定的规则，相对稳定，不能随意更改。

3. 灵活性 相对法定公文而言，体式灵活，表达方式多样，有的可描写，随文就事。

4. 时效性 没有法定公文那样紧迫，但也要求在限定的时间内，紧随时代与工作的脚步。

三、事务文书的作用

1.宣传教育 事务文书通过分析形势、申明政策，或介绍经验、表彰先进、抨击丑恶，可以起到宣传教育的作用，提高人民大众的政策、道德水平和工作热情。

2.沟通情况、联系工作 沟通情况、联系工作得有一定的手段和凭借，事务文书起到的正是这种凭借作用。比如简报、合同、调查报告。

3.贯彻政策、指导工作 有些事务文书，本身就是体现党和国家的方针政策、指导人们做好工作的重要工具。比如计划、规章制度。

4.积累和提供资料 有些事务文书需要留存起来，作为资料使用，供人们了解各种情况。比如调查报告、简报。

四、事务文书的写作要求

1.写作目的要明确 因事选文，因事务文，因事行文。注重工作的针对性。

2.运用材料要真实 尊重事实，不可虚构，不可夸大或缩小。

3.写作态度要诚实 对情况的认知往往建立在态度上，写作的态度往往也就是工作态度。

第二节　计　　划

学习目标：

1.了解计划的概念、别称、种类和特点。

2.掌握计划的格式和写作要求。

3.※ 课堂训练：练习计划的写作。

一、计划的概念

古人云："深计远虑，所以无穷""凡事预则立，不预则废"。计划是单位或个人对未来一定时间内要做的工作从目标、任务、要求到措施预先做出设计安排的事务性文书。计划是前进方向上的"路标"，是一切行动的先导，也是实施目标的手段。

二、计划的别称

计划是个统称，另外还有规划、纲要、设想、打算、要点、方案、意见、安排等都是根据计划目标远近、时间长短、内容详略等差异而确定的名称。

（1）规划：是一种时间跨度长（3年以上）、范围广、内容较为概括的计划，如《××市城市建设总体规划》。

（2）纲要：和规划相同，它们都是各级领导机关根据战略方针，为实现总体目标对某个地区或某一事项做出的长远部署。不同的是纲要比规划更为原则和概括，一般只对工作方向、目标提出纲领式要求和指导性措施，如《××市××年经济发展纲要》。

（3）设想：是一种粗线条的、初步的、预备性的非正式计划。相对来讲，其适用时限较长，如《××市商业体制改革的设想》。

（4）打算：也是一种粗线条的、想法不太成熟的非正式计划。相对设想，它的内容范围不大且考虑近期要做的，如《××学校争创文明校园的打算》。

（5）要点：是将计划的主要内容摘编，使之简明突出。它适用于时间相对较短的计划，如《××局2016年工作要点》。

（6）方案：从目的、要求、方式、方法、进度等部署，具体周密有很强可操作性的计划。方案一般适合专项性工作，其实施往往须经上级批准，如《××市住房分配制度改革实施方案》。

（7）意见：属粗线条计划，它适用于上级向下级布置工作任务并提供基本的思路、方法、交代政策，提出要求等，如《××公司关于下属企业××年扭亏增盈全面提高经济效益的意见》。

（8）安排：是短期内要做的，且范围不大、内容单一、布置具体事务的计划，如《××学院第××周工作安排》。

三、计划的种类

（1）按性质分：生产计划、工作计划、经济业务计划、学习计划、科研计划。
（2）按内容分：综合计划和专题计划。
（3）按时间分：长期计划、中期计划和短期计划。
（4）按效率分：指令性计划、指导性计划、一般性计划。
（5）按形式分：条文式计划、表格式计划和文表结合式计划。

四、计划的特点

1. 预见性　做任何工作都要有超前思想，而写计划文书这一点尤为突出。计划的制定者一定要对客观实际进行细致的分析，考虑到种种可能发生的情况，才能对工作的步骤和结果做出正确的预见，从而制定出科学的计划。

2. 创新性　不论是中、长期计划，还是近期计划，其内容都要有新意。对一个地区来说，在发展的规划、计划中，要有新项目、新指标、新措施、新的增长点。对一个企业来说，在发展的规划、计划中，要有新产品、新技术、新的经营战略，否则，这个企业不仅不能发展，而且连生存也难以为继。所以，写计划文书一定要坚持创新精神。

3. 指导性　规划、计划、方案等经过上级机关审批以后，就具有权威性。它既是行动的方向，又是指导工作的根据。在这一范围内无论是集体还是个人都必须按计划的内容开展工作和活动，不得违背和拖延。所以，写计划文书前一定要认真调查研究，落笔慎重，防止失误。

4. 客观性　计划一是根据党和国家的方针政策、上级部门的工作安排和指示精神而定，二是针对本单位的工作任务、主客观条件和相应能力而定。一般地说，在写规划、计划前，先要深入调查，充分占有资料，了解各种因素，在此基础上，综合分析研究，提出切实可行的任务、指标和措施。因此，计划文书是主观和客观的统一，不是纯主观的产物。

5. 时限性　计划只是在一个特定的时间范围内有效，无论是制定还是执行都是如此，离开了一定的时间范围，计划就失去了它的作用与意义。

五、计划的格式

计划的结构由标题、正文、落款、成文日期构成。
1. 标题
（1）制发机关 + 时间 + 工作类别 + 文种，如《宁夏医科大学 2016 年招生计划》。
（2）时间 + 工作类别 + 文种，如《2016 年共青团工作计划》。
2. 正文
（1）条文式计划
1）内容要素：前言、目标与任务、措施与步骤。
2）前言：概括基本情况以及制定该计划的依据或缘由，所要达到的预期目标。

3）目标与任务：即所要达到的最终目标。这是计划的主体内容。一般分条列项阐述计划的目标、任务、指标等，多采用序数或小标题，往往层次鲜明、眉目清晰。

4）措施与步骤：是计划实现的保证。就是怎样做、什么时候完成。要做到细致具体，也可分条罗列。

5）结尾：执行要求、希望、号召等。

（2）表格式计划：只需要着重关注时间和大致内容的计划可用列表的形式来制定。如举办讲座、开办学习班和生产计划，大多将指标、任务、进度等内容填入表格即可，一目了然，十分清楚。

3. 落款、成文日期 单位名称和日期。上报或下达时要加盖公章。

六、计划的写作要求

1. 要从实际出发，切实可行 制订计划要有实事求是的精神和科学的态度，要正确处理好可行性与科学性的关系。所确定的目标任务、措施办法应合乎本单位、本部门的实际，提出的指标是经过努力可以实现的，措施办法是切实可行的。要做到这些，制订计划前一定要做好充分的调查研究，多方面了解情况；坚持走群众路线，广泛征求基层和群众意见，发扬团队精神，集思广益，增强计划的科学性和可行性。

2. 要突出重点，主次分明 一段时间或一个时期要做的事情、要完成的任务、要实现的目标很多，中心工作是什么、重点任务是什么、先做什么、后做什么，必须有一个全面清醒的认识和周密的考虑。在制订计划时，要做到主次分明、轻重清楚、有先有后、有条不紊。否则，主次不分、轻重倒置，就会影响计划的顺利执行和目标的最终实现。

3. 表达要力求具体、明确 计划的目标要明确，措施要具体，步骤要清楚，这样才能有利于计划执行者明确工作的方向，也有利于计划的实施和督促检查。计划在写作时，一般不过多议论，不叙述过程，多用概述、说明等表达方式。

【范文 3-1】
××大学学生会宣传部年度工作计划

新学年开始了，校学生会的各项工作已经紧锣密鼓地展开，学生会宣传部也将以饱满的精神面貌做好新学期的部门工作。上学期，针对学生会提出的"团结、严谨、求实、创新"的工作理念，宣传部全体干部、干事相互协作，积极配合，最终使我部门各项工作及活动顺利开展并取得相应效果，完成了计划任务。但我们自身的宣传工作也存在着一定缺陷，为了吸取以往工作中的经验教训，展现一个优秀部门的实干精神，为更好地开展 2017 年下半年学生会宣传部的各项工作，真正做到有计划、有步骤地进行各项工作，我们对新学期的工作主要划分为加强部门自身建设和加强本部门与其他部门的交往两个大部分，我部做出新学期的工作计划，内容如下：

一、工作目标

1. 加强宣传部的纽带作用，积极配合各方面的工作。加强各部门的联系，积极主动地行使宣传职能，为我校学生会的宣传工作再添亮点。

2. 积极挖掘和培养宣传人才，为我校宣传工作注入更多新鲜血液。

3. 充分利用好展板和橱窗栏，做好院会活动总结和宣传工作。

4. 改革宣传部内部的运行机制。让每个人的能力都得以发挥、得以提高、拥有锻炼的空间。

二、加强部门自身建设和部门间的交流

1. 进一步完善部门内部的规章制度，提高工作成员的工作积极性，提高工作质量。

2.细化部门内的工作记录，详细记录每位干事在任职期间所做的工作事迹，并将添加部内的会议记录。

3.节约经费开支，为保证此项工作开展，每次海报幕布等打印所出经费均采取透明制度，以收据为证。

4.鼓励部门成员与其他部门成员交往，及时了解其他部门信息，把工作状态由原来的被动转为主动，协助其他部门完成工作，以更好地起到宣传作用。

5.尽可能地美化校园的宣传环境，增强宣传部的宣传力度。

三、工作重点

首先，海报、喷绘、通讯稿的宣传是我们宣传部的主要阵地，也是同学们获得信息的重要渠道，其宣传的力量和效果不言而喻，我部会发挥好学校的喉舌作用，为学校即将开展的"迎新晚会""百科知识竞赛"等活动做好宣传工作。我们可在原有工作习惯上，锐意创新，时刻保持宣传形式的多样化、新颖化。校园内单一的常规宣传模式已经在某些程度上给大家造成了视觉疲劳，如何在宣传方式上创新，将成为决定宣传效果好坏的重要因素。因此，宣传部将开拓更多的宣传途径，或是改良传单、海报的版面来吸引同学们对于活动信息的关注。

其次，达到海报、喷绘、通讯稿宣传的结合，使宣传的效果最优化。宣传不仅是一个部门的工作，做好宣传需要每个部门的协调配合。活动前，我部会积极与主管部门做好相关的沟通，包括横幅、海报，制作要求，活动现场的摄影需求等。

再次，校园电台也是宣传中不可或缺的媒介，宣传部可以和电台协商通过电波进行宣传，让同学们了解校学生会，并支持校学生会。

最后，把学院的宣传部作为校学生会宣传部和同学们之间的纽带，利用它们把我们的信息带给大众，把我们的工作开展得更彻底，使同学们在了解最新活动信息的同时，也通过它们把同学们的心声反馈给我们。这样做到上情下达，下情上传，使我们的宣传工作能更有目的性地开展。

我部将积极的配合其他部的工作，团结各部以及各成员去应对本学期即将到来的挑战。在今后的工作中，要尽职尽责、尽心尽力，以饱满的热情、端正的态度去做好每一件工作，争取使宣传部的工作取得更好的效果，为创建优秀部门做出我们自己应有的努力。我们相信，只要学生会宣传部能够上下同心、共同努力，在各部门的协助下，在老师的指导和帮助下，宣传部会越走越远，越走越好。

×× 大学学生会宣传部

2017 年 9 月 1 日

【范文 3-2】

×× 大学"秀我风采"活动计划

一、活动目的

为了展现当代大学生风采，凝聚同学们对所在班级、学院的向心力，充分发挥同学们的想象力及创新能力，突出表现 ×× 大学各学院、各专业特色，使同学们进一步了解自己专业所涉及的领域以及在未来社会上的发展情况，特举办此次"秀我风采"活动。

二、活动简介

以各学院为单位，同学们集思广益，通过摄影作品、海报宣传、自创特制模型等各种形式，充分展示各专业特色和各学院风采，也可充分展现同学们对自己专业的理解。作品由各学院同学集体完成，要求在活动规定时间范围内完成。最后，在教学楼中庭展览各班

（各学院）作品，由全校师生投票选出优胜者。

三、活动日程

活动预定 10 月开展（再议）

第一阶段（活动前）

1.校学生会各部门到各个学院进行活动的宣传工作，调动学生参加活动的积极性，为活动的开展奠定良好的基础。

2.由校组织部、宣传部负责该活动的海报宣传工作，秘书部负责活动横幅的制作。

第二阶段（活动开展）

1.各学院同学集思广益，发挥创新才能，筹划制作方案。

2.各学院同学开始分工合作，制作展览作品。

3.展览时，要求每个展览台有两三个解说人员，使参观者更好地了解作品的意义。

第三阶段（活动评选）

1.选择一周星期四下午，举办"秀我风采"展览会，学生会在该星期要加强宣传工作。

2.当天，在教学楼的中庭展示各学院同学的作品，供全校师生参观、投票。

3.最后，统计投票结果，评选出"风采之星"。

4.活动结束后，作品由各学院保留或由学生会珍藏。

四、活动所需资源

校学生会同学的协助，制作宣传海报、横幅，一天下午的场地使用。

五、经费预算

依具体情况再议。

六、活动要求及细则

（一）活动参与者

1.全体学生积极参加该活动，充分发挥创新才能，展现专业特色。

2.充分展现同学们对于自己本专业的理解，例如未来涉及的职业，以及对社会的重要性。

（二）活动组织者

1.认真做好每一个环节的工作，达到最好的效果。

2.各部门之间共同合作，使活动圆满成功。

××大学学生会

2016 年 6 月 2 日

【范文 3-3】

"课内比教学"教师比武讲课时间安排表

序号	科目	授课教师	时间	授课节次	授课班级	课题	授课地点
1	化学	陈万坤	11 月 15 日（周二）	6	105	钠的化合物	阶梯教室
2	英语	许丹	11 月 16 日（周三）	4	208	unit1 discovering	阶梯教室
3	物理	夏伟	11 月 17 日（周四）	3	106	力的合成	阶梯教室
4	英语	陈志宝	11 月 18 日（周五）	1	206	unit5 first aid	阶梯教室
5	生物	熊柳	11 月 18 日（周五）	2	303	人体的内环境与稳态	阶梯教室
6	语文	石红	11 月 18 日（周五）	5	303	修辞	阶梯教室
7	生物	何仕	11 月 21 日（周一）	1	102	物质跨膜运输的方式	阶梯教室

第三节　总　　结

学习目标：

1. 了解总结的概念、种类和特点。

2. 掌握总结的格式和写作要求。

3. ※ 课堂训练：练习总结的写作。

一、总结的概念

总结是单位或个人对过去一个时期内的实践活动做出系统的回顾归纳、分析评价，从中得出规律性认识，用以指导今后工作的事务性文书。

二、总结的种类

（1）按性质分：综合性总结和专题性总结。

（2）按内容分：工作、思想、生产、学习总结。

（3）按范围分：地区、部门、班组、个人总结。

（4）按时间分：年度、季度、月份总结。

（5）按功能分：汇报性、经验性总结。

三、总结的特点

1. 实践性　总结首先要回顾实践或工作的全过程。自身实践的事实，尤其是典型事例和确凿数据是一篇总结得出正确结论的基础。

2. 经验性　总结旨在把实践中的成功经验归纳出来，把教训分解出来，从而对工作作出正确估计，得出科学结论，以增强工作的自觉性和主动性。但总结所反映的对象一般又只限于本地区、本部门、本单位特定时限内的工作实践，由本单位撰写，并采用第一人称叙述，因而得出的经验亦会带有较强的个性特色。

3. 说理性　总结不仅要陈述工作情况，更要揭示理性认识。能否进行理性分析，能否找出带有规律性的东西，是衡量一篇总结写得好坏的重要标准。找出带有规律性的东西，用以指导今后的工作，这就是总结的实质。

4. 简明性　总结往往做概括叙述，而不必具体描写；作简要说明，而不必旁征博引；作直接议论，而不必多方论证。

四、总结的格式

总结的结构由标题、正文、落款和成文日期构成。

1. 标题

（1）文件式标题：一般由单位名称、时限、内容、文种构成，如《××大学 2015 年度工作总结》。

（2）文章式标题：以单行标题概括主要内容或基本观点，不出现总结字样，但对总结内容有提示作用。例如某企业的专题总结《技术改造是振兴企业之路》和某高校的专题总结《我们是如何实行教学与科研相结合的》。

（3）双行式标题：即分别以文章式标题和文件式标题为正副标题，正标题揭示观点或概括内容，副标题点明单位、时限、性质和总结种类，如《知名教授上讲台，教书育人放异彩——

××大学2018年德育工作总结》。

2. 正文 正文包括前言、主体、结尾。

（1）前言：一般介绍工作背景、基本概况等，如组成人员，开展某项工作的大体情况，所取得的成绩等，也可交代总结主旨并做出基本评价。开头力求简洁，开宗明义。

（2）主体：应包括主要工作内容、成绩和评价、经验和体会、问题或教训等。这些内容是总结的核心部分，可按纵式或横式结构形式撰写。所谓纵式结构，即按主体内容从所做的工作、方法、成绩、经验、教训等逐层展开。所谓横式结构即按材料的逻辑关系将其分成若干部分，标序加题，逐一写来。

（3）结尾：作为总结的结束语可以归纳呼应主题、指出努力方向、提出改进意见，或表示决心、信心等语作结，要求简短利索。

3. 落款和成文日期 一般在正文右下方署名署时。如是报刊用的交流经验的专题总结，应在标题下方居中署名。公文式总结，在标题中写了单位的，全文结束后可以省略单位的署名。

五、总结的写作要求

1. 充分占有和科学分析整理材料，突出写作重点 写总结不能事无巨细、不分主次地什么都写，而是在照应全局的基础上，突出重点，写典型事例和典型人物。这就要求执笔者深入群众，调查研究，搜集、掌握大量素材，从中选取最生动、最有说服力的材料写入文章。

2. 要事理结合，处理好叙述与议论、点与面的关系 总结要做到有"事"有"理"，两者密切结合。"事"即事实，总结要把所做的工作，取得的成绩充分反映出来。但不能只有叙述，而要在此基础上，进行理论概括，从中找出规律性的东西。

3. 要突出个性，写出特色 写总结要立足本单位，放眼全局，要使总结与时代合拍，通过自身总结反映出时代、国家的新气象、新风尚、新追求。突出个性，写出特色，不能年年都一样。

【范文3-4】
大学生"三下乡"社会实践活动总结

2014年7月24日，××师范大学作为全国大中专学生志愿者"三下乡"社会实践活动重点团队再次来到四川省绵阳市三台县参与重建工作。我有幸以校灾区志愿服务团副队长的身份参与到此次活动中。现对本人在灾区的一系列工作做出如下总结：

一、协助队长统筹服务团的工作

此次活动包括以下几大项：

1. 支教：作为服务团的主项，支教部分是我们队伍重力打造的一项，主要分为两部分：一是在服务点开设××师范大学暑期小学生素质拓展训练营；二是参与了三台县青少年宫的授课活动。

2. 文体活动：为了丰富服务地学生的精神生活，策划了文体板块的活动。内容包括两大项：一是开展趣味游园嘉年华；二是为当地学校和群众送电影。活动得到了当地群众大力支持和广泛好评。

3. 爱心帮扶：走访去年的贫困生档案库，并在去年的基础上扩大了档案库的学生数量。

二、负责支教板块活动的全面开展

1. 组织开设××年××师范大学暑期小学生素质拓展训练营。包括招生、管理制度的制订等。

2. 具体安排暑期小学生素质拓展训练营的进度。

3. 安排课程，课程质量的检查，为任课老师提出意见建议，并有意识地对暑期班的同学进行品德教育等。

4.策划教学成果汇报会。为了对为期半个多月的支教活动进行实质性的总结，并对当地政府、领导、群众的支持和帮助表示感谢，队伍特别策划了一场成果汇报会。本人根据计划对各课程项目汇报节目的排练进行监督，并尽力为各任课老师提供帮助。

三、协助音乐课的教学

音乐课主教老师由服务团孙老师担任，我作为助教，配合授课活动。

四、调动队员情绪，激发团队力量

服务时间长达半个多月，加上当地环境恶劣，无论是生理方面还是心理上队员们都承受了极大的压力，难免产生一些情绪或心理波动。作为服务团副队长，积极鼓励队员乐观面对一切。

五、其他

以团队一员的普通身份，配合队伍的其他活动，并随时准备队长的调配，只要队员有需要，一定尽力协助。并参与其他板块的活动，例如出外调研等。

六、工作小结

1.较好履行了副队长的职责，协助队长开展工作。

2.与队伍成员结成良好的团队关系，有力地凝聚了团队力量。

3.在队长和全体成员的支持配合下，全面统筹的能力提升较大。

4.带领服务团全体成员对队伍服务情况进行总结并形成详细材料递交上级组织。

七、不足之处

在细节问题的处理上还需要更多的技巧和更细致的思考。

八、感想

四川，天府之国，有太多太多的美丽。但是这片土地被地震无情地蹂躏过！如今我们奔赴灾区，是一个使命，是一个宣言。我们一行带着大学生的满腔热血，千里迢迢而来，为的是向灾区送去一丝关爱；为的是向灾区奉献绵薄之力。为了灾区同胞，我们不畏艰难。半个多月的服务，失去的是休息的时间，但得到的是灵魂的历练。

××

2014 年 8 月 20 日

【范文 3-5】

××大学社团辩论赛活动总结

一、活动主题

团结学校 8 个社团，共同锻炼口才，打造辩论的听觉盛宴。

二、活动前准备

1.我们活动部针对初赛、复赛、决赛制定了周密详细可行的比赛策划书。

2.活动部将各个任务细分给每个干事，各干事认真负责地准备着赛前的每一步。

3.我们部协调各个社团及本社宣传部、网络部做好宣传工作，干事们做好场地的布置及设备到位工作。

4.各个社团积极参加报名，宣传部大力宣传比赛。

三、活动过程

1.初赛：11 月 22 日；地点：公共教学楼 204，206，208，210 教室。经过激烈而又残酷的角逐，4 组团队在 8 组参赛队中脱颖而出，同时为大家呈现了精彩的辩论对抗。

2.复赛：11 月 25 日；地点：公共教学楼 210 教室。挺身而出的 4 组团队开始了更加精彩的辩论，较第一次更加成熟激烈。同时在场观众的掌声更加激烈，辩手个个激情高涨，如在战场厮杀的战士。最终在每个社团评委专业权威的评论下，"翔火组合""猎人组合"最终杀出重围进入决赛。

3.决赛：11月29日；地点：公共教学楼310教室。进入决赛的两组团队严阵以待，场下更是人山人海。高手与高手的对决将本次比赛推向高潮，真正打造了一场空前绝后的辩论战。每个选手自信而又激昂的攻击、反驳对方，尤其到了最精彩的自由辩论阶段，更是将辩论演绎到极致。场下也是掌声不断，终于在评委细致公平公正的评分下，正方"翔火组合"战胜反方，比赛圆满地落下帷幕。

四、活动中的亮点

1.增加了8个兄弟社团的感情，让我们8个社团更加亲近，更加友好，共同进步，共同学习。8个社团组成一个大的集体，社团建设更加强大，活动更加丰富多彩。

2.评委都是来自每个社团的权威专业人士，并且制定了严格的评分细则，保证了比赛的公平公正。

3.每次比赛结尾时穿插的才艺表演，调节、活跃了现场气氛，使观众得到了放松，也使得比赛更加精彩。

4.比赛结尾时评委的详细而又专业的点评，不仅让每个参赛选手看到自己的闪光点，更发现自己的不足。

五、活动中存在的问题

1.对辩论赛的宣传力度不够大，许多人因不明白辩论赛的相关规则而错过报名。

2.初赛时大多选手不够重视，准备不够充分，未能脱稿陈述自己的观点，直接降低了比赛的精彩程度。

3.初赛宣传通知不到位，导致观众人数不是很理想。

4.参赛选手对于辩论赛的规则不是很了解，导致初赛开始对决时显得有些混乱。

六、活动的启发

1.今后举办活动要加大宣传力度，鼓励更多的同学踊跃报名。

2.争取赞助商的合作，加大奖品的投入，使比赛更加吸引人。

3.制定更详细的方案，将活动内容考虑得更加周全。

七、活动感受

回顾本次比赛，选手们一路走来，真的很不容易。但选手们不仅更加了解辩论赛，而且极大地提高了口语表达能力。最重要的是让我们懂得了什么叫团队精神，那就是"狼一样的团队，鹰一样的个人"。8个社团走在一起，相互了解相互借鉴。有了这次举办节目的经验，我们对以后的工作更加自信。我们相信，在以后的活动里，我们会做得更好，更出色！

最后，真心地祝愿明年的"八社联谊辩论赛"更加精彩！

××大学学生会

2016年12月20日

第四节 调查报告

学习目标：

1.了解调查报告的概念、类型、特点和作用。

2.熟悉社会实践调查报告的写作程序。

3. 掌握调查报告的格式和写作要求。

4. ※ 课堂训练：练习调查问卷的设计。

一、调查报告的概念

调查报告又称"调查""考察报告""调查汇报""调查研究报告"。顾名思义，调查报告是调查、研究和报告三者的结合物，是对客观事物、社会现象和社会问题做深入调查、分析、研究，揭示出事物真相与规律之后，将调查得到的材料和结论，以书面形式表达出来的文书。

二、调查报告的类型

调查报告依据内容不同，可以分为几大类型。

1. 反映情况的调查报告 这类报告通常比较全面、比较系统地反映一个地区、一个系统或一个部门的基本情况，它可能提供全面的情况，或者反映出某种动态、倾向，以引起有关部门的重视，成为决策的参考依据，如《餐桌上的浪费情况调查报告》。

2. 总结典型经验的调查报告 这类报告通过对具有参考价值和借鉴作用的典型经验的分析，为贯彻执行党的路线、方针、政策提供具体的经验和方法。它往往通过对某项工作的具体做法和实际收效的调查，分析概括出具有启发和参考意义的经验和办法，以指导和推动整体工作，如《关于县招商引资优化经济环境调查报告》。

3. 介绍新生事物的调查报告 这类调查报告比较全面完整地反映新生事物的发展过程和成长规律，揭示它的现实意义和社会作用。它多在"新"字上下功夫，重在扶持和促进新生事物的成长壮大，如《关于发展低碳经济问题的调研报告》。

4. 揭示问题的调查报告 这类调查报告是根据工作需要，为了解决矛盾和问题而写的。它通过对社会生活和工作中存在的不良现象和问题的调查，指出其危害性，分析产生问题的根源，提出解决问题的建议和办法，引起重视，促其解决，如《部分农村饮用水安全问题的调查报告》。

5. 查明真相的调查报告 这类报告多针对社会和群众反映强烈的问题和事件进行调查，以披露真相，还其本来面目，消除人们的疑惑。它一般只叙述说明事实，不做过多的议论。这类调查报告的对象还包括未曾显露真相的历史事实，其目的仍然是还其本来面目，还历史以真实，如《华南虎事件调查报告》。

三、调查报告的特点

1. 社会性 调查报告作为时代的镜子，从各个不同的侧面客观地反映社会情况和问题，具有明显的社会功能。调查报告所总结的典型经验，对社会各方面具有指导意义；调查报告所揭露的问题对社会各方面具有警戒作用；调查报告作为一种社会舆论，社会事实的发言人，能够比较客观地反映人民的愿望，能鼓舞人们克服前进道路上的各种困难，信心百倍地争取胜利。

2. 针对性 调查报告的目的是直接服务于现实工作。这就需要针对现实中的具体工作或问题进行系统的调查，并将结果形成书面报告，或总结经验，提供情况，或反映问题，查明真相，以引起有关方面的重视，成为决策时的参考依据。因此针对性是调查报告的关键，针对性越强其价值也就愈大。

3. 客观性 调查报告的内容必须真实，作者写作时要力求客观。事实是调查报告的基础，在调查报告中不能夸大，也不能缩小，更不能歪曲事实。作者不能弄虚作假，必须客观地反映调查对象的真实情况，实事求是地分析评价，得出符合客观实际的结论。否则，没有真实性，调查报告也就失去了应有的作用。

4.叙述性 调查报告的重点在于表述调查所得的材料和结果，同时要从中得出结论和意见，这就决定了它要以叙述为主，同时辅以必要的议论。它的主要内容是叙述事实，说明情况，在此基础上进行必要的分析综合，而无须完整的论证过程。

5.时效性 调查报告是服务于现实工作情况的，这就决定了它的时效性。尽管不像新闻那样紧迫，但必须针对现实需要，回答的是迫切的、最有现实意义的问题。即便是考查既往的事件，也应该着眼于今天的需要。

6.典型性 调查报告是为了解决某个问题，总结某项经验，研究事物的发展趋势而写作的。典型事物最能反映一般事物的本质与规律，因此需要恰当的选择典型，解剖麻雀，探索事物的发展规律，寻求解决矛盾的办法。

四、调查报告的作用

（1）是掌握和研究某种情况，制定方针、政策、措施的重要依据。

（2）是检验路线、方针、政策贯彻执行情况，借以解决和回答一个时期上级提出的问题的一种有效方法。

（3）可以通过典型事例的分析、总结，得出具有方向性和普遍意义的经验来，推动工作。

（4）用调查的事实，教育说服群众，明确有关问题的真相。

（5）调查有关案件和事故真相等，分清和明辨是非，以便做出正确的处理。

五、调查报告的格式

调查报告的结构由标题、导语、正文、结尾和落款构成。

1.标题 调查报告的标题有单标题和双标题两类。

单标题有公文式标题和文章式标题两种。公文标题为事由＋文种构成，如《浙江省农村中学语文教学情况的调查报告》。文章式标题是标明作者通过调查所得到的观点的标题，如《调整教育政策，增加教育投入》。

双标题就是一个正题、一个副题，如《为了造福子孙后代——××县封山育林调查报告》。

标题的写法有陈述式、提问式和正副标题结合使用三种。陈述式如《东北师范大学硕士毕业生就业情况调查》，提问式如《为什么大学毕业生择业倾向沿海和京津地区》，正副标题结合式，正题陈述调查报告的主要结论或提出中心问题，副题标明调查的对象、范围、问题，如《高校发展重在学科建设——××大学学科建设实践思考》。

2.导语 导语简洁明了地介绍有关调查的情况，或提出全文的引子，为正文写作做好铺垫。常见的导语有：

（1）简介式导语：对调查的课题、对象、时间、地点、方式、经过等做简明的介绍。

（2）概括式导语：对调查报告的内容（包括课题、对象、调查内容、调查结果和分析的结论等）作概括的说明。

（3）交代式导语：即对课题产生的由来做简明的介绍和说明。

导语还可以有以下写法：第一种是写明调查的起因或目的、时间和地点、对象或范围、经过与方法，以及人员组成等调查本身的情况，从中引出中心问题或基本结论来；第二种是写明调查对象的历史背景、大致发展经过、现实状况、主要成绩、突出问题等基本情况，进而提出中心问题或主要观点来；第三种是开门见山，直接概括出调查的结果，如肯定做法、指出问题、提示影响、说明中心内容。导语起到画龙点睛的作用，要精练概括，直切主题。

3. 正文　正文是对调查得来的事实和有关材料进行叙述，对所作出的分析进行综合议论，对调查研究的结果和结论进行说明。正文的结构按照内容表达的层次组成的框架有："情况——成果——问题——建议"式结构，多用于反映基本情况的调查报告；"成果——具体做法——经验"式结构，多用于介绍经验的调查报告；"问题——原因——意见或建议"式结构，多用于揭露问题的调查报告；"事件过程——事件性质结论——处理意见"式结构，多用于揭示案件是非的调查报告。

4. 结尾　结尾的内容大多是调查者对问题的看法和建议。结尾的写法也比较多，可以提出解决问题的方法、对策或下一步改进工作的建议；或总结全文的主要观点，进一步深化主题；或提出问题，引发人们的进一步思考；或展望前景，发出鼓舞和号召。

5. 落款　调查报告的落款要写明调查者单位名称和个人姓名，以及完稿时间。如果标题下面已注明调查者，则落款时可省略。

六、社会实践调查报告的写作程序

一般来说，社会实践调查报告写作要经过以下五个程序：

1. 确定主题　报告的主题应与调查主题一致；要根据调查和分析的结果，重新确定主题。主题宜小，且宜集中，与标题协调一致，避免文题不符。

2. 取舍材料　在组织调查报告时需精心选择调查资料，不可能也不必都写上报告，要注意取舍。如何选择材料呢？第一，选取与主题有关的材料，去掉无关的、关系不大的、次要的、非本质的材料，使主题集中、鲜明、突出；第二，注意材料点与面的结合，材料不仅要支持报告中某个观点，而且要相互支持；第三，在现有有用的材料中，要比较、鉴别、精选材料，选择最好的材料来支持作者的意见，使每一材料以一当十。

3. 布局和拟定提纲　布局就是指调查报告的表现形式，拟定提纲的过程，实际上就是把调查材料进一步分类、构架的过程。构架的原则是"围绕主题，层层递进，环环相扣"。提纲的特点是它的内在的逻辑性，要求必须纲目分明、层次分明。调查报告的提纲有两种，一种是观点式提纲，即将调查者在调查研究中形成的观点按逻辑关系一一地列写出来；另一种是条目式提纲，即按层次意义表达上的章、节、目，逐一地一条条写成提纲。也可以将这两种结合起来制作提纲。

4. 起草社会实践报告　这是调查报告写作的行文阶段。要根据已经确定的主题、选好的材料和写作提纲，有条不紊地行文。写作过程中，要从实际需要出发选用语言，灵活地划分段落。在行文时要注意：

（1）结构合理：标题、导语、正文、结尾、落款等要素齐全，合理安排结构。

（2）文字规范：文字语言具有规范性与可读性，如"制定优惠政策，引进急需人才""运用竞争机制，盘活现有人才"。

（3）通俗易懂：注意对数字、图表、专业名词术语的使用，做到深入浅出，语言准确、鲜明、生动、朴实，具有表现力。

5. 修改社会实践报告　社会实践报告起草好以后，要认真修改。主要是对报告的主题、材料、结构、语言文字和标点符号进行检查，加以增、删、改、调。在完成这些工作之后，才能定稿向上报送或发表。

七、调查报告的写作要求

1. 深入调查，广泛占有材料　这是写好调查报告的前提。要写好调查报告，七分在调查，三分在写作。只有充分占有材料，才能驰骋文笔。

2. 立意正确，提炼主题　调查报告的主旨要建立在掌握并分析研究大量材料的基础上，不要有成见或偏见的影响。要站在时代发展的前沿，运用辩证唯物主义的观点观察与分析对象，提炼出正确而深刻的思想观点来。

3. 材料要典型　调查报告应该精心挑选材料，对所选用材料有两个标准：一看是否典型，有代表性；二看能否说明问题，与文章的观点是否统一。

4. 恰当运用多种表现手法　行文过程中表达方式不要过于单一，可在叙述中插入议论，或引言或表格，甚至是简洁的描写等。调查报告要能调动读者的审美情趣，让人得到教育，同时也得到享受。

八、调查问卷的设计

（一）调查问卷的概念

调查问卷又称调查表或询问表，是以问题的形式系统地记载调查内容的一种印件。问卷可以是表格式或卡片式。设计问卷，是询问调查的关键。完美的问卷必须具备两个功能，即能将问题传达给被问的人和使被问者乐于回答。要完成这两个功能，问卷设计时应当遵循一定的原则和程序，运用一定的技巧。

（二）调查问卷的设计原则

（1）有明确的主题：根据主题，从实际出发拟题，问题目的明确，重点突出。

（2）结构合理、逻辑性强：问题的排列应有一定的逻辑顺序，符合应答者的思维程序。一般是先易后难、先简后繁、先具体后抽象。

（3）通俗易懂：问卷应使应答者一目了然，并愿意如实回答。问卷中语气要亲切，符合应答者的理解能力和认识能力，避免使用专业术语。对敏感性问题采取一定的技巧调查，使问卷具有合理性和可答性，避免主观性和暗示性，以免答案失真。

（4）控制问卷的长度：回答问卷的时间控制在20分钟左右，问卷中既不浪费一个问句，也不遗漏一个问句。

（5）便于资料的校验、整理和统计。

（三）调查问卷的设计程序

1. 把握目的和内容　问卷设计的第一步就是要把握调研的目的和内容，这一步骤的实质其实就是规定设计问卷所需的信息。为此需要认真讨论调研的目的、主题和理论假设，并细读研究方案，向方案设计者咨询，与他们进行讨论，将问题具体化、条理化和操作化，即变成一系列可以测量的变量或指标。

2. 搜集资料　搜集有关资料的目的主要有三个：其一是帮助研究者加深对所调查研究问题的认识；其二是为问题设计提供丰富的素材；其三是形成对目标总体的清楚概念。在搜集资料时对个别调查对象进行访问，可以帮助了解受访者的经历、习惯、文化水平以及对问卷问题知识的丰富程度等。我们很清楚地知道，适用于大学生的问题不一定适合家庭主妇。调查对象的群体差异越大，就越难设计一个适合整个群体的问卷。

3. 确定调查方法　不同类型的调查方式对问卷设计是有影响的。在面访调查中，被调查者可以看到问题并可以与调查人员面对面地交谈，因此可以询问较长的、复杂的和各种类型的问题。在电话访问中，被调查者可以与调查员交谈，但是看不到问卷，这就决定了只能问一些短的和比较简单的问题。邮寄问卷是自己独自填写的，被调查者与调研者没有直接的交流，因此问题也应简单些并要给出详细的指导语。在计算机辅助访问（CAPI 和 CATI）中，可以实现较复杂的跳答和随机化安排问题，以减小由于顺序造成的偏差。

4. 确定内容 一旦决定了访问方法的类型，下一步就是确定每个问答题的内容：每个问答题应包括什么，以及由此组成的问卷应该问什么，是否全面与切中要害。

我们的原则是，问卷中的每一个问答题都应对所需的信息有所贡献，或服务于某些特定的目的。如果从一个问答题得不到可以满意的使用数据，那么这个问答题就应该取消。

第一个原则是确定某个问答题的必要性，那么第二个原则就是必须肯定这个问答题对所获取的信息的充分性。有时候，为了明确地获取所需的信息，需要同时询问几个问答题。

例如，大多数关于选择穿着类商品的问题都涉及以下内容：①"不好看，但舒适性还可以"；②"不舒适，但好看"；③"既不好看，也不舒适"。

此处为了获取所需的信息，应该询问两个不同的问答题：

（1）"您是否认为 ×× 品牌服装好看？"

（2）"您是否认为 ×× 品牌服装穿着舒适？"

5. 决定结构 一般来说，调查问卷的问题有两种类型：开放性问题和封闭性问题。

开放性问题，又称为无结构的问答题，被调查者用他们自己的语言自由回答，不具体提供选择答案的问题。例如：

"您为什么喜欢耐克的电视广告？"

"您对我国目前的国有企业体制改革有何看法？"

开放性问题可以让被调查者充分地表达自己的看法和理由，并且比较深入，有时还可获得研究者始料未及的答案。它的缺点有：搜集到的资料中无用信息较多，难以统计分析，面访时调查员的记录直接影响到调查结果，并且由于回答费事，可能遭到拒答。因此，开放性问题在探索性调研中是很有帮助的，但在大规模的抽样调查中，它就弊大于利了。

封闭性问题，又称有结构的问答题，它规定了一组可供选择的答案和固定的回答格式。例如：

您选择购买住房时考虑的主要因素是什么？

A. 价格   B. 面积   C. 交通情况

D. 周边环境   E. 设计   F. 施工质量

G. 其他 _____（请注明）

封闭性问题的优点包括以下几个方面：

（1）答案是标准化的，对答案进行编码和分析都比较容易；

（2）回答者易于作答，有利于提高问卷的回收率；

（3）问题的含义比较清楚。因为所提供的答案有助于理解题意，这样就可以避免回答者由于不理解题意而拒绝回答。

（四）调查问卷的结构内容

问卷表的一般结构有标题、说明词、主体、致谢语等。

1. 标题 每份问卷都有一个研究主题。研究者应开宗明义定个题目，反映这个研究主题，使人一目了然，增强填答者的兴趣和责任感，例如，"中国互联网发展状况及趋势调查"这个标题，把调查对象和调查中心内容和盘托出，十分鲜明。

2. 说明词 问卷前面应有一段说明。这个说明可以是一封告知调查对象的信，也可以是指导语，说明这个调查的目的意义，填答问卷的要求和注意事项，下面同时填上调查单位名称和年月日。问卷的说明词主要包括引言和注释，是对问卷的情况说明。

引言应包括调查的目的、意义、主要内容、调查的组织单位、调查结果的使用者、保密措施等。其目的在于引起受访者对填答问卷的重视和兴趣，使其对调查给予积极支持和合作。

引言一般放在问卷的开头，篇幅宜小不宜大。访问式问卷的开头一般非常简短；自填式问卷的开头可以长一些，但一般以不超过两、三百字为佳。

3. 主体　这是研究主题的具体化，是问卷的核心部分。问题和答案是问卷的主体。从形式上看，问题可分为开放式和封闭式两种。从内容上看，可以分为事实性问题、意见性问题、断定性问题、假设性问题和敏感性问题等。

4. 致谢语　为了表示对调查对象真诚合作的谢意，研究者应当在问卷的末端写上感谢的话，如果前面的说明已经有表示感谢的话语，那么末端可不用。

（五）调查问卷的设计技巧

1. 事实性问题　事实性问题主要是要求应答者回答一些有关事实的问题。例如：你通常什么时候看电视？

事实性问题的主要目的在于求取事实资料，因此问题中的字眼定义必须清楚，让应答者了解后能正确回答。

市场调查中，许多问题均属"事实性问题"，例如应答者个人的资料：职业、收入、家庭状况、居住环境、受教育程度等。在问卷之中，通常将事实性问题放在后边，以免应答者在回答有关个人的问题时有所顾忌，因而影响以后的答案。

2. 意见性问题　在问卷中，往往会询问应答者一些有关意见或态度的问题。

例如：你是否喜欢××频道的电视节目？

意见性问题事实上即态度调查问题。应答者是否愿意表达他真正的态度，固然要考虑，而态度强度亦有不同，如何从答案中衡量其强弱，显然也是一个需要克服的问题。通常而言，应答者会受到问题所用字眼和问题次序的影响，即不同反应，因而答案也有所不同。

3. 困窘性问题　困窘性问题是指应答者不愿在调查员面前作答的某些问题，比如关于私人的问题，或不为一般社会道德所接纳的行为、态度，或属有碍声誉的问题。例如：平均说来，每个月你打几次麻将？如果你的汽车是分期购买的，一共分多少期？除了你工作收入外，尚有其他收入吗？

如果一定要想获得困窘性问题的答案，又避免应答作不真实回答，可采用以下方法：

（1）间接问题法：不直接询问应答者对某事项的观点，而改问他认为其他该事项的看法如何。

例如：用间接问题旨在套取应答者回答认为是旁人的观点。所以在他回答后，应立即再加上问题："你同他们的看法是否一样？"

（2）卡片整理法：将困窘性问题的答案分为"是"与"否"两类，调查员可暂时走开，让应答者自己取卡片投入箱中，以减低困窘气氛。应答者在无调查员看见的情况下，选取正确答案的可能性会提高不少。

（3）随机反应法：根据随机反应法，可估计出回答困窘问题的人数。

（4）断定性问题：有些问题是先假定应答者已有该种态度或行为。

例如：你每天抽多少支香烟？事实上该应答者极可能根本不抽烟，这种问题则为断定性问题。正确处理这种问题的方法是在断定性问题之前加一条"过滤"问题。

例如：你抽烟吗？

如果应答者回答"是"，用断定问题继续问下去才有意义，否则在过滤问题后就应停止。

（5）假设性问题：有许多问题是先假定一种情况，然后询问应答者在该种情况下，他会采取什么行动。

例如：如果××晚报涨价至2元，你是否将改看另一种未涨价的晚报？

如果××牌洗衣粉跌价1元，你是否愿意用它？

（六）调查问卷的措辞语言

无论哪种问卷，问题的措辞与语言十分重要。措辞与语言要求简洁、易懂、不会误解。

（1）多用普通用语、语法，对专门术语必须加以解释。

（2）要避免一句话中使用两个以上的同类概念或双重否定语。

（3）要防止诱导性、暗示性的问题，以免影响回卷者的思考。

（4）问及敏感性的问题时要讲究技巧。

（5）行文要浅显易读，要考虑到回卷者的知识水准及文化程度，不要超过回卷者的领悟能力。

（七）调查问卷的评价标准

要设计一份好的问卷，必须考虑这样几个问题：它是否能提供必要的管理决策信息？是否考虑到应答着的情况？是否满足编辑、编码、数据处的要求。

1. 问卷能否提供决策的信息　任何问卷的主要作用就是提供管理决策所需的信息，任何不能提供管理或决策重要信息的问卷都应被放弃或修改。

2. 考虑到应答者　一份问卷应该简洁、有趣、具有逻辑性并且方式明确。尽管一份问卷可能是在办公室或会议室里制作出来的，但它要在各种情景和环境条件下实施；因忙于家务或其他事先有所安排的受访者会终结毫无意义的访谈。

设计问卷的研究者不仅要考虑主题和受访者的类型，还要考虑访问的环境和问卷的长度。近期的一项研究发现，当受访者对调查题目不感兴趣或不重视时，问卷长度就不重要了。换句话说，无论问卷是长是短，人们都不会参与调研。同时，研究发现当消费者对题目感兴趣或当他们感到问题回答不会太困难时，他们会回答一些较长的问卷。

问卷设计最重要的任务之一是使问题适合潜在的应答者。问卷设计者必须避免使用营销专业术语和可能被应答者误解的术语，最好是运用简单的日常用语。

3. 问卷服务于许多管理者　简而言之，一份问卷必须具有以下功能：首先，它必须完成所有的调研目标，以满足信息需要；其次，它必须以可以理解的语言和适当的智力水平与应答者沟通，并获得应答者的合作；再次，对访问员来讲，它必须易于管理，方便地记录下应答者的回答；最后，它还必须有利于方便快捷地编辑和检查完成的问卷，并容易进行编码和数据输入。

【范文 3-6】

关于医务人员医德医风的调查问卷

尊敬的 ××：

您好！

感谢您配合我们的问卷调查。和谐的医患关系是构建和谐社会的重要组成部分，而医务人员的医德医风又与和谐的医患关系息息相关。为提高医务人员的职业道德水平和构建和谐的医患关系，我们就医德医风问题向您做如下问卷调查。此调查仅为研究而收集真实资料，不针对任何组织和个人，恳请您如实填写。同时祝您及您的家人身体健康，谢谢！

（在您认为符合您的意见的答案打"√"号或填写有关内容）

一、您的基本情况

1. 性别：□男□女；

2. 年龄：＿＿＿岁；

3. 职业：□工人□农民□公务员□教师□其他职业

4.是否常与医务人员打交道：□是□否

二、问卷

1.您认为导致现在医患关系紧张的主要原因是（可多选）

A.医德不良　　　　　　　　　　　　B.服务不佳

C.医疗技术不行　　　　　　　　　　D.医院管理存在问题

E.患者对医生和医院的期望值太高　　F.也有个别无理取闹者

2.您认为以下哪些方法能够解决当前的看病贵问题（可多选）

A.必须从源头上控制药价　　　　　　B.建立平价、便民医院

C.开展医疗保险　　　　　　　　　　D.为弱势群体开设便民医院

E.政府、医院建立救死扶伤基金

3.看病就医时，您最不满意的是什么（可多选）

A.医护人员态度不好，难以沟通　　　B.医护人员水平不高

C.不尊重患者隐私　　　　　　　　　D.医院环境不好

E.医患应该知道的东西，不告诉患者

4.您认为目前医患关系整体情况如何

A.和谐　　　　　　　　　　　　　　B.较和谐

C.不和谐　　　　　　　　　　　　　D.很紧张

5.您认为医务人员好的医德医风应包括下列哪些方面（可多选）

A.救死扶伤，全心全意为人民服务

B.为病人着想，同情、关心、体贴病人

C.言行举止文明礼貌

D.遵纪守法、廉洁行医、平等对待每一个患者

E.尊重患者的各项权利

F.技术上精益求精

G.不滥检查，不乱开药，不过度治疗，尽量为病人节省费用

6.您就医期间，医务人员是否向您详细告知您的病情，并尊重您的选择，保护您的隐私

A.是　　　　　　　　B.大多如此　　　　　　　C.很少如此

7.医务人员是否向您索要红包、财物，或要求请吃请玩，或有其他不正当要求

A.没有　　　　　　　B.大多没有　　　　　　　C.经常如此

8.医务人员是否向您推荐高价药品、手术器材、保健品，或做重复检查、高价检查

A.没有　　　　　　　B.大多没有　　　　　　　C.经常如此

9.您所接触的医务人员是否存在不合理人为延长治疗时间的现象

A.有　　　　　　　　B.无　　　　　　　　　　C.听说过

10.您所接触的医务人员是否存在过度用药、过度检查、重复检查的现象

A.有　　　　　　　　B.无　　　　　　　　　　C.听说过

11.您认为如今看病贵的根源是什么（可多选）

A.医院的收费太高

B.药商设备，厂家提供的商品贵、使看病成本高

C.其他

12.你遇到的医生开的药贵吗

A.合适　　　　　　B.一般　　　　　　　C.偏贵　　　　　　　D.很贵

13.您认为医院的主要医疗服务收费项目标准、药品价格

A.高　　　　　　　B.偏高　　　　　　　C.正常　　　　　　　D.偏低

14. 医院有没有存在乱收费现象

A. 有　　　　　　　　B. 无　　　　　　　　C. 听说过

15. 您在看病期间，医院是否坚持推行医疗、药品费用一日清单制或配药清单制，以便您能够及时了解配药情况和收费情况

A. 有　　　　B. 有但不能每天坚持　　　　C. 根本没有

16. 医院有无完善病人投诉制度，建立投诉登记本，记录投诉内容、落实情况、处理意见及反馈情况

A. 有　　　　　　　　B. 无　　　　　　　　C. 听说过

三、您认为政府、医院、医务人员在医德医风建设方面还有哪些不足之处？

_____。

××市卫生局"万人评议医德医风"工作组

2016年2月6日

【范文 3-7】

狠抓医德医风建设促进医疗卫生事业持续发展

——对××市卫生系统开展万人评议医德医风活动的调查

××市认真贯彻落实国家卫生部八项行业纪律，不断深化医疗卫生体系改革，做大做强医疗卫生事业。结合实际，从今年3月至10月在全市开展万人评议医德医风活动，探索建立教育、制度、监督、惩治并重的纠风工作长效机制，重点解决损害人民群众切身利益的突出问题，努力树立行业新形象，为促进全市卫生事业可持续发展，全面提高城市综合竞争力，提供强有力的医疗卫生保证和良好氛围。

一、领导重视

市委、市政府非常重视我市医德医风建设，自开展"万人评议医德医风"活动以来，市委、市政府领导多次深入市卫生局听取市卫生局的工作汇报和深入有关医疗单位检查医德医风建设，对抓好我市医德医风建设做出重要指示。各县、区党委、政府也非常重视此次活动，分管领导专门听取工作汇报，并相继召开了万人评议医德医风动员大会，层层布置抓落实。为了使医德医风建设工作真正做到有人抓、有人管，全市医疗卫生单位建立了医德医风管理领导机构，实行一把手负总责，分管领导具体抓；建立健全了医德医风工作网络，层层签订责任状，把行业作风建设作为卫生管理的一项重要内容，除了制定必需的行为准则以外，对失范的事例严肃处理，赢得群众的拥护与支持。由于各级领导重视，为开展"万人评议医德医风"提供了有力保证。

二、层层动员，统一认识

2016年3月5日，××市召开了全市卫生系统"万人评议医德医风"动员大会，紧紧围绕改善服务态度、提高服务质量、控制医药费用、减轻群众负担，标本兼治，综合治理，树立卫生行业的新形象，全面部署全市卫生系统开展"万人评议医德医风"工作。各县区、各医疗卫生单位进行了层层动员，进一步提高了全市广大医务工作者的认识，为深入开展"万人评议医德医风"活动打下扎实的思想基础。××市召开"万人评议医德医风"活动动员大会后的第二天，市第一人民医院立即召开联席会议，成立了"万人评议医德医风"领导小组，讨论××市第一人民医院关于开展"万人评议医德医风"活动实施方案；3月8日晚，召开全院"万人评议医德医风"动员大会，并以科室为单位认真开展"万人评议医德医风"大讨论。各县、区和市直其他医疗单位也相继召开了动员会，及时组织医务人员进行广泛的讨论。通过认真学习和讨论，全市卫生系统的广大医务工作者进一步统

一了对开展"万人评议医德医风"活动重要性的认识。通过学习和动员，全市卫生系统的广大医务人员充分认识到，医院的生存与发展，不是靠药品回扣、开单提成、收受红包、开大处方、乱收费、滥检查，而是靠坚持"立党为公，执政为民"，树立和落实科学发展观，以及精湛的技术、诚信的服务和不断开拓创新，消除了某些医务人员"开展万人评议医德医风，我们吃西北风"的模糊认识，把思想认识统一到市卫生局的部署和国家卫生部八项行业纪律上来，积极投入医德医风建设。

三、精心组织实施

××市实施"万人评议医德医风"活动，主要对象包括市、县区、乡镇三级医院共78个单位、6000多名医护工作者。计划向社会发放评议表1万份，内容涉及全局意识、群众观念、廉洁行医、服务质量、服务态度五方面。对评议中的优秀单位给予通报表扬和适当的物质奖励；对排名靠后的或得分在60分以下的单位，除当年不能参加先进单位评选、领导班子成员不能评为优秀档次外，领导班子还要向上级写出专题报告和整顿措施，并接受考核，考核不称职的要调整主要领导职务。

四、建章立制，规范服务行为

在开展"万人评议医德医风"活动过程中，各医疗单位进一步建章立制，针对薄弱环节，制定和完善医德医风考核、奖励、惩罚等各种规章制度，规范服务行为。如科室的服务承诺制、病人住院一日清单制、药品价格查询制、医疗服务公示制、职业道德继续教育制和考核制、药品采购管理制等，并认真贯彻执行，营造良好的内部环境，使文明行医，廉洁自律，关爱患者，取信于民成为全体医务人员的行动准则。

五、郑重承诺，接受社会监督

××市各级医疗卫生单位通过认真学习国家卫生部提出的八项行业纪律，提高了思想认识，消除了各种思想顾虑，增强了信心和鼓足了勇气，自觉接受社会监督。5月14日，市第一人民医院460名医务人员联名向全市医务工作者发出倡议：恪尽职守，敬业奉献；以人为本，孜孜不倦；关爱患者，视同亲人；洁身自律，谢绝红包；遵守纪律，拒收回扣；执着追求，精益求精；诚信服务，取信于民；积极开拓，改革创新。医务人员郑重倡议，始终坚守以奉献为核心的职业道德特有的行为规范，时刻铭记前辈立下的"健康所在，性命相托"的誓言，"竭尽全力，除人类之病痛，助健康之完美，维护医术的圣洁和荣誉。救死扶伤，不辞艰辛，执着追求"。紧接着，市妇幼保健院、市二医院、××县人民医院等医院1350名医务工作者向社会做出了郑重的承诺，同时，各医疗单位的领导与各科室领导签订了医德医风建设责任状，自觉接受社会监督，切实改善服务态度，做群众满意的医务人员。

六、加强督促检查，增强评议活动的实效

为了增强"万人评议医德医风"实效，自活动开展以来，××市多次组织有关人员深入各医疗卫生单位检查了解相关情况，帮助各相关单位开展自查自纠，找出存在突出问题，提出整改措施，开展五查五看：一查意识，看是否树立了为人民健康服务的宗旨和以病人为中心的服务意识；二查职责，看是否忠于职守，爱岗敬业；三查作风，看服务行为是否符合要求，群众是否满意；四查制度，看各项规章制度是否健全、贯彻落实是否到位；五查纪律，看有无违反国家卫生部提出的八项行业纪律。通过自查和患者反映，发现问题及时纠正或严肃处理。自开展评议活动以来，该院共有70多名医务人员退红包共11000多元，由院领导将这些款退还患者。

经过不懈的努力，我市医德医风会取得明显的好转，一个与社会主义市场经济相适应，与社会主义法律规范相协调，与中华民族传统美德相承接的医疗卫生行业新风逐渐形成。

今年1～6月份，全市卫生系统共为病人做好事5116多件，为52名贫困病人捐款

4.2 万元，全市卫生系统为困难的病人减免医药费 61.4 万元，自觉抵制卫生行业各种不正之风。据统计，今年上半年，医务人员拒收"红包"860 次，金额 3.7 万元，拒收实物折款 3.1 万元，谢绝宴请 795 次。

自开展"万人评议医德医风"以来，各医院服务态度不断改善，作风不断好转，医疗技术水平不断提高，普遍受到了社会各界人士和患者的好评，全市医疗单位共收到表扬信 194 封，锦旗 95 面，镜匾 32 块。进行社会问卷调查，综合满意率达 95%。中央电视台 12 频道、监察部监察网、《广西日报》等多家新闻媒体先后报道了我市开展"万人评议医德医风"活动的情况。

××市卫生局

2016 年 8 月 13 日

【范文 3-8】

当代大学生恋爱观调查报告

恋爱观就是异性之间在生理、心理和环境因素相互作用下互相倾慕和培养爱情过程的思想观念。在当今的高校，恋爱已成为一种很正常的现象了。本文欲通过问卷调查探讨大学生恋爱观的特点，以及形成的原因和造成的影响。以期引导在校大学生客观、冷静、正确地审视自己的恋爱状况，树立积极、健康的恋爱观念，促使大学生树立正确的恋爱观和人生观。

一、研究方法和研究对象

1. 研究方法。本次调查采用自编的《关于当代大学生恋爱观的调查问卷》，内容涉及在校大学生如何看待恋爱、对待恋爱的态度等方面的主要内容，力图通过该问卷比较客观、全面、科学地了解大学生的恋爱观状况。

2. 研究对象。本次调查选取了西南大学在校大一、大二、大三、大四的本科学生，进行随机抽样调查。本次调查发放问卷 80 份，回收 79 份，有效率为 98.75%。

3. 调查时间为 2014 年 10 月。

二、调查结果分析

（一）大一学生恋爱观调查情况

大一学生接受调查的有 20 人，男生 8 人，女生 12 人。其中曾经谈过恋爱的仅有 4 人，正在恋爱中的也仅有 4 人，可见恋爱的人占少数。而调查显示，70% 的大一学生表示支持大学生谈恋爱，仅有 1 人表示反对。对于恋爱动机大多数学生表示没想过，60% 的人对失恋都无所谓，30% 的人会再找一个，只有 10% 的人会悲痛欲绝。在大一谈恋爱的主要原因，60% 的人都认为寂寞空虚，想找人陪。这一部分人是因为刚从高中紧张压抑的生活进入到轻松的大学生活中，没有了高考时的那股干劲，这时就想到了爱情雨露的滋润。这次调查中，大一学生在"学习与恋爱哪个重要"这个问题上，大多数人表示学习更重要，可见大一学生思想还是相对单纯的。在恋爱成功率上，80% 的学生选择"很小"。

（二）大二学生恋爱观调查情况

大二学生接受调查的有 19 人，男生 8 人，女生 11 人。以下是几个大二学生恋爱观的特点。

1. 在已恋爱的男女生中，觉得自己有理想恋人的男生占 2/3，而女生只有 1/10，这说明在对待恋爱对象的态度上，男生比较实际，而女生比较倾向于理想化。

2. （以下略）

大二学生的恋爱观尚处于发展时期，相信爱情而对自己充满信心的人普遍能获得一份比较理想的爱情；而不相信爱情或自信不足的人还在寻觅之中。不管如何，大二学生的恋爱观是在迈向成熟的路上了。

……

综合上述4个不同年级大学生的恋爱观，不难看出，随着年龄的增长，知识的扩展，社会阅历的增加，大学生的恋爱观一步一步走向成熟和现实。大一对爱情充满了幻想和期待，好多事情都很理想化，到了大二开始觉得原来爱情也有苦涩的味道，但还是缺乏成熟、理性的思考，感性有余。大三学生的恋爱观比较成熟，最后到大四的学生更加理性地对待恋爱，恋爱观趋向成熟。

三、大学生恋爱观及存在问题

（一）大学生恋爱心理特征。（略）

（二）当代大学生恋爱观存在的问题。（略）

四、树立合理的恋爱观

针对上述大学生恋爱的心理特征和存在的问题，为正确引导大学生树立正确合理的恋爱观，特提出以下一些对策与建议。首先学校和社会具有不可推卸的责任，应为大学生营造一个良好的社会氛围和健康向上的环境，同时积极引导大学生树立正确合理的恋爱观，在这里就不再赘述。下面主要谈谈作为大学生自身应该怎样做。

（一）充分认识恋爱要受法律法规的约束。（略）

（二）对爱情有崇高的定位。（略）

（三）加强恋爱过程中的道德责任感。（略）

（四）正确处理学习和恋爱的关系。（略）

（五）学会识别爱情，注重保护自己。（略）

总之，当代大学生在受到外界因素、周围环境影响的同时，必须培养自身道德、法律规范的修养，树立正确的恋爱观，有助于大学生人生观、价值观的逐渐成熟、完善；有助于大学生处理好学业与爱情的关系；有助于培养大学生健康的心理环境，减少不必要的损失；有助于大学生寻求自我真正的爱情，盛开幸福的爱情之花。

×××

2014年10月18日

第五节 述 职 报 告

学习目标：

1. 了解述职报告的概念、类型、特点和作用。

2. 熟悉述职报告与工作总结和思想总结的区别及行文特点。

3. 掌握述职报告的格式要求及写作要求。

一、述职报告的概念

述职报告是党政机关、社会团体、企事业单位的领导干部或工作人员，向上级机关、主管领导或本单位职工陈述自己在一定时间内工作实绩和问题与不足之处的书面报告。它是在我国社会主义现代化建设进程中，建立和实行新的干部管理体制和专业技术人员管理及考核体系的过程中形成的一种新式应用文种。

二、述职报告的作用

一是利于述职者个人回顾检查岗位履责的情况，从而总结经验教训改进工作。

二是为上级领导、组织人事部门考核提供依据。

三是利于本单位职工群众的监督测评。

它比一般的工作汇报、工作总结有着更大更权威的依据评判作用。兼之具有极强的透明性和周知性，其写作质量的高低，直接体现着述职者的工作实绩、工作能力和基本素质。因此，述职报告的写作越来越广泛地受到人们的重视。

三、体式上要注意与两个文种相区分

述职报告在写作上最容易出现的偏差是把它写成工作总结或工作汇报。其实，述职报告与总结和汇报（报告）在写作上也确实有许多相通之处，比如，介绍任期内完成的工作，取得的成绩，谈经验、教训，都要求事实材料和观点紧密结合，但区别也是明显的。

1. 与工作总结的区别

（1）取材角度不同：工作总结是单位或个人对一项工作或一段时期内的工作进行回顾或归纳：做了哪些工作，取得哪些成绩，存在哪些不足，要吸取什么教训，并总结出带规律性的东西，用于指导下一阶段的工作；而述职报告重在叙述个人履行职责的情况：有什么职责，履行情况如何，是怎么样履行职责的及个人所起的作用，等等。

（2）内容侧重点不同：工作总结一般以总结工作实绩、汇报工作成绩为主，重点在于工作实绩；而述职报告以汇报履行职责情况和德能勤绩等为主，重点展示履行职责、开展工作的理念、思路和能力。

（3）取材范围不同：工作总结不受职责范围的限制，凡是做过的事、取得的成绩，都可以写入工作总结之中，它可以是单项的，也可以是综合的；而述职报告必须局限于职责范围之内，围绕"职责"这个基点来精选材料。

2. 与思想汇报的区别　思想汇报是个人向组织汇报思想和工作情况的一种应用文体，汇报的内容主要是思想状况。它可以是务虚的，对工作、对职责的认识和打算；也可以是务实的，基于某种思想认识展开了某项工作，履行了岗位职责。侧重的是其中的思想认识变化的情况（包括变化的起因、过程和结果等）。述职报告则是要把任职期间的思想和行为如实展现出来，侧重的是履职的思想理念和能力。述职报告不必过多地谈思想认识，可着重阐述尽职履责过程中所展示的理念和能力。

四、述职报告的行文特点

述职报告在行文上有自身鲜明的特点，具体表现在：

1. 自述性　述职报告的"述"，既有"叙述、综述"之义，也有"口头表述"之意。因此，无论是简述阶段工作目标，汇报工作成绩，还是说明存在的问题，展示自身的素质和能力，都应该采用第一人称写法，以叙述、说明表达方式为主。同时也要注意情感因素的注入，处理好事、理、情三者的关系。既直观展示个人的德才风貌，又表现出内在的逻辑力量和情感力量，做到以德赢人、以理服人、以情感人。

2. 鉴定性　即述职人依据个人岗位职能和职责，对自己任内的所作所为做出综合的自我鉴定、自我评估、自我定性。这方面写作有两点值得注意：一是述职报告大都是在组织领导或单位员工面前当众宣读。有的还要进行分组讨论或民主评议，报告中所列举的事例、引用的数据等会接受公众的评判，因此写作时要注意其是否客观准确，能否经得起鉴定检验。同时，自我评定用词必须严肃、认真、恰如其分，说话的立足点、角度、口吻要体现出平等、友好和坦诚，个体形象要谦虚而不自卑、自信而不骄狂、友善而不谄媚、坦诚而不愚鲁。不可一味高估、过分自我美化。二是述职报告会作为述职者升迁、留任、降职或调任等的重要凭据而纳入干部或专业技术人员管理档案。所以写作时要特别注重事例的典型性和思路决策的创造性，切忌罗列过多的普通与一般的作为。这是述职报告本身值得鉴定与评估的价值所在。

3. 通俗性　即语言要通俗易懂、口语化。同时考虑到演讲因口耳相传带来的即逝性，应注意主题和结构的单纯性，避免冗长、生僻、复杂的句式和词语，采用前后照应的结构方式和短句式、口语化等语言形式，包括运用幽默、形象化表达等手法，以增强述职的表达效果。

五、述职报告的格式要求

述职报告的结构由标题、称谓、正文和落款构成。

1. 标题

（1）单行标题：《述职报告》或者《在……（上）的述职报告》。

（2）双行标题：正题写主题，或者写述职报告类型，副题写述职场合。如《加快改革开放和现代化建设步伐，夺取有中国特色社会主义事业的更大胜利——在中国共产党第十四次全国代表大会上的报告》和《继往开来，与时俱进，全力以赴向国家级示范性高中冲刺——在××中学第二届教职工代表大会第四次扩大会议上的述职报告（1999—×年度）》。

2. 称谓　称谓是报告者对听众的称呼。称谓要根据会议性质及听众对象而定。称谓放在标题之下正文的开头，有时根据需要在正文中间适当穿插使用。如一篇在教职工代表大会上述职报告的称谓写为"尊敬的各位领导、来宾、全体教职工代表们"。

3. 正文　述职报告的写法依据报告的场合和对象而定，一般来说采用总结式写法，共分四部分。

（1）基本情况：履行职责的基本情况，用平直、概括、精练的文字，概括地交代，如主要情况、时间、地点、背景、事件经过等。可以将总结出来的规律性的认识、主要的经验或教训、主要的成绩或存在的问题用简短概括的文字写出来。这样，听众对报告的全貌有一个大致的了解，也能够统领全篇，激发听众的兴趣，启发和引导听众积极思考。

（2）成绩经验：包括问题教训和今后计划，要分出层次来分析证明主题，这才能条理分明。层次安排方法，一般采取横向排列（各层次独立性强，共同论证主题的正确）。每一层次都要有一个小的主题，写成层义句。层义句，一般写在层次前面，或者每一层次前后都要写出，也有的层义句写成了小标题。可以是口号（主题句）的反复。层次中间要恰当运用材料。在写作成绩经验、问题教训时有两个要求：

一要以事实和材料为依据：对以往的工作实践进行回顾、分析，因此以往实践所发生的事件是写作的唯一依据。述职报告必须把过去一段时间之内所做工作的材料全面地搜集起来，包括面上的材料与点上的材料、正面的材料与反面的材料、事件材料与数字材料，以及背景资料等。事件材料必须真实可信；数字要准确可靠。背景材料要有辅助性，能与事实形成鲜明的对比或者烘托。材料的来源主要依靠以下途径：一是平时积累，作者最好能有亲自参加实践活动的经历，这样得来的材料会更真实可信；二是开座谈会，与会人员要具备代表性，各方面的人都要有，这样得来的材料才不至于偏颇；三是个别走访；四是查阅各部门递交或者以往的文字材料，诸如计划、简报、部门总结、会议记录、统计报表等。每年的工作可能大同小异，但也有各自的特点。写述职报告时应认真总结出限定时期的工作特点，抓精华，找典型，以这段时期工作中突出而富有典型意义的事件来反映一般，抓住主要矛盾，写出这一段工作的特色，这样的述职报告才不会造成千篇一律的面孔，才会确实具有指导意义。

二要分析事实与材料，找出规律：述职报告的目的是为了以后更好地工作，扬长避短，因此经验与教训是一篇总结的关键。要从自己掌握的事实与材料中总结出规律性的东西，这样的述职报告才有意义。所谓规律性的东西，即是反映事物本质与发展必然性的认识，是经常起作用的认识。因此，要把已知的材料分门别类地进行分析、比较、鉴别，把零散的感性的事实与材料上升到理性的高度，引出让人看得见、摸得着、用得上的规律。写述职报告切忌仅是简单地罗列事实，没有分析与归纳，这样的述职报告仅仅只是一篇汇报材料而已，只能作为资料收藏，对实践工作毫无指导意义。

（3）问题教训：要实实在在，要有条理，不要避重就轻。

（4）今后计划：包括目标、措施、要求三要素，要切实可行。这部分与总结不同，数量少一些，占全文 1/5 以下为好。报告结束时要用称谓礼貌用语，如"以上述职报告妥否，请予审议。谢谢大家！"

4. 落款 述职报告的落款要写明自身姓名及单位名称，最后写报告年、月、日。

六、述职报告的写作要求

1. 实事求是 述职报告要讲真话、讲实话、讲心里话，以诚感人。无论称职与否都要与事实相符。要正确处理个人与集体、主观与客观的关系，要分清功过是非。承担责任要恰如其分，既不争功，也不必揽过。

2. 重点突出 在全面汇报任职期间所做各项工作的基础上，要突出任职期间的重大成绩和创造性业绩，以表明自己的责任心和事业心。应当明确，述职报告必须围绕"职责"二字做文章。它的写作目的，不是评功摆好，而是为了说明是否称职。

3. 情理相宜 述职报告在叙事说理过程中，要有适度的感情色彩。

4. 态度诚恳 写作述职报告之前，应对自己进行认真全面地反思，并虚心听取群众的意见，弄清群众的不满和要求。对群众意见较大的问题尤其要如实阐述，以坦诚的胸怀，赢得群众的谅解和支持。

【范文 3-9】

领导干部个人述职述廉报告

尊敬的各位领导、同志们：

2013 年是深入学习贯彻落实党的十八大精神的开局之年，也是全面建成小康社会和中国特色社会主义社会建设的关键一年。在本年度的工作当中，在各位领导和全体职工的共同努力下，项目建设积极推进，资产经营稳步增长，我区国有资产和国有企业都取得了健康、持续的发展，国土资源局各项工作都取得了较好的成绩。现将本年度工作情况述职如下：

一、抓学习，提高能力

一是，参加了区委组织部组织、大学网络教育学院培训中心承办的区××年党政一把手公共管理高级研修班，听取《国情、民生与发展》《公共危机管理战略》《区域经济发展创新》《领导干部创新思维》《阳光心态塑造与岗位调适》等专题讲座，并积极参与讨论；考察了"××创意产业园"，增强了危机管理、创新发展、创意园建设等方面的意识和能力。

二是，参加了区纪委组织的反腐倡廉知识竞赛、市档案局组织的档案知识竞赛、区政府举办的"行政强制法"专题讲座，认真学习省国资委《关于加强市、县（市、区）国有资产监管工作指导监督的意见》，提高依法行政的意识和能力。

三是，……

二、抓基础，创新管理

一是，加强领导班子的合作与分工，注重提高班子的整体行政能力和服务群众、解决问题的能力。明确了主管、分管和协助分管的责任，在提高班子成员的积极性的同时，也使班子成员得到了适当的锻炼，各尽其长。今年围绕创新融资、资产租赁、项目建设、节庆活动等多次到公司进行调研，为工作推进进行专项指导、提供协调和服务。

二是，……

三、抓业务，创先争优

一是，健全规章制度，编制了《区国有房屋资产移交接收注意事项》《区国有（集体）资产公开竞租操作程序指南》，与区检察院联合拟订并下发了《关于共同保护国有集体资产的协作意见》。

二是，……

四、抓队伍，干事创业

一是，印发了《区国有企业员工管理暂行办法》，对员工招聘、录用等环节进行了规范，明确待遇和权益，规范员工管理。

二是，……

五、抓自身，廉洁从业

一是，认真学习《廉政准则》和区政府《工程建设领域项目公开和诚信体系建设实施意见》，自觉按照《廉政准则》的相关规定和与区委、区政府签订的《党风廉政建设责任书》的相关要求，常怀律己之心，自我警示，廉洁自律，远离红线和高压线，做到政治上明白、经济上清白。

二是，……

六、存在问题

一是，学习不够，对新政策、新形势的要求理解和把握不够，工学关系需要进一步妥善处理好。

二是，……

七、下一步打算

一是，加强学习，以学促工。重点加强国有资产经营监督、国有企业转型升级、转变国有经济发展方式等方面的理论和业务的学习，以个人思想的解放、思维的突破、思路的拓展，带领国资局领导班子整体经营和监管水平的提升，切实推进我区国有经济发展迈上新的台阶。

二是，改进作风，提高效率。……

三是，廉洁从业，加强效能。……

以上就是本年度个人述职述廉报告，不当之处还请同志们批评指正。

×　×

2013 年 12 月 28 日

【范文 3-10】
教师 2015 年度考核述职报告

各位领导、老师们：

上午好！

首先，感谢各位领导让我向大家汇报一年来所思所想、所作所为。下面就从三个方面简单谈谈一年来本人在各方面的表现情况。

一、思想政治方面

本人热爱党，热爱人民，坚持党的教育方针，忠诚党的教育事业。能服从学校的工作安排，办事认真负责。把自己的精力、能力全部用于学校的教育教学过程中，遵纪守法，遵守学校的各项规章制度，在各个方面从严要求自己，努力提高自己的政治思想觉悟，自觉抵制各种不良风气、不良现象的侵蚀，在各方面严格要求自己，以便更快地适应教育发展的新形势。

二、教学工作方面

为提高教学质量，课前认真备课，课堂上注重采用启发式教学，课后及时辅导答疑，作业全批全改。同时根据作业中反映出的问题及时调整教学内容、方法、进度等。经过不断的努力，教学效果在不断得到提高。

本年度，上半年承担了××共6个班的工科"概率论与数理统计"课程的教学任务。指导了4篇本科毕业论文，其中1篇被评为院系级优秀毕业论文。

本年度下半年，共承担了××共6个班的"工科线性代数"、××班的"高数"、××班的"金融工程学"教学任务。

虽然教学工作量很大，但终于克服困难，顺利完成了各项教学任务。

三、教改与科研方面

本年度以第一作者身份发表国际会议论文一篇、中文核心期刊论文一篇、教改论文一篇。

本年度完成了一项青年教师科研基金的结题。

本年度顺利完成了第五期大学生科研训练计划项目的结题工作，并成功申报了第六期大学生科研训练计划项目，目前正在进行中。

本年度，所指导的本科毕业论文被评为院系级优秀毕业论文，本人被评为××本科毕业论文院系级优秀指导教师，所指导的学生获得"××东北三省数学建模联赛"二等奖，作为指导教师，参与指导的学生××先后获得"××全国大学生数学建模竞赛"国家级二等奖、辽宁赛区一等奖。

以个人身份，协助××老师指导了两名研究生毕业论文，已经在12月22日通过了论文答辩。

积极参加教改，参与了《常微分方程典型训练习题集》的编写，参与了"常微分方程课程考试改革试点"的工作。

本人和我校金融系老师合作，作为主编之一的《证券投资学》教材今年下半年已经在我校金融学等专业开始推广使用，××年将正式出版。

这一年，如果说，我的工作还取得了一些成绩，那都是在各位领导和老师的关心与帮助下取得的。借此机会，感谢一直关心和支持我的领导和老师，敬请各位领导和老师一如既往、更大更多更有力度地关心和支持我，谢谢！

××

2015 年 12 月 29 日

第六节　申　　论

学习目标：

1. 了解申论的概念、特点和要求。

2. 熟悉申论的命题及申论测试的主要环节、考试要求及答题技巧。

3. 能够对申论常考题型之短论类题型进行分析。

一、申论的概念

申论是录用公务员必考的科目之一。

国家公务员考试包括：行政职业能力倾向测验（行政能力测试）、申论，以及相关的专业知识。

申论主要考查应考人员对给定材料的分析、概括、提炼、加工，测查应考人员的阅读理解能力、综合分析能力、提出问题和解决问题能力、文字表达能力等。申论考试是具有模拟公务员日常工作性质的能力考试。

二、申论的特点

申论测试不同于当今的大学入学的作文考试，它具有自身的特点。

1. 形式灵活 申论测试除了所给出的材料部分外，其答卷一般由三部分组成。一是概括部分；二是方案部分；三是议论部分。就文体而言，概括部分可能是记叙文、说明文、议论文、应用文中的某一种形式，也可能综合了多种文体形式；方案部分，则是应用文写作；第三部分自然是议论文写作了。从这个意义上来说，申论测试既考查了普通文体的写作能力，也考查了公文写作能力，测试形式非常灵活、实用。

2. 背景面广 申论测试的目的是为了选拔国家公务员，因此十分注重对考生的分析、判断、解决问题的能力等综合素质的测试。为反映这一要求，申论所给定背景资料涵盖了政治、经济、法律、教育等诸多方面的内容，涉及范围极其广泛，且表述比较准确，一般不会出现偏差。

申论的背景资料所反映的问题大部分已有定论，也有一些问题尚无定论或存在争议，需要考生自己去理解、分析和判断，并做出结论。至于一些难以定论的问题，特别是一些争议激烈的前沿问题，一般不会成为背景材料。

3. 针对性强 申论测试考查的目的明确，针对性很强，即主要考查考生阅读、分析、概括、解决问题的能力。这些能力主要通过对背景材料的分析、概括、论述体现出来，从所提出的方案对策是否具有针对性和可行性体现出来。从这一角度看，考查的目的与测试的命题是密切相关的有机整体，目的具有针对性，试题也具有针对性；试题为测试的目的服务，目的则是试题设计的指导思想。

4. 测试优势 选拔公务员的申论测试，一开始就借鉴了一些发达国家的先进经验，不仅注重对应试人员能力和素质的考查，而且也注重对应试人员将要从事行政机关工作和岗位职责所需要的能力素质的考查。在科目设置、考试形式上都是按国际标准设计的，在内容上体现了中国特色。

西方一些实行公务员制度时间比较长的国家的公务员考试，是分类分等、定时定期进行的，人员的选拔录用与职位紧密结合，采用不同的试卷，以满足不同岗位、不同职位对人员的不同需求。我国也将逐步在公共科目试卷中，体现中央国家机关和垂直管理系统在用人上的不同要求，逐步做到分类、分等、定期考试。

5. 无标准答案 申论测试没有也不可能有一个确切、固定、唯一的标准答案。从资料背景来看，都是有关当前政治、经济、法律、教育等社会问题，有的已定论，有的尚未定论，完全要考生自己来解决。从这个角度来看，无论是提出对策或是对对策进行论证，都不会有一个确切、固定、唯一的标准答案。

以对策部分为例，这部分是要提出解决问题的办法，这个办法要具有针对性和可行性。但是针对性和可行性是相对的，在不同地区以及发展中的不同阶段，解决问题的办法就不可能一样，更何况有的还没有一个确切的合理的方案，因此哪一种更为合理，针对性与可行性更强,要对若干方案比较论证后方能确定。又比如论证部分,抓住什么问题、从什么角度论证、采取什么方法与结构,要适合自己的特长,因而也绝不会有一个具体唯一的标准。因此论证(作文)部分的评定,也只能是综合的、全面的、等级式的,不可能有确切的唯一的标准。

正因为申论测试没有确定的答案,这给了考生以发挥的空间,不同的考生完全可以较充分地展示各自不同的能力和水平。同时也有利于选拔者挑选到满意的人才。

6. 有前瞻性 申论测试注重考查考生综合运用所掌握的知识解决实际问题的能力。整个社会在不断地发展变化,公务员考试命题不仅会与这种发展趋势相适应,而且还会体现出一定的前瞻性。

三、申论的要求

1. 严格按申论要求的特点进行构思 根据行文者身份及行文对象进行布局,注意结构的完整性。一般用总分结构,突出重点部分,对开头、结尾做好设计。

2. 对给定资料所反映的问题进行综合分析 对问题进行分类:

(1)分清主要问题和次要问题;

(2)分清有关联的问题和无关联的问题(有无关联当然是指与"问题"有无关联);

(3)哪些是最需要解决的问题。

3. 原因分析 应当弄清其问题产生的原因,并且弄清所有有关联的问题产生的主要原因和次要原因。

4. 注意文字的连贯性 巧用关联词和承接、连接词(而且、反而、从而、进而、继而、既而、然而、因而、不但……而且、不仅……也、最终、于是、尽管……)。

5. 注意字数不得超出规定 以往的命题作文只是要求考生根据给定的题目展开写作,侧重于考核考生的文字功底和写作水平,考生的答卷也只能反映其"纸上谈兵"的能力,而难以体现考生的综合素质,尤其是解决实际问题的能力。而申论测试不仅可以考核考生的阅读理解能力和文字表达能力,更重要的是,它还可以考核考生发现问题和解决问题的能力,具有较强的综合性和现实针对性,其难度大于命题作文。

现摘录《2002年中央、国家机关公务员录用考试"申论"试题(卷)》的申论要求:

1. 给定资料反映了网络给社会生活带来的种种影响,用不超过200字对这些影响进行概括。要求:全面,有条理,有层次。

2. 从政府制定政策的角度,就如何克服资料所反映的种种弊端,提出对策建议。要求:有针对性,有条理,切实可行;字数400左右。

3. 就所提出的对策建议进行论证,既可全面论证,也可就某一方面重点论证。要求:自拟标题;字数800左右。

四、申论的命题

(一)题型介绍

公共科目笔试包括行政职业能力测验和申论两科。

行政职业能力测验,是指专门用于测查与行政职业上的成功有联系的一系列心理潜能的标准化考试。它不同于一般的智力测验,也不同于公共基础知识或具体专业知识技能的测验,它主要是通过测试一系列心理潜能,预测考生在行政职业领域内多种职位上取得成功的可能性。这种考试测验的是一个人在多年生活、学习和实践中通过积累而形成的能力,其性质是一种基本潜在能力的考试。

申论主要通过考生对给定材料的分析、概括,考查其运用马克思主义哲学、邓小平理论和行政管理等理论知识以公务员身份解决实际问题的能力，以及阅读理解能力、综合分析能力和文字表达能力。

（二）具体内容

申论是测查从事机关工作应当具备的基本能力的考试科目。申论试卷由注意事项、给定资料和作答要求三部分组成。申论考试按照省级以上（含副省级）综合管理类、市（地）以下综合管理类和行政执法类职位的不同要求，设置两类试卷。

1. 第一类试卷 省级以上（含副省级）综合管理类职位申论考试主要测查报考者的阅读理解能力、综合分析能力、提出和解决问题能力、文字表达能力。

（1）阅读理解能力：要求全面把握给定资料的内容，准确理解给定资料的含义，准确提炼事实所包含的观点，并揭示所反映的本质问题。

（2）综合分析能力：要求对给定资料的全部或部分的内容、观点或问题进行分析和归纳，多角度地思考资料内容，做出合理的推断或评价。

（3）提出和解决问题能力：要求借助自身的实践经验或生活体验，在对给定资料理解分析的基础上，发现和界定问题，做出评估或权衡，提出解决问题的方案或措施。

（4）文字表达能力：要求熟练使用指定的语种，运用说明、陈述、议论等方式，准确规范、简明畅达地表述思想观点。

2. 第二类试卷

市（地）以下综合管理类和行政执法类职位申论考试主要测查报考者的阅读理解能力、贯彻执行能力、解决问题能力和文字表达能力。

（1）阅读理解能力：要求能够理解给定资料的主要内容，把握给定资料各部分之间的关系，对给定资料所涉及的观点、事实做出恰当的解释。

（2）贯彻执行能力：要求能够准确理解工作目标和组织意图，遵循依法行政的原则，根据客观实际情况，及时有效地完成任务。

（3）解决问题能力：要求运用自身已有的知识经验，对具体问题做出正确的分析判断，提出切实可行的措施或办法。

（4）文字表达能力：要求熟练使用指定的语种，对事件、观点进行准确合理地说明、陈述或阐释。

（三）命题结构

申论试卷内容主要有以下三部分组成：

1. 注意事项

（1）申论考试与传统作文考试不同，它是分析驾驭材料能力与表达能力并重的考试。

（2）作答时限：总时间为180分钟，建议阅读材料50分钟，作答130分钟。

（3）仔细阅读给定的材料，按照后面提出的申论要求依次作答。

2. 给定资料范围 材料约三四千字，内容不局限于某一方面，对政治、经济、法律、文化、教育等均有涉及，一般都是社会热点或者大众媒体关注的焦点，即背景不生僻，具有普遍性。

3. 申论要求

（1）用一定的篇幅（大约150字），概括出给定材料所反映的主要问题。

（2）用一定的篇幅（大约350字），提出给定材料所反映问题的解决方案。要有条理地说明，要体现出针对性和可操作性。

（3）就所给定材料反映的问题，用一定的篇幅（大约1000字），自拟标题进行论述。要求中心明确，论述深刻，有说服力。

本要求每年虽有变化，但大致是一样的。

五、申论测试的主要环节

申论考试的全部过程，可归纳为阅读资料、概括要点、提出对策、进行论证四个主要环节。

1. 阅读资料 申论测试所给定的背景资料通常会很长，考生一定要静下心来细读，真正掌握资料内容，才能保证以下各个环节的质量。申论测试，对给定资料的阅读一般会给予充分的时间。如果考试时间为180分钟，那么对给定资料的阅读一般不会少于40分钟。也就是说，花40分钟阅读，对着手文字作答只有好处，绝不会导致文字作答时间不够用。考生一定要注意申论考试所提供的材料不是什么现成完好的文章作品，只是稍加整理的"半成品"而已。因此考生在阅读理解的过程中，需要不断完成由事实上升到观点，由具体问题上升到本质属性，把一堆材料进行分门别类，将分散的事物综合为具有一定内在联系的事物，从给定材料内的事物联系到以外的其他事物等多种活动。这种思考、分析、概括等各种逻辑思维活动，都不是一次性的简单行为，而是要经过多次反反复复的过程才能够准确概括、提炼出主旨，为下一步提出解决问题的对策措施奠定良好的基础。

2. 概括要点 概括要点是一个承上启下的重要环节。一方面它是阅读资料环节的小结；另一方面，这个环节完成得好不好，又会直接影响提出对策是否更具针对性，影响到将进行的论证是否有扎实的立论基础。概括要点的目的，在于准确把握住给定资料，以便进一步着手解决问题。

申论题目中并不是一成不变地一概要求概括主题，有时也要求总结所给材料的主旨，或者材料包含的主要内容、主要观点等。考生要注意审题，正确理解题目的要求，不要形成思维定式，认为所有的申论考试都是要求概括主要问题。

能不能有效解决面临的主要问题，取决于对复杂情况的准确判断。有时候情况复杂、问题纷呈、彼此交错，就得分析出主要症结所在，才可能着手解决问题；有时候问题比较集中，但却千差万别，就得具体问题具体分析，否则解决问题就难以把握适当的分寸尺度。

在概括时要注意语言的准确、精练。通常概括要点时会根据材料的不同情况要求其字数在200字左右，因此应惜墨如金，简明扼要地表达出题目的要求。

3. 提出对策 提出对策是申论的关键环节，重点考查考生思维的开阔程度、探索创新意识、应变能力和解决问题的能力。考生可以有较大的自由空间，根据各自的知识阅历，对同一问题各抒己见，见仁见智。需要注意的是，只有结合给定资料所涉及的范围和条件，才可能提出切实可行的对策方案。

应该特别注意所提对策应是针对背景资料反映的主要问题的，有很强的限制，不能超出资料给定的范围和条件。针对主要问题提出的对策方案必须写得合理和切实可行，要符合我国的国情、民情、政策、法律等，措施要切合实际，应抓住要害，切忌面面俱到，舍本求末。

4. 进行论证 进行论证是申论的最后一个环节。它是"论"的能力的充分体现。它要求考生充分利用给定资料，切中主要问题，全面阐明、论证自己的见解。前面三个环节尽管非常重要，不容任何懈怠，但相对于最后这个环节来说都还是铺垫。论证环节，需要浓墨重彩，淋漓尽致。这不仅因为它所占字数多，分值相对较高，而且一个人的知识基础、能力水准、思维品质、文字表达都将在这个环节得到检验。

六、申论的考试要求

1. 阅读理解能力 阅读理解能力，就是读者运用本身已有知识、经验和方法顺利进行阅读的能力。这些能力包括认读能力、理解能力、欣赏能力、记忆能力及其阅读速度。在阅读理解的过程中，读者需要不断完成由事实上升到观点、由具体问题上升到本质属性，把一堆材料划分为几类材料，把分散的事物综合为具有一定内在联系的事物，由给定材料内的事物联系到以外的其他事物。所谓"横看成岭侧成峰"，同样一则材料，角度不同的人，往往会从中获得不同的信息。有的应考者能看得深些，有的应考者则看得浅些，这样就可以充分反映出应考者阅读理解能力的高低。

2. 分析归纳能力　　分析归纳就是指对材料的提炼加工，其能力就是从思维的具体到思维的抽象。申论考试给出的材料并不是完整的文章，一般仅仅是半成品，这些材料有些是按时间顺序编排的，有些则根本没有什么规律可言；有些内容反映了质的东西，而有些内容甚至完全是滥竽充数，增加对应考者的迷惑性。在这种情况下，就要求应考者能够在众多材料中抓住事物的主要矛盾和矛盾的主要方面，把握具体事物运动的客观规律。要完成这个任务，一要分析给定材料的量的方面，即反映的内容和问题、方面和层次；二要分析给定材料的质的方面，即给定材料所表达的观点和意见。在实际应考的过程中，应考者不但要抓住矛盾的特殊性，具体问题具体分析，还要充分考虑材料所包含的两极，避免片面化、绝对化。这样对于后面所提出的方案，尤其是议论部分，都会有基础性的作用。

3. 解决问题能力　　这方面的能力是申论的主要考察目标。也就是考察应试者解决实际问题的能力。前面所说的阅读理解和分析归纳最终也表现在提出问题解决问题的能力上。公务员每天面对的就是许许多多具体的事务，怎样应对这些事务便反映了公务员的真正能力。这种能力一般分为两种：一是处理一般事物的能力，二是处理突发事件的能力。当然，在日常生活中这两方面实际上常常是融合在一起的。

4. 文字表达能力　　公务员要把材料所反映的主要内容进行书面汇报，就需要有一定的文字表达能力。主要表现为：规范、用词准确、简明扼要、说理透彻。申论的问题虽然非常灵活，但是对申论语言的要求一般没有很大的变化。

由此可见，申论不仅要求应试者具备相当的语言文字表达能力，它还需要应试者表现出深刻的阅读理解能力、较强的分析归纳能力，尤其是较高的提出问题、分析问题的能力。其难度显然大于一般意义上的命题作文。

七、申论的答题技巧

（一）对于阅读理解材料的作答主要有五大原则

1. 保证时间原则　　申论阅读的时间要求是 40 分钟。这是由于三个因素限制的：①材料内容的专业性；②材料内容的丰富性；③材料形式的无序性。

2. 把握整体原则　　在阅读材料过程中必须把握整体性原则，把握给定资料的主题和层次，在头脑中形成一个立体的印象，这样答起来才有针对性和时效性，否则，只能是答非所问，偏离主题。

3. 强调重点原则　　既指整个给定的资料，也包括给出的每一个段落，只有都照顾到了才能体现强调重点原则。

4. 过滤原则　　给定资料中某些段落与材料的主题关联性不大或多是一些铺垫性的资料，或是给定资料中出现的是过多描述性的语言，考生必须学会对材料的筛选和过滤。

5. 强调普遍原则　　阅读理解材料必须根据整体印象突出普遍原则，即一般人的理解和大众化的思维方式。强调普遍原则就是要求应考者不能偏离材料提供的基本倾向和基调，否则，就与提供的参考答案相去甚远，分数会不理想。

（二）注意事项

1. 标题——文眼要闪亮

（1）标题的命题要求：申论文章的标题要受到申论试题以及作答要求的限定。通常来说，申论标题的命题要求包括以下四种形式：

1）自拟标题：标题的拟制比较自由，考生发挥的余地较大。但是，标题的拟制应充分联系"给定资料"，切勿跑题、偏题。

2）以 A 为标题：这是典型的命题作文，题目已将文章标题给出，因此，直接以此为标题即可，不可另立标题。

3）以 A 为主题：虽未限定标题，但给出了文章的主题。标题最好要包含题目当中规定的主题关键词。

4）以 A 为副标题：这类题目规定了文章的副标题，考生一方面必须以此为副标题，另一方面须拟制主标题，以保证标题的完整性。

（2）标题的基本要求

1）简明精练。

2）标题即论点。

3）尽量不用标点符号。

2. 开头——高处落笔，亮处着墨

（1）"高处落笔"就是文章开头就要提出最高层次的论点，结合语言表达上的适当策略，既启发下文，又蕴含主题，使阅卷者有一个良好印象。

（2）"亮处着墨"是指要从成绩、进步、优势等积极面说起，先说亮点，后讲阴暗面；多说成绩，少说问题。这样就给全文奠定了一个积极的基调，最终再指向问题的解决。

3. 分论点——充实深刻 申论文章要想获得高分，只有漂亮的开头显然是不够的。还要有一个好的主体，文章是要用"主体"来说话的。申论文章的主体部分也就是文章的分论点部分，对于该部分的书写有两种方法：

（1）对策型分论点：亮明分论点（1～2句）——简要概括材料中与分论点相关的内容（2～3句）——辩证分析（2～3句）——提出对策（1～2句）——说明对策的目的（1句）。

（2）分析型分论点：亮明分论点（1～2句）——进行理论阐述分析（4～5句）——略扣材料（1～2句）——做出结论（重申分论点，也可以提出对策）（2～3句）。

4. 结尾——归于圆满 "凤头豹尾"，文章有了一个出彩引人的开头，必然要有一个响亮有力的结尾与之相般配，文章才更精美。因此文章收笔时就应当落于问题的解决上，以肯定的语气，通过分析、推断说明问题是一定能够圆满解决的；并进一步对问题解决的趋势、前景做出预测、展望，分析由于问题解决而必将带来的积极影响和深远意义。

八、申论常考题型之短论类题型分析

短论是以当前社会生活中存在的具体现象和事件为对象，运用说理的方式对之进行分析、评述，从而澄清问题，提高思想认识的篇幅短小的议论性文体。议论性文体要摆事实，讲道理，运用逻辑的力量，阐明作者的思想观点。这是短论的一般性质，短论还有特殊的性质。

（一）短论的特点

1. 及时性 短论的及时性特点，是指短论能积极、迅速地对社会生活做出反应，通过提出问题、分析问题，表明作者的态度。

2. 精悍性 短论的精悍性特点，是指短论的篇幅短小，语言精练，内容单纯集中。短论所以叫短论，一个方面的原因也在于其"短"，篇幅往往不长，一般几百字左右。其语言要求简洁、准确、流畅、生动活泼。内容上并不复杂，往往取具有典型意义的一事，展开分析、述评。但分析、述评并不长篇大论，而是依据一定的理念，单刀直入，抓住问题的要害。

3. 问题性 短论的问题性特点，是指短论有明确的问题意识。短论常常取材于时事，但它不同于一般的时事评论。它不注重对现象或事件细节的评述，也不拘泥于就事论事地发表作者对时事的看法和态度。它关心的是现象或事件中所包含的"问题"，即这些现象或事件反映出来的，需要研究、讨论并加以解决的矛盾、疑难。短论就是要透过表象，看看其中有没有"问题"，并把这种一般的问题抓住，作为自己分析、评论的核心。

4. 思想性 短论的思想性特点，是指短论以一定的思想资源为基础，通过分析、评述形成明确的、深刻的观点，能在思想上启迪读者，提高读者的认识水平。思想有先进与落后之分，有深刻与肤浅之别。短论要发挥良好的社会作用，就应该以先进的、深刻的思想作为写作的基础。有了这样的思想，自然在分析问题、解决问题之时，会得出不同凡响的见解，文章也就富有思想性，对读者的启发也就大。

（二）短论的写作方法

1. 确定对象 任何文章的写作，都有一个选题问题，也就是"写什么"的问题，短论也一样。选择短论的评论对象，有一些具体的基本思路可参照：

首先，对象是否包含需要解决的观念问题。在社会转型时期，新旧观念杂陈，人们的思想往往较为混乱。新观念尚未完全深入人心之时，旧观念往往总要控制人们的意识，还要伪装成各种新的面目出现，支配人们的行动。比如人们常常可以看到，为了遏制腐败，某地政府或某位领导，打出"约法三章"的旗号。表面看来，这种做法很"法治"，其实是与法治背道而驰的。

其次，对象是否包含需要解决的现实问题。有很多现实问题，大家都是看到的，甚至都在亲历，但由于强大的惰性力量，或者是由于无可奈何，大家都熟视无睹，谁也不提出异议，谁也不说话。于是在人们的头脑中，需要解决的现实问题，就不再称其为问题。

最后，对象是否包含一种新的倾向、动态。社会生活在不断变化、发展，任何事物在变化、发展的初期，仅仅是一个苗头。抓住这种还没引起注意的苗头，作为短论写作的对象，也是有意义的。选择这样的对象来写，也符合短论及时性的要求，能起到让人们及时注意新的倾向、动态的作用。

2. 综合分析 对象和论题本身还是客观的东西，其中包含的一般意义还须作者运用理性思维把它发掘出来。这就要求作者有较强的分析综合能力，能够透过纷繁的现象对事理物理条分缕析，再通过全面归纳，揭示出事物的内部与外部联系，对事物形成一个明确的判断，把作者的思想、观点、见解表达出来。综合分析就是对事物的认识做进一步深化的过程，也是短论的论题深化的过程。问题的症结搞清楚了，文章的论点准确地概括出来了，行文的思路也就清晰了。

3. 设计结构 好的结构，不但有助于文章短小精悍，而且还能使文章内容表达得更清楚。一般来说，短论要根据事物的发展脉络或认识事物的过程，抓住提出问题、分析问题、解决问题三个环节来安排结构，在结构形式上表现为"引论—本论—结论"的模式。在引论部分提出论题或亮出论点，本论部分展开议论，结论部分总结收束。但也不必死套模式，短论的结构形式是比较灵活的，可以根据内容表达的需要做相应的变通。

4. 掌握方法 常见的评论方法有以下几种：

（1）一事一议：这是短论最常用的方法。一事一议就是先选取一个典型的现象或事件加以概述，然后提出论题，进行分析评论，阐明一个道理。

（2）正反对比：正反对比方法是客观事物矛盾和差异的反映。运用这种方法，对于同一问题既可以从正面去评析，也可以从反面去评析。通过对比评析，能够更深刻地揭示出问题的实质，给读者留下鲜明的印象。

（3）辩证论理：所谓辩证论理，就是不把事物看成是孤立的、静止的，而是运动的、发展的，抓住事物的主要矛盾，也兼顾次要矛盾，运用对立统一规律，对事物进行一分为二的分析。客观事物是复杂的，各种对立的因素交织其中，这就要求我们用辩证的态度去分析。那些涉及问题较为复杂的短论，一般都要运用这种评析方法。

（4）类比论理：就是通过举例的形式，把现实生活中某些属性相同的事物与评论对象类比，进行分析，从而具体地阐明某种道理。

（三）短论范文实例

加速发展的抓手

漂亮的新民居，从根本上改变了农村的面貌，改善了群众的生活环境。更重要的是，新民居建设，是推进发展、促进和谐的重要抓手，为经济社会实现快速、健康、可持续发展起到了积极作用。河北省廊坊市通过新民居建设，使广大群众改变现有的居住环境，由旧房换新房，由平房搬楼房，由分散居住变集中居住，集约利用了土地，充分发挥了单位面积土地的效益。而各项基础设施的完善以及各项完备的保障措施，更是让广大群众没有后顾之忧。这样的举措，既符合科学发展观的要求，也让群众享受到实实在在的好处。

通过新农村建设，腾出了一批土地，这些土地能够吸引更多的项目到这里来投资，从而能够有效带动当地经济快速发展，解决当地更多的劳动力就业，通过工业反哺农业，让群众得到更多的实惠。

【范文 3-11】

节俭则昌　淫佚则亡
——厉行勤俭节约　反对铺张浪费

古人云："一饭一粥，当思来之不易；半丝半缕，恒念物力维艰。"这句话深刻地启迪着我们要在生活中保持勤俭节约的精神。然而，反观当下，奢靡腐败现象却层出不穷。铺张浪费者有之，好大喜功者有之，挥霍无度者有之，竞奢斗富者有之……这严重造成了资源的浪费，毒化了社会风气，不利于社会的可持续发展。因此，厉行勤俭节约，反对铺张浪费，刻不容缓。

厉行勤俭节约，加强思想教育是前提。俗话说，行动改变命运，而观念决定行动。要想真正在社会上树立勤俭节约之风，使社会成员能够真正践行节约的精神，需要从思想入手，转变观念。一方面，需要强化公民的节俭意识，使人民认识到节俭的重要性；另一方面，要加强节约方法的普及，使社会民众掌握正确的节俭方法。因此，政府要充分调动各大媒体的宣传作用，采取民众喜闻乐见的方式，加大宣传力度，形成勤俭节约的良好风气。

厉行勤俭节约，完善政策是保障。政策是党政机关做好节约工作、防止浪费行为的总依据和总遵循。通过建章立制，让大家有据可依，有法可循，从源头上狠刹奢侈浪费之风，为厉行节约提供重要的制度保证。因此，政府应当加快政策的完善，因地制宜、因时制宜、因人制宜地制定切实可行和行之有效的政策，从各个方面减少资源浪费。此外，应当加强政策的贯彻执行，保证政策的有效实施，并形成严格的监管和惩戒机制，让制度之剑悬挂在人们心中，形成强大的威慑作用。

厉行勤俭节约，推进科技创新是手段。虽有厉行节约精神与强有力的政策，但同样需要发挥科学技术的作用。有了以节约为目标的科技创新，才能使厉行节约不只是在精神，更在行动上具有更大的作用，才能形成事半功倍的效果。一方面，需要加大新技术新材料的研发，降低能源消耗，促进资源的可持续利用；另一方面，要加快绿色环保产品的研发力度并把投入使用，使新一代绿色产品在经济社会中发挥作用，真正打造节约型社会，构建生态文明。

天下大事必作于细，天下难事必作于易。要想真正扭转奢靡腐败之风，形成勤俭节约的风气，需要我们从细做起，从易开始。只有加强思想教育，完善政府政策，推进科技创新，才能真正构建节约型社会。只有让全社会共同行动起来，团结一致，形成合力，才能够真正节约资源，实现社会的可持续发展。

【范文 3-12】

建立文化品牌　提升国际竞争力

文化品牌是产业发展的源泉，文化品牌是精神文明建设的核心，文化品牌是文化软实力提升的关键。但是，我国目前文化发展存在诸多问题：文化原创能力不足，文化创新人才匮乏，政府的扶持力度不足，等等，不仅不利于文化产业的发展，更不利于提升国际竞争力。因此，建立本土文化品牌，提升文化竞争力对我国至关重要。

挖掘优秀本土文化是建立文化品牌的根本来源。民族的文化是民族精神的来源，而现今的本土文化必然由民族精神体现。儒家文化之所以流传千古，正是由于其中蕴含的民族精神为人称道，如"己所不欲，勿施于人"。上升到国家层面而言，即一个国家是否具有公信力，可能就在于这个国家在国际交流中有无强加意志于他国，是否能从对方国家的角度来思考问题。正是有了这种儒家的传统文化理念，使得我国独立自主的和平外交政策受到国际的尊重和支持。而传统优秀文化的挖掘离不开政府政策的扶持。只有民族牢记优良的精神并在当今社会发展文化品牌将其融合，才能推动我国文化品牌的建立。

兼容并蓄国外的文化是建立文化品牌的主要途径。在历史发展的长河中，技术创新必然会引起文化的改变。一种文化要发展，借鉴他国的优秀文化领域创新是十分必要的。试想，如果中药文化仅仅停留在传统的"望闻问切"等阶段，而无视西方医药等文化的发展，那么我国的医药领域会如此壮大吗？一种文化在国际背景下发展壮大，适当的借鉴是必要的。但是，借鉴并不是抄袭，而是有创新的发展。因此，在学习外来文化，吸收其优点的同时，兼顾自身优秀文化，强强联合，才能更好地发挥文化的内涵。

创新发展是建立文化品牌的不竭动力。文化会随着历史社会发展，而如何利用现有文化加之以必要的创新，推动文化品牌的建立是我国文化发展的瓶颈。当今我国就有因创新而影响国际竞争力的新事物。曾经 QQ 作为聊天软件，男女老少，乐在其中，交流和沟通非常方便。而腾讯在发展中没有停止创新，又推出新的社交软件"微信"，不仅促进了国人之间的交流，还促进了国际之间的交往。无形中提升了我国的文化竞争力。

习近平总书记强调"要精心做好对外宣传工作，创新对外宣传方式，着力打造融通中外的新概念新范畴新表述，讲好中国故事，传播好中国声音。"只有真正建立起有国际影响力的文化品牌，才能切实地为提升国家竞争力添砖加瓦，才能在全球化的背景中脱颖而出，才能最终屹立于世界之巅。

【思考与练习】

（一）名词解释

事务文书　计划　总结　调查报告　述职报告　申论

（二）填空

1. 事务文书有 _____、_____、_____、_____、_____ 五类。
2. 事务文书的特点有 _____、_____、_____、_____。
3. 计划的特点有 _____、_____、_____、_____。
4. 条文式计划的内容要素有 _____、_____、_____。

5. 总结的特点有 _____、_____、_____、_____。

6. 调查报告的特点有 _____、_____、_____、_____、_____、
_____。

7. 调查问卷表的结构由 _____、_____、_____、_____、_____ 构成。

8. 申论的特点有 _____、_____、_____、_____、_____。

（三）简答题

1. 什么是事务文书？事务文书有何特点？

2. 什么是计划？计划的主体一般由哪几个部分构成？

3. 什么是总结？写作总结要注意哪些问题？

4. 调查报告可以分为哪几类？有哪些特点？

5. 述职报告的主体由哪些内容组成？

6. 什么是申论？简述申论考试的特点。

（四）读写训练

1. 根据以下素材，以某学院党支部的名义，制定一份 2016 年上半年政治理论学习计划：

> 一、定计划时间：2015 年 12 月 20 日
> 二、学习内容：
> 1. 《中国共产党章程》
> 2. 《习总书记系列讲话读本》
> 3. "三严三实"教育活动
> 三、学习要求：
> 1. 院领导和支部负责人带头学习。（略）
> 2. 支部负责人组织本系教职工认真学习。（略）
> 3. 始终坚持理论联系实际的学习。（略）
> 四、措施：
> 1. 党支部中心组坚持每周学习一天……（略）
> 2. 各系党总支组织全体教师每周学习半天……（略）
> 3. 邀请专家做专题报告三次，时间再议……（略）

2. 按照要求写一篇 2016 年个人学习总结。

（1）内容：各门功课的学习情况及成绩；参加学校组织的各项活动情况；思想状况及阅读课外书情况等等。

（2）学习经验及体会。

（3）不足之处及改进措施。

3. 选取下列问题设计调查问卷。

（1）大学生消费结构调查。

（2）大学生勤工俭学调查。

（3）大学生网购情况调查。

（4）大学生人际交往调查。

（5）大学生就业情况调查。

4. 申论练习

下列的给定资料中引用了《论语》中的话："不学礼，无以立。"请以这句话为中心议题，

联系社会现实，自拟题目，写 篇文章。

要求：自选角度，见解深刻；参考"给定资料"，但不拘泥于"给定资料"；思路清晰，语言流畅；总字数1000——1200字。

学者F谈起自己在大学教授"中国文学史"和"古典文学作品选读"两门课的体会时说："为什么要学这些课？因为这些作品里，集纳了大量国学精华，学了确实可以净化人的心灵。我认为，眼下的大学教育，需要重新重视传统文化课程。"

在F看来，我们这个时代虽然崇尚科学，科技也越来越重要，但归根结底，科技由人来掌握。如果人的道德修养、文明素质不够，现代化早晚会毁于一旦。所以，在培养各行各业人才的同时，必须加强文化修养教育，它是一种潜移默化的东西，能让人受益终身。

"不学礼，无以立。"F说，这句话出自《论语》，意思是：一个人不学"礼"，不懂礼貌，不讲礼仪，就不懂得怎样做人、处世。或者说，一个人不懂得基本的规矩，就难以在家庭和社会中立身行事。而如果把"礼"与"立"做更宽泛的理解，那么是否"学礼"，是否懂得规矩，还事关公民意识的自觉、民族素质的提高、民族文化精神的弘扬乃至中华民族的复兴大业。或许正因如此，习近平总书记在十八届中央纪委第五次全会上提出要"严明政治纪律和政治规矩""把守纪律、讲规矩摆在更加重要的位置"。

一位资深媒体人L强调，如果不利用传媒，不能旗帜鲜明地打出美与丑、善与恶的旗帜，全民素质的提升就缺了一条重要途径。"我每天早晨上班开车时都听新闻广播。其中一个频道每天8点钟都会请一个权威人士来做公益报时，十几秒钟，几句话，传递出来的却是主流媒体倡导的一种价值观。久而久之，听众就会被正能量感染，这就是潜移默化。"

"早晨8点是黄金时段，拿出来做广告应该能挣很多钱。但如果媒体只想着经济效益，忘记了自己的责任，那是很悲哀的，这个社会就没救了。"在他看来，新闻宣传主管部门必须对大众传媒进行引导与监督，保证媒体都有一定的黄金时段用来进行公益宣传，提高国民素质。

L向记者提到了某电视台一则让自己感动的公益广告。"广告上一位患了阿尔茨海默病的父亲，什么都不记得了，但吃饭时还没忘儿子爱吃饺子，把饺子装进自己口袋，要给儿子带回去，广告语是'他忘记了许多事情，但从未忘记爱你'。这则广告触碰了我最柔软的神经，让我思念我的父亲。一个好的公益广告，能直击人的心灵，自然就起到了净化心灵的作用。这样的优秀公益广告太少了，媒体人如果自己都没做到真善美，他们在宣传真善美时都不投入感情，那还怎么教化别人呢？"

国家旅游开发研究中心张主任指出，新的旅游法规定，旅游者在旅游活动中应当遵守社会公共秩序和社会公德，尊重当地的风俗习惯、文化传统、社会公德和宗教信仰，爱护旅游资源，保护生态环境，遵守旅游文明行文规范。如果不遵守这些规定，就是违法。旅游法虽然只针对旅游业，但这步迈得很踏实。"在有章可循的前提下，还要做到有章必依、违章必罚。"

中国要进步，提升国人的素质刻不容缓。邓小平当年曾道出过这一点的重要性："我们国家，国力的强弱，经济发展后劲的大小，越来越取决于劳动者的素质，取决于知识分子的数量和质量。"如今，中国GDP全球第二，高速铁路迅猛延伸，载人航天器和载人潜水器把炎黄子孙送到了太空和深海……我们必须有与之相匹配的、不断提升的道德水准和个人素质，才能让中华民族的伟大复兴不仅体现在国家经济力量的强大，更是民族精神深远、长久的延续。

第四章 讲话类文书

【本章导读】

在现代社会的交往中，人们愈来愈重视相互之间信息和情感的沟通与交流，以促进个人或组织各项工作的顺利开展。讲话类文书是各级领导或个人在各种会议上、较为隆重的仪式上和某些公众场合宣读的文稿。它是理论修养、思维水平、政策水平、生活阅历、知识储备、言辞技巧等多方面综合素质的体现。本章通过对演讲稿、演讲技巧、朗诵、解说词、开幕词、闭幕词、祝贺词、迎送词、答谢词、讣告、唁电与悼词的概念、特点、作用和写法的介绍，旨在帮助学生掌握好讲话的艺术，在不同的场合、不同的环境下，将所要传达的思想、情感通过讲话充分地体现出来。

第一节 演讲稿与演讲技巧

学习目标：

1. 了解演讲稿的概念、特点、分类及作用。

2. 体会演讲稿巧妙的开头、严密的主体和有力的结尾。

3. 认真把握演讲技巧、克服怯场心理等演讲中的注意事项。

4. ※课堂训练：组织学生演讲比赛活动。旨在陶冶情操，加强修养，锻炼口才，展示形象，提高学生的口语表达、敏捷的思维能力。

一、演 讲 稿

（一）演讲稿的含义及作用

演讲稿也叫演讲词，它是在较为隆重的仪式上和某些公众场合上就某个问题对听众说明事理、发表见解和主张的讲话文稿。演讲稿是人们在工作和社会生活中经常使用的一种文体。演讲稿是进行演讲的依据、蓝本，它既是对演讲内容和形式的规范和提示，也体现出演讲的目的和手段。演讲稿的好坏直接决定了演讲的成功与失败。

演讲稿的作用很多。首先演讲稿可以理清演讲者的思路，精心组织材料，使演讲内容更加深刻和富有条理，中心突出，逻辑严密，从而帮助演讲者实现演讲的目的；其次演讲稿可以发挥"备忘"功能，帮助演讲者熟悉演讲内容，以此消除演讲时的紧张心理，增强演讲者的自信心。另外，还可以依据演讲稿的篇幅计算演讲时间，使演讲者能有计划地在较短的时间内充分表达演讲内容。

（二）演讲稿的种类

演讲按不同的标准有不同的类别，常见的有以下几种：

1. 政治演讲稿 政治演讲稿，就是针对国内政策、对外关系和重大社会生活而阐述政治主张、思想观点、方针政策，进行政治宣传鼓动的演讲稿。这种演讲在西方社会生活中最为常见，如政府首脑的就职演说、竞选演讲，政府官员的施政演说，以及一般人在群众集会和社会活动中就社会政治问题所进行的演讲等。著名的范例有林肯的《葛底斯堡的演讲》、丘吉尔的《圣诞节在美国的即兴演讲》，以及马丁·路德·金的《我有一个梦》等。政治类演讲稿的特点，首先是具有明显的社会性和时代性，政治观点鲜明，思想感情真诚炽烈，具有鼓动性、感染力和说服力；其次是具有严谨的逻辑性，政治鼓动类的演讲稿在提出、分析、解决问题的过程中，要有逻辑力量，这样才能使听众信服，才能赢得听众的理解和支持。

2. 学术演讲稿 学术演讲稿就是在学术性会议上发表自己的最新科研成果，介绍某一学科领域的发展状况，或进行科学知识普及性教育所进行的演讲文稿。除了专业科学技术工作者要参加各种各样的学术活动进行学术演讲，一些机关、企事业单位的领导也要经常参加学术类的活动，也应是科学技术方面的内行。因此，学术演讲稿具有广阔的应用范围。学术演讲稿的特点具有明显的学术性，是对某一学科领域中的现象或问题的系统剖析和阐述，能够揭示事物的本质及发展的客观规律。另外，在内容上具有创造性和新颖性，对科学问题有独特的发现和独到的见解，有自己的新见解、新材料、新方法。学术演讲具有很强的专业性，它要涉及许多有关复杂抽象的科学道理和不易被一般人所理解的专业术语，为此，撰稿时要对某些专业知识进行必要的注解，要把抽象深奥的科学道理表达得深入浅出，通俗易懂。

3. 思想教育类演讲稿 思想教育类的演讲稿是针对人们的思想动态和倾向，以有力的事实和论证，以充沛的情感来歌颂、引导听众树立正确的人生观、世界观，激励听众为理想、为事业而奋斗。这类演讲稿适用于演讲比赛、主题演讲会等。所以，思想教育类的演讲稿具有时代性的特点，具有浓郁的时代气息。在写作这类演讲稿时，要把握时代精神，讴歌新人、新事、新思想、新风尚。为此，要通过大量翔实的材料，具体生动地阐明自己的观点，运用具体生动的事例和形象直观的表达，去打动听众，使之自觉自愿地接受演讲者的观点，在不自觉中受到感染，并引起思想上的共鸣。

4. 课堂演讲稿 课堂演讲稿可分为两种：一种是教师在传授知识时使用的；一种是学生为培养自己演讲能力使用的。

这两种演讲稿的写作有共同的要求：目的要明确，内容要充实，时限性要强，语言要生动简洁。

（三）演讲稿的特点

演讲是演讲者在现场与听众双向交流信息，是演讲者与听众、听众与听众的三角信息交流。演讲者不能以传达自己的思想和情感、情绪为满足，他必须能控制自己与听众、听众与听众情绪的应和与交流。所以，为演讲准备的稿子就具有以下六个特点：

1. 针对性 演讲是一种社会活动，是用于公众场合的宣传形式。它为了以思想、感情、事例和理论来晓谕听众，打动听众，"征服"群众，必须要有现实的针对性。所谓针对性，首先是演讲者提出的问题是听众所关心的问题，必须是针对具体的听众来决定的，而不是单凭演讲者本人的主观好恶。这就需要演讲者在写作时首先要了解听众的基本情况，比如职业、文化程度、思想觉悟、兴趣爱好，以及目前他们最感兴趣的问题和态度如何等。要缩短演讲者与听众的心理距离，为演讲的成功创造良好的条件。其次是要了解听众对象不同，层次不同，"公众场合"的类型不同，如党团集会、社会团体、宗教团体、各类会议、各种俱乐部、学校等，写作时要根据不同场合和不同对象，为听众设计不同的演讲内容。

2. 新奇性 所谓新奇性就是演讲稿思想内容必须新颖奇特。唯如此，才能激发听众的兴趣，给人耳目一新的印象和感觉。相反，老生常谈、陈旧过时的主题不会有什么听众。

所以，演讲稿思想内容要丰富、深刻，见解精辟，有独到之处，发人深思，语言表达要形象、生动，富有感染力。如果演讲稿写得平淡无味、毫无新意，即使在现场"演"得再卖力，效果也不会好，甚至相反。

3. 鲜明性 所谓鲜明性就是演讲的主题一定要清楚明了。任何演讲的主题无论大小新旧，要向听众讲清楚，你要说明什么样的问题，使听众有一个清晰的认识。所以，演讲的内容一定要通俗易懂，旗帜鲜明，主题单一明确。鲜明突出的主题是整个演讲的线索，也是听众思考的方向，要引导听众一起来思考探讨，最后走向演讲者所希望的观点和主张。

4. 适当性 所谓适当性就是演讲的内容要适合演讲的时间、地点、听众的情绪和当时的气氛。如在喜庆活动中就不要讲什么过于严肃的问题，可谈一些轻松愉快的话题，否则就会大煞风景，引起他人的反感。此外，还要注意根据时间的长短来安排内容，时间短内容就写一些小问题，时间长就写一些较大的问题。一般不要希望在短时间内把一个大问题讲清楚。

5. 口语性 所谓口语性是演讲稿区别于其他书面表达文章和会议文书的重要方面。书面性文章无须多说，其他会议文书如大会工作报告、领导讲话稿等，并不太讲究口语性，虽然由某一领导在台上宣读，但听众手中一般也有一份印制好的讲稿，一边听讲一边阅读，不会有什么听不明白的地方。演讲稿就不同了，它有较多的即兴发挥，不可能事先印好讲稿发给听众。为此，演讲稿必须讲究"上口"和"入耳"。所谓上口，就是讲起来通达流利。所谓入耳，就是听起来非常顺畅，没有什么语言障碍，不会发生曲解。尽量把长句改成适听的短句；把倒装句改为常规句；把听不明白的文言词语、成语加以改换或删去；把单音节词换成双音节词；把生僻的词换成常用的词；把容易误听的词换成不易误听的词。这样，才能保证讲起来朗朗上口，听起来清楚明白。

6. 临场性 所谓临场性就是演讲活动是演讲者与听众面对面的一种交流和沟通。听众会对演讲内容及时做出反应：或表示赞同，或表示反对，或饶有兴趣，或无动于衷，演讲者对听众的各种反应不能置之不顾。因此，写演讲稿时，要充分考虑它的临场性，在保证内容完整的前提下，要注意留有伸缩的余地。要充分考虑到演讲时可能出现的种种问题，以及应付各种情况的对策。总之，演讲稿要具有弹性，要体现出必要的控场技巧。

（四）演讲稿的结构要求

结构是指演讲稿的布局，也就是对于文字材料的安排，即如何开头，如何结尾，主体如何展开，具体材料的先后顺序和详略程度，等等。演讲的结构安排是一个重要的问题，合理的结构能够清楚地展现出各个段落与层次之间的内在联系，有效地增强演讲的逻辑力量。反之，则会使演讲显得杂乱无章。借用元代乔梦符的话来说就是："作乐府亦有法，曰凤头、猪肚、豹尾是也。"演讲的结构安排如同写文章一样，可以用一句话来概括：凤头、猪肚、豹尾。也就是说开头要漂亮，中间要丰满，结尾要干净利落。

1. 开头要巧妙 演讲的开头，也叫开场白。它在演讲稿的结构中处于显要的地位，具有特殊的作用。拿"凤头"做比喻，要求开头新颖精巧，出语不凡，引起激情。瑞士作家温克勒说："开场白有两项任务，一是建立说者与听者同感，二是如字面所释，打开场面，引入正题。"演讲的开头必须能够吸引听众、激发听众的兴趣。开头的具体形式多种多样，常用的有以下几种：

（1）明了式：明了式就是开门见山，直接表明演讲的中心内容。有的人演讲，开头常讲一些没有必要的客套话，但这些客套话如果运用的对象、场合、分寸、时机不当，也容易造成相反的效果。其实，演讲者说这种"多余的话"，并不一定是出自本心，不过是受了陈规旧套的影响，听人家这么说，自己也这么说，结果，往往使听众松弛了注意力。简洁明了，使听众能清楚地了解演讲的中心。如演讲《新时代的流行色》是这样开头的：

青年朋友们，说起流行色，你恐怕会联想到大街上姑娘们漂亮的衣裙，商场橱窗的炫目的广告，甚至一盒巧克力的包装。赤橙黄绿，千变万化，姹紫嫣红，时时刷新。啊，不不！我所说的流行色，可不是种种赏心悦目的色彩形象，而是当今时代人们的精神风貌。

像这样的开头，听众就容易了解演讲的主题和目的是什么。运用这种方法，必须先明确把握演讲的中心，把要向听众揭示的论点摆出来，使听众一听就知道讲的中心是什么，注意力马上集中起来。

例如，李燕杰《国家，民族与正气》的演讲这样开头：

每个青年都关心自己祖国和民族的命运。国家的正气，民族的正气，是团结鼓舞群众积极向上的巨大力量，是一个国家，一个民族兴旺发达的重要精神支柱。我今天就想以"国家、民族与正气"为题做一个发言。

这个开头把整个演讲的要旨概括出来了。强调了国家的正气、民族的正气的巨大作用，让听众对所讲的内容有个初步的整体上的印象。但这类开头如果用得不好，容易流于平淡。

（2）提问式：提问式的开头就是以提问题的方式来开始演讲。提出一些激发听众思考的问题，以引起听众的兴趣。这种问题并不一定要听众来回答，但它能够引导听众来思索，有效地吸引听众的注意力，激发听众的兴趣。这种问题应该新颖、独特。

例如，演讲《为了我们的父亲》是这样开头的：

同学们，你们见过青年画家罗中立的油画《我的父亲》吗？如果见过，还记得那位动人的中国老年农民的形象吗？让我们再看看这幅油画，再看一看我们的父亲吧！这是一张忠厚的、善良的、朴实慈祥的老人的脸，在那一道道深深的皱纹中，仿佛隐藏了一生的艰辛。眼睛有些昏花，但却安详，没有悲哀和怨恨，有的却是无限的欣慰和期望。你看，他这双勤劳的大手，青筋罗布，骨节隆起，虽然粗糙得像干枯的树皮，但却很有力量。他把自己一生的精力和满腔的心血，都交付给了我们祖祖辈辈劳作生息的土地，交付给了正在成长发育的儿女子孙，他已经到了安度余生的晚年，却仍然头顶烈日在田里耕耘，用他仅有的精力，换来背后的满场金谷。他勤劳一生，创造了生活的一切，编织着美好的未来。

这个开头以提问的方式，唤起听众的回忆和想象，成功地塑造了一个父亲的高大形象，为整个演讲的顺利进行铺平了道路。

云南大学学生王来柱的演讲《人生的支柱是什么？》，开头是这样的：

有这样一个问题常在我的脑海里萦回。是什么力量使爱因斯坦名扬天下之后仍在继续攀登科学高峰呢？是什么力量使张海迪在死神缠绕之时仍锐意奋进呢？这大概是当代青年，特别是我们大学生讨论最多的问题之一，也是我今天演讲的题目。

这个开头所提出的问题是发人深省、引人思考的，容易一下子把听众引导到演讲的主题上。

（3）引用式：引用名人名言开头。哲理深邃、富于文采的名言，很受听众尤其是求知欲强烈的青年人的欢迎，能一下子吸引他们的注意。引用名人名言要注意严格选择，既要和演讲主题合拍，又要适合听众的实际；既要见解独特，又要新颖生动。如果用一些听众熟知的司空见惯的名言，则可能弄巧成拙，引起反感。英国19世纪著名的博物学家赫胥黎在《进化论与伦理学》中就引用了塞斯卡《书信集》的名言作为开头：

我时常跨越防线，到敌人阵营方面去，但不是当逃兵，而是做侦察员。

引用的名言实际上是个比喻：在学术研究中也要像当侦察员一样了解对手，而绝不能当逃兵！

（4）原因式：原因式就是从自己演讲的原因谈起。任何演讲都是演讲者有感而发的。那种无病呻吟的演讲是不会受人欢迎的。演讲者表明自己演讲的原因，能够获得听众的同情和理解。如18世纪中叶，美国著名的政治家帕特里克·亨利的演讲《在弗吉尼亚州议会上的演说》就是这样：

"主席先生：诸位可敬的先生们已向议院提出了请愿，我比任何人都更高度地赞赏他们的才干和爱国之心。然而，对同一事物往往各人有各人的见解。虽然我的观点与他们截然不同，但当我毫无忌讳、畅所欲言时，但愿不被误以为是对先生们的不恭。现在不是客气礼让的时候，议院所面临的问题是我们国家正处于兴败存亡之际。我认为，这是关系到享受自由还是蒙受奴役的大问题。鉴于它问题重大，我们的辩论应该允许各抒己见。只有这样，我们才有望得到真理，才可能对上帝和祖国尽到神圣的职责。我以为，这种时刻若是怕冒犯诸位而隐瞒自己的观点，这是对祖国的背叛，也是对居于人间一切君王之上的万物之主的不忠。"

这个开头十分清楚地说明了演讲者自己走上讲台，提出不同看法是出于发自内心的爱、同情感和责任感，从而获得了听众的理解与认可。

再如《在欢迎民主柬埔寨代表团宴会上李先念主席的讲话》的开头：

在我国举国上下，万众欢腾，热烈庆祝中华人民共和国诞生35周年的日子里，以西哈努克亲王为团长，宋双和乔森潘阁下为副团长的民主柬埔寨代表团特地来参加我国的庆祝活动，并进行正式友好访问，我们感到格外高兴。我代表中国政府和人民，对你们的光临表示热烈的欢迎和衷心的感谢。

这个开头，说明了这次演讲的背景、起因，使听众了解这篇讲话是在怎样的一种情况下讲的。

（5）"套近乎"式。听众与演讲者之间一般总会有感情距离，"套近乎"能缩短这个距离，有助于演讲的成功。"套近乎"的方法很多，比如称赞所在地的优良风俗，名胜古迹，建设成就；称赞听众的美好品格，盛情接待；也可以描述自己的一段生活经历，在工作、学习、生活中碰到一些问题或烦恼；也可以叙述自己早已在这里读书、工作过，或从其他渠道了解到这里的情况而早已心向往之；等等。这样容易使听众产生一种亲切感。据记载，1858年，林肯竞选上议院议员，有人扬言要杀死他。许多朋友也劝他不要去了，但林肯不被吓退，他这样开始了演说：

听说在场的就有些人下定决心要和我作对，我实在不明白为什么要这样做，我也和你们一样是一个率直的平民，我为什么不能和你们一样有发表意见的权利呢？好朋友，我不是来干涉你们的，我是你们中间的一员。……

林肯这个"套近乎"的开场白，得到了喝彩，一下子就融化了隔在双方中的冰层，使听众产生了强烈的共鸣，接受了他下面演说的意旨。有些原先敌视他的人，后来竟成了林肯的支持者。

（6）实物展示式。以实物为话题，由此引申开去。当你在听众面前亮出事先准备好的实物时，会给听众一种新鲜感。实物可以是一幅画，一张照片，一张统计表……当你把实物分析说明清楚时，实物就有助于阐述思想。

20世纪80年代大学生演讲比赛的获奖者、当时锦州师范学院学生沈萍的演讲《为了我们的父亲》，就是从画家罗中立的油画《我的父亲》说起的。在对画中艺术形象所蕴含的思想的分析中，引导听众从老年农民欣慰而期待的神情中，看到祖国和人民对青年一代的殷切期望。演讲者一开头就展示了这幅画，随着她的分析，很快就把听众吸引住了。

此外，演讲的开头方法还有很多。演讲者要因时、因地、因人而异，灵活运用。总的要求是一开头就牢牢地抓住听众，像磁铁一样把听众吸引过来，调动听众的积极思维，让听众跟着你的思路去想，为引入正题创造有利条件。

开场白一是不要谦辞过多，否则会使人感到啰唆，甚至不真诚；二是不宜太长，以免头重脚轻，挤兑正文；三是不宜卖弄噱头，哗众取宠，使人觉得滑稽可笑；四是尤其不能居高临下，炫耀自己，影响与听众的感情交流。

2. 主体要严密　演讲稿在开头后要迅速转入主体，这是演讲的正文和核心部分，也是演讲稿的高潮所在，能否写好，直接关系到演讲的质量和效果。主体就是演讲稿的中心部分，拿"猪肚"做比喻，要求主体部分内容充实，材料繁复，血肉丰满，条理分明，富于严密的逻辑性。议论性演讲，则要求观点正确，论据充分，论证严密，雄辩地证明自己论据的正确性。叙事性演讲则要求事例生动典型，言之有理，言之有情，情理交融，充分体现演讲的说理性和感染性，等等。常见的主体形式有并列式、渐进式和融合式。

（1）并列式：并列式就是将中心论点分成几个论点来全面地阐述和论证，也就是将整体分成几个并列的部分，再以中心论点为线索将部分串成一个整体。这种方式层次分明，全面严谨，比较适合论证重大的问题，特别是适合于学术性演讲。

（2）渐进式：渐进式就是将中心论点由浅入深，层层推进，渐入中心，这种方式将层次与层次联系得非常紧密，丝丝入扣，而且容易让听众理解和接受演讲者的主要观点。

（3）融合式：融合式就是将具体的事例和所要讲述的道理融合在一起，边叙述具体事例，边阐述道理，夹叙夹议，寓理于事，寓事于理，合情合理，显得非常自然，通俗易懂。

3. 结尾要有力 结尾就是演讲稿的最后部分，是演讲稿的有机组成部分。拿"豹尾"做比喻，就是要求结尾简短有力，干净利落。结尾往往代表整个演讲给听众的印象，言简意赅、余音绕梁、能够使听众精神振奋，并促使听众不断思考和回味。所以，好的结尾可以深化主题，引起听众深思。常见的结尾有以下几种：

（1）总结全文：结尾是把整个演讲的要旨概括地重复一下，能使听众得到一个清晰而完整的印象。起到画龙点睛的作用，和开头首尾相互呼应、前后一致，加强听众的理解和印象。较长的演讲尤其如此。有位作"五讲四美"演讲的同志用四句话做总结："国事肩上挑，旁观非英豪，牢骚难救国，实干最可靠。"不但总结了全文的要旨，而且把是非、正误也表达出来了。

（2）展示前景，鼓舞人心：演讲快结束时用一些感情激越的话语，使演讲达到高潮，对听众的理智和感情进行呼唤，使听众受到鼓舞并付诸行动。第二次世界大战初期，戴高乐在英国伦敦向法国人民发表了《反法西斯广播演说》，他在结尾说："无论发生什么情况，法兰西抵抗的火焰绝不应该熄灭，也绝不会熄灭。"真是振臂一呼，使全国听众为之热血沸腾。

（3）用希望性语言结束：就是以热情奔放的语言来表达演讲者的感情和思想主张，向听众提出热切的希望和所要采取的行动。又如郭沫若演讲《科学的春天》的结尾："春分刚刚过去，清明即将到来。'日出江花红胜火，春来江水绿如蓝。'这是革命的春天，这是人民的春天，这是科学的春天！让我们张开双臂，热烈地拥抱这个春天吧！"郭沫若热情洋溢地向听众提出热切的希望，鼓舞听众。

（4）用哲理性的语言结束：它能收画龙点睛之功，有使听众回味无穷之效。例如，《鲁迅文集·杂文集·集外集拾遗》中，收录"老调子已经唱完——二月十九日在香港青年会讲离奇，其实是并不奇怪的"篇目，结尾是这样的，"但是，坐监却独独缺少一件事，这就是：自由。所以，贪安稳就没有自由，要自由就总要历些危险。只有这两条路。哪一条好，是明明白白的，不必待我来说了。现在我还要谢诸位今天到来的盛意。"

（5）用风趣幽默的话语作结：使听众觉得饶有趣味，能给人轻松愉快之感。有位外国的演说者在结束演说时，穿上外套，戴好帽子，拿起手套，然后幽默地对听众说："女士们，先生们，我已经结束了自己的演讲，你们呢？"结果赢得了热烈的掌声。

演讲稿的结尾多种多样，总的来说就是要给听众留下深刻的印象。演讲的结尾是整个演讲的结束，结尾留给听众的印象往往就代表了整个演讲留给听众的印象。如何给听众留下深刻的印象呢？美国作家约翰·沃尔夫说："演讲最好在听众兴趣未尽时戛然而止。"因为演讲高潮时听众大脑皮层高度兴奋，注意力和情绪都处于最佳状态，这时突然结束演讲，保留在听众中的印象就特别深刻。演讲的结尾最忌拖泥带水，当收不收，意已尽而言未止；其次是过于草率，敷衍了事，后劲不足，松散无力。

（五）演讲稿的语言要求

演讲稿的语言是表达演讲者思想和感情的主要手段，所以要增强演讲的说理性和感染性，就必须对演讲的语言进行适当修辞。但这种修辞不同于文学创作，它必须符合演讲的特点，做到贴切恰当，通俗易懂，形象生动和简洁凝练。

1. 贴切恰当　贴切恰当，就是用词要准确，表达要恰当。演讲是一种有时间限制的综合性语言艺术。如果在演讲中用词不准确或使用不当，或对之进行纠正，就会破坏演讲的主体美。所以在撰写演讲稿时，一定要字斟句酌，反复推敲，选用准确的词语来恰当表达演讲内容，特别是要注意一些形容词、成语或歇后语的使用。如"他真是被窝里放屁——能闻（文）能捂（武）"就不恰当，破坏了演讲的美感。

2. 通俗易懂　通俗易懂，就是要用大众化的口语来进行演讲。演讲稿的选词造句一定要注意它是否能够很容易地被听众理解和接受。对于那些听众不太熟悉的学术名词、专用术语、古文引用等要尽可能少用，而要把这些艰深难懂的词语变成听众容易理解的词语。

另一方面，演讲稿的语言要讲究美感，但这并非意味着要用华丽辞藻进行堆砌，有时朴实无华的语言反而会引起听众的兴趣。

3. 形象生动　形象生动，就是要运用一定的语言技巧，如比喻、拟人、夸张等手法和幽默风趣的语言，把演讲内容中抽象、枯燥的东西变成具体的、有趣的、容易理解的东西。如闻一多的《最后一次演讲》结尾处的"我们不怕死，我们有牺牲的精神，我们随时像李先生一样，前脚跨出大门，后脚就不准备再跨进大门"，就形象地说明了闻一多先生视死如归的大无畏精神。

语言是一个取之不尽用之不竭的巨大宝库，只要我们平时多注意积累和挖掘，并加以巧妙地运用，就会使演讲变得生动活泼，充满生机。

4. 简洁凝练　简洁凝练，就是说演讲的语言要言简意赅。演讲的语言最忌讳拖泥带水，凡是成功的演讲都讲究语言的简洁性，像林肯的著名演讲《葛底斯堡演讲》就只有 10 个句子、600 字左右，但它是不朽的演讲名篇。所以，演讲的语言一定要"精"，对于那些多余的、重复的词句一定要毫不留情地删除。

【范文 4-1】

葛底斯堡演讲

87 年以前，我们的祖先在这大陆上建立了一个国家，它孕育于自由，并且献身给一种理念，即所有人都是生来平等的。

当前，我们正在从事一次伟大的内战，我们在考验，究竟这个国家，或任何一个有这种主张和这种信仰的国家，是否能长久存在。我们在那次战争的一个伟大的战场上集会。我们来到这里，奉献那个战场上的一部分土地，作为在此地为那个国家的生存而牺牲了自己生命的人的长眠之所。我们这样做，是十分合情合理的。

可是，就更深一层意义而言，我们是无从奉献这片土地的——无从使它成为圣地——也不能把它变为人们景仰之所。那些在这里战斗的勇士，活着的和死去的，已使这块土地神圣化了，远非我们的菲薄能力所能左右。世人会不大注意，更不会长久记得我们在此地所说的话，然而他们将永远忘不了这些人在这里所做的事。相反，我们活着的人应该献身于那些曾在此作战的人们所英勇推动而尚未完成的工作。我们应该在此献身于我们面前所留存的伟大工作——由于他们的光荣牺牲，我们要更坚定地致力于他们曾做最后全部贡献的那个事业——我们在此立志宣誓，不能让他们白白死去——要使这个国家在上帝的庇佑之下，得到新生的自由——要使那民有、民治、民享的政府不致从地球上消失。

亚伯拉罕·林肯
1863 年 11 月 19 日

　　[分析：《葛底斯堡演讲》是美国前总统亚伯拉罕·林肯最著名的演说，也是美国历史上为人引用最多的政治性演说。1863年11月19日，即美国内战中葛底斯堡战役结束后的四个半月后，林肯在宾夕法尼亚州的葛底斯堡国家公墓（Gettysburg National Cemetery）揭幕式中发表此次演说，哀悼在长达五个半月的葛底斯堡战役中阵亡的将士。虽然这是一篇庆祝军事胜利的演说，但它没有好战之气。相反，这是一篇感人肺腑的颂辞，赞美那些做出最后牺牲的人们，以及他们为之献身的那些理想。全文以不足600字的字数，修辞细腻周密，2到3分钟的时间，林肯诉诸独立宣言所支持的"凡人生而平等"的原则，并重新定义这场内战：不只是为联邦存续而奋斗，亦是"自由之新生"，将真平等带给全体公民，体现了"民有、民治、民享"理念。林肯的这篇演讲稿，也是美国文学中最漂亮、最富有诗意的文章之一，演讲手稿收藏于美国国会图书馆，其演说稿的黄金重复制品，长存于牛津大学。至今，人们也常在许多重要场合提起或朗诵它。]

【范文4-2】

<h3 style="text-align:center">为了梦想，我们一直眺望远方</h3>

大家好！

　　"人可以走向天堂，但不可以走到天堂。"史铁生此话颇具深意，我读后许久方豁然开朗。人活着就需要一个奔头，于是我们才能启程，满怀希望与憧憬。人生是翻越一座又一座的山头，如果在登上某座峰后突然没了目标，便将茫然无措。而中共十八大的召开，就像一个崭新挺立的山头，让全国人民，在历经过去5年奋斗后，又找到了新的目标与挑战。

　　在一场拔河比赛中，只有每个人都朝着同一方向一起使劲，胜利女神才会降临。而共产党带领全中国人民，奔着共产主义这个遥远的中国梦而去，同样需要我们一致的心灵方向。金字塔的建成并非朝夕之事，强大的基部是关键。而我们当代大学生，作为芸芸众生中的一部分，则拥有着起承转合的作用。画笔握在我们手中，祖国未来的蓝图由我们描绘，社会兴衰的重任已渐落彼肩。"一心只读圣贤书"不应是21世纪新青年的写照，我们的生命状态是"on the road"，无论是心灵还是脚步，总要有一样在路上。中国需要我们有实干的精神，而非水中望月；社会需要我们有独特的想法，而非亦步亦趋；人民需要我们有博爱的心灵，而非狭隘阴暗。

　　作为一个被钱塘江水孕育的浙江人，每当漫步西湖水萦绕的白苏二堤，聆听南屏悠扬的晚钟，细读气势磅礴的《满江红》，心中自豪之情油然而生。一座从历史走向未来的城市，文化底蕴之丰，艺术气息之郁，令人不禁想要登峰造极。都说江南人杰地灵。南宋时有陆游忧国忧民、岳飞精忠报国，如今风云浙商撑起经济一片天，许多"最美"的社会人士传扬精神文明，创造了人间最美的奇迹。这些无不在冥冥中预示着：古人与今人，都在用自己的行动编制一个属于自己、属于民族的浙江梦，中国梦。

　　央视每年都会评选感动中国十大人物。他们中有的为祖国的腾飞充当助燃剂，有的一生致力于奉献帮扶，都是将小我投身于大我，好像沙漏上端的沙子永远在向下流淌一样。我看了2012年这一期《感动中国》，当选的多为浙江人，为此我再一次深感骄傲！在面对这样的大无畏、大无私的行为时，或许很多人除了叹服便再无其他。哲人有言："现实是此岸，理想是彼岸，行动则是架在湍急河流之上的桥梁。"是的，我们需要实干，需要实践！通过自己的努力将浙江建设得更美好，让地球转动得更和谐。

　　但仍会有人迷惑。我们在被这些行为感动的同时，是否也要去做这种前无古人、后无来者的创举，才能感动中国、让社会进步呢？非也，"勿以善小而不为"。狄更斯亦曾言："如果我能够弥补一个破碎的心灵，我便不是徒然地活着；如果我能够减轻一个生命的痛苦，抚慰一个生命的创伤，或者让一只离巢小鸟回到家里，我就不是徒然地活着。"人生很长，人世很短，我们需要做的，是活在当下。

"喂马、劈柴，周游世界……关心蔬菜和粮食……我只愿面朝大海，春暖花开……"理想与现实或许很难统一，但如果我们以乐观积极的生活态度迎接每一天的挑战，以幸福美好的视角来观察这个世界，用智慧与巧手美化每一个小细节，那么，相信蝴蝶效应的爆发，13亿人的努力会化作久旱所逢的甘霖，现实与理想的距离会一步步缩小，大同社会不再只是空谈而已。

从明天起，做一个热爱生活的人，出门走着瞧着聊着闹着。

从明天起，做一个博闻强识的人，书看着茶品着思考着彷徨着。

从明天起，做一个关心社会的人，互助着参与着微笑着关注着。

一次微笑，一个手势。一句提醒，一次挺身。

一段旅程，一种参与。一方养育，一种传承。

点点星光，汇成浩瀚的银河；最美青年，扬起圆梦的风帆。

谢谢大家！

××

2012 年 6 月 6 日

二、如何让演讲成功

演讲的好坏，能不能让听众进入你的演讲内容，是由很多因素决定的，能否很好地运用这些因素，形成符合自身的技巧，对于演讲者来说十分重要。通过演讲者声音的变化、表情的演绎和手势的运用，让演讲的内容得到完美的展示，从而感染观众、达到演讲的效果，这就需要注意以下几个方面：

（一）克服怯场心理

怯场是指演讲者临场因紧张害怕而神态举动不自然，不能正常发挥演讲水平的心理状态。造成怯场的原因是：缺乏演讲成功的思想准备，一上台就心慌意乱，手足无措。思想压力过重，患得患失，影响精力集中。害怕讲错或讲不好使自己的威信受到影响。担忧自我形象不佳，总感到恐惧、害怕、坐立不安。要克服这些怯场情绪需要做到以下几点：

1. 明确演讲目的 演讲是为了发表自己的思想、抒发自己的感情，而绝不是为了炫耀自己，出人头地。方向明确了，目的端正了，就必然会带着健康的成功欲望去发表演讲，表现出良好的精神状态。

2. 增强自信心 演讲者应该正视自己，应当看到自己的短处，但也有长处，"天生我材必有用"。自以为什么都不如人，这种自暴自弃的心理是有害的。当自卑感和胆怯心理向自己袭来时，应当自我激励，充满自信，认为是对的，应该勇敢地登上讲坛呼吁、呐喊，而不能顾虑重重，前怕狼后怕虎。

3. 做好演讲前的各种准备 不少人怯场是由于缺乏准备而造成的，因此，要想克服怯场情绪，就必须做好演讲前的各种准备工作。如果演讲前马马虎虎，既不熟悉要讲的内容，也不懂得如何使用态势语，已经走上讲台，心中却还没谱，那么，势必陷入手足无措的忙乱之中，随之而来的还会是紧张、可怕的心理威胁。

4. 学会刻意模仿，并要争取更多锻炼的机会 对那些在演讲场合能做到泰然自若、受到欢迎的演讲者的举止和风度，要仔细地加以观察和分析，并刻意地进行模仿。模仿对象，不应局限于身边的同学、老师和朋友，还应该运用视觉和听觉手段进行模仿。比如，在看电视新闻节目中，各国领导人的报告或谈话，就经常为我们提供模仿的范例。不少电影中也经常出现激动人心的演讲场面。我们都可以有选择地模仿他们，这种模仿要结合自己的具体情况，力求做到融会贯通，扬长避短。还要争取多锻炼的机会，比如，在班组讨论会上要积极发言；在茶余饭后、课上课下，敢于参加有关问题的讨论与争辩；在业余时间，要坚持朗诵诗歌和散文等，以培养自己的胆量，克服胆怯心理。

（二）出场亮相要领

1. 仪态要端庄稳健 当主持人请演讲者开始演讲时，在听众鼓掌声中，演讲者从走向讲台到面对听众站定，这段时间虽短却是演讲者的当众亮相，应给予高度重视。演讲者要做到态度谦和，落落大方，始终带着诚挚的微笑，这样，就会给听众留下和蔼可亲的印象。在走向主席台时，演讲者应该用眼睛的余光扫视听众，两臂放松，自然摆动，步履稳健地径直朝前走，面部表情庄重大方、从容自信、精神饱满、亲切自然、坚定热情。

2. 形象要大方自然 有的演讲者在登台时，低头弯腰，显得忸怩局促；或为了给听众造成一种高雅、优美的形象，却有矫揉造作之感；有的还未等介绍完毕，就急不可待，走上讲台，显得鲁莽浮躁；还有的演讲者为了稳定情绪，动作过于缓慢等不自然的表现。所以，在演讲开始前这段时间内，演讲者应通过自己得体的礼仪，稳重的举止，感染和吸引听众，从而为即将开始的演讲创造一个和谐、适宜的气氛。

3. 心态平静，表情亲切 演讲者登台之后，不要紧张，情绪放松。面对听众站立后，郑重诚恳地敬个礼，然后要暂停几秒钟，目光环视全场，用微笑的神情面对听众。心理上要镇定，做到"心中有听众"，清楚自己要讲什么，做到对听众负责。开场白也可以说一点轻松的话题，缓解气氛，调整情绪。如果有嘈杂不静的情况发生，那就要稍候片刻，眼睛平视发出声音的地方，以使会场安静下来。与此同时，要挺起胸腔，深吸一口气，平静一下自己的心情，然后再开始演讲。

（三）演讲的技巧

1. 用态势语塑造自己的形象 态势语是口语交际活动的辅助手段，是通过体态、手势、表情、眼神等非语言因素，传达信息的一种言语辅助形式。又称体态语。演讲者在台上，是众目注视的焦点，他的举动，哪怕是点点微小的变化，都给听众留下深刻的印象。根据会场的布局，演讲者要站在讲台前部中央，要注意站姿。发表演讲时，头保持端正，声音、站姿、手势与走动应该做到有力自然。

态势语在结尾也很重要，配合有声语言，可以有力挥动臂膀表示强烈的情怀，可以举起双手做欢呼的样子，也可以含笑点头做出文雅端庄的姿态等等，总之要根据内容需要设计不同的态势语为自己造势，给听众留下深刻印象。

2. 注意称呼和敬语的使用

（1）演讲中称呼的使用：称呼属于说话的技巧和艺术，是演讲不可缺少的部分，面对不同的听众，演讲者可以在开头说"同志们"，以及"同胞们""朋友们""诸位"，或者在特定的场合称"先生们""女士们"等。称呼要合乎听众群体的身份，要简洁、明快，显示对人的尊重和礼貌。

（2）敬语的使用：敬语即尊敬的用语，表示对听众客气和尊重。适当使用一些，可以使人听起来顺耳舒服。例如，"我很高兴来到贵学院"这样一句话，就比"我很高兴来你们这里"显得文雅。"尊贵的来宾"，"尊贵的女士们、先生们"，就比"你们好"庄重而亲切。得体的称呼，表现出演讲者以诚待人，与听众沟通的思想感情，一声充满情感的称呼，还能引起听众的注意。但敬语要适合情境，不宜使用过多，也不宜使用过分。

（3）称呼一般用于演讲的开头，中间和结尾，有其独特的作用。称呼不能遗漏部分听众，也不能过于随便。要符合演讲内容及听众身份。还有的演讲者一上场就没有注意使用称呼，开场就讲。这些做法都没能够发挥称呼应有的作用。

3. 控制与调节过激情绪　所谓过激情绪，是指演讲者在演讲时不能冷静地、适度地运用情感，使自己的演讲情绪无法控制的现象。这种过激情绪，如不加以控制与调节，就会影响演讲者演讲才能的充分发挥，不利于取得演讲的成功。

（1）要牢牢把握演讲的主旨：在演讲中，演讲者一举一动、一言一行，都要围绕着主旨而发，而不能一味追求趣味性，迎合少数听众的猎奇心理。

（2）要精心研究演讲内容，材料安排既丰富又充实，既有思想性又有趣味性，这样，就可以为临场发挥创造条件。激情必须以思想内容为基础，思想内容必须以激情及技巧来表现。只有做到内容、激情、技巧完美统一，才能获得好的演讲效果。

（3）要理智地控制自己的情绪，不要被过于兴奋或过于悲伤的感情左右，这样，就可以避免情绪无法控制的现象。

4. 控制冲动情绪　冲动情绪，往往产生在演讲者起劲讲，听众不愿听的时候。碰到这种情况，有些演讲者就沉不住气，立即流露出不满意的神态。这种情绪会抑制演讲水平的发挥，进而影响演讲的效果。要防止这种情绪的出现，应做到：

（1）演讲中遇到不愉快的情况，感情强烈时，要多告诫自己，不可发火，不可乱加批评。拿破仑有一句名言："从伟大到可笑，只有一步之差"。

（2）演讲中出现会场气氛冷淡、听众不愿听的情况，不能悲观失望，不能自卑，打退堂鼓，必须以对听众高度负责的精神把该讲的内容讲完。想想自己的演讲内容和方法是否得当，并及时采取一些相应的措施，来调节会场中的不融洽气氛。也许处在低潮时，往往讲出的段子或语言突然激发了听众的情绪，从而使演讲走向高潮。

（3）要以平等的态度对待听众，演讲者是把自己理解和掌握的知识传达给广大听众。演讲时自己虽然处于教育者的地位，但也绝不能自以为是，高高在上，脱离群众。将听众当作朋友，不时采用和他们交流沟通的方法，以平等友好的态度讲话，演讲者的语气才能做到亲切自然、循循善诱，才能为广大听众接受、认可。

5. 具有热情和感染力　演讲过程中要热情开朗充满青春活力，具有强烈的进取心与感染力。演讲者应注意仪态，心理上要自信，这样外表会显得自然、舒展。演讲者要有热情，因为热情是人的言谈、举止和感情的综合表现之一，是演讲者成功的必要条件。要稳重，不急躁。尽量利用良好的姿势来表达神情和语意，要注意谦逊、有礼貌。但也不要谦逊过度。有的人在演讲时，说一大堆客套的话，是不必要的。当听到观众鼓掌时应该暂停一下，等待掌声渐停后再继续演讲，要体现出演讲者的涵养及对听众的尊重与礼貌。

6. 学会控制感情，增强自制力　演讲是表达语言的最高形式，最容易流露真实感情。演讲人在演讲中的大笑和大哭的现象，是心理难以承受的外在表露，是"失态"的表现。"失态"会使演讲中断，也会影响乃至破坏听众在正常状态下酝酿成的情绪，影响演讲的效果。故此，演讲者必须把握好感情表达的"度"，不要超过"度"，做到悲时不落泪，喜时不开怀。要做到这一点，就要在演讲实践中不断加强锻炼。

演讲者与听众是双向沟通，演讲人把自己的思想感情传达给听众，听众会随时对演讲的内容做出反应：或鼓掌肯定，或举臂欢呼，或侧耳静听，甚至突然向演讲者发问。演讲者遇到顺境，受到欢迎或肯定，就能受到鼓舞，继续做好下面的演讲；一旦遇到逆境，受到指责，遇到尴尬局面，必须沉着冷静，礼貌回答听众问话，既不要损害自己的形象，又要让听众折服。

7. 驾驭演讲中的声调与节奏　演讲的节奏感要与声调的使用相互配合，节奏有快慢之分，声调有高低之分。演讲人要根据自己讲话习惯，选择特定的声调，控制好讲话节奏，显出本人语调的特点。演讲中常有变化的声调和节奏；这是因为表达某种感情的需要，有意加强或舒缓语气，加快或放慢语言的节奏，加重或减弱声调，这是正常的变化状态。还有各种声音的模拟声调，体现演讲者的语言与声调的技巧。演讲者在演讲的整个过程中，要控制好节奏、运用好声调，做到强弱结合，快慢相间，疾徐有致，达到正常状态与变化状态的统一。

8. 调动多种演讲技巧，形成爆发力 具有爆发力，是通过演讲者的语言、表情、姿势声调、节奏等演讲技巧来表现强烈的情感。要具有爆发力，首先要求演讲者思想正确深刻，见解超俗，表达这些思想或见解时，采用恰当的语言形式，或深沉幽默，或热情奔放，或慷慨悲壮，或激情勃发。其次，爆发力使用要得体适时，一般放在一段的结尾，全部演进的结束。放在一般段落的结尾，便于调动听众的思想情绪，进一步吸引听众，引发听众听下去的兴趣。放在整篇的结尾是为使听众的情感和演讲人的情感都掀起新的波澜，把演讲推向顶点。

9. 善于临场发挥 演讲有两种类型：有稿演讲与无稿演讲。应该善于利用不同演讲类型的特点进行临场发挥。演讲者在处理演讲与文稿的关系时，一方面要体会文稿内容所表达的思想意义，另一方面要抓准中心，吃透典型材料，把要抒发的感情淋漓尽致地发挥出来。脱稿演讲，更不必拘泥文稿，对其中的每个词死记硬背。而是要掌握文稿的主体精神，及全部演讲各部分之间的联系，演讲中随时插入新的思想认识。及时快速地修改文中对听众不适合的内容，随时同听众保持思想的"零距离"接触。

10. 组织和安排好演讲的高潮 演讲高潮体现在演讲者情感激昂，听众反响热烈，讲演气氛浓厚、场面活跃。这是讲者与听者在感情上发生了共鸣。达到高潮的方法是：

（1）演讲者在感情上一步步抓住听众，在理论上一步步说服听众，在内容上一步步吸引听众，听众被感动，内心的激情燃烧起来。演讲者与听众彼此呼应，听众报以热烈的掌声甚至欢呼声，这说明演讲的高潮到来了。

（2）演讲者对当前发生的事例准确评析，运用恰当的修辞方法进行描述，用深刻的哲理进行启迪，对听众关心的话题进行精辟透彻的议论，这些思想观点是听众想说还没有说的，演讲者道出了大家的心声，喊出了听众的意愿，成了他们的代言人。这时，全场人们的情绪会高涨起来，从而把演讲推向高潮。

（3）演讲进入高潮之后，演讲者应该更为主动，可以不断营造新的高潮，不断把话题引向深入，引导听众的情绪，让他们同情自己，相信自己。站在演讲人的立场上看待问题，达到思想相通。爱演讲者之所爱，恨演讲者之所恨，急演讲者之所急。这样，就可以造成高潮的持久性。如果进入高潮后，演讲者引导不得力，没有继续激发听众的情绪，这种高潮还有可能跌落，甚至会变成低潮。

11. 整理情绪，行礼致意结束演讲 演讲结束时，演讲者要收起演讲时或激动，或亢奋，或喜悦，或愤怒的表情。整理好仪态，面向观众，然后谦逊地向观众行礼致意，并向大会的主持人敬礼致意。无论听众有没有欢迎鼓掌，演讲者都应面带微笑，表示愉快，善始善终地结束整个演讲。

12. 优雅稳重大方的退场 演讲结束，向听众致礼后，演讲者可以举止优雅、表情亲切自然、仪态稳重大方地离开主席台，如果掌声热烈，要回转身并微笑点头或招手，以示再见。此时演讲虽结束，演讲者的形象仍然在听众的视力范围之内，所以要更加注意。

演讲人走下讲台时，更要注意自己的一举一动，不要有损自己在听众心目中的美好形象。有的演讲者一结束，就如释重负跑下讲台，这样会使听众觉得演讲者不够沉稳，缺乏临场经验。也要克服羞怯不安的心理，端正自己的姿态。也不要洋洋自得，流露出傲慢的神态。如果认为这次演讲不成功，也不要在情绪上表现出来。要和演讲前一样，显示出胜不骄败不馁的大将风度。

所以，演讲技巧，是演讲爱好者们必须学习和锤炼的技能。要想达到演讲技巧的提升，则需要进行大量的训练和复习。

（四）演讲中要注意以下五点

1. 注意仪表美　仪表是演讲者外在的形象，要十分重视。可以进行适当的美容，包括面部的化妆、发型的选择、眼镜的选用。还要做到服装美，要合适、合体、合时、合度，既有个性特点又要色彩和谐，使得服饰与演讲的环境，演讲的内容相吻合。此外，着装要与年龄、身份相协调。但一定注意要化淡妆，不能像出场的演员那样浓妆艳抹，这将影响演讲的表达效果。

2. 要注意扩音器与站位之间的距离　面对着成百上千的听众做演讲，一般多要使用扩音器，要提前调试。演讲者离扩音器太近或太远，效果都会受影响。因此，演讲者走上台，应该选好站位，使扩音器传播出的声音，既不过大，也不过小，适中为好，从而有效地把演讲的快慢高低，有效地传达给听众。

3. 利用好所需的道具　演讲者的道具比起演员来要简单得多，但也是不可忽视的。演讲者可以将鲜花摆放在桌上，鲜花和桌子都是道具。要利用道具，通过道具设计等塑造演讲者的态势语；演讲中，有的道具可能是一张地图、一幅字画。演讲前最好先试用一下，看是不是好用。不要临时拿来就用，万一出了差错，就会影响演讲的效果。

4. 随时调整语调　演讲的声调抑扬顿挫，讲起来动听悦耳。演讲者一定注意语调的变化，不能从头到尾使用一种语调，要根据内容变换语调。另外，还需要调整语调和语速。有时声音高了，要学会收住。声音低了，听众听不清楚，要赶快把语调调得高些。说得快时，要有意放缓语速。善于调整语调和语速，是做好演讲的方法。

5. 学会控制场面　演讲是单方的活动，有时控制场面出现问题，有可能导致演讲遇到困难。如听众的呐喊，场上的混乱，甚至向演讲者突然质问等，演讲者必须自己保持镇定，通过眼神观察听众的反应。通过语调、语速来吸引听众的注意力，通过手势等态势语表情达意，通过演讲中的悬念调动听众的兴味等，使用这些方法控制场面。如果自己一旦讲错，要向听众真诚道歉，并更正原有的内容。

（五）课堂演讲训练

训练素材：精选演讲稿15篇（见附录2）

第二节　朗　诵

学习目标：
　1. 了解朗读与朗诵的含义与特点。
　2. 认真体会朗诵的具体要求。
　3. ※ 课堂朗诵技巧训练。

一、朗读与朗诵

（一）朗读的含义与特点

朗读就是清晰响亮地把文章念出来。朗读是一种创造性的读书方式，是有声语言的艺术化，同时也是对普通话声、韵、调和音变的综合运用、综合检验的一种形式。

朗读的主要特点是：

规范化——朗读时的语音必须是以普通话为标准音的规范语音。

语化——以口头语言为基础,明白通俗、流畅自然。

艺术化——朗读是一种再创造。要恰当地运用语言技巧,通过富有艺术感染力的声音生动地再现文章的思想内容和艺术形象。

（二）朗诵的含义

朗诵,指清清楚楚的高声诵读。就是把文字作品转化为有声语言的创作活动。朗,即声音的清晰、响亮;诵,即背诵。朗诵,就是用清晰、响亮的声音,结合各种语言手段来完善地表达作品思想感情的一种语言艺术。朗诵是口语交际的一种重要形式。朗诵不仅可以提高阅读能力,增强艺术鉴赏,更为重要的是,通过朗诵,读者可以陶冶性情,开阔胸怀,文明言行,增强理解;通过朗诵,可以有效地培养对语言词汇细致入微的体味能力,以及确立口语表述最佳形式的自我鉴别能力。因此,要想成为口语表述与交际的高手,就不能漠视朗诵。

（三）朗诵的艺术形式

1. 文学性 朗诵的内容一般都是诗歌、散文、小说等文学作品。一些非文学作品,如社论、书信等,一旦作为朗诵材料,往往也会偏向于表现某个人的某种思想感情,自然带上明显的文学色彩。文学艺术也是语言的艺术。作品的人物形象、故事情节都是运用语言表现的。有声语言最能显示语言的风采和魅力。文学作品通过朗诵可以再现作品描写的人物形象、环境气氛和生活场景,充分发挥它的艺术魅力和教育作用。

2. 艺术性 朗诵是一种比较精细、高级的有声语言艺术。朗诵者必须具备一定的文学修养,要能分析欣赏各种体裁的文学作品,这是朗诵表情达意的前提;朗诵者必须具备一定的语言修养,要熟练掌握标准发音和发声技巧。要善于正确地运用语调语气,这是表情达意的关键;朗诵者必须具备一定的舞台表演艺术的修养,要敢于在大庭广众之中说话,要能正确地发音,有自然的表情,这是朗诵表情达意的重要条件;此外,朗诵者还必须具备一定的政治思想修养、社会知识修养,这是朗诵表情达意的基础。朗诵艺术就是以上各方面修养的综合体现,缺少哪一方面的修养都不可能成为一个合格的朗诵者。

3. 表演性 朗诵,一般都在舞台上,在大庭广众之中进行。朗诵者必须具备一定的表演技能。要有优美的语音、端庄的仪态、丰富的表情。朗诵者还可以适当化妆,可以运用灯光布景,可以进行配乐。所有这些,都是为了增强朗诵艺术的表演效果。

只要是朗诵,即使是在小的范围内进行,都会带有表演的性质。朗诵者要向听者显示自己的文学素养和口语艺术才能,听者总要对朗诵者的文学修养、口语才能和表达效果等进行评价,这些都具有表演活动的明显特点。

二、朗诵的具体要求

朗诵是朗诵者的一种再创作活动。这种再创作,不是脱离朗诵的材料去另行一套,也不是逐字逐句读诵的简单活动,而是要求朗诵者通过原作的字句,用有声语言传达出原作的主要精神和艺术美感。不仅要让听众领会朗诵的内容,而且要使其在感情上受到感染。为了达到这个目的,朗诵者在朗诵前就必须做好一系列的准备工作。

1. 选择朗诵材料 朗诵是一种传情的艺术。朗诵者要很好地传情,引起听众共鸣,首先要注意材料的选择。选择材料时,首先要注意选择那些语言具有形象性而且适合朗诵的文章。因为形象感受是朗诵中一个很重要的环节;干瘪枯燥的书面语言对于具有很强感受能力的朗诵者也构不成丰富的形象感受。其次,要根据朗诵的场合和听众的需要,以及朗诵者自己的爱好和实际水平,在众多作品中,选出合适的作品。

2. 把握作品的内容 准确地把握作品内容，透彻地理解其内在含义，是作品朗诵重要的前提和基础。固然，朗诵中各种艺术手段的运用十分重要，但是，如果离开了准确透彻地把握内容这个前提，那么，艺术技巧成了无源之水，无本之木，成了一种纯粹的形式主义，也就无法做到传情，无法让听众动情了。要准确透彻地把握作品内容，应注意以下几点：

（1）正确、深入的理解：朗诵者要把作品的思想感情准确地表现出来，需要透过字里行间，理解作品的内在含义。首先要清除障碍，搞清楚文中生字、生词、成语典故、语句等的含义，不要囫囵吞枣，望文生义。其次，要把握作品创作的背景、作品的主题和情感的基调，这样才会准确地理解作品，才不会把作品念得支离破碎，甚至歪曲原作的思想内容。以高尔基的《海燕》为例，扫除文字障碍后，就要对作品进行综合分析。这篇作品以象征手法，通过暴风雨来临之前，暴风雨逼近和即将来临三个画面的描绘，塑造了一只不怕电闪雷鸣，敢于搏风击浪，勇于呼风唤雨的海燕——这一"胜利的预言家"的形象。而这部作品诞生之后立即不胫而走，被广大工人和革命群众在革命小组活动时朗诵，被视作传播革命信息，坚定革命理想的战歌。综合分析之后，朗诵时就不难把握其主题：满怀激情地呼唤革命高潮的到来。进而，我们就不难把握这部作品的基调应是对革命高潮的向往、企盼。

（2）深刻、细致的感受：有的朗诵，听起来也有着抑扬顿挫的语调，可就是打动不了听众。如果不是作品本身有缺陷，那就是朗诵者对作品的感受还太浅薄，没有真正走进作品，而是在那里"挤"情、"造"性。听众是敏锐的，他们不会被煽情所动，朗诵者要唤起听众的感情，使听众与自己同喜同悲同呼吸，必须仔细体味作品，进入角色，进入情境。

（3）丰富、逼真的想象：在理解感受作品的同时，往往伴随着丰富的想象，这样才能使作品的内容在自己的心中、眼前活动起来，宛如亲眼看到、亲身经历一样。以陈然《我的自白书》为例，在对作品进行综合分析的同时，可以设想自己就是陈然（重庆《挺进报》的特支书记），当时正处在这样的情境中：我被国民党逮捕，在狱中饱受折磨，但信仰毫不动摇，最后，敌人把一张白纸放在我面前，让我写自白书，我满怀对敌人的愤恨和藐视，满怀革命必胜的坚定信念，自豪地写下了"怒斥敌酋"式的《我的自白书》。这样通过深入的理解、真挚的感受和丰富的想象，使己动情，从而也使人动性。

3. 准确、熟练地运用普通话 准确、熟练地运用普通话，应做到读准字音，声、韵、调、音变正确。读准字音是基本要求，但要真正做到掌握每个字的正确读音并不容易。除了遇到生字要查字典外，还应注意形声字的读音、多音字的读音、形近字的读音、异读词的读音以及音调的把握。

例如：

"玷污"的"玷"（diàn），不能读为 zhān

"破绽"的"绽"（zhàn），不能读为 dìng

"歼灭"的"歼"（jiān），不能读为 qiān

"抨击"的"抨"（pēng），不能读为 píng

（1）吐字要清晰：朗读或朗诵是给别人听的，如果声音含糊不清，就会影响效果。要做到吐字清晰，应进行吐字归音训练。吐字归音总的要求是：咬住字头，发响字腹，收全字尾。字头，指声母和介音，发音时要有力量，摆准部位，蓄足气流，使声音放出去传得远；字腹，指韵母的韵腹，它的发音要长些、响些；字尾指韵母的韵尾，是字音的收尾部分，归音主要指这个收音过程，收音时必须注意唇和舌的位置要到家，不可草草收尾。

（2）诵读要流利：流利，就是读得连贯、流畅、快慢适当。不能读破词语、读破句子。不能重复，不能断断续续地读，在不该停顿的地方停顿，使人听不明白意思。然而，把流利理解为读得越快越好也是不对的，速度应该跟平常说话的速度一致。

（3）要有感情：这是朗诵的较高要求。每篇好文章都蕴含着丰富的思想感情，所谓有感情地朗读或朗诵，就是把文章内在的思想感情通过声音表达出来，而不是再外加什么感情。因此，要忠实地表现出文章内在的思想感情，就必须在理解文章上下功夫，对文章理解得深，就能够诵读得有感情。

三、朗诵的技巧

1. 停顿 停顿是指句子当中、句子之间、层次之间、段落之间的间歇。

停顿是口头语言的重要因素，没有停顿的口头语言是不存在的。停顿可以显示语意，调节气息，使听的人能听明白，使读的人有换气的机会；停顿可以突出重点词语，引起听的人的注意；停顿还可以表达激动的感情。

停顿可以分为以下几种类型

（1）逻辑停顿：逻辑停顿是句子中一般的间歇，是为了更准确、更清楚地表达文章的内容而采取的停顿。这种停顿包括标点停顿和词语停顿。

1）标点停顿：一般来说，凡是有标点符号的地方，就要有适当的停顿。停顿时间的长短一般是：句号、问号、叹号长于分号、冒号，分号、冒号长于逗号，逗号长于顿号。

下面以《海上的日出》为例，说明怎样作标点停顿（"/"表示停顿，"//"表示较长些的停顿）

在船上，为了看日出，/我特地起个大早。//那时天还没有亮，/周围是很寂静的，/只有机器房的声音。//天空变成了淡蓝色，/很浅很浅的；转眼间天边出现了一道红霞，/慢慢儿扩大了它的范围，/加强了它的光亮。//我知道太阳要从那天际升起来了，便目不转睛地望着那里。

句子中的标点停顿要比标点符号所能表示出来的停顿细致得多。有些句子中的标点相同，停顿的时间却不一样；有时由于表达感情的需要，在有标点的地方也可能不停顿。

2）词语停顿：在一句话中，没有标点的地方往往也需要有适当的停顿，这是词语之间的停顿。例如《小鸟的天堂》中的一段：

现在/正是枝繁叶茂的时节。//这棵榕树好像在把它的全部生命力/展示给我们看。//那么多的绿叶，一簇堆在另一簇的上面，/不留一点缝隙。//翠绿的颜色/明亮地在我们的眼前闪耀，/似乎每一片树叶上/都有一个新的生命在颤动，/这美丽的南国的树！

在这一段里，有几处没有标点的地方安排了停顿。在这些地方适当停顿一下，不仅可以调节呼吸，而且可以使句子的意思表达得更清楚，使人听得更明白。

（2）心理停顿：心理停顿是由心理状态决定的。这种停顿包括强调停顿和感情停顿。

1）强调停顿：为了强调某一内容而采取的停顿称为强调停顿。停顿能起到强调作用，能引起听众的特别注意并给人以回味的余地。

例1：没有一片绿叶，没有一缕炊烟，没有一粒泥土，没有一丝花香，只有/水的世界，云的海洋。

例2：记得/一位伟人说过：母亲是女儿心中的/太阳。

2）感情停顿：由诵读者的感情所导致的停顿称为感情停顿。只有深入理解、体会文章的要义。才能处理好感情停顿。

例1：慈爱的水手们决定放开它，让它回到大海的摇篮去，回到蓝色的故乡去。离别前，这个大自然的朋友与水手们留影纪念。它站在许多人的头上，肩上，掌上，胳膊上，与喂养过它的人们，一起融进那/蓝色的画面……

例2：盼望着，盼望着，东风来了，春天的脚步/近了。

2. 重音 重音也叫重读，是指口语中说得或读得较重的音节。读出重音，对表达文章思想内容、抒发感情都有重要作用。重音可分为语法重音、逻辑重音和心理重音（"."表示重音）。

语法重音是根据句子的语法关系在某些词语上读出的重音。是有规律的，重音的位置一般比较固定。

例如：（1）现在正是枝繁叶茂的时节。

（2）在怒吼的大海上高傲地飞翔。

（3）树叶儿却绿得发亮，小草儿也青得逼你的眼。

逻辑重音则是根据前后的意思应该读得重的音节，没有固定位置，它完全是由表达的内容决定的。

例如："我会跳舞。"

如果要回答"谁会跳舞"？这个问题，应该这样确定重音："我会跳舞。"

如果要回答"你会跳吗？"这个问题应该把重音放在"会"上："我会跳舞。"

如果要回答"你会唱歌还是会跳舞？"这个问题，则应该强调"跳舞"："我会跳舞。"

心理重音则是根据表达感情的需要确定的重音。

例如：

看吧，它飞舞着像个精灵——高傲的、黑色的暴风雨的精灵，——它一边大笑，它一边高叫……它笑那些乌云。它为欢乐而高叫！

3. 语调 语调是指口语中声音高、低、升、降的变化，它能表现出说话者或诵读者的感情色彩语调。

例如："下雨了"，人们在说这句话的时候，由于要表达的感情不同，就会产生不同的语调。有的表现出喜悦，有的表现出吃惊，有的表现出厌烦，也有的表现出无奈。

语调的变化是有一定规律的，例如：

（1）表示庄重、严肃的平直调：

例1：夕阳落山不久，西方的天空，还燃烧着一片橘红色的晚霞。

例2：在船上，为了看日出，我特地起个大早。那时天还没有亮，周围是很寂静的，只有机器房的声音。

用于一般陈述时或心情平静时，语调大都平直舒服。

（2）表示号召、鼓动、设问、反问、呼唤的高升调，一般用于心情激动时，语调大都由低到高，句尾语势上升。

例1：小姐，您是哪国人？喜欢渥太华吗？

例2：——暴风雨！暴风雨就要来啦！

（3）表示肯定、坚信、赞叹、祝愿、心情沉重时一般用降抑调，语调大都由高到低，句尾语势渐降。

例1：如果将来我有什么要教给我的孩子，我会告诉他：假若你一直和时间比赛，你就可以成功。

例2：他一次次地昏迷过去，又一次次地苏醒过来，心中只有一个念头：一定要活着回去！

（4）表示讽刺、怀疑、双关等语气的曲折调。一般是在心情比较特殊的情况下用曲折调。

例1："别人在这儿找不到金子后便远远地离开，而我的'金子'是在这块土地里，只有诚实的人用勤劳才能采集到。"

4. 语速 语速是口头语言的快慢变化。它也是使语言富有表现力的一种重要手段。如果没有语速的变化或语速变化不当，就会影响内容的表达和感情的抒发。

语速是由所要表达的内容和感情决定的。一般说来，凡是在急促、紧张的地方，或在兴奋、激动、愤怒、惊慌的情绪下，语速要快一些；凡是在庄重、严肃、一般性陈述的地方，或在平静、悲哀、思念的情绪下，语速要慢一些。

例1：等他们走后，我惊慌失措地发现，再也找不到要回家的那条孤寂的小道了。像只无头的苍蝇，我到处乱钻，衣裤上挂满了芒刺。太阳已经落山。而此时此刻，家里一定开始吃晚餐了，双亲正盼着我回家……想着想着，我不由得背靠着一棵树，伤心地呜呜大哭起来。

例2：大雪整整下了一夜。今天早晨，天放晴了，太阳出来了。推开门一看，嗬！好大的雪啊！山川、河流、树木、房屋，全都罩上了一层厚厚的雪，万里江山，变成了粉雕玉琢的世界。落光了叶子的柳树上挂满了毛茸茸亮晶晶的银条儿；而那些冬夏常青的松树和柏树上，则挂满了蓬松松沉甸甸的雪球儿。一阵风吹来，树枝轻轻地摇晃，美丽的银条儿和雪球儿簌簌地落下来，玉屑似的雪末儿随风飘扬，映着清晨的阳光，显出一道道五光十色的彩虹。

四、演讲与朗诵的区别

演讲通常是侧重表达观点的，是思辨的，目的是获得观众的支持和赞同。朗诵是抒发感情的，通常内容是散文或诗歌，目的是表达自己的感情，引起听众的共鸣。

演讲与朗诵，是两种不同的口头表达样式或者说不同的表达语体。演讲是口头知识性语体或政论语体，是论述社会政治问题、政治事件、社会文化现象、社会道德等的评论性语体。语言上多用陈述句、祈使句、复句。朗诵是口头文艺语体。是虚构和想象中的情境和情感的再现和表现。具体表现在：

1. 目的、功用的区别　演讲是社会政治、经济、道德、教育领域活动的需要。是用语言说服听众接受一定的观念、思想，"是说服听众认识真实的情况"（伊索克拉底语），演讲是为了让听众信服所阐述的道理。改变或形成受众的态度、激发受众的行动欲望。

朗诵是艺术审美活动的需要。朗诵目的是带给受众艺术欣赏。主要以形象性、抒情性、美感性为其基本特征。

2. 受众期待的区别　演讲接受过程中，受众心理是对演讲者所说的内容"真实"对演讲者表现的"真诚"的期待。朗诵接受过程中，受众心理是对朗诵内容形式的"审美的""趣味的"期待。

这种受众期待的差异，规范着表达者的感觉、思维、和表达。所以，演讲追求生活或逻辑的真实或真实感，朗诵则允许和需要想象和虚构。

3. 身份和身份感区别　演讲的表达是非表演性的，演讲不能扮演角色，演讲过程中只有一个自我，演讲者自己永远是自己，即使是演讲中在学某一角色行为或说角色的语言，也是在以"我"即演讲者的身份在"学"其样子或转述角色语言。

朗诵是表演，扮演角色，第二自我。演员要高于角色，驾驭角色，表演角色。朗诵是被作品感动，进入角色、抒发角色的感情，进而感染受众。

4. 思维方式的差别　虽然朗诵也有逻辑思维的因素，演讲也有形象思维的因素。但演讲主导思维是逻辑思维，朗诵主导思维是形象思维。

5. 表达情境感的区别　演讲的情境感，主要是在现场的情境中。朗诵的情境感，主要是在作品的情境中。

五、朗诵训练

训练素材：精选著名朗诵诗稿15篇（见附录3）

第三节　解说词、祝贺词、迎送词与答谢词

学习目标：

1. 了解解说词、祝贺词、迎送词和答谢词的概念、特点和种类。

2. 掌握解说词、祝贺词、迎送词和答谢词的格式及写作要求。

3. 体会写作解说词、祝贺词、迎送词和答谢词时应注意的问题，力求内容真实，文字准确、生动、鲜明，有较强的可读性。

4. ※ 课堂训练：练习解说词的写作

一、解　说　词

（一）解说词的概念

解说词，是针对眼前事物或形象进行口头讲解，或书面说明的一种实用文体。它通过对事物或形象加以描写、叙述、说明、议论和抒情，把事物或形象的来历、特点、意义、价值、寓意等告诉听众或观众。

（二）解说词的分类及作用

我们把解说词分为两大类：主要有文物古迹、专题展览、标本制作、风景园林、电影电视等类的解说词和广播剧、音乐欣赏剧等类的解说词。

按照解说词的两大类特点，解说词的作用有：

1. 补充视觉形象　面对眼前的事物或形象加以解说，如面对一件历史文物，观众一边看、一边听，在发挥视觉作用的同时，发挥听觉的作用，这类解说词可以说是视觉形象地补充。所谓补充，并不是说解说词只是被动地说明眼前的事物或形象，实际上常常是主动、积极地把事物或形象的精神、内涵揭示出来，起到了连接时间和空间、衔接不同内容和贯穿主题的作用，给人以更准确、更丰富的印象。

像《故宫》《舌尖上的中国》《美丽中国》《行走西藏》等纪录片，解说词对画面中上下的穿缀、历史的阐释、背景的交代、情节的叙述、主题的升华、情感的抒发、意境的烘托和气氛的渲染，都起着至关重要的作用。

2. 补充听觉形象　所谓补充听觉形象，是指听众在看不到被解说的事物或形象的情况下，依靠听觉，依靠解说词，知道事情的发生、发展过程，了解人物的思想感情，给听众以身临其境之感。广播剧或音乐欣赏剧的解说词就有这种作用。如音乐广播剧《被埋葬的财富和希望——"歌曲之王"舒伯特的故事》有这样的解说："舒伯特脸色惨白，他咬住了颤抖的嘴唇，一把扯下那张标签，转身跑出大厅。"原来剧中有这样一个情节：舒伯特在匈牙利伯爵家当家庭音乐教师，在一次伯爵家举行的贵族云集的家庭晚会上，舒伯特因为穷，穿的晚礼服是租来的；又因为粗心，礼服上挂的租赁标签忘了取下来，以致引起贵族们的侮辱性的嘲弄。听众在收音机前只能听到贵族和舒伯特的对话，而舒伯特当时惨白的脸色，咬住颤抖的嘴唇，以及扯下标签，转身跑开等的动作，只能靠解说词来告诉听众了。这就起了补充听觉的作用，并推进了情节的发展。

（三）解说词的特点

1. 紧扣实物，配合形象　解说词是针对眼前实物或形象作解说的，因此，必须紧扣实物，配合形象，以实物和形象为依据。例如，介绍美丽的日月潭开头有这样一段的解说词：

日月潭位于南投县鱼池乡水社村，是台湾唯一的天然湖，由玉山和阿里山之间的断裂盆地积水而成。湖面海拔760米，面积约9平方千米，平均水深30米，湖周长约35千米。

日月潭四周群山环抱，重峦叠嶂，潭水碧波晶莹，湖面辽阔，群峰倒映湖中，优美如画。每当夕阳西下，新月东升之际，日光月影相映成趣，更是优雅宁静，富有诗情画意。日月潭中有一小岛远望好像浮在水面上的一颗珠子，名珠子屿，以此岛为界，北半湖形状如圆日，南半湖形状如弯月，日月潭因此而得名。

以上一段解说词紧扣实物，把日月潭的方位，海拔高度、面积和水深，日月潭优美的环境等明明白白地告诉了我们。

2. 引人入胜，富有诗情 解说词紧扣眼前事物或形象进行解说，遣词造句、谋篇布局都要随着事物的不同而变化。比如对文物、古迹、产品、标本等的解说，要重在说明，既注意艺术性，更要注重科学性。电影电视、电影剪辑、广播剧和音乐欣赏剧的解说，则重在叙事、议论和抒情，既要实事求是，合情合理，更要注意艺术性。解说词要感染人、教育人，就不能干巴巴地说教，而要通过准确、生动、形象的语言，使人们对所解说的事物或形象获得全面深刻的印象。一篇好的解说词应该是说明和诗词的结合，兼有文艺作品的特点，往往是夹叙夹议兼抒情的散文诗，富于诗情画意，读来引人入胜。写物，则形象逼真；写景，则意境优美；写声，则声情并茂；写情，则感情浓烈。在《被埋葬的财富和希望——"歌曲之王"舒伯特的故事》中，有一段这样的解说：

舒伯特失去了苔莱莎，因为没有钱；舒伯特离开了卡洛琳娜，因为他们属于两个不同的世界！美好的幻想在冷酷的现实面前一个个破灭了，伯爵大厅里的情景像梦魇似的缠绕着他，压迫着他，他陷入了严重的内心紊乱。

这是解说，也是悲愤的诗。黑暗的社会，贫富的悬殊，两次隔断了两颗相爱的心，埋葬了舒伯特的爱情。

3. 结构自如，井然有序 解说词的结构，并不要求十分严谨。镜头、画面、实物和形象都有相对的独立性。据此，对它们进行解说的文字也可以自成段落。电影剪辑的解说词，因为是剪辑，镜头有跳跃性，解说也就不十分连贯。有些纪录片、广播剧、音乐欣赏剧的解说词也是如此。段落之间可以无过渡、照应，也不要求环环紧扣，结构比较自由。但通观全篇，却也井然有序，有内在的必然联系，而绝不是漫无中心、东拉西扯，更不允许游离于事物或形象之外而任意发挥，从中可见作者谋篇布局的匠心。例如 1981 播出的纪录片《莫让年华付水流》，影片通过拍摄上海青年的生活动态和精神风貌，以真实生动的形象，引人深思，催人奋进。纪录片中分别描叙并热情赞扬了把握时间，自学英语，翻译出缝纫资料的小服装厂女工高燕敏；改革电风扇的技术能手陈祖慎；立志让人民多一点笑声的动物园饲养员余华昶；残而不废，立志写作的保尔·柯察金式的朱练君；潜心钻研，屡遭官僚主义者压制仍顽强拼搏，使古老中医插上人工智能现代化翅膀的实习研究员李毛航；含冤受屈，备受十年铁窗之苦，仍发愤学习终于制成太阳能高温炉的陈喜德。表面上看他们的事迹并不关联，而且都是一些普通而平凡的青年人生活片段，但它们又集中反映了那个时代的青年人从十年浩劫的噩梦中苏醒过来，不甘沉沦，奋发有为，带着累累伤痕思索人生、创造未来的精神风貌，一句话，他们"莫让年华付水流"，谱写了一曲嘹亮激越的青春之歌。从似乎不连贯的凡人小事中反映了意义重大的主题，从谋篇布局看，不仅是深刻的而且是有联系的。

（四）解说词的写作要求

解说词的撰写，要求对所解说的事物有全面、深刻的了解，要对所解说的对象有鲜明的爱憎之情，要根据事物或形象的特点分层解说，还要认真锤炼语言，讲究修辞，使解说词内容真实，且文字准确、生动、鲜明，有较强的可读性。

1. 熟悉对象，全面了解 熟悉对象，深入了解解说对象的有关知识，对其作全方位的研究，搜集有关素材，这是解说词写作的准备阶段，应该是撰写解说词的第一步工作，是写好解说词的前提。例如，要为一件工业展品作解说，就要对它的原料来源、生产流程、实用价值、使用方法，以及跟其他同类产品相比的长处短处等各个方面，都有较详尽的了解。要解说一座古塔，就要了解古塔的来历、构造和特点，还要了解与古塔相关的学科知识，包括政治、经济、历史、地理、建筑、宗教、文学、艺术，等等。作者对解说对象越熟悉，了解的程度越深，知识越丰富，就越能把解说词写好。

2. 抓住特点，分层解说 事物或形象各有特点，要写好解说词，最好抓住主要特点分层解说。

（1）按照实物构造特点：按照实物的特点，解说时可以由上到下，或由前到后，或由外到内，或由大到小……这样能给人层次分明、条理清晰、全貌完整的印象。例如《人民画报》1984年第8期在《岭南考古的重大发现》中，报道了考古工作者在广州越秀公园西侧的象岗山中发现公元前2世纪西汉初年的第2代南越王墓的消息，在介绍墓室结构和文物时，就采用以从前室到后室为经，间以左右两侧为纬的方法。解说从前室开始，之后介绍与前室平行的东西耳室；再进去重点介绍正室，然后介绍后藏室，最后介绍和正室及后藏室平行的东西侧室。对每个墓室的陪葬品都一一依次解说，使我们对整个南越王墓室及陪葬品有清晰而完整的印象。

（2）按照历史发展的先后顺序：有些事物构成部分的内容是按历史发展的先后顺序排列的，解说词就可按这个顺序来写。例如天安门广场的人民英雄纪念碑底座上有10块汉白玉大浮雕，因为选取的是反映中国近代到全国解放的重大历史事件的画面，所以解说词就按历史事件的先后顺序，从"销毁鸦片烟"起，到"胜利渡长江，解放全中国"为止。

（3）按事物变化过程顺序：一般事物都有它发生、发展、变化的过程，要解说这类事物就可按变化过程顺序来写。例如竺可桢《向沙漠进军》那段解说沙丘变动、沙漠成灾的文字，因为抓住了沙漠的变化规律而讲解得十分明白。又比如解说生长着的植物的结构，就得着重从生长顺次，按根—茎—叶—花—果的顺序进行解说，以求符合植物生长的规律，使人易于理解。

（4）按照特性和作用的顺序：有些事物需要把特性和作用告诉读者，一般就先说特性，后说作用，特性和作用又有主要和次要之分，一般就先说主要的，后说次要的。这类解说词特别要求符合科学，言简意明，用语确切，绝不能弄虚作假。解说的层次也应有变化，不可拘于一格，要善于根据具体情况而灵活掌握。

3. 感情真挚，移情入文 解说词要求把事物或形象讲清楚，让人明白，特别是一些科学性较强的如专题展览、产品、标本一类的解说词，更要注意科学性、知识性，做到概念精确、数据真实、程序清楚、语言严谨。但有些解说词，如电影剪辑、电影、电视、广播剧、风景园林、名胜古迹的解说词，则要求有丰富的想象、强烈的感情，在叙述、描写、说明、议论中倾注作者鲜明的爱憎，这样才能生动感人，收到宣传教育的效果。例如音乐广播剧《被埋葬的财富和希望——"歌曲之王"舒伯特的故事》结尾的解说词是这样的：

　　这是开始，也是结束！

　　几个月之后，舒伯特去世了。

　　一颗彗星刚在天空中放出异彩，却过早地被黑暗吞噬了。

　　一朵奇葩刚绽开花蕾，却过早地被春寒摧残了……

　　一个天才刚喊出他的第一声，却在奋斗中耗尽了生命，过早地夭折了……

忠实的朋友按照音乐家的愿望，将他安葬在维林葬园，和他一生崇拜的贝多芬安眠在一起。在他的墓碑上刻下这样一句话："这里埋葬着美好的财富和更美好的希望！"是的，美好的财富和更美好的希望，就这样被埋葬了！

舒伯特为纪念贝多芬逝世一周年，在朋友支持下举行了一生中仅有的一次公开的音乐演出。演出获得巨大成功，受到听众热烈的欢迎。但演出结束时舒伯特心力交瘁而昏倒，不久就去世了。所以说"这是开始，也是结束！"作者热情地赞颂了这位天才的音乐家，比之为"彗星"，喻之为"奇葩"，对于吞噬、摧残这位"歌曲之王"的黑暗冷酷的社会表达了无比的义愤。不仅渲染了悲剧的气氛，而且点明了全剧主题，憎爱分明，感人至深。

4. 锤炼语言，讲究修辞　解说词有科学性、严谨性的一面，又有趣味性、艺术性的一面，要认真锤炼语言，讲究修辞，做到写景状物、叙事抒情、说明议论都准确、鲜明、生动，内容真实，感情炽烈，成为说明和诗的结合。例如《漓江风光》的解说词：

漓江发源于兴安，全程437公里。它像一条青绿色的绸带，蜿蜒南去，处处山水环抱，青峰夹岸，如锦似画。唐代诗人韩愈"江作青罗带，山如碧玉簪"的诗句，给这奇山秀水做了生动的描绘。漓江两岸，挺拔的山峰凌空而起，晶莹流水碧波回环，俊秀的群峰倒映江中，陡峭的石壁五彩斑斓，雨后的山峦弥漫四合，处处都在"几程漓江水，万点桂山尖"的诗情画意之中。不仅有"山青、水秀、洞奇、石美"之四绝，而且还有"深潭、险滩、流泉、飞瀑"的佳景。关于漓江，船民们还流传有"三潭、五峡、六淀、九州、七十二矶，三百六十条半滩"之说。

从桂林到阳朔，有83公里水程。沿江两岸，风光绮丽，景色宜人。尤其是像山水月、穿山奇洞、斗鸡雄峙、冠岩幽境、绣山彩绘、浪石览胜、画山观马、兴坪佳胜、碧莲叠翠，景致更为奇观。

解说词把人带进了充满诗情画意的奇山秀水之中，使人油然而生游览之雅兴。作者以丰富的想象，奇幻的笔触，生动、鲜明的词语，用比喻、拟人、夸张、对偶、排比、拟物、引用等修辞手法，把"美甲天下"的桂林山水写活了。

【范文 4-3】

纪录片《美丽中国》部分解说词

……在中国西南遥远的云南省，有一个神秘而又充满传奇的地方，这儿有着世界上最久远的雨林以及奔腾的河流，藏匿于此的河谷养育了奇异而又独特的动物，同时也孕育了多彩的民族风情。雨林在远离热带的北部地区是罕见的，可是为什么却得以在此茁壮成长，为何整个中国崎岖不平的山地里却蕴藏着富饶多姿的自然财富？在中国西南部的一个偏远的角落里，即将举行一场庆典，傣族人为他们一年中最重要的节日收集水，傣族人也称自己为水之民，云南的河谷地带是他们的2000多年来繁衍生息的故里，把河水带到寺庙，敬奉傣族人最神圣的两件事物，佛教和他们的家园。傣族人感恩养育了傣族文化的河流以及肥沃的土地，或许这看上去只是为了打上一场大水仗的借口。随着小镇的发展以及现代化，傣族人的生活正发生着改变，泼水节依旧是众所周知的著名的傣族节日。河流穿越了傣族人生活与习俗的心脏地带，发源于西藏遥远的山脉之中，河水向南流经了宏伟的平行峡谷中的云南中部，傣族人现在居住在与越南以及老挝接壤的热带地区。他们的传说讲述了先辈是怎样来到这儿的，从寒冷而又遥远的北方山区顺流而下，头枕着遥远的喜马拉雅山脉东部的末端，横断山脉构成了滇北的边界并与西藏相交，卡瓦格博峰是横断山脉之上的王冠也是圣洁朝圣者旅途的一站，然而它那令人敬畏的顶点至今未被征服。云南的山不但遥远而且崎岖，这里空气稀薄而且气温能骤降至零下40摄氏度，这里是扁鼻黑金丝猴即传说中的雪猴滇金丝猴的家园，只有在极少数与世隔绝的山林中才能看到它们的踪影，在如此高海拔的地区难以寻觅其他灵长类动物的踪迹。这些是真正的专家，这些出没在远古深山中的原住民有着一些通灵的传说，当地的傈僳族人就把它们当作自己的祖先，并把它们称为"山中野老"。在大雪之中即使是这些专家也不能够进食，对滇金丝猴来说似乎又来到了一个新奇的地方。在另一场雪到了之前滇金丝猴抓紧时间寻找食物，在高海拔地区只有少数水果与嫩叶可供食用，90% 的日常饮食由不常见的成捆精细干有机物组成。其中一半是真菌，另外一半是植物地衣。提起猴子人们通常联想到的是低地雨林，缘何他们选择在偏远的山地繁衍生息呢？它们并非这些孤耸的高峰上唯一醒目的生命，一只中国小熊猫，这位沉默寡言的隐士将自己生命的大部分置于树的顶端。抛开它的名字，让小熊猫与大熊猫扯上亲戚关系是一件非常勉强的事情。小熊猫有时在中文中也称火狐，英文中亦有 FireFox，即是对其的直接译名，列在熊科或浣熊科是多年一直被争论的问题。最近经过基因分析认为与美洲大的浣熊亲缘关系最接近，应该单独列为小熊科，它在血缘上更接近臭鼬。但它却和大熊猫有着共同的口味嗜好——竹子。中国西南部的小熊猫因其醒目的面部花纹而著称，这些特征将它们与其他在喜马拉雅地区发现的火狐物种区分开来，如同猴类一般它们被隔离在了高远的山林之中。山体在巨大的造山运动中被挨个完全抬起，近年来的地质学历史已经证明了这一点，在过去 3000 万年间，印度次大陆持续向北挤压欧亚大陆，印度与西藏的交界处，巨大的岩石被推挤至海平面以上 8000 米处之高，造就了世界最高大宏伟的山脉喜马拉雅山。对东部来说，岩石被皱褶进了南北走向的绵延陡峭的山脊，同时也切进了云南的心脏地带，形成了平行的横断山脉。这些天然屏障守护着隔绝在云南各自毗邻的河谷中的动植物，雪峰与斜坡间的巨大的温差所创造的足够的优厚条件，使得这儿生命彰显无限生机。

【范文 4-4】

运动会入场式解说词

看！××班的运动员们走过来了！他们个个精神饱满，英姿飒爽，准备在本次运动会上大显身手。××班素有团结拼搏的优良作风，力争第一是他们永不放弃的口号！你看！他们的步伐多么的豪迈整齐！你听！他们的声音多么的嘹亮、铿锵有力！他们愿将更高、更快、更强的体育精神实现于运动场上的每一刻，愿将永攀高峰的意志带给每个人！来吧！祝愿他们在本次运动会中实现自我，胜不骄、败不馁；让我们为他们每一次的拼搏加油，让我们为他们的每一次努力喝彩！

瞧！一群意气风发、精神抖擞的年轻人正向我们走来。整齐的步伐踏着他们的坚定；灿烂的微笑写着他们的热情；嘹亮的口号体现着他们的实力。就是这样一个由 41 人组成的团体，他们团结友爱，勤奋好学。他们用拼搏的汗水挥洒赛场，用晶莹的泪水拥抱胜利的辉煌。这就是他们，这就是永远的、激情飞扬的××班！

各位老师、同学们，现在向主席台走来的，是由××班健儿们组成的方阵。这是一支顽强拼搏的队伍，一个团结向上的集体。在去年的运动会上，虽有几名运动健儿因故未参加，但在所有人的奋力拼搏下，依然取得了团体第 8 名的好成绩。今年，他们凝聚实力，决心向更好的成绩发起冲击、发起挑战。他们的口号依然是："团结进取、奋力拼搏、齐心协力、共铸辉煌。"请拭目以待吧！

现在走来的是××班，天空闪烁绿松石的光芒，年轻的春天充满希望；

我们带着崭新的力量随春天而至，鲜花将为我们开放；

我们有缘才能相聚，有心才会珍惜，我们的心朝着同一方向眺望；

我们心相连，手牵手。团结成就我们旧日的辉煌，今天，年轻的心萌动新的希望。

我们青春飞扬，我们团结向上，我们相信有梦的地方就会有飞翔。

放飞理想、放飞激情、勇往直前、永不言败，××班正踏着朝阳，激情豪迈地走过来；这，是一个奋发向上、充满朝气的班级，他们步伐矫健、精神抖擞，在向你我庄严的宣告：××班，本届运动会上最亮丽的风景线！

我们同欢乐、我们共追求，我们驰骋赛场、挥洒豪迈，让我们的热血无悔地沸腾吧！加油吧！运动健儿们！胜利，将与我们××班同在！

二、祝 贺 词

（一）祝贺词的概念

祝贺词也可细分为祝词和贺词。祝词是对他人或单位的喜庆事宜表示高兴祝愿的言辞或发言稿。贺词是指对组织、个人取得的成绩以及其他喜庆之事表示庆贺的言辞或发言稿。祝词和贺词常常融合在一起，庆贺中包含着祝愿的内容，祝愿时又有对已经取得的成就表示庆贺之意。

二者亦可合称为祝贺词。它们之间的相同点是：都是为表达喜悦之情，具有浓烈的感情色彩；写作目的都是为有助于相互理解、沟通情感和深化友情；表达形式既可用书面形式，也可用于口头表达。不同点是：贺词的内容是对已取得的成就的"庆贺"，言辞热烈、肯定、令人激动；祝词是在成就还没有取得，或仅有一个良好的开端时所用，含有"预祝"的期待，感情虽然浓烈，但措辞委婉，留有余地，根据被祝者的实际情况恰当地表达。从表达形式来看，贺词除演讲、宣读外，可通过信电送发及报刊、电台等发表，因为成绩已经取得，可大张旗鼓地宣传；祝词则多在一定范围内适当的场合宣讲或演说。

（二）祝贺词的种类

祝词、贺词常出现在事件的初始和终结之时。

由于祝词的对象不同，可以分为一般性祝词、纪念性祝词、授奖词、日常性祝词。

一般性祝词，如某项重大工程开工典礼；某项展览会剪彩；某人当选为某个部门或单位领导时，都可以前往致辞表示祝贺。这类祝词的内容主要是评价该事件的意义，表达希望此事顺利进行并取得成功的愿望。语言应简洁明快，通俗流畅，亲切热情。应选用鼓舞人心的词语和肯定有力的句式。一般篇幅不宜过长。

纪念性祝词，多在对国家、单位，或个人具有纪念意义的日子表示祝贺、怀念性集会上运用。这类祝词的内容多是回忆过去，激励现时，展望未来。

祝酒词是日常性祝词的一种。借酒助兴是一种常见的祝愿形式。如寿宴时举杯祝愿主人幸福、长寿；朋友间为友谊和事业成功而碰杯等。祝酒词必须简短、凝练、有趣，几句话就能勾起彼此美好的回忆，表达对未来的向往，为畅饮尽欢拉开帷幕。

授奖词是授奖者在授奖仪式上的讲话。精当的授奖词往往比奖品本身更使获奖者受到鼓舞，对与会者产生巨大的激励。授奖词内容包括：简单解释授奖的原因，获奖人的模范事迹；表示对获奖人的诚挚钦佩之情，由衷的祝贺和对未来的良好祝愿。

（三）祝贺词的格式要求

祝贺词的结构由标题、称谓、正文、署名和日期组成。

1. 标题　可单写文种"贺词""祝词"；也可由祝贺事项＋文种组成，如《××年新年贺词》；还可由使用场合＋祝贺人＋文种构成标题，如《在庆祝××公司成立五周年纪念会上××的祝词》。也有的祝词可不用标题。

2. 称谓　顶格写上被祝贺者的称呼，往往在被祝贺人的称呼前加上"尊敬的""亲爱的"等表示亲切和尊敬的修饰成分。

3. 正文　祝贺的具体内容。开头一般要写明祝贺什么、祝贺的原因，并写出祝贺语。祝贺语因对象不同而有别。如对会议，常用"向大会表示热烈祝贺"；对节日，常用"致以节日的祝贺"；祝寿诞，常用"向您××大寿表示衷心祝贺"等。主体部分既要充分肯定对方所获得的成绩，又要热情地阐发成果意义，使之受到鼓舞和激励，以期取得更大的成绩。或者对正在进行或即将进行的工作、事业表示良好的祝愿和期望。结尾部分大多是预祝对方今后能取得更大成功。这一部分主要写敬语，如"祝××健康长寿""祝××先生生意兴隆，财源滚滚"。

4. 署名和日期　分别标在祝词正文的右下角。

（四）祝贺词的写作要求

1. 语言要准确、简练、通俗、优美　对人，对事要实事求是，溢美之词要恰如其分。祝词的语言言简意赅，给人以回味的余地。通俗就是语言表达要雅俗共赏，深入浅出。祝词的语言优美，给人以耳目一新之感。

2. 热情而有礼貌　祝词，绝大多数是祝贺别人的，是出于礼仪的需要而使用的，因此，对人的称呼要亲切、热情、有礼貌。语言要热情洋溢、感情真挚而充沛。

3. 了解对象，有的放矢　祝词都要写明祝贺什么、因何祝贺，这就需要把对方的基本情况了解清楚。比如祝寿，要了解对方的寿辰多少、对方有哪些值得要赞扬的品质和突出的贡献。祝贺会议召开，要了解会议的目的、意义等。同时，也要了解与被祝贺者的关系，是同级，还是上级对下级、下级对上级；是同辈、晚辈，还是尊长等，根据不同的关系选择恰如其分的词句。

4. 主旨明确　祝词的形式多种多样，但中心内容只有一个，即表示祝愿、庆贺、希望的内容。因此，要紧紧围绕中心来写，题外的话尽量少说，要注意行文的简洁。

【范文 4-5】
为庆贺朱总司令六十大寿的祝词
亲爱的总司令朱德同志：

你的六十大寿，是全党的喜事，是中国人民的光荣！

我能回到延安亲自向你祝寿，使我万分高兴。我代表那反动统治区千千万万见不到你的同志、朋友和人民向你祝寿，这对我更是无上荣幸。

亲爱的总司令，你几十年的奋斗，已使举世公认你，亲爱的总司令，你几十年的奋斗，是中华民族的救星，劳动群众的先驱，人民军队的创造者和领导者。

亲爱的总司令，你为党为人民真是忠贞不贰，你在革命过程中，经历了艰难曲折，千辛万苦，但你永远高举着革命火炬，照耀着光明的前途，使千千万万的人民，能够跟随着你充满信心向前迈进！

在我们相识的二十五年当中，你是那样平易近人，但又永远坚定不移，这正是你的伟大！对人民你是那样亲切关怀，对敌人你又是那样憎恶仇恨，这更是你的伟大！

……

亲爱的总司令，你的革命历史，已成为二十世纪中国革命的里程碑。辛亥革命、云南起义、北伐战争、南昌起义、土地革命、抗日战争、生产运动，一直到现在的自卫战争，你是无役不与。

你现在六十岁了，仍然这样健壮，相信你会领导中国人民达到民族解放的最后胜利，亲眼看到独裁者的失败，反动力量的灭亡！

你的强壮身体，你的快乐精神，象征着中国人民的必然兴旺。

人民祝你长寿！全党祝你健康！

周恩来
1946 年 12 月 1 日

（分析：这是一篇内容充实、情真意切的祝词。其正文部分用饱含感情的语言，回顾了朱德总司令几十年来的革命里程，充分肯定了总司令为中国革命和人民的解放事业建立的丰功伟绩，高度赞扬了朱德同志的伟大人格和风范，字里行间洋溢着对总司令的衷心祝愿和对革命事业的无比信心。值得注意的是，尽管全文内容十分丰富，要说明的方面很多，处理不好极易冲淡祝愿感情的抒发。作者巧妙地使用了概括性语言、感叹的句式和简短的段落，不仅没有出现上述缺陷，相反却强化了情感。）

【范文 4-6】

同学会致辞

亲爱的同学们、朋友们：

常言道：人生四大喜，久旱逢甘雨，他乡遇故知，洞房花烛夜，金榜题名时。在今天这个秋高气爽、醉人心弦的时刻，我们这些同窗好友欢聚在此，回顾峥嵘的青春岁月，畅谈同窗友谊，共叙地久天长，更是喜上眉梢、喜出望外、喜笑颜开、喜不胜收，相信久别重逢的我们，会在今天再次写下青春的誓言——那就是，珍惜今天的相聚，期待明天的重逢，让我们携手同行，在人生绚丽的舞台上写下我们最辉煌的篇章。

回首二十余年的风风雨雨，回望我们曾一起走过的校园里的青春岁月，冲淡的是我们所经历的过眼云烟的悲欢离合，日渐浓郁的却是我们平平淡淡、从从容容、真真切切、不拘于功名利禄的同窗情谊。20 岁时的我们，意气风发，踌躇满志，对未来充满了美好的憧憬，对事业寄予了满腔的热情，为了青春的誓言，我们挥汗如雨、拼搏劳碌，不在乎人言是非，不在乎荣辱贵贱。30 岁时的我们，目标明确，只争朝夕，在最艰难的日子里，我们有真诚的同学友谊为伴，便不觉凄凉，心中总是涌起阵阵暖意，正是这份温暖，正是这份感动，维系了我们几十年的深情厚谊。40 岁时的我们，成熟稳健，睿智豁达，以平和之心阅读人生风景。相信 50 岁的我们，依旧可以静观庭前花开花落，闲看天上云卷云舒，宠辱不惊，去留无意，任无情的岁月悄悄带走易逝的青春韶华，但弥留永久的却是我们深藏心中的那份纯洁的友谊、那份难得的感动。

海内存知己，天涯若比邻。亲爱的朋友们，为了我们在难忘的校园中结下的深厚的友谊，为了我们健康而美好的生活，让我们共同祝愿：青春无限，友谊长存，激情永在！

谢谢大家！

×××

2012 年 8 月 15 日

三、迎 送 词

（一）迎送词的概念

迎送词即为欢迎词和欢送词。欢迎词是在欢迎仪式上或宴会上向来宾表示欢迎的书面稿。欢送词是在欢送仪式或宴会上向来宾表示欢送的书面稿。迎送词分私人交往迎送词和公事交往迎送词。私人交往使用的迎送词是在个人举行的聚会、茶会、舞会、宴会等场合下使用的。一般是在举办的活动开始之前进行。公事往来的迎送词一般是在比较庄重的事务活动中使用的。语言文字上要比私人交往迎送词更加庄重和严谨。

（二）迎送词的特点

1. 欢愉性　这是针对欢迎词而言，朋友远道而来，要给朋友以"宾至如归"之感，故言辞用语要真诚、热情。字里行间充满愉悦的心情。

2. 惜别性 这是针对欢送词而言，朋友远行，要给朋友以依依相别之感，要用表达对朋友的不舍、宽慰或祝愿等感情色彩的语言文字。

3. 口语性 欢迎词和欢送词要使用简洁富有生活的口语化的文字，使迎送词既富有情趣又自然得体。

（三）迎送词的格式要求

迎送词的结构一般由标题、称谓、正文、署名和日期组成。

1. 标题 一种是直接以"欢迎词""欢送词"为题；另一种是由致辞场合＋致辞人＋文种组成，如《在×××会上××的欢迎词》。

2. 称谓 使用尊称，并写全称。如"尊敬的××""敬爱的××"。应按被迎送宾客的传统习惯，对来宾以示尊重之情和庄重之意，迎送对象要概括完全，除主要负责人、领导者称其姓名职务外，对其他随从人员或在场的人员可使用泛称，如"女士们""先生们""朋友们"，以示礼貌、亲切。

3. 正文 开头常用"请允许我代表"的套语表示群体的迎送之意。

语言要具体、简洁，恰如新闻的"导语"，把自己的情感迅速、准确地传递给在场听众，营造出热烈、欢快、友好的气氛。接下来从赞颂宾主的友好关系开始，进而赞赏对方在政治、经济、文化等方面所取得的成就、经验，然后表明对双方继续发展友好关系的原则、立场和建议、措施，并提出良好的真诚的愿望。缩短双方距离，融洽关系，增进友谊。语言要活泼、轻松、真切。

结尾，再一次表示良好的祝愿和热切的希望。

欢迎词要对客人的到来表示真诚的欢迎，并祝访问或会见成功；欢送词则要对客人表示惜别之情，并发出再次来访的邀请，言辞要恳切而富有感染力，给主客双方留下美好的回忆。

4. 署名和日期 分别标在迎送词的右下角。

（四）写作迎送词应注意的问题

（1）材料要精当、典型，应选用宾主双方熟知的最有说服力的材料。

（2）结构要开门见山，清晰、紧凑、完整。

（3）语言要富有抒情性，热情洋溢，礼貌周到，通俗易懂，简短而有力。

（4）表达宜以叙述为主，抒情含蓄，议论精要；忌浅薄、俗气、装腔作势。

【范文 4-7】

兴安盟盐业 ×× 的欢迎词

尊敬的各位领导、同志们：

在这晴日暖风生麦气、绿荫幽草胜花时的季节里，我们用火一样真挚的心情，在美丽、神奇的阿尔山，迎来了区公司各位领导和各盟市的同仁。首先请允许我代表兴安盟盐业的全体干部和职工表示最热烈的欢迎，祝各位领导、各位同仁在阿尔山期间心情舒畅！

兴安盟是一个具有光荣历史的革命老区，全盟下辖 6 个旗县市，在这片神圣的土地上养育着 168 万勤劳、朴实的各族儿女，也给予我们盐业事业蓬勃发展的机遇和沃土。多年来，分公司在区公司的正确领导和帮助下，紧紧围绕改革创新、结构调整这个企业发展的中心，以保障合格碘盐为己任，全面贯彻落实区公司各个历史时期的盐业发展战略，夯实基础，固本强基，取得了销售、效益、自身建设的"三丰收"，实现了区公司提出的"两个提高"目标。

这次全区财务工作培训班能够在我盟阿尔山市举办，并为参加会议的各位领导、同仁服务，是我盟盐业系统的一件幸事。"有朋自远方来，不亦乐乎"，我们深感光荣，也是我们进一步提升财务管理水平的一个重要契机，对我们来说是促进，更是机遇。

　　回首我盟盐业建设发展历程，我们不会忘记自治区领导的正确领导和大力支持。也不会忘怀兄弟盟市的热切帮助。此次，参加会议的各位代表是我区辛勤工作在财务一线的优秀工作者，拥有深厚知识底蕴和丰富的实践经验，能够在未来的几天里有机会和各位同仁请教，接受各位的意见和建议，对我们来说是一次难得的机会，我们会倍加珍惜，虚心学习，全力配合。

　　也希望通过这次会议，兴安盟盐业系统的点滴工作努力给各位留下印象，兴安盐业人坦诚、热情的性格给各位留下美好的记忆，我们将以这次会议为新的起点，围绕区公司提出的立足主营，多元发展的战略思路，加强我们相互交流与沟通，借鉴学习其他兄弟单位多元发展宝贵的经验，向更高的目标迈进。

　　最后，预祝全区盐业财务培训会议圆满成功，真诚祝愿各位在凉爽、清新、美丽的阿尔山过得开心愉快。谢谢大家！

兴安盟盐业××
2015 年 6 月 30 日

【范文 4-8】

欢送词

尊敬的 × × 先生：

　　再过半小时，您就要启程回国了。我代表 × × 集团公司，并受 × × 副部长之托，向您及您率领的代表团全体成员表示最热烈的欢送！

　　我十分高兴地看到，近一个星期以来，我们双方本着互惠互让的原则，经过多次会谈，达成了四个实质性协议，取得了令人满意的成果。在此，我们对您在洽谈中表现出的诚意和合作态度，深表感谢！我衷心地希望您和您的同事们今后一如既往，为进一步发展我们双方的经济贸易往来而不懈努力！

　　我们期待着您和您的同事们明年再来这里访问。

　　谨致最良好的祝愿！

× × 集团公司总经理 × ×
2015 年 8 月 30 日

【范文 4-9】

欢送词

同志们：

　　再过两天，万众瞩目的中华人民共和国第九届运动会就要在广东隆重举行。今晚，我省体育代表团，肩负着省委、省政府的重担，肩负着 6500 万三湘父老的期望，即将踏上光荣之旅，拼搏之旅，开赴广东，征战九运会，为湖南人民争光。借此机会，我谨代表省委、省人民政府以及全省 6500 万各族人民，希望你们继续发扬三湘奥运健儿不畏强手、顽强拼搏的精神，在"九运会"上充分体现强者风范，力争发挥出最佳竞技水平；希望你们继续发扬团结协作、无私奉献的精神，充分体现湖南代表团（芙蓉王）体育文明之师的风范，以饱满的热情和必胜的信心夺取运动成绩与体育道德双丰收；希望你们以扎实的工作作风，认真完成各项工作任务，以高超的运动技艺，确保实现"保八争七"的"九运"目标。

　　我省体育健儿是一支能征善战，勇于拼搏，不怕困难的队伍；是一支团结协作，纪律严明，作风优良的队伍。我相信，只要我们广大运动员、教练员和全体工作人员有个好的精神状态，只要我们能够在比赛场上发挥出好的竞技水平，只要我们能展现出良好的体育道德风尚，就一定能完成省委、省政府提出的"弘扬奥运精神，巩固十强地位，决心再创辉煌"的光荣任务，以优异的成绩，谱写湖南体育事业的新篇章，为我省的两个文明建设做出应有的贡献。待到大家凯旋时，我们一定像欢迎奥运健儿一样，摆上庆功宴为你们祝捷、庆功。

祝大家一路顺风！

湖南省委×××
2001 年 11 月 9 日

四、答 谢 词

（一）答谢词的概念

是指特定的公共礼仪场合，客人所发表的对主人的热情接待和帮助表示谢意的讲话。答谢词可以在各类场合广泛使用，可以起到很好的沟通感情、增进友谊的作用。

（二）答谢词的格式要求

答谢词的结构由开头、主体、结尾构成。

1. 开头　应先向主人致以感谢之意。

2. 主体　先是用具体的事例，对主人所做的一切安排给予高度评价，对主人的盛情款待表示衷心的感谢，对访问取得的收获给予充分肯定。然后，谈自己的感想和心情。比如，颂扬主人的成绩和贡献，阐发访问成功的意义，讲述对主人的美好印象等。

3. 结尾　主要是再次表示感谢，并对双方关系的进一步发展表示诚挚的祝愿。

（三）答谢词的写作要求

答谢词态度一定要谦恭有礼，感情要真诚自然。要应情应景临场发挥，要善于从现场找出话题，要找出对方熟悉的事情来拉近双方的心理距离，使双方达成一种共识，制造一种愉悦和谐的氛围。在整个活动的过程中，照应主人的欢迎词，预先做好答谢词的准备，也可在现场即兴做些修改和补充。如果是在异地作客，要尊重对方习惯，了解当地的民情、风俗。语言要庄重得体、简洁明了，篇幅要力求简短。

【范文 4-10】

答谢词

尊敬的 ×× 先生，尊敬的 ×× 集团公司的朋友们：

首先，请允许我代表团全体成员对 ×× 先生及 ×× 集团公司对我们的盛情接待表示衷心的感谢！

我们一行五人代表 ×× 公司首次来贵地访问，此次来访时间虽短，但收获颇大。仅三天时间，我们对贵地的电子业有了比较全面的了解，与贵公司建立了友好的技术合作关系，并成功地洽谈了 ×× 电子技术合作事宜。这一切，都得益于主人的真诚合作和大力支持。对此，我们表示衷心的感谢！

电子业是新兴的产业，蒸蒸日上，有着广阔的发展前景。贵公司拥有一支由网络专家组成的庞大队伍，技术力量相当雄厚，在网络工作站市场中一枝独秀。我们有幸与贵公司建立友好的技术合作关系，为我地电子业的发展提供了新的契机，必将推动我地的电子业迈上一个新台阶。

最后我代表××公司再次向××集团公司表示感谢，并祝贵公司迅猛发展，再创奇迹；更希望彼此继续加强合作，共创明天。

最后，我提议：

为我们之间正式建立友好合作关系，为今后我们之间的密切合作，

干杯！

××

2008 年 11 月 9 日

【范文 4-11】

答谢词

尊敬的××，省财政厅的各位领导，同志们：

在××人民团结一致，众志成城，奋力抗击 50 年不遇特大旱灾的关键时刻，省财政厅各位领导和同志及时伸出援助之手，慷慨解囊，雪中送炭，为我们捐赠了 30 万元的抗旱资金和物资。在此，我谨代表××市四个班子和全市 64 万人民，向省财政厅全体干部职工对××抗旱救灾工作的支持和帮助表示衷心的感谢！向省财政厅全体干部职工所表现出的高尚情操致以崇高的敬意！

2 月 8 日，省财政厅积极响应省委"百厅包百县"的工作部署，派出以××厅长为组长的工作组前来指导我们开展抗旱工作。近一周来，工作组各位领导不讲条件、不讲代价、不辞辛苦，深入实地调查和听取汇报，全面了解和掌握我市抗旱浇麦和城乡人畜饮水情况，并分三组调研和督导我市城区供水、抗旱浇麦及人畜饮水工作，付出了艰辛的劳动和汗水，为我们提出了许多建设性的意见和建议，为我们战胜困难增强了信心、增添了动力。特别是今天，财政厅全体干部职工充分发扬扶危济困的人道主义精神，为我们送来了抗旱资金和物资，这是对我们做好抗旱工作的极大支持和鞭策。我们将把这些紧急抗旱救灾物资和资金以最快的速度分配到抗旱一线。我们也将以这次捐助为动力，继续举全市之力，正视困难，战胜旱灾，绝不辜负财政厅各位领导和同志的支持和厚爱。

最后，再次向市财政厅各位领导和同志表示衷心的感谢！并衷心地祝愿大家工作顺利、身体健康、万事如意！

谢谢大家。

××

2015 年 3 月 9 日

第四节　开幕词与闭幕词

学习目标：

1. 了解开幕词与闭幕词的含义和作用。

2. 掌握开幕词与闭幕词的格式要求。

3. 体会写作开幕词与闭幕词时应注意的问题。

一、开　幕　词

（一）开幕词的含义和作用

会议开幕词是各级党政机关、社会团体、企事业单位在大型会议开始的时候，由会议主持人或组织召开会议机关的主要领导人向大会所做的讲话。开幕词的内容主要是阐述会议的

指导思想、宗旨、重要意义，简介大会情况，向与会者提出开好会议的要求，或对会议的成功表示祝愿。

开幕词是大会正式召开的标志，在会议进程中居于首要位置，是对会议的一个统筹计划和安排，具有提示性、方向性和指导性，让与会者对会议有一个总体的认识。一般的会议或集会可由主持人口头即兴演说，而重要的会议或集会则应根据会议的需要，撰写规范的开幕词，以保证会议质量，节约会议时间，从而提高会议的效率。开幕词所提出的会议宗旨，是大会的主导思想，所阐明的目的、任务、要求等，对于会议有着重要的指导作用。会议结束之后，与会者传达会议精神时，开幕词也是其重要的依据之一。

（二）开幕词的格式要求

开幕词一般由标题、时间、称谓、正文构成。

1. 标题　开幕词的文种名称具有不确定性，有时可表达为"致辞""讲话""演讲""开幕词"等形式。

开幕词的标题，有四种写法：

（1）由大会名称＋文种组成，如邓小平所做的《中国共产党第十二次全国代表大会开幕词》；又如《××开幕式上致辞》。

（2）由致词人姓名＋大会名称＋文种组成，如《×× 同志在 ×× 大会上的开幕词》。

（3）在根据会议主题概括出正标题，再以会议名称和文种组成副标题，如《我们的文学应在世界前列——中国作家协会第四次会员代表大会开幕词》

（4）只有文种的，如《开幕词》。

2. 时间　时间标注标题之下，应注明开会日期，外加括号；日期下面居中标出致词人的姓名。

3. 称谓　称谓也叫"呼语"。是对与会者的统称。具体称呼应视会议性质和与会人员身份而定，如"各位代表""同志们""各位来宾""女士们、先生们"。

4. 正文　正文可分为开头、主体、结尾三部分。

（1）开头：开头第一句话或第一自然段中，应以简短有力有鼓舞性的语言郑重宣布"××会议"在什么情况（形势、背景、客观条件）下，"今天在这里正式开幕了"以引起与会者的注意和重视。然后简介会议有关情况，如参加人员、会议时间、地点及会议组织安排等。对大会的规模和参加大会人员的身份进行介绍，有些开幕词可以有这项内容，大致说法是，"参加这次大会的代表有某某人，他们分别来自某某"。对大会表示祝贺，对来宾表示欢迎，大致说法是，"我代表某某对大会表示衷心的祝贺！对与会的各位代表和来宾表示热烈的欢迎！"。

（2）主体：是开幕词的核心部分，是全文的中心，通常是开门见山，提出会议的指导思想或宗旨，交代会议的主要任务、议程，强调会议的意义、作用与价值，对与会人员提出要求和希望。也有的在主体开始部分插入对过去所做工作及情况的回顾，然后再转入对本次会议的说明。

（3）结尾：常以概括性语句对会议作预示性评价，如"这将是一次有深远历史意义的会议""这次会议，将进一步推动 ×× 工作"，最后，用习惯语"预祝会议圆满成功"作结，表达出良好的祝愿。

（三）写作开幕词应注意的问题

一是要熟悉会议有关文件材料，掌握会议基本精神，明确目的、要求和会议组织安排，这是写好开幕词的基础。

二是要突出会议主题和主要议程，鲜明、集中。要详细罗列会议的具体事项。

三是结构层次要清晰，语言要精练简洁、坚定有力、充满热情，富于概括性和鼓动性。

【范文 4-12】

书画艺术大赛活动开幕词
（2016 年 10 月 16 日）
学校党委书记 ××

各位领导、各位来宾：

你们好！

在这金秋送爽，丹桂飘香的日子里，为促进校园廉洁文化建设，同时为了继承与弘扬中华民族传统文化的精髓，丰富校园文化生活、培养大学生艺术与文化修养，推进和谐校园建设，以崭新的风貌面对生活。特此举办以"廉洁文化月"为主题的现场书画艺术大赛。在此，我代表党委行政对书画艺术大赛的主办表示热烈的祝贺！向莅临书画艺术大赛指导工作的各位领导、来宾、朋友们表示热烈的欢迎！

本次书画艺术大赛各位选手以富有激情的创新，本着深厚的爱国情感参与此次书画大赛。近年来，我们 ×× 学院在各级领导和社会各界的大力支持下，取得了较好的成绩，这是我们全院师生团结一心、不畏艰难、奋力开拓的结果，也是与社会各界的重视、关心和支持分不开的，借此机会我代表 ×× 学院向出席今天书画大赛的各级领导表示衷心的感谢！ 各位领导、来宾、朋友们，让我们以这次书画大赛为新的起点，继承和弘扬中华民族传统文化，培养大学生艺术与文化的修养。加强合作交流，增进友好往来，共创美好明天，为建设和谐校园院做出我们新的、更大的贡献！

最后预祝参赛选手们赛出佳绩，书画艺术大赛取得圆满成功！

谢谢大家！

【范文 4-13】

学校春季运动会开幕词
（2017 年 4 月 27 日）
学校党委书记 ××

尊敬的各位老师们、全体裁判员、运动员们：

你们好！

今天我们又迎来了一年一度的学校运动会。在此，我谨代表学校对本次运动会的如期举行表示热烈的祝贺，向即将为本届运动会各项工作付出艰辛努力的全体工作人员表示衷心的感谢！向刻苦训练、积极备战的所有参赛运动员表示亲切的问候。

老师们，同学们，一年一度的校运会是我校推行素质教育，发展体育运动，提高师生身体素质必不可少的重要举措，也是我校广大师生展示风采、促进交流的重要舞台。对于加强校园精神文明建设，提升校园文化品位具有重要意义。

老师们，同学们，我更愿意把举行运动会理解为是在阐释一种运动精神，倡导一种生活理念。运动是健康的基础，也是现代社会磨练意志最好的选择之一。运动的目的可能千差万别，但追求运动精神却是我们共同的目标！让我们在运动中领略体育的魅力，在体育中让我们的生命因为运动而更加美丽。

老师们，同学们，举办运动会是一项综合性很强的工作，要把运动会组织好、开展好，需要各方面的努力和配合。在此，我希望全体运动员在充分展示 ×× 人高昂的斗志和发扬奋勇争先、勇于拼搏的精神的同时要密切配合，尊重裁判，服从指挥，赛出水平，赛出风格；全体裁判员要坚守岗位，公正裁决，热情周到地为运动会做好服务；全体同学要团结友爱、文明守纪，增强集体荣誉感；全体班主任要牢固树立"安全第一"的意识，周密部署、精心管理，维护校园整洁，争创体育道德风尚先进集体。我衷心地希望本届运动会在整洁、优美、有序的环境中进行。

最后我预祝本届田径运动会取得圆满成功！让它成为一次"安全、文明、圆满"的盛会！

二、闭 幕 词

（一）闭幕词的含义和作用

闭幕词与开幕词相对应，是会议结束时由主要领导人向全体会议代表所做的总结性讲话。首尾相照，显示出会议组织的严密和有序性。致闭幕词的领导人与致开幕词的领导人一般不是一个人，通常与致开幕者身份相当或略低。闭幕词的主要内容是对会议做概括性的评价和总结，并向与会者提出贯彻落实大会精神的要求，向与会单位提出奋斗目标和希望；宣告会议结束。

办任何事情都不能虎头蛇尾，大会有一个隆重的开头，也应该有一个郑重的结尾。会议是否能给人圆满的印象，闭幕词起着重要的作用。

（二）闭幕词的格式要求

闭幕词的结构、写法与开幕词大体相同。稍有变化的是：

1. 标题、时间、称谓 将"开幕词"换成"闭幕词"。常见的写法是《××大会闭幕词》或《××在××大会上的闭幕词》。偶尔也有主副标题的写法，将主要内容或主要观点概括成一句话做标题，再用"××大会闭幕词"做副标题。

时间在标题之下正中，加括号注明会议闭幕的年月日。称谓一般也跟开幕词相一致。

2. 正文

（1）开头：闭幕词的开头，一般要用简洁的语言总结会议情况，说明大会经过全体代表的努力，完成了哪些预定议题，并对大会做出基本评价。

（2）主体：闭幕词的主体主要是对大会进行概括总结，概述会议取得的成果，强调会议的重大意义，会议宗旨。对今后应完成的任务以及如何贯彻大会精神提出要求和希望。

（3）结尾：结束语以富于鼓动性和号召力的语言表明对实现会议宗旨和对未来事业的信心；最后，郑重宣布"××会议胜利闭幕"。有的在宣布闭幕之前，还要对有关单位及与会人员给予会议的支持表示感谢。

（三）写作闭幕词应注意的问题

一是闭幕词的有关内容，要与同一会议的开幕词内容互相吻合，前呼后应。

二是宣布会议闭幕的语句应单独成段，置于文末。

三是结束语之前，往往要冠以对与会人员的称呼。

【范文 4-14】

公司代表大会闭幕词

（2015 年 9 月 18 日）

中国 ×× 供电公司总经理 ××

各位代表、同志们：

中国 ×× 供电公司第九次代表大会经过全体代表的积极努力和大会工作人员的辛勤工作，圆满完成了各项议程，实现了预期目的，现在就要闭幕了。在此，让我代表大会主席团向各位代表、全体工作人员表示衷心的感谢！向选举产生的第九届两委委员表示热烈的祝贺！

大会期间，全体代表肩负着全公司党员的重托和职工的期望，紧紧围绕党的中心工作和党的组织建设，集思广益，建言献策，共商大计。经过民主讨论，一致通过了中共××供电公司第八届委员会工作报告和中共××供电公司纪律检查委员会工作报告；选举产生了中共××供电公司第九届委员会和中共××供电公司纪律检查委员会。

这次大会，我们实事求是地总结了五年来我公司党委工作的基本经验，确定了今后四年企业发展战略构想、党的组织建设、精神文明建设、企业文化建设和思想政治工作的总体思路和具体工作目标，为我们企业的发展指明了前进的方向。同时，新一届党委的产生为我公司今后各项任务的完成提供了重要的组织保证。我们坚信，第九届委员会全体同志，一定能够不负全体党员和全公司职工的信任与重托，团结一心，开拓进取，成为我公司坚强有力的政治核心。

各位代表、同志们，我们正处在电力体制改革不断深入的关键时期，摆在我们面前的任务紧迫而艰巨。为实现我们的目标，我们就要全面贯彻××的重要思想，不断加强党的执政能力建设，坚持以保证和促进企业改革与发展为中心，努力把我公司的改革任务不断引向深入；为了实现我们的目标，我们的各级党组织必须要充分发挥政治核心、战斗堡垒作用，带领全体党员和全公司职工，以高度的政治责任感和强烈的历史使命感，在企业的改革与发展的伟大实践中建功立业，再创佳绩。

我们相信，有上级党组织的正确领导，有新一届党委的努力拼搏，有全公司党员、干部的无私奉献和全公司职工的勤勉敬业，我们就一定能够经受住历史的考验，最终实现我们的发展战略构想，把我们的事业推向更加壮阔的锦绣前程。

现在，我宣布：中国××供电公司第九次代表大会胜利闭幕。

第五节　讣告、唁电与悼词

学习目标：

1. 了解讣告、唁电与悼词的概念、用途、特点和种类。
2. 掌握讣告、唁电与悼词的格式及写作要求。

一、讣　告

（一）讣告的含义和用途

讣告，也称为"讣闻"，是死者的亲属或治丧委员会向亲友和有关人士报丧时所用的一种应用文书。

讣告是报丧的通知，除了派人送达或张贴外，还可通过报纸、电台、电视台向社会发出，以使讣告的内容迅速广泛地得到传播。

（二）讣告的格式要求

为了表达哀思，讣告只能用白纸或黄纸，以黑色墨水书写，四周还可加上黑框，以表哀悼。

1. 标题　第一行正中写"讣告"二字，正楷书写，字体较大。

2. 正文　一般由三部分内容构成：

（1）写明死者的姓名、职务、身份，逝世的原因、日期、地点，终年岁数。

（2）简介死者生平、经历、功绩，做出简要评价，并表明哀悼之意。

（3）告知吊唁、追悼活动的时间、地点。

3. 署名和日期　在右下方写发讣告的个人或团体名称，及年、月、日。

（三）讣告的写作要求

内容要具体确实，语言要简练庄重、哀伤沉郁，篇幅要短小精悍。

【范文 4-15】

讣告

　　××市原政协委员××同志因病医治无效不幸于 2017 年 4 月 7 日 18 时 30 分在××市逝世，终年 90 岁。今定于 2017 年 4 月 7 日 9 时在××殡仪馆火化，并遵××同志遗愿，一切从简。特此讣告。

××市政协
2017 年 4 月 8 日

【范文 4-16】

××同志逝世讣告

　　中国共产党的优秀党员，久经考验的忠诚的共产主义战士，我军优秀的政治工作领导者，天津警备区第三干休所副军职离休干部××同志，因病医治无效，于 2015 年 8 月 14 日 13 时 06 分在天津 254 医院逝世，享年 100 岁。

　　××，原名××，1916 年 2 月 2 日出生于××省××县××村的一个农民家庭，1937 年 8 月加入中国共产党，1939 年 9 月入伍。历任干事、组织科长、政治处主任、团政治委员、干部部部长、政治部副主任、省公安总队政治委员、××警备区顾问等职。1981 年 4 月离休。曾荣获一级独立勋章，二级解放勋章，功勋勋章，战伤致残，为三等甲级残废。

　　××同志入伍前（学生期间），在兰州师范上学时，受共产党进步思想影响，积极参加抗战初期甘肃兰州市青年学生组织的抗日救亡进步组织——青年抗战团，任兰州师范支团团长，组织抗日救亡运动，1937 年 8 月在兰州师范学校加入中国共产党。由于当时正处于白色恐怖之下，1937 年 10 月，因组织革命活动，遭受迫害，被兰州师范学院开除学籍。1938 年 9 月，冒着极大的困难危险，投奔陕甘宁革命根据地，进入陕北公学接受革命理论教育。1939 年 7 月，陕北公学改编为华北联大，开赴晋察冀抗日根据地，于 9 月抵达晋察冀敌后抗日根据地，投身于革命军队，从此戎马一生。

　　抗战时期，××同志任晋察冀军分区政治部组织科干事、分区政训队政治指导员、组织科科长、分区十九团总支书记等职，历经残酷的敌后抗日战争，参加了 1941 年秋日寇侵略军对我晋察冀根据地中心地带——北岳区大扫荡和 1942 年春的"五一"大扫荡等多次反扫荡、反封锁战斗。

　　解放战争时期，××同志先后参加了平汉、正太、保北、察绥、平津、攻克石家庄、张家口、太原等战役战斗，战争期间任团主任、团政委时，所在团被评为"奇功团"。

　　抗美援朝时期，××同志于 1950 年 10 月 25 日首批渡江入朝，参加了抗美援朝战争中的泰川、华岳山、横城的反击反阻击战，时任 66 军 196 师 586 团政委，该团荣获"铁血山英雄团"称号。

　　现代化建设新期，以苦干实干精神为强军而奋斗多年。离休后，仍然关心支持国家和军队建设，积极发挥余热，撰写革命回忆录，为我军提供了不可多得的革命传统教育和爱国主义教育的好教材。

　　××同志的一生是革命的一生，战斗的一生，是全心全意为人民服务的一生，是为共产主义事业奋斗的一生。他是我党的优秀党员，是我军的忠诚战士。他的崇高思想、高尚品质、优良作风、革命风范和光辉业绩将永载史册，永远值得我们怀念和学习。

××同志永垂不朽！

××同志治丧委员会

2016 年 1 月 20 日

二、唁　电

（一）唁电的含义和用途

唁，即对遭遇丧事者表示慰问之意。唁电就是向丧家表示吊问的电报。它既可以表示对死者的悼念，又可以向死者亲属表示恳切的问候、安慰。

（二）唁电的格式要求

唁电的结构由标题、称呼、正文、署名和日期构成。

1. 标题　第一行正中写"唁电"二字。

2. 称呼　另起一行顶格写接收唁电单位名称或逝世者家属姓名，在家属姓名后应加上"同志""先生""夫人"等相应称呼。

3. 正文

（1）首先：以简洁的语句抒写噩耗传来后的悲痛之情，常以"惊闻"二字领起；

（2）其次：以沉痛的语气简述逝世者的品德、精神和生前的业绩；

（3）最后：常以"节哀保重"之类语句向丧家表示亲切的问候、安慰。

4. 署名和日期　与其他电文相同。

（三）唁电的写作要求

（1）发唁电者的悲恸悼念之情应浸透全文，内容要深沉、纯朴、自然，不可滥用修饰语。

（2）叙述逝世者的品德、情操、功绩时，要抓住本质和重点，不必一一赘述。

（3）语言要精练、概括，文字要简约。

【范文 4-17】

唁电

××先生治丧委员会：

惊闻××先生因病谢世，不胜震惊和悲痛！××先生是我国的学术泰斗和学界领袖，其学问师德皆为当世之楷模。多年来，先生对我省的出版事业十分关心和支持，其中由先生主编的《中华大典·文学典》《佛教大辞典》《中国佛教丛书》《新版宗教史丛书》等，分别由我省的出版社承担出版，为我省出版业赢得了良好的社会声誉。今先生遽然西归，于我国学界失去了一位领袖，于我省出版界则失去了一位良师。

兹特致唁电，表示沉痛的哀悼，并向其家属表示深切的慰问！

××出版集团

2009 年 7 月 12 日

三、悼　词

（一）悼词的含义与用途

悼词有广义和狭义之分。

广义的悼词指向死者表示哀悼、缅怀与敬意的一切形式的悼念性文章，有的侧重于议论，有的侧重于抒情，形式比较多样；狭义的悼词专指在追悼会上由主祭人对死者表示敬意和哀思时宣读的文稿。这里主要介绍狭义的悼词。

悼词是对在场的参加追悼的同志讲话，而不是对死者讲话，应表达全体在场群众对死者的敬意与哀思，对死者亲属的安慰，并勉励大家学习死者的精神，化悲痛为力量。

（二）悼词的格式要求

悼词的结构由标题、称呼、正文、结束语构成。

1. 标题　直接写"悼词"二字，或"在××同志追悼大会上的悼词"

2. 称呼　宜用"同志们""女士们、先生们"之类的共称。

3. 正文　大体按以下内容和层次写作：

（1）以沉痛的心情点明悼念者的心情，及悼念什么人。

（2）简介死者去世前所担任的各种职务、职称，以示尊崇，并要注意这些称号之间的先后排列顺序。说明由于何种原因在何年何月何日几时几分不幸逝世及终年岁数。

（3）按时间先后顺序对死者的籍贯、学历、经历以及生平业绩进行集中介绍，要注意详略得当，重点突出死者对人民、对社会的贡献。

（4）对死者的一生进行全面的总结性评价。一般用一长段文字或几段文字，概括地介绍他的高尚品德和突出贡献。评价应恰当、公允，用语要仔细斟酌，反复推敲，应先征得死者家属和有关领导的同意。

（5）表示生者对死者的悼念，勉励到会者化悲痛为力量，以实际行动来悼念死者。

4. 结束语　另起一段，通常以"××同志安息吧""××同志永垂不朽""××同志精神长存"等作结。

（三）悼词的写作要求

（1）基调和内容应该积极，排除一切悲观主义、虚无主义的消极情绪，面向现在和将来。

（2）对死者的评价要公允，可适当多一些赞美之词，但不能过头。死者生前的某些缺点错误一般不宜写入悼词，必须写的，也要巧妙设词，含蓄委婉，避免对死者亲属带刺激性的语句。

（3）悼词的语言既要表达对死者的哀伤追思之情，又要给人以慰藉与鼓舞。

【范文 4-18】

在刘××同志追悼大会上的悼词

同志们：

今天，我们怀着极其沉痛的心情，深切悼念党的优秀干部、优秀教育工作者刘××同志。

刘××同志，××省××县人，1936年3月12日出生于××县××村。1949年考入××省××中学，1951年加入共青团，1957年加入中国共产党。他中学毕业后留在母校任教，并先后担任党支部书记、教导主任、副校长等职。1979年夏，调到××干部管理学院，先后任教研室主任、副院长等职。由于长期工作过度疲劳，导致心脏病发作，终抢救无效，于1995年10月22日6时20分在××医院逝世，终年60岁。

刘××同志忠诚党的教育事业，工作勤勤恳恳，任劳任怨。他热爱集体，热爱事业，富有开拓精神。他为××中学教育事业的发展倾注了大量的心血。调入××干部管理学院以后，他更是一心扑在工作上，从严治学，提高教学质量，为国家培养了许多合格人才。除了做好学校领导工作之外，他还兼任普通教学任务，他为党的教育事业鞠躬尽瘁奋斗了一生。

刘××同志学识渊博，事业心强。除了授课和从事行政工作之外，他还抓紧时间刻苦钻研，精心撰写教材和论文。调入××干部管理学院以后，他不断完善自己的知识结构，开拓新的领域，主编了《××》《××》等。这些著作问世以后，受到了学术界的一致好评和广大读者的热烈欢迎。

刘××同志严于律己，宽以待人，他热爱周围的同志，常常牺牲自己的时间和利益，为集体、为同志奔走操劳，并乐此不疲。在求学期间，他多次被评为优秀学生；参加工作以后，他把党的事业作为自己的事业，以国家和人民的利益为出发点，勤奋、努力工作。在突发心脏病的前一天晚上，他还在和同志们研讨工作。

刘××同志的一生，是为党的教育事业奋斗的一生。他为人正直，作风正派，坚持原则，对工作极为负责，对同志满腔热情，不愧为我党的一名优秀党员和优秀教育工作者。刘××同志的逝世，是干部教育事业的重大损失。

我们要学习和发扬他的高尚品德和勤奋精神，更好地完成他未竟的事业，为我国的社会主义现代化建设做出新的、更大的贡献！

刘××同志安息吧！

××

1995年10月25日

【思考与练习】

（一）名词解释

演讲稿　解说词　补充视觉形象　补充听觉形象　开幕词　闭幕词　祝词和贺词　迎送词

（二）填空

1.演讲稿的语言必须符合演讲的特点，做到＿＿＿＿＿，通俗易懂，＿＿＿＿＿和＿＿＿＿＿。

2.解说词，是针对眼前事物或形象进行＿＿＿＿＿或＿＿＿＿＿的一种实用文体。

3.演讲稿主体要严密，常见的主体形式有＿＿＿＿、渐进式和＿＿＿＿。

4.开幕词的内容主要是阐述会议的＿＿＿＿、宗旨、＿＿＿＿，简介大会情况，向与会者提出＿＿＿＿，或对会议的成功＿＿＿＿。

5.开幕词一般由＿＿＿＿、＿＿＿＿、称谓、正文、＿＿＿＿构成。

6.由于祝贺的对象不同，可以分为一般性祝词、＿＿＿＿、授奖词、＿＿＿＿。

7.讣告，也写作＿＿＿＿，是＿＿＿＿＿向亲友和有关人士报丧时所用的一种应用文书。

8.狭义的悼词专指在追悼会上由＿＿＿＿对死者表示＿＿＿＿宣读的文稿。

（三）简答题

1.演讲稿有什么种类和特点？

2.演讲稿开头的具体形式多种多样，常用的有哪几种？

3.演讲稿常见的结尾有哪几种？

4.如何让演讲成功？

5.事物或形象各有特点，要写好解说词，最好抓住哪些主要特点分层解说。

6.写作开幕词和闭幕词应该注意哪些问题？

7.什么是祝贺词？祝词和贺词二者之间有何异同？

8. 欢迎词和欢送词的有哪些特点？

9. 写作迎送词应注意哪些问题？

10. 写作唁电应注意的问题？

（四）读写训练

1. 以自己的一位亲人或好友为题材，或以你的校园为题材，写一个 2 分钟的人物或校园介绍视频短片（VCR）的解说词。

2. 请就下列题目，依个人兴趣选择一个角色，发表三分钟的演说。先从下列未完成的句子中选一个你喜欢的题目，完成句子，再以它作为题目，写成一篇五百字左右的演讲稿，并当众说出来。

（1）假如我有（一百万、一个机会、三个愿望……）。

（2）影响我最深的（人、事件、一句话……）。

（3）我看了一场（电影、球赛、家庭喜剧……）。

（4）每天我最爱（读书、打游戏、看电视、吃、睡、和同学聊天……）。

3. 课堂组织一次演讲或者朗诵比赛，旨在提高学生的口语表达能力、综合素质能力、敏锐的观察能力、深刻的分析能力、敏捷的思维能力。

4. 你的同学们要组织一次小学同学聚会，请你写一份同学会致辞。

5. 请你拟写一份奶奶或爷爷七十岁大寿上的祝寿词。

第五章 日常应用文书

【本章导读】

　　日常应用文书是人们在日常生活、工作、学习中，办理公务、处理私事时所使用的一种实用性文书。本章主要是了解日常应用文书的概念和特点。通过对申请书、倡议书、条据、启事、声明、海报、简历、求职信、聘书等日常实用类文书的基本写作方法的介绍与举例示范，旨在帮助学生了解以上文种具体种类，适用场合，掌握它们的基本写作方法及不同类型日常应用文书的语言风格，并注意避免写作中常出现的错误。

第一节 日常应用文书概述

学习目标：

　　1.了解日常应用文书的概念和种类。

　　2.熟悉日常应用文书的特点和作用。

　　3.写作日常应用文书时能够做到语言朴实、简明、准确与严谨。

一、日常应用文书的概念

　　日常应用文书是人们在日常工作、学习和生活中，办理公务、处理私事时所使用的一种实用性文体，由于其通俗易懂，实用性强，也有人把它称作实用文。

　　日常应用文书具有较为广泛的社会功能，在人们日常交往中起着礼尚往来、互通信息、交流经验、沟通思想、联络感情等作用。

二、日常应用文书的种类

　　根据日常应用文书的性质、特点和用途，可以分为以下几种类型：

　　1.书表类　包括书信、日记、聘书、申请书、建议书、倡议书、求职书、履历表、保证书、决心书、挑战书、应战书、感谢信、慰问信和表扬信等。

　　2.告启类　包括启事、声明、告白、海报和喜报等。

　　3.条据类　包括请假条、留言条、借条、收条和领条等。

三、日常应用文书的特点

　　1.有特定的对象和行文目的　日常应用文书的对象是十分明确的，写给谁看的，行文者一清二楚。就写作目的而言，日常应用文书也是明确的，它就某一个事件为其主要内容，发文所希望达到什么样的结果也是明确的。因此日常应用文书写给谁、写些什么、达到怎样的效果，事先是知道的。

　　2.有较为固定的写作格式　写作格式的固定是应用文的显著特点。它是历史留传、人们习以为常、约定俗成的，任何人不可随意违反它的固定格式，否则不伦不类，就达不到日常应用文书的目的。

　　3.有较强的时效性　日常应用文书总是针对工作学习或生活中所出现的具体事情而写的。往往是问题已摆在眼前或即将发生，必须想办法处理或解决时才使用的。如面临毕业找工作要准备自己的个人简历，入党入团要先写申请书。强调这种时效性是日常应用文书的基本特征。

4. 很强的实用性与真实性 日常应用文书在内容上十分重视实用性。它是用来办事、解决实际问题的，具有很强的实用性。"真实"是应用文的生命。对于这一点，各类文章要求不同。它反映的情况、问题和叙述的事实是客观存在的。

四、日常应用文书的语言表达特点与要求

日常应用文书写作的语言要求朴实、简明、准确与严谨。

1. 朴实 日常应用文的文风要朴实自然，内容真实，情感表达诚挚、真切、不虚伪、不敷衍，语言文字通俗易懂。

2. 简明 简明是应用文写作的基本要求。日常应用文书目的可以说是以传递信息为主，因此行文务必简明。具体来讲，简明应包括以下一些内容：

（1）文字要简练，篇幅要短小精悍：写作要惜墨如金，要选用简洁的词语，要删去可有可无的段落，要实话实说。冗长的文章往往淹没了主题，同时也浪费了阅读时间，降低了办事效率。

（2）扫除套话、空话和废话：文字是用来表情达意、传递信息的，如果为写作而写作就会废话连篇。日常应用文书更是要避免说不中用的话，读者希望得到的是你提供给他的信息，"言之无文，行而不远"。

3. 准确 日常应用文要做到实事求是，就必须在准确上下功夫。而要做到准确就必须注意以下几点：

（1）所写内容要准确：写日常应用文书，不能凭主观臆想，凭一时的热情，而要靠客观的、实事求是的态度。如果偏离了内容准确这一原则，无论如何说得头头是道，也会给工作带来某些不必要的损失。

（2）所用语句要准确：具体来讲，又可从词语的选用，句子的组合，修辞格的使用等方面来说明。

1）词语的选用：说话、写文章都离不开词，词是构成句子、篇章的最基本的语言单位，所以词语的选择就显得十分重要。加上汉语语言词汇相当丰富，表达同样的事情，可以选用不同的词语，因此选择词义要注意不错用词义。词语的选用还要考虑到不出现词类误用现象；不出现词语情感色彩不配的现象，以及产生歧义甚至生造词语等情况。

2）句子的使用：日常应用文书句子的使用要做到以下几点：少用长句，多用短句；少用感叹句、疑问句，多用陈述句；避免出现病句。

3）修辞格的运用：日常应用文书要少用修辞，若确实必要用的话，要注意用得恰当、合适，不可滥用。一般来讲，应用文中常用的修辞格有比喻、对比、引用、设问、反问等。

（3）所列的数字、事例、话语要准确：日常应用文书所引用的内容，往往是做出判断、处理事情的依据，因此要反复核对，做到准确无误，引用话语要写原话，不任意改动，必要时还要注明出处。应用文还要准确地使用标点符号。

4. 严谨 所讲事情要符合实际情况，数字要确实无误，办法要切实可行。实事求是是应用文的起码要求，不能为了达到某种目的而夸大或缩小一些真实情况。一句话，日常应用文要做到文实相符、文如其事，来不得半点虚假。

第二节 申 请 书

学习目标：

1. 了解申请书的概念、范围。

2. 掌握各种申请书的格式要求。

3. 能够做到日常应用文写作语言的朴实、简明、准确与严谨。

4. ※ 课堂训练：申请书的写作。

一、申请书概述

申请书是个人或集体向组织、机关、企事业单位或社会团体表述愿望、提出请求时使用的一种文书。

申请书的使用范围十分广泛，如：个人对党团组织和其他群众团体表述志愿、理想和希望，要使用申请书；下级在工作、生产、学习、生活等方面对上级有所请求时，也可以使用申请书。申请书把个人或单位的愿望、要求向组织或上级领导表述出来，让组织和领导加深对自己或下级的了解，争取组织和领导的帮助与批准，加强上、下级之间，集体与个人之间的关系，对促进社会主义物质文明和精神文明的建设具有巨大作用。申请书也是一种专用书信，它同一般书信一样，也是表情达意的工具。申请书要求一事一议，内容要单纯。

二、申请书的范围

一般在要求加入共产党、共青团、少先队、工会、参军，以及参加某项活动，请求承担某项任务或涉及私人事物等情况下，都可使用这一文体，递交有关领导、组织及部门，以示态度。

三、申请书的格式要求

申请书的结构由标题、称谓、正文、结语和落款五部分构成。

1. 标题　申请书的标题有两种形式：

（1）性质 + 文种构成，如《入团申请书》。

（2）只用文种的，如《申请书》。

2. 称谓　另起行，顶格加冒号写明接收申请书的单位名称或领导人姓名，如"×× 团支部："系总支领导："。

3. 正文　正文包括三项内容。

（1）申请内容：开篇就要向领导、组织提出申请什么。要开门见山，直截了当，不含糊其辞。

（2）申请原因：为什么申请，也就是说明申请书的目的、意义及自己对申请事项的认识。

（3）决心和要求：最后进一步表明自己的决心、态度和要求，以便组织了解申请人的认识和情况，应写得具体、详细、诚恳、有分寸，语言要朴实准确，简洁明了。

4. 结语　申请书可以有结语也可以没有。结语一般是表示敬意的话，如"此致""敬礼"；也可写表示感谢和希望的话，如"请组织考验""请审查""望领导批准"等。

5. 落款　在右下方署明申请人姓名；并在下面注明年、月、日。

四、入党申请书的格式要求

1. 入党申请书的格式及内容　根据党章规定，要求入党的同志必须亲自向党组织提出申请。入党申请书的基本书写格式及内容通常如下：

（1）标题：居中写"入党申请书"。

（2）称谓：即申请人对党组织的称呼，一般写"敬爱的党组织"。顶格书写在标题的下一行，后面加冒号。

（3）正文：主要内容包括：①对党的认识、入党动机和对待入党的态度。写这部分时应表明自己的入党愿望。②个人在政治、思想、学习、工作等方面的主要表现情况。③今后努力方向以及如何以实际行动争取入党。

（4）结尾：申请书的结尾主要表达对党组织考察的心情和愿望，一般用"请党组织在实践中考验我"或"请党组织看我的实际行动"等作为结束语。全文的结尾一般用"此致，敬礼"。

在申请书的最后，要署名和注明申请日期。一般居右书写"申请人××"，下一行写上"××年××月××日"。

另外，为了使党组织对自己有较全面的了解，申请人可另写一个附加材料，将个人的履历，家庭成员及主要社会关系的情况写清楚。将自己的政治历史情况和奖惩情况也要写清楚。如果自己家庭成员和主要社会关系中，有人政治历史情况比较复杂，或受过刑事或其他重大处分，也应实事求是地写出。

2. 写入党申请书应注意的问题

（1）要认真学习党章，掌握基本精神，加深对党的性质、宗旨、任务，党员的权利、义务等基本知识的理解。

（2）要联系自己的思想实际谈对党的认识和入党动机，不要以旁观者身份一味评论别人。

（3）对党忠诚，向党组织反映真实思想情况。

（4）申请书要写得朴实、庄重，不要追求华丽的辞藻，夸夸其谈。对基本写法正文中各部分的内容可根据自己的实际情况掌握。

【范文 5-1】

<h3 style="text-align:center">入党申请书</h3>

敬爱的党组织：

我是一名平凡的大专学生，但我有着不平凡的人生理想。在我心中，中国共产党是一个先进和光荣的政治组织，而且随着年龄的增长我越来越坚信，中国共产党的全心全意为人民服务的宗旨，是我最根本的人生目标。为建设更加美好的社会贡献自己的力量，并在此过程中展现自己的人生价值，完善自我是我内心深处的愿望。所以，我恳请加入中国共产党。

自 1921 年建党至今，我们党已经走过了 95 年的光辉历程。（略）

可能是耳濡目染了叔叔婶婶对党的执着追求的原因，我从小就树立了一定要加入中国共产党的远大志向，并且一直持续到了今天，热情更是有增无减。进入 ×× 大学的我，第一次向党组织郑重地递交入党申请书。

我积极参加党课学习，对习近平总书记关于建党的讲话有了深刻领悟，正确认识到作为工人阶级的一部分，必须以实际行动体现全心全意为人民服务的宗旨，充分发挥自身创造才能。在新的历史时期，随着改革开放的不断深入，面对当前形势多样化，党的先进性总是具有鲜明的时代特征。我国社会主义建设始终坚持把人民的根本利益作为出发点和归宿，通过发展生产力不断提高人民群众的生活水平。发展社会主义市场经济体制关系到国家综合国力的增强，符合先进生产力的发展规律，必须敏锐地把握这个客观趋势，为实现阶段的基本纲领而奋斗。

……

在不断追求思想进步的同时，我时刻记得自己还是一名学生，学习是十分重要的。共产党员只有精通自身的业务，才能在群众中起到良好的模范带头作用。为此我努力学习各门文化课，并取得了良好的成绩。此外，我还在中学担任过共青团的宣传委员的工作，工作中踏实肯干，任劳任怨。但我现在要以党员的标准来衡量自己了，所以我要做到以下四点：

一是认真学习"三个代表"重要思想、科学发展观和习总书记的重要讲话，牢固树立正确的世界观、人生观、价值观，坚定地贯彻党的基本理论和基本路线，始终保持政治上的清醒和坚定，以及高度的政治敏锐性和政治鉴别力。

二是坚定共产主义理想和信念。……

三是树立全心全意为人民服务的思想。……

四是树立艰苦奋斗的精神。……

在组织的关怀与培养下，我认真学习、努力工作，政治思想觉悟和个人综合素质都有了长足进步，已经基本符合了一名党员的标准，特此请求组织批准我的申请。如果组织批准我的申请，我一定会戒骄戒躁，继续以党员的标准严格要求自己，做一名名副其实的党员。如果组织没有接受我的请求，我也不会气馁，会继续为之奋斗，相信总有一天会加入中国共产党的。

我志愿加入中国共产党，为共产主义事业奋斗终生！

此致

敬礼！

申请人：××

2016 年 3 月 8 日

第三节 倡 议 书

学习目标：

1. 了解倡议书的概念、种类及特点。

2. 掌握倡议书的格式要求及写作要求。

3. ※ 课堂训练：练习倡议书的写作。

一、倡议书的概念

倡议书是公开提倡某种做法，倡导开展某项有意义的活动、鼓动别人响应的一种信函文书。倡议书所倡导的活动和做法应考虑到其广泛性。

二、倡议书的种类

倡议书根据发起倡导者的主体不同，可以分为：

（1）个人倡议书：在日常工作、学习和生活中，由某一个人首先发起，倡导人们关注、参与和实行某一项活动，或倡导人们学习、推行某一种精神的倡议书。

（2）集体倡议书由一群人、某个群众团体、机关部门或企事业单位发起的、开展某项活动的倡议书。

根据传播方式的不同，倡议书又可分为：张贴式倡议书；传单式倡议书；登载式倡议书；播放式（电台、电视台）倡议书。

三、倡议书的特点

（1）群众性倡议书具有鼓动人们响应、学习、参与、实行某项活动的特性，它把某个人或集体倡导的事情，变为一个单位、部门、地区乃至全国人民群众的自觉行动。在尽可能大的范围内调动群众积极性，共同做好某项有益于社会的事情或公益活动。

（2）公开性倡议书是一种通过各种传播手段广而告之的一种文书，它就是要让广大人民群众知晓和了解，从而有更多的人响应和实行。

（3）教育性倡议书的内容一般同人们的日常生活密切相关，如倡议爱护花草树木、保护生态环境；倡议建设和谐校园文化、建设和谐社区等。这种倡导宣传了真善美的行为和精神，使人们受到教育。

四、倡议书的格式要求

倡议书的基本格式由标题、称谓、正文、结尾、落款（署名和日期）五部分构成。

1. 标题　标题一般直接写"倡议书"三个字，也可以由倡议内容和文种名共同组成，如《关于××的倡议书》。

2. 称谓　写称谓是为了明确倡议的对象，一般要依据倡议的对象而选用适当的称谓，如，"亲爱的同学们""广大的青少年朋友们"。也可不用称谓，而在正文中指出。

3. 正文　这是倡议书的主体，可以分成两部分。第一部分要写明在什么情况下，为了什么目的，发出什么倡议，倡议有哪些作用、意义。倡议书的发出旨在引起广泛响应，只有交代清楚举行倡议的目的，人们才会理解、信服并自觉地行动。第二部分写明倡议的具体内容和要求做到的具体事项，如应开展怎样的活动、做哪些事情、具体要求是什么、价值和意义是什么等都必须一一写明。此外，倡议的具体内容最好分成条块写出，这样清晰明确、一目了然。

4. 结尾　结尾要表达倡议者的决心和希望或者某种建议。倡议书一般不在结尾写表示敬意或祝愿的话。

5. 落款　在右下方署名发出倡议的集体或倡议者的姓名，另起一行署上发出倡议的时间。

五、倡议书写作的基本要求

（1）内容应当符合时代精神，切实可行，与国家的路线方针政策相一致。

（2）交代清楚背景、目的，有充分的理由。

（3）措辞贴切，情感真挚，富有鼓动性。

（4）篇幅不宜过长。

【范文 5-2】

共建校园环境文明的倡议书

亲爱的同学们：

　　当你在这美丽的校园中学习，为我们美好的未来而努力时，相信我们每一个同学都渴望有一个干净的校园，渴望健康的生命，渴望绿色，渴望我们有一个良好的生活环境。学校是育人的场所，环境教育是提高我们思想道德素质和科学文化素质的基本手段之一，建立节约型和环境友好型校园，这不仅是学校自身发展的需要，更是我们学生应有的社会责任。为了增强大家的环境保护意识，让校园、班级环境更加整洁靓丽，有利于创建绿色和谐的校园环境，我们"校园环境志愿者"活动小组恳切地向师生们提出如下倡议：

　　1. 树立绿色文明观念，自觉关心环境状况，把个人环保行为视为个人文明修养的组成部分。

　　2. 不乱扔垃圾，果皮纸屑，不随地吐痰，不随意采摘校园的一草一木，爱护公共绿地。

　　3. 爱护仪器、设备和公物，使设备始终保持完好状态，尽力减少损坏维修。

　　4. 节约用水，珍惜水资源，减少水污染；节约用电，做到人走灯灭，光线充足时不要开灯，避免"白昼灯""长明灯"的情况发生，微机室电脑用后及时关机。

　　5. 节约用纸，尽量少用餐巾纸；草稿纸等尽量两面用。

6. 生活节俭，不随意浪费粮食，不剩饭，培养良好的生活习惯。

7. 尽量少用塑料袋，尽量少用一次性的纸杯、塑料杯。

8. 从我做起，号召全校同学树立环境意识，为创建绿色和谐校园出自己的一份力。

"历览前贤国与家，成由勤俭败由奢"，中华民族历来倡导节约，父母老师也再三强调环境的保护，让我们义不容辞地承担各自的使命，树立环境意识，养成节约资源的习惯，从我做起，从点滴小事做起，为共建环境友好型的和谐校园而努力！

"校园环境志愿者"活动小组

2017 年 10 月 6 日

【范文 5-3】

<h3 style="text-align:center">大学"地球一小时"活动倡议书</h3>

众所周知，气候变化和资源紧缺已成为困扰人类的全球性环境问题，××年我国南方地区遭遇的严重雪灾，全国范围夏季用电紧缺都曾经引起过广大学子的关注。为了更好地引起人们关注温室气体排放导致全球气候变暖，呼吁每个人为创建一个可持续发展的明天而努力，做出积极的行动来应对气候变化，世界自然基金会（WWF）向全球发出的一项倡议，希望全球各地的个人、社区、企业和政府在特定的时间熄灯一小时。

"地球一小时"活动时间为 3 月份最后一个周六 20：30 ～ 21：30，始于 2007 年 3 月 31 日。当晚，在澳大利亚，有 57% 的悉尼居民，也就是说有超过 200 万人熄灯一小时。悉尼成功减少了 10.2% 的用电量，节省的电能足够 20 万台普通电视一个小时的用电量，相当于一个小时路上少跑了 48613 辆汽车！悉尼政府和居民用行动向全世界发出强烈声明：我们能够带来改变！仅仅一年以后，2008 年 3 月 29 日，"地球一小时"已成为一项全球性并持续发展的活动，超过 35 个国家多达 5000 万人参与其中。

2009 年，"地球一小时"活动首次来到中国。今年，来自全球 80 多个国家 1760 座城市的近 10 亿人将参与这项活动。随着"地球一小时"活动在全球的深入开展，上海黄浦江畔备受瞩目的"东方明珠"广播电视塔也将在 2015 年 3 月 28 日晚上 8：30 ～ 9：30，将与世界诸多著名建筑一起为宣传"节能减排应对气候变化"褪下华丽霓裳，展示它在黑暗夜空下别样的美丽。

××大学积极响应"地球一小时"活动号召，用实际行动体现创造"节约型校园"的决心，将在 3 月 28 日晚 8：30 ～ 9：30 熄灭校史馆、综合楼以及南楼自修教室的灯光，让我们所有××学子携起手来，同舟共济，为创建节约型校园、节约型社会贡献自己的力量！

作为当代大学生，我们除在特定的日子里用行动唤起民众对资源节约、环境保护的关注，更应主动承担起节约资源、杜绝资源浪费的责任。为此，我们向全校同学发出倡议，让我们积极行动起来，从我做起，从身边做起，从小事做起，在日常生活中努力做到以下几点：

（1）节约用电，最后离开自修教室、寝室或办公室时随手关灯，选择开灯的自修教室自修，熄灯后注意将电灯开关关闭，不在寝室时关闭饮水机等用电设备的开关。

（2）出行尽量选择步行或公共交通，减少不必要的资源浪费和空气污染。

（3）珍惜森林资源，珍惜纸张，尽量选择电子办公模式，减少一次性筷子的消费。

现在，"地球一小时"活动正进入冲刺阶段！让我们一起努力，让更多的人加入这项活动中，共同显示出大家应对气候变化的努力和决心！让我们用实际行动告诉世界：我们正准备改变！星星之火，可以燎原。请与我们一起承诺：3 月 28 日晚 8：30 ～ 9：30，同世界一起，熄灯一小时！

校学生会

2015 年 3 月 20 日

第四节　条据、声明

学习目标：

1. 了解条据、声明的概念、特点和种类。

2. 掌握说明性条据和凭证性条据格式要求及写作要求。

3. ※ 课堂训练：练习各种条据的写作。

一、条　据

（一）条据的概念

"条"即便条，"据"即单据，所谓条据类应用文指人们在借到、领到、收到或归还钱物时写给对方作为凭据的便条或单据。

（二）条据的特点

1. 凭证性　对当事方具有一定的行为制约能力，特别是凭证性条据，具有法律效力。它可能影响到发生纠纷时是非曲直的判别。

2. 说明性　一方向另一方提出要求，交代事情，或个人向单位请假，所写的简单书信等都需要说明。

3. 简便性　人们临时遇到一些简单的事情需要对人说，又无法当面谈或不方便电话联系，或者是手续的需要，都可以写条据。简便灵活，适用范围广泛。

（三）条据的种类

1. 说明性条据　便条、留言条、请假条等。

2. 凭证性条据　借条、欠条、收条、收据、领条等。

（四）条据的格式要求

1. 说明性条据　说明性条据的结构由标题、称呼、正文、致敬词、落款构成。

（1）标题要居中：请假条一般都有标题，留言条、便条一般省略标题。

（2）称呼要顶格写：条据一般是在熟人之间使用，称呼一般可以用简称，如"张老师""小王"。

（3）正文一般要写清原因、时间、具体事情或有关要求等。

（4）致敬词最常用的有"此致敬礼""谢谢"等用语。

（5）落款包括署名和时间两个内容。

2. 凭证性条据　凭证性条据的结构由标题、正文、落款构成。

（1）标题要居中：可以直接用条据的种类"借条""欠条""收据"或"领条"做标题。

（2）正文开头惯用语为"今借到""今领到""今收到"等，涉及钱物数量数字要大写。

（3）落款包括制件人姓名和时间：如果是单位名称，除写明单位名称外，还应写明经办人姓名。

（五）条据的写作要求

1. 书写内容　条据必须由递交方亲笔书写，接收方不能代笔；要交代清楚四项要素，即写给谁，什么事情，谁写的，什么时间写，要一一写明。

2. 书写数据　条据涉及的钱物数量要写清楚，数字要大写，数字前不能留空白，后面要写明计量单位，以防恶意添加或篡改。

3. 不可涂改　内容不可涂改，文面保持整洁。如确实需要改动内容，改动处必须加盖印章，以免造成纠纷。

4. 用笔要求　要用蓝色或黑色钢笔或圆珠笔，不要用铅笔、易褪色的墨水或红色墨水。字迹应该工整、清楚，不要用草书，以免误认。

【范文 5-4】

借条

今借到 ×× 公司财务处人民币捌仟元整，借期为六个月，到期归还。

此据

借款人：××
2016 年 4 月 3 日

领条

今领到学院办公室新发办公用品铅笔拾支、扫把拾把、垃圾斗贰拾个、打印机贰台、信封伍拾个、稿纸贰拾本。

财务室：××
2017 年 4 月 8 日

收条

今收到药学院 2016 级学生王志还来篮球拾个，羽毛球拍捌副。

此据。

孙 ××
2017 年 7 月 9 日

欠条

今欠 ×× 装饰公司装修款叁仟元整，准于 2017 年 10 月 30 日前付清。

此据。

欠款人：××
2017 年 1 月 2 日

请假条

肖老师：

我昨晚感冒发烧，今天还要打针，不能来上学了，向您请假一天，请批准。

附医院证明。

此致

敬礼！

学生：××
2017 年 3 月 8 日

二、声　明

（一）声明的概念

国家机关、社会团体、企事业单位以及个人就某一重要问题表明立场、观点、态度、主张或维护自己权益而发表的公开性文书。

声明应用广泛，上至国家政府，下至单位个人均可使用。发挥着让人知晓、稳定社会和维护权益的作用。

（二）声明的分类和特点

一种是政治类声明，政府外交专用的声明，包括对外声明、政府声明、联合声明（多用于国与国之间），如《外交部声明》。这类声明具有庄严性、权威性；另一种是民事类声明，包括维护自身权益的（如著作权、专利权、产权）声明和挂失、作废之类的说明性声明。这类声明具有公开性、告知性。

（三）声明的格式要求

声明的结构由标题、正文、结尾、落款构成。

1. 标题　一般由"形容词＋文种"构成，如《严正声明》《郑重声明》等，有的只有文种"声明"二字即可。

2. 正文　一是发出声明的原因、目的；二是声明的主要内容。可以分条加以叙述，要声明立场、态度、主张，语言精练，用词恳切，切忌笼统、含糊。

3. 结尾　一般用"特此声明"或"特此严正声明"作结。

4. 落款　在结尾语的右下方署单位、时间。标题已发单位的可不写单位，只签署法人代表职务、姓名，有的联署法律顾问姓名。

（四）声明写作的基本要求

（1）声明的文字应该简单，言简意赅，切忌冗长。

（2）声明的表达方式一般以叙事、说明为主，不宜采用描述、夸张手法，更不宜用抒情方式。

（3）声明的语言格调鲜明、严肃，主旨突出、态度明确。

【范文 5-5】

××公司（企业）声明书

××市商务委员会、××市财政局：

我公司是××市一家从事服务外包业务的企业，现谨对××年度申请商务部、财政部支持承接国际服务外包业务发展资金工作的有关情况，声明如下：

1. 我公司严格按照××年度商务部、财政部支持承接国际服务外包业务发展资金的申报要求申请资金，共获得服务外包人才培训专项资金补贴××万元，国际认证补贴××万元，合计××万元。此项资金专款专用，无虚假申报、骗取套取、挤占挪用的行为。

2. 我公司无歪曲或虚饰申报资料的事情，所有提交资料的真实性、合法性、完整性由我公司负责，并接受有关审核部门为审核此项资金而进行的必要核查，承担相关法律责任。

负责人（法人签字并加盖公章）：××
2016 年 5 月 3 日

【范文 5-6】

××省食品进出口公司授权××市律师事务所××律师

郑重声明

"××牌"是××省食品进出口公司于××年依法申请的注册商标，该公司享有此注册商标的所有权。"××牌"白砂糖是××省食品进出口公司享誉国际市场的名牌产品，深受国内外消费者的信赖。但最近发现某单位，未经该公司许可，擅自制造销售该公司"××牌"注册商标标志，并在同类商品上使用此商标。

此种行为是违反我国商标法的严重侵权行为。为维护该公司合法权益，本律师经其特别授权郑重声明：

凡有上述商标侵权行为的单位，必须立即停止其非法行为。否则一经发现本律师将诉诸法律，依法追究侵权者的法律责任。

××省食品进出口公司××市律师事务所

2017 年 4 月 7 日

第五节　启　　事

学习目标：

1. 了解启事的概念、分类及启事与启示的区别。

2. 熟悉征稿启事、招生启事、招聘启事、更名启事、迁移启事、寻人启事的文体结构和内容要求。

3. ※ 课堂训练：练习征稿启事的写作。

一、启事的概念

某单位或个人，为公开向人们告知、表白某事，并请求公众协助支持而写的文书。"启"含有陈述的意思，"事"即事情，"启事"就是公开陈述某件事情。

二、启事与启示的区别

人们日常生活中常常把"启事"和"启示"混淆，如，遗失了东西，写一张"寻物启事"；某单位要招工，贴一份"招聘启事"，常被人写成"启示"。这类错误甚至见诸报刊上的广告用词，可见对这两个词的构成和它们各自的含义大有辨析的必要。我们从词的内涵的角度来辨析这两个词的差别。

本义："启"的甲骨文字形像用手去开门，所以它的本义是打开。例如《左传·襄公二十五年》"门启而入"，"启"指打开。后来"启"由打开的意义引申为开启、启发、让人得以领悟等意思。如"启发""启迪""启蒙"均用此义。开导蒙昧叫"启蒙"，例如教导初学者也叫"启蒙"，现在称幼儿教育为启蒙教育即用此义。"启示"的"启"义为开导启发；"示"又有指示、开导、让人明白某种道理的意思。如："老师，这个问题怎样解答，请您给我一些启示！"因此，在合成词"启示"中，"启"与"示"是同义并用。"启示"的意思是启发指示、使人有所领悟的意思。

另外，"启"还有陈述、表白的意思。古诗《孔雀东南飞》中有"堂上启阿母"，此处"启"的意思就是告诉、表白。旧式书信在正文开头称"某启"或"敬启者"，这里"启"均表示写信的人向对方表白启告。"启"的这个意义构成的双音词有"启白""启告""启报"

等。在合成词"启事"和"启示"中，"启"表示的意义并不相同。"启事"的"启"，则为陈述表白的意思。"启事"即为公开声明某事而刊登在报刊上或张贴在墙壁上的文字。因此，为寻找失物、招聘职工或其他事情写个文告，都应当称为"启事"；如果自称"启示"，那不仅于文意有悖，而且似乎摆出一副居高临下、自以为给别人启发的架势，这就闹出了笑话。

三、启事和公告的区别

启事具有广泛性、公开性、自愿性的特点，这和公告有类似之处，都有公开陈述事情的意思，但和公告有本质区别：

1. 发布单位不同　只有国家权力机关或政府的职能部门才能发布公告；任何单位与个人都可发布启事。

2. 发布的内容不同　公告的内容必须是重大事项；启事的内容广泛，大事小事都可发启事。

3. 发文性质不同　公告是国家机关向国内外发布重大事项，或者政府有关职能部门依据有关法令发布有关规定，具有很强的约束力；启事不具有政策性和法令性，因而也没有强制性与约束力。

四、启事的分类

启事根据其功能与适用范围可分为三大类：

一是征招类启事，如招生、招聘、招工、招领、征文、征婚、换房启事。

二是知照性（声明类）启事，如迁移、更名、开业、停业、竞赛、讲座、解聘启事。

三是祈请性（寻找类）启事，如寻人、寻物启事。

五、启事的文体结构和内容要求

（一）征稿启事

1. 征稿启事的特性

（1）公开性：征稿启事无论登在自己办的刊物上或是登在别的刊物上，均是广而告之的，具有公开性，希望更多的人看到并参与。

（2）自愿性：征稿启事不具有强制性和约束力，是否参与征稿活动由作者本人自愿选择。

（3）时效性：除报刊、杂志社日常的征稿启事外，一般的征稿活动都说明征稿的截止日期，它具有一定的时间限制，所以时效性也是征稿启事的一个特性。

2. 征稿启事的文体结构和内容要求　征稿启事的结构一般由标题、正文、落款三部分组成。

（1）标题：征稿启事的标题可以有几种构成方式。其一，由事由直接构成，如《征文》《征稿》；其二，由文种名称和事由共同构成，如《征文启事》；其三，由具体内容＋事由＋文种名构成，如《"爱我中华绿化城市"征文启事》；其四，由征文单位＋内容＋事由＋文种名共同构成，如《某某杂志社爱情散文作品征文启事》。

（2）正文：征稿启事的正文一般要求写明以下几项内容：

1）写明征文的原因、目的。征文单位征文要把征文的意图交代清楚，这样可以使作者对这次活动的意义有充分的认识而积极投入参与，同时写明举办征文的单位，这样可以增强征文活动的可信性，增加作者的信任感。

2）征文的具体要求视征文的情况而定，通常可以包括以下一些内容：作者的条件，征文的内容范围，体裁，字数，征文的时间等。

3）征文的评选、评奖办法要在该部分说明评选稿件的具体方法，如评选的时间，评委的组成，评选的各种奖项情况。

4）对投递稿件的具体要求及方法。

（3）落款注明征文举办单位的名称，发文日期。若标题或正文中已显示主办单位，此处可以省略。在报纸上发表的征文，也可不必再写年月日。

3.征稿启事的适用范围　征稿启事是杂志社、报刊编辑部及单位征求文稿的启事类文体，其大体适合于以下一些情况。为了纪念重大节日发布征文启事，如《国庆70周年征文》《"六一"征文》；为了纪念重要活动而发出征文启事，如《改革开放40年征文》《环保征文》；繁荣文艺事业方面的征文活动，如刊物杂志的各种征稿活动；思想教育方面的征文活动，如《我最喜爱的一本书（一句格言）征文》。

【范文 5-7】

<h3 style="text-align:center">××大学征集60周年校庆标识（LOGO）设计方案启事</h3>

2018年9月，××大学将迎来60周岁华诞。秉着"隆重、热烈、简朴、务实"的原则办好60周年校庆，使各项活动能有鲜明统一的视觉形象，××大学决定面向社会公开征集60周年校庆标志（LOGO）设计方案。现将征集活动有关事项公布如下：

一、征集对象

全校师生员工、离退休人员、海内外校友及社会各界热心人士或设计公司。

二、征集时间

从即日起至2018年4月30日。（以发送电子邮件时间或寄出邮戳时间为准）。

三、设计要求

1.便于应用。该标识主要用于××大学60周年校庆新闻宣传报道、主题网站(网页)、纪念品、文化宣传品、校园环境布置，以及各项庆典活动中的设施设备、证件、请柬、入场券等典型场合。

2.主题鲜明。符合××大学办学特色和"修德济人 笃学精术"校训宗旨，体现××大学建校60年来的发展历程、办学特色、办学经验、建设成就等元素。

3.艺术性强。表现形式简洁、色彩明快，富有美感和视觉冲击力。部分元素宜与××大学形象识别系统保持一定的内在联系或相关性，整体上易于识别，适于做各种延伸设计，利于进行校内外推广应用。

4.保证原创。遵循标识艺术创作规律，符合标识设计表达规范，方案必须为应征者原创作品，并满足"投稿要求"提及的其他要件。

四、投稿要求

1.设计方案须提供A4规格黑白稿、A4规格彩色稿（注明CMYK色值）或者电子版（矢量格式，文件小于5M；或者TIF、JPG格式，分辨率600×600 dpi以上，文件小于3M），并附以设计理念说明或内涵注释（500字以内）。

2.来稿作品恕不退还，请作者自留底稿。

五、评选奖励

学校将组织专家对应征的标识（LOGO）进行分类评选，并对入围作品评出一、二、三等奖及优秀奖进行奖励，入围作品将通过学校官方微博、微信进行公布。对最终采纳的校庆标识（LOGO）奖励人民币3000元，所有入围作品都将获得奖励和荣誉证书。

六、投稿方式

应征者需填写《××大学60周年校庆标识（LOGO）设计方案应征表》（见附件），通过下述两种方式投稿。

1.信函方式。应征表和设计方案纸质件邮寄至××大学党委宣传部，邮寄地址：

××市××区胜利街××号正德楼××室，邮编：××。联系人：刘××，电话：××。

2. 电邮方式。应征表和设计方案请发送至邮箱：××@163.com，邮件主题填写为"××大学 60 周年校庆标识征集"。

衷心感谢您对我校的关注与支持！

××大学 60 周年校庆领导小组

2018 年 3 月 27 日

【范文 5-8】

"华夏杯"纪念建党 95 周年征文启事

为了隆重纪念中国共产党建党 95 周年，歌颂党的丰功伟绩和在改革开放中取得的伟大成就，为学校"十三五"规划良好开局和建设国内知名大学的目标营造浓厚的氛围，校党委、宣传部、校报编辑部联合举办"华夏杯"纪念建党 95 周年征文活动。

一、征文内容

以建党 95 周年为主题，全面展示学校党组织和广大党员开拓进取、创先争优、勇于奉献的时代风采和先进事迹；歌颂全校师生发扬光荣传统，团结拼搏、勇于创新，在各项工作中取得的辉煌成就；大力宣传师生共创和谐校园，坚定不移地朝着既定目标迈进的精神风貌。文章可以抒发对党的感激之情，也可反映各级党组织和党员干部职工立足岗位的先进事迹和典型经验。

二、征文要求

作品要求原创。立意新颖、逻辑严谨、文风朴实、语言流畅，感情真挚、事实准确，具有较强的可读性和感染力。题目自拟，体裁不限，字数 2000 字以内，诗歌 30 行以内。

三、征文时间

自 2016 年 3 月 5 日起至 2016 年 6 月 20 日止。

四、投稿方式

来稿请寄邮箱：××@××.edu.cn，请务必写清作者所在的部门及联系电话。

五、征文发表

征文作品择优在《××大学学报》上发表。

六、征文评奖

征文活动结束后，将组织专家评委评选出一、二、三等奖及优秀奖若干名。对获奖作品作者和部门进行奖励。

希望各学院党组织高度重视这次征文活动，加强组织领导，精心安排部署，充分发动师生积极性踊跃投稿，确保征文活动达到预期效果。

××校宣传部

2016 年 2 月 10 日

（二）招生启事

1. 招生启事的概念　招生启事是各类学校招收新生向社会公布有关招生、报考事宜的具有广告宣传作用的广告类应用文。有的也称作招生广告。招生启事大都张贴在公共场所，或在报纸、电台、电视台上刊登或播出。

2. 招生启事的特点

（1）宣传性：这里所说的招生启事是有商业目的的招生启事，所以其广告的宣传作用是十分明显的。同其他广告一样，它在公共场合张贴或在报纸、电台上刊登、播出，目的在于扩大宣传的力度，以求得更多的学生或学员报名学习。

（2）商业色彩：今天招生启事大部分具有商业性色彩，我们见得比较多的招生启事，大都是一些收费较高的各种培训班、实习班。而国家统一招生正规的大、中专院校近些年来随着各项改革的深入，个别学科或专业也具有了较明显的商业色彩。

3. 招生启事的适用范围　招生广告大体可以适用于下列情况：

面对学生的各种补习班、提高班、自学考试辅导班、考研辅导班的招生广告；面对社会的各种培训班广告，如电脑培训班、烹饪班、家电维修班、汽车修理班、剪裁班等的招生广告；业余文艺团体或一些私立学校的招生广告；国家正规院校各种统一招生的招生广告。

4. 招生启事的文体结构和内容要求　招生启事由标题、正文、落款三部分组成。

（1）标题：招生启事的标题写法多种多样，常见的有下列几种：

1）直接以文种名作为标题：如"招生启事"。

2）由招生单位＋文种名共同构成：如《××农业学校招生启事》。

3）由招生类别＋文种名共同组成：如《招考演员启事》。

4）由招生单位＋招生类别＋文种名共同构成：如《××大学自学考试招生启事》。

5）由招生单位＋招生类别＋招收专业和文种名组成：如《××大学自学考试文秘专业招生启事》。

6）其他构成方式：加招生年度的或省略文种名的，如《××电影学院2009年本科招生启事》《中国××大学研究生院招收2000年攻读博士学位研究生》。

（2）正文：招生启事的正文一般要写明以下一些内容：

1）招生的目的和宗旨。

2）招生的具体情况：其中包括招生的专业、招生的对象、录取的办法、学习的时间、授课方式、收费的标准、联系报名的方法、毕业待遇等。这是招生启事的重要内容。

（3）落款：落款要署上发文的单位名称和时间，这一项内容根据招生启事的情况，有时可省略。

（三）招聘启事

1. 招聘启事的定义和分类　招聘启事是各类机关单位、企业集团或个体经营者招聘人员加盟工作时使用的一种应用文体。社会主义市场经济的发展和国家各种改革措施的出台，使各行业的用人制度有了巨大的改变，招聘制成为一种基本的用工制度，招聘启事人们随处可见。

招聘启事从征招的人员来看可分为两类，一是招贤类，一是招工类。招贤类指用人单位需要招的人员要求素质高，能力强，具有别人无法替代的经营、管理、组织领导等能力，这类招聘启事又称"招贤启事"。招工类启事则只是需要一般的工作人员，一般不需具有什么特殊的才能或技能，用工的条件一般要求也不严，这类启事可称为"招工启事"。

2. 招聘启事的文体结构和内容要求

（1）标题：招聘启事可以简单地由事由＋文种名称构成。如《招聘启事》或《招工启事》，有的写作《招贤榜》。较为复杂的招工启事还可以加上招聘的具体内容，如《招聘抄字员》《招聘科技人员启事》。还有的招聘启事在标题中写明招聘的单位名称，如《××服装厂招聘启事》。

（2）正文：招聘启事的正文较为具体，一般而言，需着重交代下列一些事项。

1）招聘方的情况，包括招聘方的业务、工作范围及地理位置等。

2）对招聘对象的具体要求，包括招募人员的工作性质、业务类型，以及招募人员的年龄、性别、文化程度、工作经历、技术特长、科技成果、户粮关系等。

3）招募人员受聘后的待遇，该项内容一般要写明月薪或年薪数额，写明执行标准工休情况，是否解决住房，是否安排家属等。

4）其他情况，应募人员须交验的证件和应办理的手续以及应聘的手续以及应聘的具体时间、联系的地点、联系人、电话号码等。

（3）落款：落款要求在正文右下角署上发表启事的单位名称和启事的发文时间。题目或正文中已有单位名称的可不再重复。

（四）更名启事

1. 更名启事的概念　更名启事，是指经国务院批准更改地、市、县名，或经各级人民政府批准更改村镇、街道名，以及企事业单位、学校、团体等需要更名，在履行更名手续后，由更名单位公开向社会声明时所使用的应用文。

2. 更名启事的文体结构和内容要求　更名启事由标题、正文和落款三部分组成。

（1）标题：可以直接写为《更名启事》，也可以只写启事的事由，《××更名为××》。

（2）正文：主要写明以下内容：首先介绍单位简况，然后说明经什么机关批准，自何时起将××（单位原名称）改为××（更改后名称），更名后隶属关系有无变动，以及新印章的启用时间等。

（3）落款：包括署名和时间两项内容。署名写明更名启事的原单位名称。时间写上启事的年、月、日。

（五）迁移启事

1. 迁移启事的概念　迁移启事是机关、企事业单位、社团组织等在搬迁新址时，向社会及有关方面告知的一种启事。这种启事除在报刊上刊登，在电视、电台播放外，还可以张贴在原址大门或醒目的地方，以便于有关人员办理事项和保持业务联系。

2. 迁移启事的文体结构和内容结构　迁移启事由标题、正文和落款三部分组成。

（1）标题：一种是直接写《迁移启事》；另一种是由迁移单位的名称＋事由＋文种构成，如《××公司迁移启事》。

（2）正文：正文即告知的内容，要写明迁移的时间，迁移的新址（××街，××号），电话号码等。还可以标明乘车路线或附上简单路线图。

（3）落款：写上迁移单位名称和年、月、日，必要时还要盖章。

【范文 5-9】

康利公司迁址启事

康利公司将于 2013 年 11 月 1 日迁入龙湖经济开发区健康路 18 号新址办公（可乘 16 路、23 路汽车在健康路站下车）。现将有关事项通告如下：

地址：龙湖经济开发区健康路 18 号

邮编：100023

传真：××

办公室电话：××

人事部：××

销售部：××

财务部：××

康利公司办公室

2013 年 10 月 20 日

（六）寻人启事

1. 寻人启事的概念和分类 寻人启事是个人或单位为寻找因某种原因下落不明的亲友或同志时所使用的一种应用文。寻人启事可以张贴在大街小巷、交通要道或人口聚集处，也可在报纸电台上刊登或播发。

寻人启事的分类比较简单，从发文者的方面看可以有以当事人的亲属名义发出的寻人启事和以公安机关或当事人所在的单位名义发出的寻人启事两种。

从出走人的情况来看，寻人启事又可分为故意走失和无意走失两种。由于家庭不和或由于同他人的矛盾没得到解决而愤然出走的，称为故意走失。无意走失则指由于精神不正常或年老痴呆或者年幼无知等原因引起的下落不明的情况。

2. 寻人启事的文体结构和内容结构 寻人启事由标题、正文和落款三部分组成。

（1）标题：直接写《寻人启事》。

（2）正文：务必准确地描述走失人的体貌特征、衣着装束，以及丢失的时间、地点，一般有照片的要附上照片，还要将联系的方式或地址等具体详细地列出来。结尾表达感谢之意。

（3）落款：写上联系人名字和年、月、日。

【范文 5-10】

寻人启事

3 月 31 日上午 10 点，我带女儿去 ×× 商场购物，女儿不慎走失，请大家帮忙查找。

我女儿叫王晓，3 岁，身高 80 厘米；圆脸，单眼皮，眼睛不大，眉毛很重，头上戴有大红色蝴蝶结发卡；身穿粉红色毛连衣裙，红线裤，脚穿红色皮鞋。北京人，说普通话，但吐字不太清。请帮忙查找，必有重谢。如有线索请速与我联系。

联系电话：××

手机：××

王××
2014 年 3 月 31 日

（七）寻物启事

1. 寻物启事的概念 寻物启事是各单位或个人公开向社会申明寻找丢失物品，或查询有关物品所使用的启事。寻物启事依据丢失东西物主的身份来看可分为两种，一种是个人由于不慎或遗忘将东西遗失而写的寻物启事，另一种是单位由于遗失了东西而发布的寻物启事。

2. 寻物启事的特性

（1）寻物启事的公开性：寻物启事无论是个人寻找丢失物或是单位寻找丢失物均是公开张贴或散发的。它是要在较大的范围内尽可能的发布有关信息，以期能最终找回所丢失的东西。

（2）寻物启事的明确性：寻物启事是针对具体丢失的物件而使用的一种应用文，其发文目的是明确的，它不涉及与寻找物体无关的东西。

3. 寻物启事的文体结构和内容要求

（1）标题：寻物启事的标题可以有两种构成格式

1）由文种 + 缘由构成，如《寻物启事》。

2）由文种 + 具体丢失物名构成。如《寻书启事》《寻自行车启事》。

（2）正文：寻物启事的正文一般由以下几项内容构成

1）写明丢失物的名称、外观、规格、数量、品牌等，同时要写明丢失的原因、时间和具体地点。

2）交代清楚拾物者送还的具体方式，或注明发文者的详细地址、联络方式等。

3）寻物启事是求人协助寻找的，故除文中写些表谢意的话外，还可以写明给以拾到者必要的酬金之类的话。

（3）落款：落款要署上发文的单位或个人的名称或姓名，并署上发文的日期。

【范文 5-11】

寻物启事

本人于 1 月 25 日下午乘 7 路公共汽车时，不慎将一个黑色小包遗落在车上，内有部队复员证、驾驶证、复员介绍信等。有拾到者请与 ×× 厂机修车间 ×× 联系，必有重谢。

电话：××

启事人：××

2017 年 1 月 26 日

【范文 5-12】

招领启事

本商场拾到手提包一个，内装人民币若干元，手机、信用卡等物，望失主前来认领。

地点：本市 ×× 商场 3 楼办公室。电话：××

×× 商场办公室

2018 年 4 月 8 日

【范文 5-13】

求租启事

某人求租 40 平方米左右铺面房，开展电脑、复印机修理业务，希望租赁在 × 区 × 路附近最好。愿出租者请先电话联系，预约商洽时间。

联系人：王 ××

电话：××

2017 年 4 月 3 日

六、启事的写作要求

一是内容要严密、完整。启事的事项要严密、完整，不遗漏应启之事，而且要表述清楚。切忌含糊不清。

二是用语要热情、恳切、文明。有态度诚恳，语言有礼貌，言辞恳切，才能使公众产生信任感，达到预期效果。

三是语言要精练，篇幅短小精悍。

第六节　海　报

学习目标：

1. 了解海报的概念、特点和分类。

2. 掌握海报的格式要求和写作要求。

3. ※ 课堂训练：练习海报的写作。

一、海报的概念

海报是向公众报道或介绍有关戏剧、电影、文艺表演、体育比赛或报告会、展览会等所使用的一种应用文书。

海报的名称，最早起源于上海。旧时，人们常把职业性的戏剧表演界称为"海"，从事职业性戏剧表演就成为"下海"。作为剧目演出信息的张贴物，也因此被叫作"海报"。现在的海报，适用范围更加广泛，除张贴外，有的还登在报纸上，或电台、电视台播放。

海报以新颖的形式与装饰美来吸引读者的注意。标题大而醒目、信息传递快，大多张贴在本单位或宣传固定地点，具有广告效应，鼓励尽量多的群众来参加。

二、海报的特点

1.告知性　海报往往通过一定的感情语言告知一定范围内的人们，让人们参与某项活动、了解某些情况、光临某种特定场合。

2.时效性　海报迅速、明快、及时向大众报道、介绍有关戏剧、电影、体育比赛、文艺演出、报告会等方面的消息。

3.新颖性　海报的内容独特，制作者可以对海报的内容进行艺术渲染，使其具有鼓动性和感召力。多数海报都加以美术设计，使之醒目、美观。

三、海报的分类

从内容上海报可以分为下列几类：

1.电影海报　这是影剧院公布演出电影的名称、时间、地点，及内容介绍的一种海报。这类海报有的还会配上简单的宣传画，将电影中的主要人物画面形象地绘出来，以扩大宣传的力度。

2.文艺晚会、杂技、体育比赛等海报　这类海报同电影海报大同小异，它的内容是观众可以身临其境进行娱乐观赏的一种演出活动，这类海报一般有较强的参与性。海报的设计往往要新颖别致，引人入胜。

3.学术报告　这是一种为一些学术性的活动而发布的海报。一般张贴在学校或相关的单位。学术类海报具有较强的针对性。

四、海报的写法

海报的基本内容通常包括以下四部分：

1.标题　标题的写法有三种形式：

（1）在正文上书写"海报"二字，字体大而醒目，以吸引人们注意。

（2）直接书写活动内容，如《舞会》《学术讲座》《球讯》，使人一看就知道是什么内容。

（3）在活动内容前加上举办单位名称，如《中国作家协会举办丁玲作品研讨会》；也有的在正标题前加几句概括目的、意义、活动宗旨、精彩程度的话做眉题，以渲染气氛，调动人们的参与热情。

2.正文　一般采用分项列举式的写法，逐项列出活动的时间、地点、内容、参与方式和注意事项等。为增强吸引力，在介绍内容时，语言可有一定的形象性和鼓动性，书写活泼，可配有象征性图案，以扩大宣传效果。

3.结尾　在正文之后，另起一行用稍大的字书写"莫失良机""欢迎参加"等做结语。

4.落款　写明主办单位和举办单位，署名下一行写明日期。

五、海报的写作要求

（1）内容必须真实，文题相符；可以适当运用一些鼓动性词语，但不可失实。

（2）文字力求简洁利索，条目清楚明了。

（3）根据内容配上美术图案，色彩和构图要醒目，具有时代气息和装饰美。

【范文 5-14】

访学归来报告会

　　我校教授××系我国心脏外科著名专家，曾获得国际××奖。最近曾赴美讲学和参加有关学术活动一年，现归国为大家做"心脏移植手术的成就"报告。希望全体师生踊跃参加。

　　时间：××年××月××日

　　地点：学术报告厅

××医科大学科研处
2017 年 10 月 6 日

【范文 5-15】

影讯

　　我院将于明天晚上 7 点在××广场为大家免费放映国产电影《我不是药神》，本片由著名演员徐峥主演。欢迎大家届时观看。

××学院学生会
2018 年 9 月 28 日

第七节　简历与求职信

学习目标：

　　1. 了解简历和求职信的含义和特点；了解求职信的种类。

　　2. 掌握简历和求职信的格式和写作要求。

　　3. ※ 课堂训练：简历的写作。

一、简　　历

（一）简历的含义

　　对自己生活、学习、工作经历等，有选择地加以概括叙述的一种常用文体称之为简历。

　　简历的使用范围很广，遇到求职应聘、毕业就业、考核登记等情况都要用此文体。有时即使不是面临调动，也不是即将择业，而是仍在原岗位，按照组织人事部门考察干部和员工的要求也要写简历。本节侧重讲求职者使用的简历。求职者在求职应聘的过程中，简历是向用人单位介绍其资格、职位、教育和工作经历等情况时最经常使用的工具之一，它是求职和人才流动的重要文书。

　　简历与求职信往往是配套使用的文体，都是在求职应聘的时候需要呈交用人单位的，但两者所起的作用不同。简历主要是阐述求职者本人及其经历和技能等情况，把一个客观真实的自我展示给用人单位。而求职信侧重于"求"，自我推荐求职的目的性很强，有些内容比简历详尽，主要说明"为什么我是这份工作的最佳人选"；但许多简历中的具体内容不必在求职信中出现，如工作经历、学历或是个人目标。简历可以作为求职信的附件来使用，两者是相互补充的。

（二）简历的特点

1. 纪实性　简历是个人亲身经历的缩影，是一个人人生阅历无可更改的文字记录。因此，写作简历首先要客观而实在，要本着诚实的态度，把一个真实的自我呈现给用人单位。

2. 简洁性　简历往往是用人单位了解求职者的第一个途径，简历应该简洁有序，风格突出，用最简洁的文字表达最重要的经历和最精彩的方面，传达最丰富和最有效的信息。

3. 自主性　因为简历是写自己、自己写，所以有自主性特点。见到一份好的简历，往往如同见到写简历者本人，给人以第一印象。从这一点说，简历是开启事业之门的钥匙。而且简历在于本人把握，完全可以自主地将自己经历的年月，按自己的认识进行轻重、浓淡的处理，这样就形成了简历的个性，并不是千人一面的。简历可以写得与众不同，新颖别致，在众多的简历中脱颖而出，向用人单位真实地展示自己。所以，简历的形式要创新，不因循守旧，只有创新才能突出人才价值的特色。

（三）简历的结构

正规的简历有许多不同的样式和格式，可以是表格的形式，也可以是其他形式。简历的格式内容一般包括以下五部分：

1. 基本情况　依次写明求职者的姓名、性别、年龄、民族、家庭地址、政治面貌、学历、婚姻状况、身体状况等。

2. 教育背景　一般只写大专（中专）以上的教育情况。包括最高学历学校、所学专业及学习时间。可以根据用人单位需要，特别注明所修课程、在学校所参加的组织活动、担任的职务、获奖等相关情况。

3. 工作经历　通常按照时间顺序写上工作经历。

4. 业绩水平　展现个人的重大成果、成功项目或发表的论文、出版的著作等。

5. 能力特长　内容包括外语语种、等级证书及其应用能力；计算机知识水平及其应用能力；组织协调能力或者其他实际工作能力，以及个人爱好、特长等。

（四）简历的写作要求

1. 突出重点，富有特色　简历是求职者应聘成功的敲门砖。简历设计的内容很多，写作时要有鲜明突出的重点，要展示自己最亮丽的一面。另外，简历一定要有自己的特色，要花笔墨渲染自己与众不同的地方，将个性品质特征融入简历之中。

2. 强调优势，展示自我　简历好比一份推销自我的广告，最出色的精彩广告通常要求简短而且富有感召力。简历应该尽量限制篇幅，运用简练短语，使语言鲜活有力，浓缩大学生活或工作经历的精华部分。最重要的是要强调自己适合于某一职位的优势，将这些优势以工作经历和业绩的形式加以叙述。同时注意不要有其他无关信息，以免繁复冗长。

3. 准确无误，行文规范　简历往往给用人单位留下第一印象，故而写作简历时文字、语法要准确无误。如果出现错别字会使招聘者感到写作者素质不够高或者粗枝大叶。用计算机打印的简历，也应当避免拼写、排版上的错误。再者，虽然简历不像公文那样有严格的格式，但也有一定的规范性，比如使用 A4 纸打印，一般不使用彩色纸，内容从个人信息开头等等，都体现出它的规范性，写作时注意遵守。

二、求　职　信

（一）求职信的概念

求职信是求职者以个人名义向用人单位举荐自我、谋求职位的一种专用信函。求职者可以是学校毕业生，欲转岗者或无业、下岗待业人员。求职信属于书信类，但它与一般书信有所不同。一般书信的交往是双向的，而求职信是单向的，只用于求职者向用人单位推介自己，表达自己任职的意愿，提出任职的请求。

（二）求职信的种类

（1）从求职者的情况来看，可分为毕业生求职信、待业或下岗人员求职信、从业人员求职信。

（2）从求职信息来看，可分为有目标求职和广泛性求职，其中广泛性求职往往将求职信一式多份，向同类性质的单位广泛投递。

（3）按性质划分，可分为自荐信和应聘信两种。

自荐信即指主动向某单位介绍自己的情况，自我推荐，申请某种职位、职务的信函。应聘信是根据对方的招聘广告，应聘其中某一职位、职务的书面申请。

（4）按制作方式分，求职信有手写和打印两种。

（三）求职信的特点

1. 自荐性　求职信是寻求工作职位的人写给招聘单位的信函，起到毛遂自荐的作用。求职者应主动向用人单位介绍自己的情况、适合应聘的条件，尤其是在某一方面的专长、优势，争取以自己的特长吸引用人单位，博得对方的好感。所以自我推荐是求职信最主要的特征。

2. 指向性　指向性是求职信的一个显著特点，就是要针对自己和用人单位的具体情况指向所谋求的具体工作岗位，指向性强的求职信往往会有更好的效果。求职信的主要作用是向用人单位介绍自己，目的是让对方了解自己、相信并录用自己。写信人根据自身的实际情况，在对自己充分认识的基础上，还要对用人单位和岗位有全面的了解，针对求职应聘的工作性质、特点和需要，有针对性地介绍自己的能力与特长，从而找到一份既能发挥自己的特长又使自己满意的工作。指向性已成为求职信是否奏效的关键。

3. 真实性　求职信是求职者向用人单位提供具体材料，供用人单位比较和选择。求职者所提供的材料必须实事求是，不得有半点虚假。做自我推介时，要如实客观地向用人单位介绍自己的情况，既不夸大，也不保留，更不能捏造。求职者需要通过真实可靠的求职信来赢得用人单位的好感与信任。

（四）求职信的结构

求职信应按照书信的格式来写，主要由标题、称谓、正文、致敬、落款、附件等部分组成。信的左上角或右上角要留出三行，用以填写城市、家庭地址、邮政编码和日期。

1. 标题　在首行的正中位置书写，通常只需用较大的字体标明文种即可。

2. 称谓　称谓部分要顶格写清所要求职的单位及其领导，称呼越具体越好。对不够明确的单位，应设法知道谁将收到你的信，如果有必要可以打电话询问，确实不能明确称呼的，写"人事处领导""人力资源部负责同志"或者"尊敬的领导同志"等。对明确的用人单位写出负责人的职务、职称，如"尊敬的×经理""尊敬的×处长"等，并在称呼之后标上冒号。

3. 正文　这既是求职信的核心内容之所在，亦是求职信的主体部分，一般应包括以下几个方面：

（1）求职者的基本情况：在礼貌的称呼和问候之后，求职者应对个人的身份做简单的介绍，包括性别、年龄、民族、政治面貌、学历、专业、特长、外语和计算机水平、业务能力，及其他潜能潜质。要根据自己的求职特点，有选择地介绍，不必一一罗列。在详尽地突出介绍自己优势的同时，语言力求简洁，详略要得当，以必要的事实与数据来使对方信服。

（2）求职的原因：在开头部分，阐明写信的缘由、目的，从何处看到招聘广告或得悉招聘信息，说明为什么要到该单位工作，首先表达向往之意，主要写自己想进入该单位工作的心情，顺势赞扬该单位的形象、声誉。适当的情况下，也可以如实地表示对领导人的仰慕，言词要真诚、自然。然后从自己的志向、兴趣、爱好、性格等方面展示自己的能力和求职愿望。缘由部分很重要，要写得扣题、巧妙、别致、有吸引力，以引起对方的兴趣，尽可能做到先声夺人。

（3）求职的目标和条件：求职者应在求职信中明确提出自己选择的具体岗位或职位，以便用人单位进行有针对性的选择。接下来要介绍自己应聘该职位的各种有利条件，主要是向用人单位介绍自己的专业知识技能、工作能力、与职业要求相适应的个性，及有利于工作的特长等。这是关系到求职成败的关键部分。如大学毕业生要把自己在学校阶段的学习成绩、取得的技术等级证书、实习单位的评价鉴定、参加过的大型活动、比赛与技术或业务锻炼、曾获得的荣誉及与日后工作有联系的情况作为重点，阐述清楚。求职者在对自己实事求是地科学评估的基础上，要注意扬长避短，突出自己在某些方面的优势和闪光点，并要表达出自己对未来工作的信心和决心，要使用人单位感到你是胜任此项工作的最佳人选。

（4）结束语：对求职做一简单小结，再次强调自己的求职愿望，如热切盼望贵单位肯定的答复、盼望贵单位的录用通知或希望给予面试的机会等，并礼貌地留下自己的联系方式。

4. 致敬 结尾部分要按照书信惯例，用特定的语言向对方致以问候，以示求职者对用人单位的尊敬和礼貌。如"此致、敬礼""祝愿……"等。

5. 落款 求职信的落款应署上求职者的姓名和成文日期。

6. 附件 求职信由于篇幅的限制，一些过长的资料可制成附件附在信后。一般包括简历表、成绩单、证件副本、专家的推荐信等。

（五）求职信的写作要求

1. 礼貌周到，言辞恳切 求职信既要表现出求职者对所求职位的渴望，又要表现出对胜任这份工作的自信。求职信应给人留下文雅大方的良好印象，因此，用语要谦恭得体，文明典雅，措辞要有分寸，基本的礼节性问候必不可少。语气要平实、稳重，在双方之间营造热情、融洽的氛围。求职信还应该以诚感人，以诚取信，只有诚于中才能形于外。用真诚、谦逊的态度来缩短与用人单位的距离，要言出肺腑、言而可信，才能"真诚感动上帝"。

2. 显示个性，引人注目 富有针对性和个性化的求职信才能够在众多求职信中脱颖而出。书写一封求职信，好比精心策划一则广告，不拘泥于通俗写法，立意新颖，以独特的语言及多元化的思考方式，引人注意，并挑起兴趣。求职信写作目的性要明确，做到有的放矢，不可"天女散花"。现在求职信中最常见的问题是"千人一面"，要写出自己的特点，突出自己与众不同之处，这样才能给用人单位留下深刻印象。

3. 简明扼要，短小精悍 写求职信要开门见山，简明扼要，用简练的语言把求职愿望及个人特点表达出来，切忌套话连篇，浮词满纸。求职信的结构安排要详略得当，不可杂乱无章，切忌面面俱到。求职信不在于长，而在于精，用人单位往往会收到大量的求职信，一般不会把很多时间浪费在阅读冗长的文章上。因此，求职信的语言要精练明快、要言不烦，不宜长篇大论。

4. 实事求是，突出重点 写求职信就是推销自己，就是要强调自己的成就，但这种自我推介一定要讲究技巧，既要展示自身的优势，又要使人觉得恰到好处。所以，写求职信要实事求是，客观公正地评价自己，切忌过分吹嘘，更不能捏造事实。在陈述事实的同时，要重点突出，突出那些能引起对方兴趣、有助于获得工作的内容，主要包括专业知识、工作经验、自身特长和个性特点等。

5. 以情动人，不落俗套　写求职信也要有感情色彩，情寓文中，会更有助于交流思想，传递信息，感动对方。求职者要揣摩对方的心理，设法引起对方的共鸣。如求职单位在你的家乡，你可以充分表达为建设家乡而贡献自己聪明才智的志向；如是教学单位，你就要充分表达献身教育事业的理想。

6. 字迹工整，推敲文字　求职信最好亲笔书写，千万不要复印或复写，以免给人造成不够尊重、不够认真的感觉。古人云："字如其人，义如其人。"如果你的文章流利，字又写得漂亮，这首先从门面上就压倒其他竞争对手。事实上，工整的字体使人心情舒畅，潦草的字迹令人生厌。为了达到求职目的，求职信一定要书写工整，让人一目了然，赏心悦目；切忌出现错字、别字、病句，及文理欠通顺的现象。

【范文 5-16】

简历

姓名：×× 性别：男 出生年月：19×× 年 ×× 月 ×× 日

民族：汉 政治面貌：中共党员 毕业院校：×× 医学院药学院

专业：临床药学 学历：本科 毕业时间：2005 年 6 月

培养方式：国家统招 现任职务：学院学生会主席，班长

大学经历：

2001—2002 学年，班长，社会实践积极分子

2002—2003 学年，勤工助学部副部长，社会实践积极分子

2003—2004 学年，学院学生会主席，优秀学生干部，×× 省优秀学生干部

2004—2005 学年，学院学生会主席

所学课程：

组织胚胎学、生理学、解剖学、药理学、病理学、免疫学、微生物学、内科学、外科学、妇产科学、儿科学、诊断学、大学英语、计算机等。

获得证书情况：

全国大学生英语四级证书、全国计算机二级证书、微软 windows98 产品高手、office2000 办公软件专家等。

个人专长：

交际、组织、管理、电脑、文学、足球、音乐等。临床药理学知识结构牢固，具有一定的实验动手操作能力及结合临床运用医药知识能力。英语基础知识扎实，具备一定的听、说、读、写及翻译能力。熟悉计算机网络，熟练掌握办公自动化，对各种硬件安装及各种软件的运用有着丰富的实践操作经验。

求职意向：

本人愿到医院、学校及药物研究所等临床、科研单位从事教学、科学研究，及医疗工作。

自我评价：

本人性格开朗、稳重、有活力，待人热情、真诚。工作认真负责，积极主动，能吃苦耐劳。有较强的组织能力、实际动手能力和团队精神，能迅速地适应各种环境并融合其中。

联系方式：××

电子邮箱：××

××

2006 年 6 月 10 日

【范文 5-17】

求职信

人文学院张院长：

您好！

我是一名在读博士生，将于今年 7 月份毕业。贵校优越的治学环境和较高的学术水平，本人早有所闻，特慕名而来，向您求职。

我十分喜欢教师这个职业。我渴望有一个宽松的环境从事文学研究，静心教学。虽然我在教学上只有短短两年的中学教学以及一年硕士期间为导师代课的经验，但我自信我能胜任教学工作。

我曾获学校举办的普通话比赛一等奖，市级演讲比赛二等奖，曾作为 ×× 大学辩论队的主辩手参加 ×× 省首届大专辩论赛，被评为最佳辩论员。

我现在 ×× 中文系攻读现、当代文学专业博士学位，学习尚好。已发表论文近 40 篇，转载、转摘、报道、争鸣等 30 余篇次，在 ×× 大学本专业博士生评比中连续两年名列第一。我还受到《×× 大学研究生报》的宣传，被誉为"文科博士之星"。

如果贵院接受我，我会扎根学院，努力工作，不辜负您及贵院的特别赏识和厚爱。

恳切盼望得到贵学院的青睐。贵学院任何形式的回复我都将视为关怀和鼓励，都将不胜感激。我盼望能尽快得到您的回复。

随函呈上《个人简历》《家庭简况》《论文代表篇目及反响情况》《参编著作情况》，以及三张获奖证书复印件。敬请参考。

联系电话：××

电子邮箱：××

求职人：××

2015 年 3 月 10 日

第八节　请柬与聘书

学习目标：

1. 了解请柬与聘书的概念、特点。

2. 掌握请柬和聘书的格式和写作要求。

3. ※ 课堂训练：请柬的写作。

一、请　柬

（一）请柬的概念

请柬又称请帖，是单位、团体或个人邀请有关人员参加会议、庆典或某些重大活动时所使用的告知性、礼仪性专用文书。请柬是人们在社会交往和社会活动中最常用的文书，它不同于一般信件和通知，它比普通信件更庄重、更正式，用请柬邀请客人以示隆重，并对客人表示礼貌和尊敬。

请柬作为日常社交和公关活动经常使用的沟通媒介，它的主要功能便是邀请。它能密切联系、增进友谊和团结。有时，请柬也用于入场券或报到的凭证。

请柬可以分为会议请柬、仪式请柬、参展请柬、宴会请柬等，这些请柬广泛适用于各种公私事。如结婚、寿诞、升职、乔迁、获奖、授勋而私人宴请的；或单位开张、剪彩、复业、更名、庆典,工程奠基,各类演出,需要请人出席的,都可以用得上请柬。

（二）请柬的特点

1. 礼貌性 请柬虽是一种简单的书信形式,但又与一般书信有所区别,它是出于对客人的礼貌、尊敬而发出的正式邀请书,有时被邀请者近在咫尺或已经知道此事,也应发送请柬,以示对被邀请者的敬重、礼貌和热情。

2. 郑重性 请柬可用于一般的会议通知,也可用于婚宴、寿宴、邀请亲朋好友赴宴等。因而要真诚邀请,要精心挑选或专门制作请柬,文字要端庄、得体、工整,以表示邀请者对有关活动的郑重态度。

3. 公开性 书信一般具有私密性,而请柬不同,一般情况下它没有什么保密性,托人转交的请柬往往是不封口的。

4. 艺术性 请柬通常是举行比较隆重的庆典时才使用,因此请柬在款式和装帧设计上都较美观、大方,尤其邀请的对象是比较重要的人物,请柬更要讲究精致和富有艺术性,使客人一收到它就感到快慰、亲切,产生"盛情难却,却之不恭"的感觉。

（三）请柬的结构

请柬通常由标题、称谓、正文、落款四部分组成。

1. 标题 请柬的标题通常单独由文种名称构成,如"请柬"。

2. 称谓 顶格书写被邀请个人或者单位、组织名称。有时为了表示尊重,在姓名后面可以加上职务或者尊称。如"××教授""××先生"等。

3. 正文 请柬的正文十分简短,只需交代活动内容及举行活动的具体时间点等事宜即可。特殊的活动可以说明宗旨,必要时附上主要议题,以便被邀请者决定是否参加或者做必要的准备。请柬的敬语,常用"此致敬礼"或"恭请莅临指导""敬请届时出席""敬请赏光""恭候光临"等惯用语,一般紧接正文内容后面。

4. 落款 署上邀请者姓名或单位、组织名称和发出请柬的日期。

（四）请柬的撰写及制作要求

请柬质量的高低反映邀请者的水平、风貌和形象。因此,请柬的撰写和发送,要注意以下三方面的要求:

1. 文字方面的要求 请柬的篇幅不宜过长、有关事项要周详,语言要简洁明了,把内容说清楚即可。行文要热情、友好、恭敬,措辞要典雅、得体、注意分寸,切忌粗言俗语、态度傲慢,切不可堆砌辞藻,华而不实。

2. 发送时间的要求 请柬有很强的时效性,或为某个盛会,或为某个大典,过了规定的时间,它就失去了意义。因此请柬发送的时间很重要,过早则对方容易忘记,过迟又不利对方安排,最好在举行活动时间前的三至五天发送比较恰当。

3. 设计制作的要求 制发请柬是一种重要的礼仪性社交手段,而请柬一般都是使用在具有纪念意义的隆重活动中,所以请柬在款式和装帧设计上,应烘托出喜庆和欢乐的气氛,要具有艺术性。

制作请柬,用纸要厚实、质量要好,样式要别致、有特点,色彩要鲜亮、醒目。请柬的设计要美观大方、装帧要精致考究,书写要工整、漂亮,有的还烫金字,使用各种吉祥物作装饰画,精美华贵,赏心悦目,给被邀请者一种亲切而美好的印象,把请柬制成不仅具有实用价值,而且具有珍藏价值的纪念品。切记请柬不宜装饰得花花绿绿、过于杂乱,给人以浮华、堆砌之感。

二、聘　书

（一）聘书的概念

聘书是用人单位聘请某人担任某职务或承担某项工作任务时所使用的一种实用文书。

随着社会的发展，聘任制的实行和进一步健全，聘书的使用范围越来越广。此外，一个单位由于本身的力量不足或缺少某些专业人员、有某方面专长和有权威的人员，需要延请上述人才来协助，也需要使用聘书。

聘书在社会交往和工作中发挥着优化人力资源配置和明确工作职责的作用，也具有加强协作，发掘人才潜力功能。

聘书与任命书、委任状属相近文体，都是履行人事任免过程中的重要文件，但在使用范围、适用对象等方面又有所差别。

（二）聘书的种类

1. 临时聘书　这类聘书是某单位在工作、生产或科研活动中，由于人员缺乏遇到困难时，需要聘请外单位有关人员担任某职务或承担某工作时而使用的凭证。临时聘书由单位负责人签署，任务完成后，聘书即告失效。如聘用论文答辩小组成员、大赛评委等。

2. 正式聘书　正式聘书一般是在实行聘任制的单位中使用。这种聘书又包含专业职务聘书和聘约书。聘约书是单位与受聘人的协议，由双方商定协议内容并由双方签署。聘约书一经签署，双方都要履行所承担的权利与义务，聘任期满则失效。如聘任学校某学科的学术带头人、某企业部门负责人等。

（三）聘书的特点

1. 时效性　聘书是在聘用双方达成一致的基础上共同签署的，在限定时间内受聘人的职务、职称是生效的，聘书一经使用就意味着受聘人在限期内的责任必须开始履行，聘书已经赋予受聘人荣誉，也表明双方的相互了解、信任与尊重。聘任期满则聘书失去效用。

2. 依据性　聘书一经签署，则表示它确定了用人单位与被聘人员的关系和双方的责、权、利，双方都必须按照聘书上的协议履行自己的职责，受到相应的制约。聘书是受聘人能力、水平的一种证明。

3. 实用性　以聘书为凭证聘请对方，一是表示敬重，二是为守约。在人才交流中，聘书可以作为自己业务汇报的佐证，还可以作为升、降职务、职称的依据。

（四）聘书的结构

聘书一般由标题、称谓、正文和落款组成。

1. 标题　聘书的标题通常只需标明文种"聘书"即可。有的直接印制在聘书的封面上。

2. 称谓　标题下顶格写被聘者的姓名，如"兹聘请××先生（女士）"等。

3. 正文　聘书的正文内容要简明扼要，可以只写聘任谁担任什么职务，简短明了，也可以写明聘请原因、报酬以及对被聘者的要求，还可以写明被聘的职务、工作性质、待遇、聘任起止年月日。在正文的后面写上"此聘"等惯用语，也可以写上表示敬意或希望的话语。

4. 落款　聘书的落款应署上聘请单位的全称和年月日，还要加盖公章，以示郑重。

（五）聘书的写作要求

1. 形式庄重　聘书是一种签约文书，不仅起着告知被聘人的作用，而且表示着聘者对受聘人的尊重。因此，无论是印刷的还是书写的聘书，都要郑重其事，不可草率。

2. 内容清楚　聘书的正文内容要写清楚。聘请对象、担任的职务、承担的工作、对受聘者的要求及聘任期限等有关情况，都要逐一交代清楚，不能含糊其辞，模棱两可。

3. 语言精练　聘书的文面要美观整洁，语言要简明扼要，文字要尽量简洁，篇幅要短小，避免空话、套话。

【范文 5-18】

请柬

尊敬的家长：

　　您好！

　　非常感谢您一直以来对我们工作的大力支持。值此之际，谨向您和您的家人表示最衷心的祝福！

　　您的孩子九年级的学习生活已三个月有余，九年级也是您的孩子人生成长中最关键、最重要的时期。您一定非常关心孩子的成绩，关注孩子在校的生活思想状况，渴望能与学校老师沟通，共同探讨孩子的未来。为了使您能更好地指导、教育子女及配合学校做好对您孩子关键时期的教育、管理工作，学校决定于 12 月 9 日（农历十月二十三）上午 9 点至 11 点在学校大礼堂召开九年级学生家长会。我们诚挚邀请您在百忙之中抽取时间光临学校，届时我们将真诚沟通，共同搭建家校联系的平台。

　　您的积极参与和宝贵意见，会大大地促进我们学校各项工作迈上一个新台阶。您的心愿正是我们努力的方向，为了一个共同的目标，期盼您的参与，恭候您的到来。

　　此致

敬礼！

××学校
2017 年 12 月 8 日

【范文 5-19】

请柬

健吾兄：

　　犬子宏伟与淑娴女士谨订于 2018 年 8 月 18 日（星期六）中午 11：50 于凤凰楼酒家举办婚礼。

　　恭请光临！

于浩然
2018 年 8 月 1 日

【范文 5-20】

聘书

　　兹聘请赵××同志为××家电集团维修部总工程师、主任，聘期自 2017 年 8 月 1 日至 2019 年 8 月 1 日，聘任期间享受集团高级工程师全额工资待遇。

××家电集团（盖章）
2017 年 8 月 1 日

【范文 5-21】

聘书

　　为提高我院科研水平，本院成立了科研项目评估委员会，特聘请××教授为该委员会学术顾问，指导我院的科研工作。

　　此致

敬礼！

××市社会科学院（盖章）

院长：××（盖章）

2018 年 9 月 28 日

【思考与练习】

（一）名词解释

日常应用文书　申请书　倡议书　启事　声明　海报　求职书　聘书

（二）填空

1. 日常应用文书分为 ＿＿＿＿＿、＿＿＿＿＿、＿＿＿＿＿、＿＿＿＿＿ 四类。

2. 日常应用文书的语言要求有 ＿＿＿＿＿、＿＿＿＿＿、＿＿＿＿＿、＿＿＿＿＿。

3. 倡议书根据传播方式不同可分为 ＿＿＿＿＿ 式 ＿＿＿＿＿ 式 ＿＿＿＿＿ 式和 ＿＿＿＿＿ 式倡议书。

4. 倡议书的特点有 ＿＿＿＿＿、＿＿＿＿＿、＿＿＿＿＿。

5. 启事的类别有 ＿＿＿＿＿、＿＿＿＿＿、＿＿＿＿＿。

6. 海报的特点有 ＿＿＿＿＿、＿＿＿＿＿、＿＿＿＿＿。

7. 简历的特点有 ＿＿＿＿＿、＿＿＿＿＿、＿＿＿＿＿。

8. 聘书的写作要求有 ＿＿＿＿＿、＿＿＿＿＿、＿＿＿＿＿。

（三）简答题

1. 什么是日常用应用文？它主要有哪几类？

2. 什么是申请书？写入党申请书应注意什么问题？

3. 倡议书的基本格式有哪些？

4. 条据写作应注意哪些方面？

5. 启事和公告有什么区别？

6. 启事的写作要求有哪些？

7. 海报的写作要求有哪些？

（四）读写训练

1. 写一份入党申请书。

2. 写一份"校园文明礼貌月"活动倡议书。

3. 各写一份"借条""收条""领条""欠条""请假条"。

4. 以"爱我中华"为主题拟写一份征稿启事。

5. 试着为自己写一份简历。

第六章　新闻传播文书

【本章导读】

　　新闻是当今社会一种最主要、最有效的宣传形式。新闻传播的媒介日趋多元化，手段日趋现代化。新闻传播文书以其无尽的魅力，吸引着人们的好奇心与求知欲。本章主要了解新闻的概念、特点及构成新闻的基本要素，通过介绍消息和通讯的特点及基本的写作方法，并结合当前网络写作需要，适当介绍与网络写作有关的写作知识，旨在帮助学生掌握消息、通讯及网络新闻写作的表现方法与技巧，具备写作消息和通讯的基本技能。

第一节　新闻传播文书概述

学习目标：

　　1. 了解新闻传播文书的概念和特点。

　　2. 熟悉新闻传播文书的分类。

一、新闻传播文书的概念

　　新闻传播文书是为传输给受众而写作的新近发生事实的写真文字，并通过报社、通讯社、电台、电视台、新闻网站等媒体予以发表，将其传输给受众。

　　新闻传播文书的文体有广义与狭义之分。广义的新闻包括消息、通讯、特写、调查报告、读者来信与新闻评论等，是报纸、广播、电视等媒体中常见的报道体裁。狭义的新闻专指消息。

二、新闻传播文书的特点

（一）内容要真实，材料要准确

1. 内容要真实　新闻报道必须反映客观事物的原貌。真实是新闻的生命。新闻必须真实，这是新闻写作的基本要求，也是新闻报道的一项根本原则。新闻所表现的必须是现实生活中真实发生、客观存在的事物。新闻报道的生命和魅力在于向受众反映客观世界变化的真实情况，真实是新闻报道赖以发挥良性作用的基础和前提。新闻报道如果传递虚假信息，或信息失真都将会给受众的思想和行为带来严重后果。例如，1997 年，北京某大报刊登了《一个小保姆和她的一部大书》，报道一个叫陈玉荣的女子，从陕西来北京打工，在当小保姆时写出了一部 18 万字的经济学专著。这篇报道见报后，全国数十家报纸做了转载。中央人民广播电台分三天连续播出，中央电视台某著名节目组和北京电视台都派人摄像采访，《中国妇女报》等报纸也进行了追踪采访。在一片热炒中，《南方周末》驻京记者方进玉保持了冷静的头脑，他从核对这篇报道的一些常识性的疑点入手，前往陕西深入采访，通过实地调查，结果证实这是一篇彻头彻尾的假新闻。这位所谓的"天才小保姆"自述中充满了谎言，她的学历、经历甚至年龄都是捏造的。于是《南方日报》《南方周末》刊登了方进玉所写的"打假"报道《一个小保姆和她编造的谎言》，用事实逐一揭穿了谎言，维护了新闻真实性的声誉。

2. 构成新闻的基本要素必须准确无误　新闻的基本要素是指时间、地点、人物、事件、结果、原因，即"新闻六要素"，简称"5W1H"，取 When（何时）、Where（何地）、Who（何人）、What（何事）、Why（何因）、How（何果）的首字母。这些都是新闻赖以生存的因素，或者说弄清楚一个事实的起码条件、几个基本环节。在任何一个环节上若有半点虚假，都会招致读者对整个新闻事实的怀疑。因此，新闻必须真实可靠，不能含糊其辞。

3. 新闻中引用的各种资料必须准确无误　这里所说的引用的各种资料，主要是指数字、史料，还有背景资料。如果在引用资料上出现差错，也会使读者对整个新闻存疑。

（二）内容要新鲜，要有价值

新闻重在"新"、贵在"鲜"。新鲜性可以说是新闻的本质属性。新闻的"新"包含时间的"新"和内容的"新"两方面。时间的"新"是指在最短的时间甚至是第一时间或同步报道最新发生的事件，使全社会周知和关注，这就是新闻的价值。"今天的新闻是金子，昨天的新闻是银子，前天的新闻是垃圾"之说法也很好地说明了新闻的"新"贵在时间的"新"。

内容的"新"就是指内容要有新意，即客观事实之新，既包括事实的新近发生，新近变动，也包括事实发展过程中的新进展、新结果。只有内容具有"新鲜性"才可能成为新闻，并非任何事实、任何信息都能成为新闻。这就需要进行认真分析，然后精选事例予以报道。新闻事实发生的时间与把它传播出去的时间两者之差越小越好，越小新闻就越新鲜，越新鲜也就越受读者欢迎。

（三）迅速及时，有时效性

《人民日报》前总编辑范敬宜在他的《总编辑手记》一书中写道："快，是新闻的生命。"把新闻报道——无论消息还是通讯，都写得简短、精练，对提高时效性有重大的意义。

要迅速及时，有时效性。迅速是消息的价值，消息报道速度迟缓便会降低消息的价值，"新闻"变成了"旧闻"。时效，就是速度要快，内容要新。对新人、新事、新情况、新问题，要敏锐地发现，尽快地了解，迅速及时地反映。

（四）简明扼要，篇幅短小

简短是消息区别于其他文体的主要标志。所谓简短，就是"三言两语，记清事实，寥寥数笔，显出精神，概括而不流于抽象，简短而不陷于疏漏"，用笔要简洁利落，内容集中精炼。

三、新闻传播文书的分类

按不同的分类标准，新闻可以分为以下几类：

（1）按新闻发生的地区和范围分类，可分为：国际新闻、国内新闻与地方新闻等。

（2）按新闻的性质分类，可分为：政治新闻、经济新闻、科教新闻、军事新闻与社会新闻等。

（3）按新闻的特点分类，可分为：单纯新闻与复杂新闻、动态新闻与静态新闻、本体新闻与反映新闻等。

（4）按新闻的传播分类，可分为：电视新闻、广播新闻与报纸新闻等。

（5）按报道方式分类，可分为：典型报道、综合报道、连续报道等。

第二节　消息的写作

学习目标：

1. 了解消息的概念、种类及特点。

2. 掌握消息的基本格式、结构与写法。

3. ※ 课堂训练：短消息的写作。

一、消息的概念

消息是一种新闻体裁，新闻有广义和狭义之分。广义的新闻是消息、通讯、特写、调查报告等新闻体裁的总称。消息即狭义的新闻，它是迅速地直接反映现实生活中新近发生的有社会意义并引起公众兴趣的事实的简短报道。它是各种新闻体裁中用的最多、最活跃的一种体裁，在新闻报道中占有重要地位。所以，人们又称它为新闻报道的主角。

二、消息的种类

消息的类型很多，人们常从不同角度来对它进行分类：

（一）根据字数多少的分类标准

根据字数多少的分类标准，可以分为：简讯、短消息、长消息等。

1. 简讯　用三言两语简要报道新发生或新发现的具有新闻价值的事实。这类报道的内容要求单一写作，一般不分段，既没导语又不必交代背景，只求简单明了地告诉读者某地、某时发生了某件事就可以。（100字以下）

2. 短消息　即用简洁文字把最新、最重要，而又有意义的事实报道出来。一般的短消息，由导语和主体两部分组成。有的短消息，也没导语，一气写下去，但是它比简讯、快讯要写得具体。（200—300字左右）

3. 长消息　即用较多的笔墨深入细致地报道新闻价值较高的重大事实。此类消息的写作有导语，还要交代必要的背景，主要是报道重要会议、重大事件或成就，及介绍先进经验等。（500字以上）

（二）按写作特点分类标准

按写作特点分类标准，可以分为：动态消息、经验消息、述评消息、人物消息、典型消息、特写消息等。

1. 动态消息　动态消息就是准确、迅速地报道新近发生的或正在发生的国内外重大事件、新鲜事实的一种消息形式。它是最能鲜明、直接体现新闻定义，及时传递信息、沟通情况的一种报道形式。其特点是：短、快、新。

2. 经验消息　经验消息就是反映事物发展变化的阶段性、概况性、经验性或典型性的报道。它不是以一个独立的事件为中心，而是由许多事实，或者说，由一件以上的事实，经过综合、归纳、概括、提炼而成。它不是突发性的，事情的发生、发展有比较长的过程。它所选择的事实有典型意义，能在不同程度上反映某一个时期、某一项工作的全貌。它不是简单的现象罗列，而是通过纵和横的对比、分析、阐述，揭示事物的本质，对读者有启发性、指导性。

3. 述评消息　述评消息往往以"记者述评"的方式发表，因此也称为记者述评。它是一种以夹叙夹议、边述边评的方式及时分析形势，阐述重大事件，揭示问题本质，用以指导现实生活、工作的新闻体裁。

三、消息的特点

（一）消息更加注重简明扼要

消息要简要、概括地反映新闻事实，这是消息有别于其他新闻体裁的本质特点。在电子媒体的冲击之下，报纸上的文字消息似乎出现了相对"详述"的倾向。但是，尽管如此，从总体上看，消息仍属概括报道。消息总是用尽可能经济的文字，简明扼要地反映新闻事实，而不是娓娓道来。这是新闻媒体受时空限制的结果，即报纸版面有限，电台、电视台播放时间有限所致。

（二）消息更加注重用事实说话

消息这种体裁一般不提倡传播者直接抒情或议论，虽然他并非绝对排斥抒情或议论，但要求尽可能地减少主观色彩。

（三）消息有特殊的结构方式

这是消息有别于其他新闻体裁的一个突出特点。消息的结构是倒叙，亦即俗称的倒金字塔结构。它有一个与众不同的导语，通过导语，将新闻事件的结果、新闻事实的精要，首先呈现给读者。在这一点上，以反映事物最新变动为主的动态消息尤为典型。不过，从总体上看，无论何种类型的消息，基本上都不能完全摆脱倒金字塔结构的束缚。

（四）消息有自己的外在标志

消息的外在标志是电头或"本报讯"，有人总称其为"消息头"。

电头，是表明电讯稿发出的单位、地点和时间，加括号或用显著字体标出，至于稿件开头新闻通讯社主要以电报、电传、电话等方式发稿，故通讯社总是以"×× 社 ×× 地 ×× 月 ×× 日电"作为消息头。如"【新华社北京 10 月 22 日电】""本报讯"是报社自己的记者或通讯员采写的稿件标志。

四、消息的基本格式、结构与写法

消息的结构通常指两个方面的意思。一是指消息的构成，即一篇消息稿内容上的结构成分，一般由标题、导语、主体、背景、结尾几部分组成。二是指消息的结构形式，即作者对已过滤的新闻材料进行总体性安排或布局的方式。

消息稿内容结构由标题、导语、主体、背景和结尾构成。

1. 标题

（1）标题的作用：标题是新闻的"眼睛"，是新闻内容的精华，是对消息内容的高度形象概括和浓缩。消息标题的作用很大，可以组织、美化版面，在版面编排上具有独特的优势；展示新闻立场、观点，具有引导和吸引读者阅读的作用。标题拟得好，新颖、独特，就能对受众有强烈的吸引力。因此，写好消息首先要拟好标题。

（2）消息标题的组成和形式：消息有单式标题和复式标题两种形式组成。

1）单式标题：即只有一个标题，也就是主标题。既可以是单行，也可以是双行。必须是实标题，内容单纯，就是消息的主要事实或思想的概括说明，一语道破，直接明了，使受众见标题而知主题。如《人勤春来早，政好岁时丰》《扬州山陵地区野兔成灾，农民请专家指点对策》，都是单式标题，一为单行单式标题，一为双行单式标题，内容都是写实的，即都是实标题。

2）复式标题：即主标题和辅题（即辅标题）。

主标题，也称之为"主题"或"正题"。是标题中最主要的部分，所用的字号最大，居于最显著的地位。一般用来点明消息中最主要的事实或观点。

辅题包括引题和副题两部分。

引题在主标题之上而字号较小，因而又被形象地称为"肩题"。肩题主要是从一个侧面对主标题进行引导、说明、烘托或渲染，以引出主题并为主题服务。

副题是置于主标题之后的次要标题，字号最小，主要对正题起补充、注释作用，用于弥补正题的不足，内容多为实标题。

例如：

a. 引题＋主标题

兰州军区总医院医师吴涛夫妇——（引题）

志愿捐献骨髓纪念结婚 3 周年（主题）

b. 主标题＋副题

谁来找思想工作骨干谈谈心（主题）

一封网络来信引发某团反思基层思想工作（副题）

c. 引题＋主标题＋副题

"神舟"五号载人飞船安然着陆（引题）

我国首次载人航天飞行获得圆满成功（主题）

中共中央国务院中央军委致电祝贺（副题）

（3）标题创作须注意的问题：好的标题相当于文章的广告能招揽读者，好的标题能一下吸引读者的目光，是文章的门面，使读者看了标题后产生要读内文的欲望。制作新闻标题时须做到：

1）标题要准确生动：准确和生动是不可分的，生动而不准确会失之于浮夸，准确而不生动又会失之于枯燥。所以，一是事实和观点要准确，标题要忠于新闻，不能文不对题，事实不能歪曲，不能任意拔高，更不能虚构；二是用词要生动，遣词造句要善于用最恰当、最贴切的表现或评价。

2）标题要点出文章精华：这是能否引起读者阅读的关键，标题要把文章最有价值的新闻事实写在标题之中，总之要引人入文。

3）标题要简短易读：不要一写就是几十字，做好标题，使用多种修辞手法，使其具有较高的艺术性。

例如：

巧用比喻：美国华纳时代在线终于拜了天地

巧用比拟：遭到空袭 48 小时后巴格达：平静之中气难平

巧用排比：做文明市民　创文明单位　建设文明城市

巧用对比：狗咬人——没事　人咬狗——罚款

巧用谐音：羊倌的儿子留了"洋"　有"礼"走遍天下

巧用感叹：跑！跑！跑！东北敌军官兵纷纷跑到解放区来

巧用回环：人才开创事业　事业造就人才

巧用双关：有欺诈怎"安然"　无诚信"安达信"

巧用衬托：国民遇难海里挣扎　首相挥汗球场尽兴

巧用设问：豆芽为什么这么"肥"　激素催的

巧用引用：会翁之意不在会，在乎山水之间也

巧用熟语：心急吃不得热豆腐

巧用成语：允许"生财有道"　不可"为富不仁"

巧用顶针：权力金钱美色关　关前落马一批官

2. 导语　导语是消息的开头部分，一般指消息开头部分的头一句或几句话，或第一个自然段。除了简讯外，导语是消息不可缺少的部分，一般由最新鲜、最重要的新闻事实或依托新闻事实的精辟议论组成。导语有三个作用，一是以俭省的笔墨反映出新闻的要点和轮廓；二是一语定意，为整篇报道定下基调；三是吸引读者注意，引起读者的兴趣和好奇心。因此，一篇好消息，在导语上要狠下功夫。

（1）导语的概念：导语是指一篇消息的第一自然段或第一句话。它是用简明生动的文字，写出消息中最主要、最新鲜的事实，鲜明地提示消息的主题思想。

（2）导语的作用：人们之所以重视消息的导语，是因为导语肩负着十分重要的任务，起着举足轻重的作用。主要表现在以下几个方面：

1）开门见山：尽快地报告新闻事实，传递最新信息。导语的这一作用，可以比作消息中的消息，快报中的快报，这是媒体充分照顾读者需要的结果。在信息泛滥的时代，快速选择将成为阅读的难题，为此，消息导语的开门见山的功能只会加强，不能削弱。如：

【德新社伦敦（2000年）12月31日电】今天公布的令人震惊的新统计数据显示，烟民每吸一支烟就减寿11分钟。

这则消息的导语让人很快就能了解消息的主要内容。

2）吸引读者：这是导语的又一个使命，导语是吸引读者的关键。导语精彩，内容与形式俱佳，可以引导读者耐心地、兴味盎然地读下去。如：

【路透社华盛顿（1998年）12月17日电】研究者们今天说，入睡的鸟儿不仅会做梦，而且它们梦到事情可能就是白天唱过的歌儿。

这样的导语从内容到形式都容易引起读者的注意。

3）为全篇定音：导语为一篇之首，导语确定了写作重点，抓住了要害，材料的取舍便有了依据、准绳。导语写好了，主体也就容易展开了。导语决定消息的基调，消息的主体部分要按这个基调展开叙述。导语定音之后，材料的取舍、笔墨的轻重，都应以此为准绳。如：

【路透社华盛顿（1996年）4月11日电】美国出版的《吉尼斯世界纪录大全》一开头就有一句短短的告诫语："一切想创造纪录的人都得自己冒很大的风险。"

一句"告诫语"概括了全篇的主旨，用它来充当导语是再恰当不过了。

（3）导语写作的基本要求：要写出合格的、好的导语，下述各点也是不能忽视的：

1）必须有实质性内容，不能空泛无物。导语写作必须有实质性内容，即指新闻事实，或者事实中的要点。

2）将最具新闻价值、最有吸引力的事实写进导语。

导语写作仅有明确、具体的事实还不够，还必须将新闻事实中的精华挑选出来，写入导语。

一是最新鲜的材料。这类材料在时间上它们是刚刚发生、新近出现的，或者虽然不是新近发生的，却是迄今为止人们尚未知晓的。尤为重要的是，切记将最新的事实、信息置于导语，而不要让它淹没在一般性的事实之中。

二是最重要的材料。要选择最重要、最具影响力的材料写作导语。开始构思导语之前，将有关材料分解成若干独立的部分，通过比较，看哪部分材料最有资格充当导语。

三是最有趣的材料。选用最有趣、最富有戏剧性和人情味的材料写作导语。

例如，1999年8月13日，32岁的农民史小六，左前臂受重伤，失血休克。北京博爱医院在无人缴费的情况下为其做了手术。然而，据说是为了逃避缴费，史小六竟在尚未痊愈的情况下，带着伤口的引流条悄然离去。医院发出了一条寻人启事。《北京晚报》记者灵机一动，将寻人启事原样充作消息导语，收到了意想不到的效果。这则导语是这样写的：

本报讯（记者 焱灯）昨天下午，读者顾健向本报发来紧急传真：史小六，你为了逃避手术费，竟然左臂伤口内带着引流条就失踪了。请你立刻回到中国康复研究中心博爱医院接受紧急治疗，否则，你有感染截肢甚至丧命的危险。

这样写，更直接，更带紧迫感，也更有故事性，因此也更吸引人。

3）力求语言的简短有力。如：

【美联社（1945年）8月14日电】日本投降了！

【路透社达拉斯（1963年）11月22日电】急电：肯尼迪总统今天在这里遭到刺客枪

击身亡。

这些都是一句话导语，其长处是新闻要点极为突出，信息传递效果非常明显。

4）力求优美生动：导语应给人以美感，这是导语吸引读者的又一手段，也是导语写作的更高追求。如：

【美联社盐湖城（1998年）6月14日电】在盐湖城犹他爵士队主场，看迈克尔·乔丹如何投中最后两球，从而以一分的优势为公牛队夺取本赛季NBA总冠军，你不得不信，天才就是天才！

这则导语不仅清楚明了地阐明了事实，还使人获得了美的享受。

（4）导语的类型：导语分类方法各异，基本上可以归为以下几类：

1）概述型导语：概述型导语是以概括的、直接陈述的方式写作的导语。这类导语的事实、信息的传递最为简洁明了，极易为读者所理解。人们认识事物的规律是由具体到抽象，具体的事物不但容易理解，也容易引起人们兴趣，导语写作中用具体的而非抽象的事实概述，比抽象空洞的概述更能说明问题。

2）描述型导语：描述型导语的特点是一种对所报道的事件先做一番生动具体的描绘，以制造气氛，引人入胜，具有可视可感的效果。不但能以形象的画面引起读者的好奇，令读者不能不读。而且，还能以情境感染读者，让读者先有感性认识、再对事实进行理性的思考，从而，可以强化新闻的报道效果。

3）评述型导语：评述型导语是一种夹叙夹议、有述有评的导语。它可以使新闻事件中深层的、一般不易为读者注意、了解的现象后面的实质性内容，通过导语中的议论，在消息的开头就将其昭示给读者，从而对消息全文产生兴趣。"述"与"评"要紧密结合，"述"应简明扼要，"评"须一语中的，观点与事实有机统一。

4）结论型导语：结论型导语是将消息的结果，消息中事件的结局，对某个问题、某项工作等做出肯定的结论放在消息的开头，以引起读者兴趣和重视。一般消息写作中，常常使用结论型。

（5）导语的修辞技巧

1）设问：导语以提问方式开头，主体部分围绕导语提出的问题展开叙述。

以提问方式写作的导语，有助于读者把握新闻事实的要点，有助于调动读者的阅读兴趣。这是一种较为常见的导语修辞方式，也称其为"提问式"导语。写作这类导语的关键，是设计好要提出的问题。如：

【美联社亚特兰大（1991年）5月23日电】一位女顾客拿着一条亮闪闪的红皮袋问道："这是用鱼皮制的？那些鱼鳞是怎么处理的？"

导语以提问方式可以使导语带有一种悬念感，令读者产生疑问，从而，以一种好奇的心态来阅读全篇。

2）拟人：导语中将无生命的事物人格化，赋予其人的思想感情，使之"活"起来。如：

【美联社（1986年）5月1日电】在经过地球时曾使许多想看到它的人失望的哈雷彗星，本周末将降下流星雨，作为临别留念。

这种导语带有感情色彩，打动读者，吸引读者，以一种积极的心态进一步阅读全篇。

3）借用：借用诗词典故、歌曲唱词等，来揭示新闻内涵，为导语增色，也是常见的修辞手法。如：

本报讯（实习生李思源　通讯员郭金兰）　真是"清风破暑连三日，好雨依时抵万金"，久旱的京城终于在"五一"节来临之际迎来了一场"贵如油"的透雨。

通过引用古人的诗词，为导语增添了一种诗情画意之美感。

4）对比：在导语中，将两个极端的事物加以对照，造成巨大反差，从而引起读者的兴趣。这种对比的写法，有助于揭示事物的特点，阐明新闻主题。如：

【合众国际社纽约（1991年）3月30日电】丹尼尔·斯蒂尔有9个孩子，其中5个孩子尚不满12岁，可她却每7个月创作1本小说。

导语将美国女作家斯蒂尔的多子女与多作品做了有趣的对比，凸显了这位作家的与众不同之处，突出了她的天才与勤奋。

5）直呼：导语以第二人称"你"或"您"直呼读者，与读者对话，西方新闻界也称其为"谈话体"。这种写法可以将读者拉近，造成一种亲切自然的交流氛围，使读者产生亲近感，从而乐于接受记者的观点或忠告。如：

本报讯　1吨重的月饼你见过吗？你吃过吗？临近中秋节，在天津市家乐福超市南开里店，每天有将近5万人能一睹这个大月饼的"风采"。

导语以第二人称"你"直呼读者，营造一种亲切自然的交流氛围，使读者产生亲近感。

6）排比：以结构相同或语气一致的成排的句式构成导语或导语的一部分，形成排比式导语，可以表达强烈的情感，增强导语的气势，使导语带有节奏感。如：

【新华社（1994年）6月5日电】一身戎装、一部轮椅、一面国旗、一个军礼。叶乔波以这庄严而悲壮的一幕，结束了今晚在首都体育馆为她隆重举行的"叶乔波冰坛生涯20年专题晚会"，同时也结束了她拼搏冰坛20年的赛场生涯。

导语开头的4个排比词组，恰到好处地揭示了叶乔波的身份、健康状况、为国争光的精神境界，也表达了人们对她的敬佩、爱戴、感激之情。

7）惊警：导语以惊醒、警戒的语句，强烈唤起读者注意。这种写法可造成震动效果，造成一种紧迫感，使读者为之一惊，唤起读者注意。如：

【路透社华盛顿（1997年）3月12日电】到明天这个时候，又将有16名美国儿童死于火器。

导语给人以强烈的心理冲击，让人不得不读。

3.主体　消息的主体是消息的躯干，也是消息的展开部分。它承接导语，用足够的、典型的、有说服力的材料对消息内容做具体全面的陈述，以体现全篇的主题思想。概括地讲，主体就是表述和说明消息主题的主要部分。

在一篇消息报道中，消息主体部分通常是由一个或几个自然段组成的。基本上每个自然段一层意思。一般情况下，消息主体的前几个自然段解释和深化导语中所涉及的内容，随后的几个自然段则提供同一主题新的事实、补充新的消息要素和提供消息背景。也有将这两种功能交叉表现的，主要视结构安排的需要而定。

消息主体的写作要求：

（1）围绕一个主题取材，紧紧围绕消息导语中所确立的主题，选择和运用材料。用词准确，语言精练，要用确切恰当的词汇正确反映客观事物的情况，充分得体的表达主题。

（2）叙事要尽量具体、充实，使读者对新闻人物和事件有较完整而真切的了解。消息主体部分篇幅比导语长，回旋余地比较大。

（3）叙述生动，行文有波澜，保持读者的兴趣。语言的运用上要防止套话、废话、大话或乱加形容。当然语法错误更不能出现。让消息主体部分生动起来，一是要善于捕捉新闻细节；二是可以采用叙述、描写、引语等多种表现手法并举的方法；三是层次段落要分明，起承转合要自然。如：

吃面吃到头发　小伙获赔1016元　法律为你的"较真"撑腰

【新华网北京2018年8月31日电】（汪亚）去饭店吃饭，意外吃到头发、虫子、钢丝球，你除了感到恶心，会自认倒霉还是要求退款？如果店家态度恶劣，你会选择忍气吞声还是告上法庭?

近日,有媒体报道一小伙因为在宁波一家面馆吃面时,发现一根头发,本想要个道歉,未料店家态度蛮横,多次沟通都未达成共识,店家甚至挑衅"你去法院走程序啊!"。于是,这位"较真"的小伙人生第一次走进了法院,并最终获赔 1016 元!

事件一经报道,小伙收获网友无数点赞。利益受损获赔本就是天经地义的事,但现实中很多人因为怕麻烦、不懂流程往往不了了之。部分商家也正是抓准了消费者在维权上的这种消极态度,对一些看似不起眼的过错,不仅不引起重视,反而觉得情有可原,甚至觉得顾客"挑刺"、找麻烦。

小伙"较真"、不怕麻烦的精神不光是维护了自己的合法权益,更是给了那些自以为是的商家一记响亮的耳光。小伙也借自己的经历告诉大家:千万不要怕麻烦就不较真,面对类似事件,大家务必拿起法律武器,维护自己的权益。

日常生活中,大多数人都不太会跟法院打交道。面对这种"小事",法院会不会受理、受理后会不会认真审理、整个事情会被拖多久……这些疑问很多人都会有。但是在这个案件中,负责此事的法官告诉小伙:"案值再小的案子我们也一样审理。"

畅通、便利的维权之路不仅为这位小伙讨回了公道,也让我们看到,从立案到执行,老百姓通过打官司来维护权利越来越便捷,法律也成为我们保护自己和维护权益最有力、最有效的武器。

据了解,开通诉讼服务网、诉讼服务手机 APP、12368 诉讼服务热线,启用自助立案机,利用这些信息化手段,便民诉讼服务设施越来越完善。从前印象中"麻烦"的打官司,也变得越来越简单。

一边是公民维权意识的不断觉醒,一边是维权手段的不断优化和便利,我们相信,只要"较真"的公民越多,"乱来"的商家自然就越少。

这篇消息所报道的事实很简单,就是小伙面馆吃面吃到了头发,"较真"地进行维权并获赔 1016 元,但消息内容却丰富多彩。

4. 背景 在消息报道中,为了使受众了解新近发生的新闻事实的历史背景、环境条件、前因后果以及与其他事物的联系,了解新闻事件的性质和意义,还常常需要在报道中加写新闻背景材料,以帮助读者深刻理解新闻的内容和价值,起到衬托和深化主题的作用。

什么样的消息报道需要加写背景材料?一是报道新闻事实时,只有交代清楚新闻事实的前因后果、来龙去脉,才能使消息报道更好地被受众理解;二是新闻事实往往只是整个事物的一个侧面,消息报道时有必要交代新闻事实的整体情况和它与相关事物之间的关系,使消息报道全面、公正;三是有些新闻事实涉及一些专业知识和领域,需要在消息报道中进行必要的介绍性说明。

背景材料的应用应有明确的目的,要注意紧扣主题,为主题服务,帮助读者全面、正确理解新闻事实的原因、性质和意义,提高新闻的价值,增强新闻舆论的引导作用,使新闻事实的特点更突出,更有特性,增强新闻的知识性和趣味性。

写作背景材料的具体要求是:一是要同报道的事实直接有关,能说明和衬托消息的主题;二是实事求是,防止片面性;三是文字简明扼要,不要喧宾夺主。

应当说明的是,并非每篇消息报道中都有背景材料,背景材料放在哪里也没有定格,大多数情况下是穿插在主体中间,也有在导语或结尾中点明背景的。

5. 结尾 消息的结尾就是消息最后的结束句,或者一段话。和其他文体一样,它的作用是收束全篇,加强主题思想的表达,拓展新闻的内涵,升华新闻的主题。消息结尾的写法有多种,一种是写出发展趋势,引起读者关注;一种是用启发性的话语,启发读者思考。

对消息结尾的要求是，虽非"豹尾"，但也应简练有力，而不能成狗尾续貂。如果正文已经把所表达的内容叙述完毕，那么就自然结尾，不必再画蛇添足。

五、消息的结构形式

（一）倒金字塔式结构

倒金字塔式结构，就是通过导语，将新闻事件的结果、新闻事实的精要，首先呈现给读者，然后依次后推，形成"虎头蛇尾"形状。这是一种最常见的传统的新闻结构方式。美国将这种结构方式称为新闻（消息）写作的"三度反复"。意思是，对同一新闻事件，从标题至导语，到主体，分三步呈递进式展开叙述。

标题：第一次用一句话报告事实，起索引作用；

导语：第二次叙述事实，补充标题，吸引读者；

主体：第三次叙述事实，展开、补充导语，完全打开包袱。

倒金字塔式结构打破了记叙事件的常规，按重要性程度来安排材料，决定段落层次的顺序。它既包含了最重要的事实，又往往具有相对独立性，可独立成章，变成"简明新闻"或"一句话新闻"。对事件过程的叙述往往较简略，每段文字都很简要。

倒金字塔式结构便于受众迅速掌握全篇之精华，满足受众尽快获取最新消息之需求。便于传播者迅速报道新闻，将最重要的新闻事实，最先发出去；便于编辑选稿、分稿、组版、删节，如在版面不够时，可从后往前删，无须重新调整段落。但它也易于造成程式化、单一化的毛病，而且，它比较适宜写时效性强、事件单一的突发性新闻，而用它来写非事件性新闻、富有人情味、故事性强的新闻，就不太适合。

（二）时间顺序式结构

此结构形式又叫编年体结构。也有的称其为金字塔式结构，其实并不准确。时间顺序式结构通常不一定有单独的导语，往往按时间顺序来安排事实，先发生的放在前面，后发生的放在后面。这种结构叙事条理清晰，现场感强，且很适合写那些故事性强、以情节取胜的新闻，尤适合写现场目击记。其缺点是开头平淡，难以一下子吸引受众；消息的精华也可能淹没在长篇的叙述之中。

（三）对比式结构

此种结构重在通过对比、揭示差异，从而突出新闻主题。

（四）提要式结构

此结构通常把新闻中最重要的事实概括到导语中，然后将多项需要并列出示的内容以提要形式，用数字程序一一分列出来。

（五）悬念式结构

此结构通常在开始设置悬念，使受众逐渐增加对事件的兴趣，最后形成高潮。它尤其强调将最精彩的、出人意料的材料置于消息结尾。

【范文 6-1】

庆祝自治区成立 60 周年

"心连心"艺术团来宁慰问演出在银举行

本报讯（记者 姬恒飞）为庆祝自治区成立60周年，9月5日下午，中央广播电视总台"心连心"艺术团慰问演出在位于银川的宁夏人民剧院广场举行，为宁夏的观众带来了一场宏大壮阔的文艺盛宴。

由中宣部主办,中央广播电视总台、自治区党委政府承办的慰问演出《亲如一家塞上情》集结了优秀编、创、演阵容。演出由任鲁豫、张蕾、李思思、李佳明联袂主持。凤凰传奇、石头、云飞、徐千雅、容祖儿、殷秀梅、张也、阎维文、乌兰图雅、玖月奇迹等著名演员带来了精彩的表演。下午 3 时 30 分,演出在歌曲联唱《花儿唱响新时代》中拉开序幕。凤凰传奇演唱的《中国味道》融入了传统的儒家文化,穿插了浓郁的地方方言,从大江南北的美味佳肴中提炼出最能与宁夏观众共鸣的“中国味道”。殷秀梅演唱的《再一次出发》,旋律慷慨激昂,乐章恢宏璀璨,恰到好处地体现了追梦人的雄姿英发,也表现了中华民族向着伟大复兴的梦想再一次出发的果敢决心。

演出充满青春气息,洋溢着青春热情。徐千雅和云飞表演的歌曲《走咧走咧去宁夏》,吴忠市红寺堡区第一小学、宁夏韵蕾艺术培训中心表演的舞蹈《花儿朵朵》等极具宁夏地方特色的节目将演出推向高潮。

“心连心”艺术团以习近平总书记对文艺工作建设的新要求,“用文艺振奋民族精神”“用积极的文艺歌颂人民”“用精湛的艺术推动文化创新发展”“用高尚的文艺引领社会风尚”的新精神为引领,编排了这场文艺演出。整台演出充分反映了宁夏回族自治区成立 60 年来在经济、社会、生态、文化发展建设上取得的巨大成就,表达了在习近平新时代中国特色社会主义思想引领下,宁夏各族人民守望相助,同心同德,为实现经济繁荣、民族团结、环境优美、人民富裕目标而奋力拼搏的精神面貌。

社会各界 4000 多名观众观看了演出。

第三节 通讯的写作

学习目标:

1. 了解通讯的概念、特点及种类。

2. 体会通讯与消息的区别。

3. 把握通讯的结构形式与写作要求。

一、通讯的概念

通讯也是一种常见的新闻报道文体。通讯,是运用叙述、描写、抒情、议论等多种手法,具体、生动、形象地反映新闻事件或典型人物的一种新闻报道形式。它是记叙文的一种,是报纸、广播电台、通讯社常用的文体。

它在素材、结构和表现手法上与消息有较大的差异,在时效上也稍逊于消息。通讯和消息同属于“新闻报道体裁”,都具备新闻的特质:第一要真实;第二有时效性;第三所报道的事实必须具有新闻价值。

二、通讯的基本特征

通讯题材广泛,形式活泼,写法多样。它可以写重大的社会问题、重大事件,也可以写平常人生活中的日常小事;可以侧重写人,也可以侧重写事;可以报道、歌颂先进人物和动人事迹,也可以揭露、抨击社会上存在的不良现象。一般具备以下特点:

1. 真实性 通讯所报道的事实,无论大小,必须真实存在。凡通讯中报道的人和事,包括细节、情感、心理活动等,无一例外地受着真实性的制约。

2. 时效性 是对新闻作品的基本要求。通讯篇幅长、内容详细、完整,但因其报道的是新近发生的事实,因此也必须讲究时效性。比如报道体育赛事的通讯作品,常常与相关的消息同时播发。

3. 完整性 通讯应相对完整、具体地报道人物或事物的过程。通讯可写人物也可写事件，其材料较为丰富、全面，其容量比消息厚实、充足。它要求详尽、具体地报告事件的经过，演绎人物的命运，充分展开情节，甚至描写细节和场面。

4. 形象性 通讯尤其是人物通讯具有一定的文学色彩，较多借用文学手段，可以描写、抒情、对话，可以用比喻、象征、拟人等修辞。因此通讯在语言和表达方法上都具有一定的文学性，它在报道真实的人和事的过程中，善于再现情景，平添许多生动和形象，给人以立体感、现场感。

三、通讯的种类

通讯的种类从不同的角度和标准出发，有多种分类方式，从对象和内容分，有人物通讯、事件通讯、工作通讯、概貌通讯和小故事（小通讯）五种，这是通常的、传统的分类方式。

1. 人物通讯 所谓人物通讯，是以人物的思想、言行、事迹和命运为报道内容的通讯。人物通讯并非仅仅是"名人通讯"，报道对象的选择取决于其蕴含的新闻价值，一般来说人物必须具有先进性或典型性。在取材上可写"全人全貌"，也可截取片断着重写人物的某个侧面或阶段。此两类一般以人物的"行"为主，而"人物专访"则以写人物的"言"为主。通过记者的专访，记述人物的谈话，从而揭示其精神世界。"金无足赤，人无完人"，在写作时切不可把先进人物写成从来没有过的大智大勇，十全十美，写人叙事力求言真意切，恰如其分。

2. 事件通讯 所谓事件通讯，是以具有典型意义的事件为报道对象的通讯。事件通讯时效性较强，它围绕中心事件选材，虽不着力刻画人物，但往往通过典型事件表现一群人或一个集体。所以它通过较为详尽地展示事件的完整过程，挖掘其意义，揭示其本质，进而反映社会风尚，弘扬时代精神。它既可以反映现实生活中发生的重大的、振奋人心的典型事件和突出事件；也可以从某一新闻事件截取一个或若干个片断，进行细致详尽的描述，揭示事件的深刻含义；还可以是若干事件的综述。

3. 工作通讯 所谓工作通讯，就是介绍某单位先进事迹，传播其典型经验和做法，所以又叫经验通讯。它是报纸上经常运用指导工作的重要报道形式。总结实际工作中的经验和教训，或者探讨有争议、亟待解决的问题的报道。写工作通讯有显著的针对性，抓住当前带有普遍性、又需要解决的问题，通过肯定成绩，总结经验，推动工作。介绍经验要实事求是，符合科学精神，经验要写得具体，有可操作性，使人看得见，学得到。

4. 概貌通讯 概貌通讯又称风貌通讯，是记述某地区、部门、行业、工程的新面貌、新气象的通讯。报刊上常见的"见闻""纪行""巡礼""散记"均属此类。它是以反映社会生活、风土人情、自然风光和日新月异建设成就为主的报道。概貌通讯与事件通讯不同，它不是围绕一个人物或一个中心事件来写，也不要求写一件事发生、发展的完整过程，而是围绕主题集中各方面的风貌和特色。在表达方式上，往往运用具体事例来叙述和描写一个地区、一条战线、一个单位、一个方面的风貌变化，展现时代的步伐和人的思想境界的变化。一般采取"巡礼""纪行""散记""侧记"等形式，向读者介绍。

5. 小故事（小通讯） 反映现实生活中的一个片断，通常表现一人一事，线索单一而有故事情节，短小精悍，生动活泼。以生动、快捷的形式宣传新人新事新风尚。

四、通讯与消息的区别

通讯和消息一样，都具有新闻性，都是新闻报道文体，都是报道现实生活中具有典型意义的真人真事，两者都必须坚持真实性原则，用事实说话，都具有新闻的时效性，报道的事实要新鲜，时间要及时。但二者之间也存在着明显差别：

1. 时效性差别　通讯的时效性不及消息强。消息是抢时间，刻不容缓，争分夺秒，快速报道；通讯则要深入采访后方能写出，自然时间要长，发表时间要晚于消息。

2. 内容篇幅差别　消息取材单一，一般只选取最主要的事实，事实也不要求展开，所以篇幅较短；通讯的取材面较宽，所用的材料要比消息多，比消息更注重内容的含量，除记事外还要记人，要完整细微记述事件和人物的实践活动，还要写地域风貌，所以篇幅较长。

3. 表达手法差别　消息以记叙为主，主要用事实说话，间以少量描写；通讯不仅要用事实说话，还要形象地用事实说话，还可以抒情、议论。消息除述评以外，多是客观记叙；而通讯除客观记叙外，还可夹叙夹议，较多地表达作者的主观倾向性，使通讯的主题达到更深的层次。

4. 结构形式差别　消息的结构形式相对固定、单一；而通讯因题材、内容不同，可选择不同的结构形式，在写法上更灵活自由。

5. 表达称谓不同　消息一般只用第三人称，作者一般不出场，偶尔出场也只是用"记者"如何如何，而不用"我"或"我们"第一人称叙述；通讯则比较灵活，既可以用第三人称客观报道的口吻，也可以用第一人称叙述的口吻进行表达。

6. 语言表达差别　消息的语言朴素简洁；而通讯的语言则要求生动、形象、富有文采。

五、通讯的特性

1. 新闻性　通讯的时效性虽然不及消息那样强烈，但也要尽可能迅速及时地报道新近发生的有意义的事实，新时代涌现出来的新人、新事、新成就、新经验，紧密结合当前形势，为现实中心工作服务。同时，作为一种新闻报道文体，真实性同样是通讯的生命，通讯所涉及的"五要素"都必须真实可靠，不允许合理想象，不允许夸张虚构，不允许张冠李戴。

2. 典型性　所谓典型性，就是有普遍性、代表性，有通过一个"点"反映一个"面"的以一当十的作用。对典型人物、事件、地区性经验或问题的报道，可以在一定范围内起到教育和启发的作用。通讯的典型性与时代性紧密联系，一个时代有一个时代的工作重心和思想倾向，所以要把握时代特征，及时报道时代典型，推动"面"上工作发展，正确引导时代舆论和思想潮流。

3. 形象性　通讯不仅要用事实说话，而且还要用形象说话。常常采用叙述、描写、抒情、议论相结合的手法，借助于一定的文学手段，对人物活动和事件过程进行较为具体形象的描绘，可以使人物的音容笑貌活灵活现，还有生动的环境、场景描写，有特写画面，文笔流畅，语言生动形象。在叙述事件时，有情节，有波澜，讲究故事性，趣味性，以此感染读者。

4. 评论性　通讯以描述事实为主，以事实本身感人，用事实说话。但是在描述事实的过程中，作者可以根据需要直接就事实发表议论，评说是非；也可以用夹叙夹议的手法，揭示新闻事件的思想意义，表明作者对新闻事件的评价和倾向性。当然，通讯的评论不能像议论文那样，使用逻辑推理的方式，也不能长篇大论，而是与叙述、描写、抒情紧密结合，紧扣人物，事件的特点，画龙点睛式地发表议论，表达个人观点，抒发情感，寓理于情，理在情中。所以说，通讯的评论性，情感色彩较浓，常常表现出强烈的政治倾向，流露出作者的爱憎感情。

六、通讯的写作要求

占有材料对通讯写作来说就是通过扎实细致的采访广泛搜集第一手材料。随后在纷繁的直接材料中剥离出典型材料、背景材料。这些材料不仅要求真实，而且要有意义，具有典型性、指导性,同时还要有意味,具有具体、完整、感人的生动性、情节性。在这个基础上去提炼主题,通讯才可能呼应社会关注热点,反映时代风尚特点,宣传党的路线方针,从而以正确的舆论引导人,以先进的人物激励人,以真实的事件震撼人。然而通讯写的是真人真事,其主题必须从实际生活中提炼而来,不能随意"拔高",更不能虚构夸大,它永远不能违背新闻的真实性原则。

1. 要注意材料的典型性　选材的典型性的直接含义,即材料的代表性。"代表性"有两层含义:一是突出,即所选材料较一般事实材料突出,有特别之处;二是普遍存在,即所选事例无论大小,都不是社会中的个别现象、个别事件,而是普遍存在的现象和事件。

2. 要围绕主题选材　在确立通讯主题之后,就要围绕主题,寻找能够表现主题的事实材料。选择通讯素材,说到底是一种思维的结果。我们选择的每一个典型事例,都是想让读者顺着这一个个事实,达到作者对事实本来面目的认识。

比如,在呼唤公德意识为主题的通讯中,作者选取展现某区两三个公共厕所被破坏得五花八门的现场:厕所蹲位隔层木板被烟头烫出大黑窟窿;厕所中照明的灯泡被打碎;洗手池数次被偷盗;纱窗被人拆去做鸽子窝;向便坑里倒建筑垃圾堵塞了下水道;采访相关管理人员和附近居民对这些行为的谴责态度等。这几个典型事例都紧紧围绕着公民的公德意识这个主题。

3. 选材不要重复　说明同一问题、同一侧面的事例,列举一个即可,不必连续用几个意义相同的事例来强调。事例最好大小搭配,各个事例之间或有差别,或有递进。比如写一个以吃苦耐劳著称的先进人物,大可不必连续几个事例都写大致相同内容、相同情节的事例。

七、通讯的结构与写作

通讯的结构形式,根据题材、内容的不同,可以选择不同的结构形式,复杂多样,灵活自由。这里所谓的结构形式,是指通讯的正文部分。

通讯的标题更接近一般文章的标题,通常只有单式单行的主标题,而没有引题。少数通讯也有双行题,但不是引题和主标题,而是主标题和副标题,并且在主标题下一行加上破折号"——"与副题连接起来。当然,随着时代的发展和通讯写作的创新,现在也有一些通讯的作者在主标题前加引题的。

通讯的正文,一般由开头、主体和结尾三部分构成。

1. 开头　通讯的开头与消息不同,它没有"导语",不需要开门见山直截了当概括整个新闻的事实或者揭示新闻的主题,而是根据不同的题材和内容,选择不同的表现方式:或紧扣主题,揭出矛盾,切入正题;或描写场景,渲染气氛,引发下文;或提出问题,设置悬念,引人入胜;或直抒情怀,定下基调;或运用诗文典故、传说故事、解释说明等。但是,不论选择什么方式开头,都必须达到下列要求:一要新鲜独特,吸引读者产生阅读全文的强烈欲望;二要为整篇通讯的笔调、风格"定音定调";三要对全篇通讯纷繁复杂的材料进行梳理,找到主体写作的切入点,从而做到行云流水般一气呵成,完成全篇文字的写作。因此,精心设计、成功撰写通讯的漂亮开头至关重要。

从一些通讯的成功经验看,通讯的开头有以下几种:

(1)开门见山:这种开头与消息导语有类似之处:几句话概括叙述通讯的主旨,给人一种概貌式印象,使人产生阅读兴趣。例如:

大陆某些干部难过"三关",往往为了房子、孩子、车子闹出事情来,遭到老百姓的指责。邓稼先是中国的核弹元勋,功高位显,他的"三子"如何呢?

(2)突出中心事实,勾起人们的阅读欲望。例如:

几年前还为金牌大省而洋洋自得的辽宁人，如今却受到了市场无情的嘲弄：目前，在全国各省、市、自治区中，辽宁产成品资金占用"三角债"全国第一……然而，许多辽宁人尚不知道悲哀。

金牌大省为什么成了亏损大省？无论用对比的手法还是转折的手法，这一通讯的开头突出了引人注目的中心事实，立即将悬念推给了读者，使人不得不看全文。

（3）以寓意的诗歌故事开头，然后迅速转入本题。例如：

西口，一提起西口，人们就会想起那凄凉的陕北民歌：哥哥你走西口，小妹实在难留；提起你那走西口，两眼泪长流。

2. 主体　通讯的开头固然要新鲜生动，引人入胜，但毕竟一篇通讯的分量，主题的拓展和深化，以及对于受众的感染、启示和教育，还是在其主体部分。所以，作者要下大力气写好通讯的主体，把大量的时间和精力放在主体的写作上，应用典型的事例、丰富的材料、生动的描述、形象的语言，对通讯的主题进行拓展、深化、提炼、感染，教育受众，使之更具社会意义。

掌握通讯主体的结构方式，根据题材和内容的需要，选择适当的结构方式，确立一篇通讯的框架。通讯主体的结构方式，通常有纵式结构、横式结构和纵横结合式结构三种。

（1）纵式结构：纵式结构是按时间顺序，事物发生、发展过程的顺序，或者作者对所报道事物的认识发展的顺序组织材料，安排层次。这种结构方式的通讯，时间顺序、情节顺序、认识顺序成为行文的线索。需要说明的是，从写法上按时间顺序，既可顺叙，也可倒叙和插叙，而不是呆板地一味按时间先后顺序行文。按纵式结构行文，便于受众了解事件发展的全貌，循序渐进，层次清楚。不过，在采用这种结构时，要注意详略得当，布局巧妙，跌宕起伏，富有变化，切忌平铺直叙，形同流水账。

（2）横式结构：横式结构是按照空间变换或新闻事物的性质、问题的内在联系和逻辑顺序来安排材料。这种结构适宜于表现概括面广、空间场面变化多的题材。作者要注意不同空间的转换，恰当地安排通讯所涉及的各方面问题。采用空间变换的方法组织结构时，要用地点的变化组织段落层次；按事物性质、逻辑关系安排结构时，要围绕主题、并列地写出几个不同的侧面。

（3）纵横结合式结构：纵横结合式结构常常以时间为经、以空间为纬，把二者结合起来，"织"就一篇完美的通讯。一些大型的通讯题材，往往交错运用纵式结构和横式结构。因为大型的通讯题材，涉及的事件比较多，时间跨度比较长，地域也比较广阔。

3. 结尾　通讯的结尾有强调主题、引发思考和抒发情怀三大功能。具体的表现手法多样：

（1）强调主题或深化主题：主题鲜明是通讯写作的特征，结尾往往要通过议论和叙述事实强调立意、深化主题；或公开表态、发议论；或用新闻人物之口，发表议论。

其实，引人回味和思索的结尾方式还有很多，比如可以用对比式评论，反问式提问，甚至可以让报道的情节戛然而止，使读者在阅读中有一种突然中断的"空白"感，这样做很容易激起读者的想象力，去完成他心目中的通讯结尾。例如：

郑晨奋力向前，率先冲向终点，25米，20米，15米……还差最后5米，郑晨挥起手来，胜利在握！

这一瞬间，多少人泪眼蒙眬，喉头哽咽，多少人手舞足蹈，紧紧拥抱……中国选手以39秒17的新亚洲纪录，换得了最后一块宝贵的金牌。

94块金牌的分量是一样的，但祖国人民不会忘记第94块金牌是怎样得到的——这难忘的39秒17。

（2）抒发情怀。通讯要感人，需讲究事、理、情。写得好的通讯，能通过含情的结尾，给读者留下回味的余地，使主题得到强化。例如：

风轻轻吹动他发白的双鬓，像妻子温柔的抚摸，又像她的低诉，他又听见她说："这辈子嫁你虽苦无怨。"

他擦擦眼泪转身离去，又要去着手制定下一个治理目标，像平时的每一次出门一样，他觉得妻子又在目送他远行。

以下两篇例文是关于解放军接管香港防务的消息和通讯，分别有着各自的特点和视角。

【范文 6-2】

解放军顺利接管香港防务

本报香港 7 月 1 日凌晨电　　记者徐运平、曹宏亮报道：五星红旗在香港会展中心新翼升起的同一时刻，在港岛中区添马舰威尔士亲王军营，五星红旗也在这里升起。以此为标志，我国已顺利接管香港防务。

中英双方关于香港防务交接的协议于 6 月 23 日达成。依照协议，6 月 30 日晚 10 时许，我军 78 人到达英军驻港总部威尔士亲王军营，随后，举行了简短、庄重的防务交接仪式。晚 11 时 59 分 55 秒，英方最后一名士兵步出军营门口。0 时 0 分 0 秒，在雄壮的国歌声中，我国国旗高高升起在军营前的旗杆顶端。与此同时，我驻港部队的 14 处军营上空都升起了国旗。从此，我人民解放军开始在香港地区执行防务。

据悉，威尔士亲王军营也将是我军驻港部队的司令部。

【范文 6-3】

神圣的时刻
——中英防务事务交接仪式
肖福　胡训军　高吉全

1997 年 6 月 30 日 21 点。

香港，添马舰军营（又名威尔士亲王军营）。

这时，时钟的每一次滴答，都激动着中华儿女的心。

中英双方防务事务交接仪式将在这里举行。这是中国人民解放军最神圣、最自豪的时刻。

22 点 25 分。人民解放军驻香港部队先头部队车队准时抵达添马舰军营。一下车，先头部队官兵和早先进驻的先遣部队官兵互相敬礼、摆手，稍后立即整装列队。来到主楼北侧，共同迎接这一庄严而神圣的时刻。

23 点 49 分。军营出奇地安静。

空空的哨位，空空的旗杆。在场的 200 名各国记者和驻香港部队官兵一道，都在等待一个时刻的到来。这一刻，将结束中华民族百年耻辱的历史，开辟香港更加繁荣稳定的新时代。

23 点 50 分。一支由 18 名英军海、陆、空三军组成的卫队，在一名上尉军官的指挥下，步入营区大门东侧就位。两名英国士兵出列上岗。

23 点 54 分。人民解放军驻香港部队由 18 名威武、英俊的陆、海、空三军战士组成的卫队，在指挥官张洪涛上尉的指挥下，迈着雄健、整齐的步伐进入大门西侧就位。

23 点 56 分。我方两名陆军士兵从两队指挥官中间走过，分别站到大门内两侧。

23 点 58 分。中英双方各自派出一名中校指挥官，走到相隔 4 米处立定。这时，英方指挥官向我方中校指挥官谭善爱敬礼报告："谭善爱中校，威尔士亲王军营现在准备完毕，请你接收。祝你和你的同事们好运，顺利上岗。长官，请允许我让威尔士亲王军营卫队下岗。"

谭善爱中校用洪亮的声音答道："我代表中国人民解放军驻香港部队接管军营。你们可以下岗，我们上岗。祝你们一路平安。"说完，两人的手握在了一起。

这看似轻轻地一握，握别的是硝烟，留下的是未来。

"撤离。"英方指挥官一声令下，英军卫队走出营门，走向停靠在岸边即将离港的"漆咸"号驱逐舰。当最后一名英军士兵走出营门时，时针指向了 23 时 59 分 55 秒。

从此，英国在香港驻军的历史，将随着维多利亚港湾那翻滚的波涛远去。

神圣的时刻，就在眼前。

身着新式礼服、肩挂绶带的人民解放军护旗队，迈着正步走向旗杆。掌旗手在两名护旗兵的护卫下，登上升旗台。

这时的军营庄严肃穆，场上的每个军人都似乎听得到自己咚咚的心跳。他们知道，全球华夏子孙，都在为这一刻呐喊——5，4，3，2，1！

巨大的报时钟显示着精确的时间。

0 时 0 分 0 秒！

雄壮激昂的《中华人民共和国国歌》开始激荡在军营的上空！升旗手面向东方，将挂好的国旗用力一抖，两旁的升旗手拉动旗绳，五星红旗冉冉升起。随着国歌最后一个音符结束，国旗升到旗杆顶端，在维多利亚港湾海风的吹拂下猎猎飘扬。

这时，驻香港部队政委熊自仁少将走向讲台。他说："我们亲手将五星红旗高高升起在香港上空，这标志着饱经沧桑的香港彻底结束了 150 多年的屈辱历史，标志着我国政府正式对香港恢复行使主权，标志着人民解放军驻香港部队已经担负起香港特别行政区的防务，开始履行祖国人民赋予的神圣使命。"

此时此刻，维多利亚港湾涛声阵阵。站在五星红旗下的每一个军人，似乎听到了大海正在轰鸣着一个老人的声音："我讲过中国有权在香港驻军。我说，除了在香港驻军外，中国还有什么能够体现对香港行使主权呢？"

此时此刻，那高高飘扬在港岛上空的五星红旗猎猎作响，似乎是在替所有的军人们回答：人民解放军驻香港部队用行动告诉您，您的遗愿今天已经实现了！他们将履行自己的职责，让香港这颗东方之珠更加灿烂、辉煌！

（分析评价：该消息带给读者的是振奋人心的信息——中国军队已经接管香港防务。读者还可以从消息简洁的文字中了解这万众瞩目的历史性接管场面的大致程序。该通讯带给读者的不仅仅是接管的信息，还有庄严的添马舰军营、威武的驻港官兵、飘扬的五星红旗，还有炎黄子孙在那一历史时刻的感受。）

第四节　网络新闻的写作

学习目标：

1. 了解网络媒体的概念；了解网络新闻的概念和种类。
2. 体味网络媒体在新闻信息传播上的优势。

一、网络媒体的概念

1998 年 5 月，联合国新闻委员会年会上正式提出了"第四媒体"的概念：继报刊、广播和电视后出现的因特网和正在兴建的信息高速公路，开始加入大众传播行列。

从广义上讲，"第四媒体"泛指因特网（因特网是正在兴建的信息高速公路的主要组成部分）。但因特网不仅具有传播信息的媒体功能，它还具有电子邮件、电子商务等其他功能。

从狭义上讲，"第四媒体"是特指基于因特网这个传输平台来传播新闻和信息的网络。因此，第四媒体又被称为网络媒体，即通过因特网传送文字、声音和图像的新闻传播工具。

第四媒体还被称为大众传播新媒体，这是相对目前已经存在的报刊、广播、电视三种传统大众传播媒体而言的。

二、网络媒体在新闻信息传播上的优势

（一）传播时间的自由性

1. 随时发布新闻的实时性　报纸的传播，受出版与发行时间的限制与制约极大，日报通常以"天"为单位。广播与电视，尽管在时效上可以比报纸更快，但仍受到播出时段、顺序的制约。相比之下，网络媒体可以轻易做到随时发布，并即时流动式发布各种新闻信息，在报道突发性事件时，这个后优势明显地超过了传统媒体。

同时网络媒体的新闻来源广泛，任何人上网后都可以找到发布自己信息的空间，也就是说网民人人可以发布新闻。

2. 随时阅读新闻的易检性　易检性是指网络媒体具有过刊查询和资料检索功能。也就是说它在传播时间上与传统媒体相比，还具有"往复性"的优势。广播、电视的观众，如果错过了收听或收看的时间，除非重播，否则很难再听到、看到同一内容；报纸的读者，想查看以前的报道，也是一件费时费力的事情。

网络媒体完全突破了这种时间的限制，网民在网上可以随时按日期查看一家网络媒体的过刊，也可以很方便地输入关键词进行资料检索。

例如，深受读者欢迎的《中国青年报》冰点栏目，借助搜索和链接的功能，即可很容易地获得这栏目在 1995 年创办以来，每周星期三所发表过的每一篇报道，充分满足了受众"回头看"的需要。人民网更可检索到《人民日报》自 1948 年创刊以来的任何一期报纸。

新技术提供了高效的工具，通过各种搜索引擎，网民可以随时找到自己需要的信息。网络媒体可以按需要提供信息，受众不必像以前那样，等待报纸的出版，或者等待广播、电视的播出时间，而可以根据自己的时间来收听或者收看新闻。

（二）传播空间的无限性

1. 不受地域限制的全球化　传统媒体的传播范围常受限于当地，不同地域传播范围之间的媒体很少存在竞争。而网络媒体的传播则不受空间的限制，全球互联网的电子网络有多大，网络媒体的传播空间就有多大，它完全打破了地域与疆界，受众遍及全世界。

互联网把世界变成了一个"地球村"。传统媒体依据地方性或专业性，尤其是按照对内报道和对外报道实行的"画地为牢"，现在均被如水般无形而柔韧的网络冲击得荡然无存。从技术上说，凡是能够阅读和视听该网络媒体所使用语言的人，都是你的受众，不管他在地球的哪个角落。例如一个居住在美国洛杉矶的华人，完全可能在《长沙日报》还没有上报摊的时候，通过互联网抢在长沙当地人之前，在网上阅读了这家万里之外的报纸。

网络媒体受众全球化的特征，有利于地方性媒体和全国性媒体的公平竞争，有助于改变中国在国际传媒界声音微弱的现状。

2. 不受"容积"限制的广容性　广容性是指网络媒体发布信息的容量不受限制，它对新闻和信息量的包容是无限的。就传统媒体而言，报纸苦于版面限制，广播、电视限于时段固定，不得不对许多材料忍痛割爱。网络媒体则一改传统线性叙事方式，采用超链接的方式将无限丰富的材料立体式地发布。受众点击感兴趣的链接，就可看到相关条目的详细内容。

如上海东方网每天更新新闻 1200 条。新华社仅 2000 年奥运网站，在未开播之前，已收入了 450 万字的中文和 8 万字的英文背景材料，还有近 4000 张图片。

由于信息有存储空间的优势，在网络媒体上借助搜索和链接的功能，网民不仅可以看到

一条新闻的本身，而且可以看到相关的报道，相关的网页甚至进入相关的网站。网络媒体的如此"海量"，是任何传统媒体难以比拟的。

（三）传播方式的多样性

1. 多媒体传播 网络媒体传播手段多媒体化，是指它能集报纸、广播、电视三者之长于一体，实现文字、图片、声音、图像等报道手段的有机结合。报道同一新闻事件，报纸用文字、图片，广播用声音，电视主要用图像，而网络媒体可以三者皆用。多媒体化融合了报纸、广播和电视的报道手段，使受众在网上同时拥有读报纸、听广播、看电视的诸般乐趣，并可以把新闻做得可读、可听、可视，比传统媒体更加丰富、饱满，更加精彩。

2. 交互性传播 交互性是指网络媒体能够实现传播者和受众之间的双向互动传播。这是一个具有革命意义的变化。

传统媒体虽然可以通过问卷调查和读者来信、来电等方式与受众沟通，但本质上新闻机构对受众是点对面的单向传播。网络媒体通过开设电子论坛（BBS），公布记者电子邮件和在每篇报道之后设置评论区等手段，给公众提供了一个交换评论和评论的场所，使网民能够直接参与新闻报道。受众随时可以同媒介工作者、媒介机构以及其他受众在网上直接进行文字或者音频与视频的对话，形同于面对面的传播。于是在网络传播中，受众对新闻的获取由原来相对封闭的状态进入完全开放的状态。这不仅做到了媒体与网民之间的沟通，还实现了受众对受众的传播。交互性使网络媒体真正成为大众共同发言的媒体。

3. 小众化传播 小众化传播是指网络媒体能够以个性化的点播服务代替以往传统媒体的新闻批量生产。传统媒体的传播过程是报刊或者广播电视向受众推出（PUSH）新闻信息，网络媒体的传播过程则是受众从网上拉出（PULL）新闻信息。

在传统媒体的传播过程中，受众总是被动接受信息，只能在媒介每天为他们设置的有限的阅读与视听"议程"或"菜单"中进行有限的选择。然而网络媒体从根本上改变了受众的角色和地位，他们从被动地接受信息变为主动地获取信息。

新闻传播的一个新的理念由此生成：定制新闻与新闻直送，即把新闻内容直接投入网民的电子邮箱。但新闻直送并不简单地意味着"把一份报塞进一个数字化家庭的门缝里"，新闻直送的网络报纸是网民根据自己需要的内容而选定的，是专为网民细分化和个性化的需求而特别定做的，是完全用户化了的新闻，也就是说，受众分享新闻的方式更加个性化。

现在新浪网、人民网都已经开设了这种个性化的新闻服务，即发送一部分"定制新闻"。新华网对海外一些订购的读者也提供了类似的电子邮件服务。

三、网络新闻的概念和种类

（一）网络新闻的概念

综合运用文字、图片、图像、音响、动画等手段，借助网络平台和网络技术对新近发生的事实所进行的报道即网络新闻。

区分网络新闻写作与传统新闻写作的不同，主要在如何利用互联网这个技术平台以及如何面对网民这个不同的报道面受众。网络新闻在报道面、侧重点、语言风格、报道形式、题材，以及报道方法上的特点和要求，主要是随着互联网这个新闻技术而来的。

（二）网络新闻的种类

目前网络媒体上的新闻，根据来源可以分为两种类型：复制新闻和原创新闻。

1. 复制新闻 复制新闻是指从传统媒体上复制（COPY）来的新闻。各个新闻网站把传统媒体的新闻搬上了网络，然后大家再彼此搬来搬去。

如人民网除了使用《人民日报》记者为母报采写的稿件以外，还与117家非北京地区上网的新闻媒体签约，由这些媒体提供新闻和信息，人民网再选择采用。

上海东方网在本地媒体大联合的基础上，还与300多家中央媒体、外埠媒体，以及本地政府各部门的信息网络签约。网上新闻选择有了更充分的余地。

复制新闻谈不上写作，因为它奉行的是"拿来主义"，它更多涉及的是网络编辑技巧。它的制作过程如下：

（1）编辑从上网报纸的内容中寻找新闻。

（2）具有新闻价值稿件被挑选出来。

（3）通常新闻不做改动，只是把长段打开，多划分几段。

（4）改写标题，多为实题，包含新闻基本要素，单行题。

（5）搜索本条新闻的相关链接，输入与此新闻相关的关键字，搜索出相关的新闻，在发送该新闻的同时，迈出对它自身的"合并同类项"的归类。

复制新闻只是网络媒体初创时的一种形态，在今后的发展中也只能是网络新闻中的一部分内容。如果只有复制，或者复制新闻比例占得过多，就会出现网络媒体的"新闻沙漠化"，直接影响到网站的生存。如果仅仅依靠来自其他信息源的信息，这个网站不可能有自己的特色，甚至只是一个空壳。

2. 原创新闻　所谓原创新闻：一是指独家的、第一手的、网络记者自己采访写作的新闻报道；二是指通过重组新闻资源、重新编辑改写的新闻报道；三是指该新闻是利用网络传播的特殊优势，制作出的适合网络信息传播规律，与传统媒体的报道方式、方法在形式上有差别的新闻报道。原创新闻是网络新闻写作研究的对象，包含内容和形式两层意思：

（1）原创新闻的内容：网络新闻从业人员已经越来越清楚地认识到，网络媒体以"内容为王"。网络新闻的内容具有多少富于冲击力与渗透力的原创性至关重要。一个媒体网站如果仅仅做裁剪工与泥瓦匠，不可能占据网络新闻的制高点。在拥有了一定规模的新闻量之后，必须不断推出自己的原创新闻，才能形成风格，才能赢得受众（网民）注意力的市场。

西方网络传播研究者告诫说："提供原创内容，你可以通过链接使用一些别人的资料和图片，但你必须同时有自己的东西，否则你就不是一个新闻组织，而只是一个路线公司。获得成功的要素，还是要有自己的报道和写作。"他们认为"原创的，才是激动人心的和有趣的"。

（2）原创新闻的形式：网络新闻写作与传统媒体写作在形式上有三点不同：

1）网络新闻写作更强调即时滚动式写作：所谓滚动式写作即改变传统媒体的单篇静态报道为多篇滚动的动态报道。传统媒体的新闻写作，主要是纸介媒体的新闻写作，受到出入时间以及版面的限制，其新闻报道写作的文本是独立成篇的，即使连续报道，也是以"日"为单位，一天一更新。网络媒体则不受这种限制，它的写作更接近通讯社记者的写作，但比传统通讯社的写稿与播发还要快。

网络新闻没有截稿时间，一切都应该是以"现在进行时"的要求投入新闻写作，因此网络新闻的写作变成了一种全方位跟踪新闻事件发展，即时滚动式的写作。

例如，2019年3月10日晚上，桂林电子科技大学花江校区内，男学生梁某因感情纠葛，将同校的女生梁某某捅伤。女大学生崔译文见状上前阻止行凶，用身体护住女同学，不幸又身中多刀。后警方将犯罪嫌疑人抓获归案。4月28日，记者从灵川县政法委获悉，为鼓励崔译文，决定授予桂林电子科技大学崔译文同学"见义勇为积极分子"荣誉称号，同时号召全县广大干部群众和社会各界人士学习向其学习。新浪网的滚动报道如下：

2019年04月29日16：53　面对凶徒，广西女大学生身中8刀！以血肉之躯护同学（附图）

2019年04月30日21：32　面对凶手的刀，20岁的女大学生崔译文用身体护住同学，

身中 8 刀（附图）

2019 年 05 月 01 日 05：50 视频资料 为勇敢善良的女孩点赞！瘦弱女大学生为同学挡 8 刀

2019 年 05 月 01 日 10：59"我不冲上去，她可能会死"！为同学挡 8 刀 她两次手术后重返校园

2019 年 05 月 02 日 16：12 视频资料 为同学挡 8 刀女大学生给家里发来报平安视频 让人心疼面对凶手的刀（视频）

2019 年 05 月 03 日 21：56 为同学挡刀女大学生恢复良好 妈妈回忆时哽咽不止（附图）

2019 年 05 月 03 日 22：38 为救同学身中 8 刀女大学生已出院：如再选 1 次还会冲上去（附图）

2019 年 05 月 04 日 09：44 女大学生为救同学身中 8 刀 目前已返校恢复学习（附图）

2019 年 05 月 04 日 13：40 为同学挡 8 刀女大学生已出院 被授予"见义勇为积极分子"称号（附图）

2019 年 05 月 04 日 20：18 为同学挡下 8 刀的 20 岁女大学生首发视频！（附图）

2）网络新闻写作是一种超文本写作：即改变传统媒体写作的线型文本结构为超文本结构。所谓超文本，一方面是指信息以多媒体形式存在；另一方面是指通过超链接可以使信息之间产生联系。

运用多媒体技术进行网络新闻写作。

多媒体和超文本技术，集文字与声音、图画、照片、影像以及三维动画等为一身。随着各种智能、易用软件的不断推出，记者在网络新闻写作中，在文字报道的同时，需要运用声音文本、图画文本、动画文本或者影像视频随时变换。这样就打破了传统新闻写作的局限，即只能用一维的线性文字来陈述，只能按有先后顺序的线性结构来排列，只能用千篇一律的黑色的、无声的文字来复述，而实现了有声有色、声情并茂、图文并茂地全方位地报道新闻事件。

3）网络新闻写作又是一种互动写作：即改变传统媒体写作对受众灌输式的信息单向传播为与受众之间的平等的双向传播。西方学者关于网上新闻写作的互动，提出了这样一些观点：他们认为网上新闻是一种与某个特定群体之间的对话，是一种关于可大可小话题的交流。因此在做新闻的时候，要选择一个相应的读者群，然后成为这群人新闻话题的专家，要力求提供给网民更多的相关新闻和信息，甚至利用网络媒体本身所具有的超大型深度信息库，给读者提供无穷无尽的资源帮助。

在互动式写作中，要始终保持与读者的交流，要有强烈的信息服务意识。例如为了你随时能被找到，在页面上要做一些发送反馈的按钮或公告牌等；你要定期地组织一些电脑，在互动交流中了解读者的问题与需要；你要学会按照读者的具体需要，或者说按照读者的"定制"来撰写新闻。

由于写作方式的变化，网络原创新闻应该在表现新闻的手段、方法与形式上与传统新闻有所不同，或者是一种新的结构，或者是一种新的文体。现在这种新的结构、文体还只是"小荷才露尖尖角"。相信随着原创新闻写作的进一步实践，也随着网络技术手段的不断发展，网络新闻会创造出一种全新的样式。

【思考与练习】

（一）名词解释

新闻 消息的导语 倒金字塔式结构 简讯 概述型导语 通讯 第四媒体 小众化传

播 原创新闻

（二）填空

1. 新闻的基本特点可概括为：立场、_____、内容_____、反应_____、语言_____。

2. 新闻的六要素分别是：_____、_____、_____、_____、_____、_____。

3. 新闻按传播的特点分类，可分为：_____、_____、_____。

4. 一篇消息稿内容上的结构分别由_____、_____、_____、_____几部分组成。

5. 消息的标题有_____、_____、_____三种。

（三）简答题

1. 如何体现新闻的真实性特点？

2. 简述新闻稿件应具备的基本要素。

3. 简述消息体裁的特点。

4. 简述新闻标题的基本原则。

5. 消息的结构形式有哪些？

6. 如何认识导语在消息写作中的重要性？

7. 简述消息主体部分的写作要点。

8. 简述通讯的基本特征。

9. 简述通讯与消息的异同。

10. 简述网络媒体在新闻信息传播上的优势。

11. 如何划分网络新闻的种类？

12. 网络新闻写作的特点与主要技巧是什么？

（四）读写训练

1. 修改标题，使下面这条新闻标题变得更加凝练：

泄密受贿 罪恶严重 国法不容

张××被依法判处死刑立即执行

叶××被依法判处有期徒刑17年

2. 下面这条新闻的导语是哪一种类型的导语？该类型导语的基本特征是什么？请将这条导语改写成其他类型的。

本报讯 大学教师课讲得好不好，谁说了算？学生。课程反响不好怎么办？停掉。昨日，记者在某大学各院系官网上看到一则公告，近日学校搞验收，有3门课程将被停掉。

3. 从近期报纸上找出优劣导语各5条，并说明认定其优劣的依据。

4. 找一篇长通讯，将其改写成短消息，并说明改写的理由。

5. 为学校春季运动会的开幕式写一条消息。

6. 追踪一场体育比赛，如篮球赛，试做滚动式网络新闻报道。

7. 运用超文本与链接的方式，做一篇网络新闻报道。

第七章　法 律 文 书

【本章导读】

　　法律文书是具体体现各项司法活动作用的文字根据。它通过文字的形式，如实反映案情和记载案件处理的过程和结果。随着法治建设的日趋加强和完善，法律文书在市场经济活动中和普通公民的日常生活中越显重要。本章通过对刑事自诉状、起诉状、上诉状、申诉状、答辩状、辩护词等常见法律文书的特性、作用及基本写作格式等基本知识的讲解，使学生掌握其基本的写法，能制作起诉状、上诉状、申诉状和答辩状，帮助学生了解、认识法律文书的基础知识，能认识到法律文书对我们国家、社会和普通公民的重要性。

第一节　法律文书概述

学习目标：

　　1. 了解法律文书的概念。

　　2. 熟悉法律文书的特点。

一、法律文书的概念

　　法律文书，又称法律应用文，是指我国公安机关、国家安全机关、人民检察院、人民法院、监狱、行政机关、公证机构、仲裁机构、律师事务所等，以及自然人、法人和其他组织，在诉讼和非诉讼的法律事务中按照法定程序，就具体案件或法律事务适用法律而制作的具有法律效力或法律意义的非规范性法律文件的总称。

二、法律文书的特点

　　1. 法律文书必须依法写作　法律文书的写作全过程都是在某些具体的法律条款指引下进行的；脱离法律条款的指引编制成的文字不叫法律文书。

　　2. 法律文书记载法律权利和法律义务　法律文书直接记录法律生活领域，反映了法律关系，非法律关系不在其视野之内。法律关系的三个构成要素构成法律文书的内容。法律文书其内容可以概括为法律权利和法律义务。有的法律文书主要记载法律权利，例如，民事答辩状记载的是民事诉讼被告的答辩权。有些法律文书主要记载法律义务。

　　3. 法律文书具有法律效力或法律意义　法律效力是指法律的确定力、拘束力和执行力。法律意义是指在法律程序中具有某种作用和功能。有的法律文书（主要是司法文书）具有法律效力，有关国家机关、社会团体、公民个人必须严格遵守、执行，否则将会受到法律制裁。例如，拒不执行生效民事判决的，情节较轻，人民法院可以对当事人采取妨害民事诉讼的强制措施；对于情节严重的，人民法院应以拒不执行生效判决、裁定罪，判处当事人三年以下有期徒刑、拘役或者罚金。有的法律文书虽无法律效力，但它们在法律程序中具有一定的功能和作用。例如，当事人申请再审，应当提交民事再审申请书和相关材料。当事人不提交这些文件材料，法院一般不会主动启动再审程序。

　　4. 法律文书是非规范性法律文件　非规范性法律文件与规范性法律文件对称。二者虽然都具法律效力，但区别也很明显。规范性法律文件具有普遍约束力，可以反复适用。根据《最高人民法院关于裁判文书引用法律、法规等规范性法律文件的规定》，我国的规范性法律文件有：法律、法律解释及司法解释；行政法规及解释；地方性法规；自治条例或单行条例；行政规章。非规范性法律文件只适用于特定的人，不可以反复适用。例如，公安局签发的逮捕证、法院制作的裁判文书以及工商局颁发的营业执照。在我国，具有法律效力的法律文书是个案法律适用的书面记录，其效力只及于案件的当事人，不具备普遍约束力，不可以反复适用，因而是非规范性法律文件。

5. 法律文书和法律程序是相互对应的关系 法律文书和法律程序存在密切的对应关系。法律程序是一个先后相继的链条。这个完整的链条分成若干阶段，每个阶段又分为若干个环节，每个环节可以切分为若干个点。在法律程序的每一个点上，一般都有一种法律文书加以对应；每一个环节都存在着一个相互依存的法律文书小集合，每一个阶段都分布着法律文书的一个大集合。所有阶段的法律文书就组成一个独特的文章集群，最终形成一个先后相继的文书链条。文书链条的内部秩序是依照法律程序的内部秩序形成的并且二者是完全吻合的。例如，依照《中华人民共和国刑事诉讼法》，刑事诉讼程序分为刑事侦查阶段 + 审查起诉阶段 + 法庭审理阶段 + 刑罚执行阶段。与这些发展阶段相对应的法律文书大集合依次为：侦查文书 + 审查起诉文书 + 法庭辩论文书和法院刑事裁判文书 + 执行文书。

第二节 刑事自诉状、起诉状与上诉状

学习目标：

    1. 了解刑事自诉状、起诉状与上诉状的概念、特性、意义和作用。

    2. 熟悉刑事自诉状、起诉状与上诉状的结构和内容要求。

    3. 把握刑事自诉状、起诉状与上诉状的具体写法及基本格式。

一、刑事自诉状

（一）刑事自诉状的概念

刑事自诉状，是指刑事案件的自诉人或者他的法定代理人，根据事实和法律直接向人民法院提起诉讼，控告被告人侵犯自身权益，要求追究刑事责任的书状。

（二）刑事自诉状的特性

1. 它是自诉人以个人名义向人民法院提起诉讼的书状 任何公民当其个人合法权益直接受到非法侵害时，为了维护自己的合法权益，被害人或者他的法定代理人，依法可以直接向人民法院提起自诉。这种提请审判的刑事案件，称为自诉案件。自诉案件的原告人，即是自诉人。自诉人要控告侵害自己的被告人时，就要向人民法院递交刑事自诉状。

2. 它是在一定范围提起诉讼时所使用的书状 用这种书状提起诉讼，主要适用于告诉才处理的案件；被害人有证据证明的轻微刑事案件；被害人有证据证明对被告人侵犯自己人身、财产权利的行为应当依法追究刑事责任，而公安机关或者人民检察院不予追究被告人刑事责任的案件。这些案件具体是指告诉才处理的侮辱案、诽谤案、暴力干涉婚姻自由案、虐待案、遗弃案等。

3. 它和人民检察院的起诉书不同 人民检察院的起诉书是公诉案件的诉讼文书，是人民检察院代表国家行使的重要法律文书；刑事自诉状是个人依法提起的保护自身权益的诉讼文书。它们在公诉与自诉的性质上不同，但二者都是向人民法院起诉，这在和犯罪行为作斗争上又有相同的作用。

4. 它和民事起诉状在类型上不同 书写刑事自诉状的目的，是依法维护自诉人的合法权益。对于已经构成轻微刑事犯罪的，自诉人用书写刑事自诉状来控告被告人；对于属于民事权利与义务纠纷的，应当书写民事起诉状，提请法院作为民事案件审理。

（三）使用刑事自诉状的意义

自诉人以刑事自诉状控告犯罪行为，是在国家进行公诉以外的一种补充。在我们社会主义国家里，对犯罪案件主要是采取由国家追诉，即由人民检察院代表国家制作起诉书，向人民法院提起公诉和出庭支持公诉，以追究犯罪分子的刑事责任。因为只有受害者个人的力量是不能胜任的，必须有强大的国家力量做后盾。但是，我国法律又规定了必须经被害人告诉，由人民法院直接受理。这就是说，在我国除对犯罪案件采取以国家追诉为主的原则，同时采取依法自诉的形式，而递交刑事自诉状就是依法自诉的一种形式。这样有利于保证国家的检察机关集中主要精力同重大刑事犯罪作斗争。

自诉人以刑事自诉状控告犯罪，有利于依法及时地追究犯罪，保证受害人更好地、具体地陈述情况，以保护自己的权利和合法的利益。这不仅可以调动人民群众同犯罪分子作斗争的积极性，同时也体现了我国社会主义法制的民主原则。自诉人在以刑事自诉状向人民法院起诉后，也就在诉讼中依法享有诉讼的权利和负有诉讼的义务。

（四）刑事自诉状的作用

一是在程序上，自诉人书写刑事自诉状，向人民法院提起诉讼，经人民法院审查合法和合格，就直接引起诉讼。

二是在实体上，刑事自诉状可以使人民法院对案情属于原告的一方有重要的了解，并了解原告的请求事项和目的。

（五）刑事自诉状的结构和内容要求

刑事自诉状的结构和内容由六个部分组成：

1. 诉状的名称　应当标明"刑事自诉状"五个字。

2. 自诉人和被告人的个人基本情况

（1）在原告人栏内，写明自诉人的个人基本情况，即姓名、性别、出生日期、民族、籍贯、职业、住址。

（2）在被告人栏内，写明被告人的个人基本情况，即姓名、性别、出生日期、民族、籍贯、职业、住址。

（3）如有数个原告、被告，应依他们在案件中的地位与作用，依次排列，逐一说明其基本情况中的七个项目。

3. 原告人（自诉人）的请求事项　这是刑事自诉状的重要组成部分之一。应当写明：

（1）自诉人控告被告人侵犯自身权益的犯罪行为的罪名。如过失致人重伤罪，还是侮辱罪、诽谤罪，还是遗弃罪。这实质上是自诉人对案件性质的说明。

（2）自诉人根据被告人侵犯自身权益的犯罪事实，依法概括地向人民法院提出请求和主张。如自诉人控告被告人犯 ×× 罪，依法请求人民法院处以刑罚。

（3）如果是刑事附带民事诉讼，被害人（自诉人）因被告人的犯罪行为而遭受物质损失，有权要求被告人给予赔偿，并可以向人民法院提出有关赔偿的请求事项。

4. 原告人（自诉人）所诉的事实和理由　这也是刑事自诉状的重要组成部分之一。应当写明：

（1）事实方面：主要写被告人对自诉人（受害人）犯罪行为的具体事实。要根据不同的案情，写明不同的犯罪事实。不论何种犯罪事实，都应写明被告人犯罪行为的时间、地点、动机、目的、手段、情节、结果七大要素。

写事实方面的内容与要求要注意以下几方面：

第一，客观性。即自诉人在刑事自诉状中记叙被告人犯罪行为时，应当按照实际情况，如实地写出其犯罪事实。因为自诉人是当事人一方，而且又是直接受害人，因此，实事求是地记叙被告人犯罪行为就尤为重要。这就是说，自诉人在诉状中记叙事实，不应有主观随意性和对事实夸大其词，以免发生混乱，影响人民法院公平合理的断案。

第二，因果性。即注意自诉案件发生的原因，产生何种结果及存在的内在联系是什么。注意了因果性，就容易把犯罪事实发展的由来写清楚。

第三，关联性。即在记叙被告人犯罪事实时，要抓住关键性情节记叙透彻，以便于人民法院详细查证案件的是非曲直，把握案件的本质。

（2）证据方面：自诉案件的举证责任在自诉人。因此，自诉人所写的刑事自诉状，应当举出证实被告人犯罪事实的证据，列出能够证实被告人犯罪的证人、证言、书证、物证以及所交验的具体证物等，同时，应写明证人的姓名、职业、住址。除刑事自诉状所列出的证据之外，人民法院也可以主动调查、收集证据，并对所有证据审查验证，以查明案情。

在刑事自诉状列出证据时，有下列要求：

第一，举证有力。要列出能证明案件本质的客观证据和能证明被告人犯罪事实存在的强有力的证据，以便确凿地证实犯罪情况。

第二，举证全面。对于可以证实被告人犯罪的犯罪事实的各个侧面，都应有证据证明，以达到证据确实、充分。

第三，专门列出。在记叙事实之后，应把和事实相适应的证据专门列出。通过这样的列述证据，可以明晰地证实被告人的犯罪行为。

（3）理由方面：主要是根据事实、证据和法律，论证起诉的理由。理由是对案情具体事实的概括。要在概括事实的基础上，中肯地阐明理由，然后经过论证推理，再援引法律，提出"告状"的法律根据，论证所请求事项的合理性。

5. 结尾　结尾应当写明：

（1）刑事自诉状所提交的人民法院名称，即"此致 ×× 人民法院"。

（2）具状人签名并盖章。

（3）具状的日期（年、月、日）。

6. 附项　应写明：本状副本 ×× 份，物证 ×× 件，书证 ×× 件。

以上六部分，缺一不可。

（六）刑事自诉状的具体写法

1. 说明的方法　刑事自诉状中的第一、二、三、四部分中的证据方面及第五、六部分都是这一表述方式。这是刑事自诉状的主要写法之一，其特点和要求是：

（1）行文要有顺序：应依一定的顺序有条理地说明各有关部分，不容前后颠倒，次序混乱。

（2）内容要明确：自诉人在诉状中所说明的问题，应详细明确，全面具体。

（3）文字要简洁：各有关部分的说明，应当干净利落，不能烦琐复杂，拖泥带水。

2. 记叙的方法　刑事自诉状第四部分中的内容，要用"顺叙法"表达，即以时间为顺序，依次记叙事实的全部情况。掌握全部事实情况和对事实的全面了解，抓住关键，是记叙的前提。这种顺序表述的方式，要求把事实情节的七大要素（时间、地点、动机、目的、手段、情节、结果）都写清楚，这是记叙的基础。

3. 论证的方法　刑事自诉状的第四部分中的申述理由，要采用概括事实、依据法律、论证推理的方式。法律根据是大前提，所概括的事实是小前提，经过推理、论证所提的请求事项又须是合理的。

（七）刑事自诉状的基本格式

刑事自诉状

原告人：姓名、性别、年龄、民族、籍贯、职业、工作单位、住址

被告人：姓名、性别、年龄、民族、籍贯、职业、工作单位、住址

请求事项：

事实与理由：

此致

×× 人民法院

　　附：1. 本状副本 ×× 件

2. 证物 ×× 件

3. 书证 ×× 件

具状人：××（签名盖章）

×× 年 ×× 月 ×× 日

【范文 7-1】

刑事自诉状

自诉人：苏××，女，32岁，汉族，天津市 ×× 县 ×× 乡 ×× 村农民。

被告人：刘××，男，35岁，汉族，天津市 ×× 县 ×× 厂工人，住本厂宿舍。

案由和诉讼请求：

案由：虐待家庭成员。

诉讼请求：被告人犯虐待罪，请依法惩处。

事实与理由：

自诉人和被告人于 ×× 年结婚，感情尚好，生有子女各一名。2015年被告人与女徒工 ×× 暧昧交往。自诉人知道后，曾多次向被告人单位反映，要求领导制止被告人的不道德行为。由于种种原因，问题未能解决，使自诉人精神上受到了极大的刺激，患了精神分裂症（有医院证明）。被告人为了得到与自诉人离婚而与女徒工 ×× 结婚的目的，便对自诉人在精神、肉体上加以虐待。2016年被告人假借为自诉人治病，在夜间使用暴力，强行往自诉人嘴里灌砒霜，妄想置自诉人于死地。由于自诉人紧咬牙关，被告人的阴谋才未得逞，却造成了自诉人舌尖糜烂、嘴唇脓肿等严重后果（李 ×× 可证明）。

2017年春节期间的一天夜里，被告人又对自诉人下毒手，用剪刀狠扎自诉人。因自诉人大声喊叫，并用右手将剪刀尖攥住，邻居戴 ×× 进屋帮助夺下剪刀，自诉人才幸免于难。但自诉人右手被被告人扎伤四处，缝合六针，至今还留有伤疤（邻居戴 ××、王 ×× 均可证明）。2017年3月被告人即不负担子女生活费。7月某日突然进家把自诉人捆住送 ×× 精神病疗养院，期间将家中三口人的口粮拉走，自诉人出院后，无奈地带着孩子回到娘家。被告人刘 ×× 为了达到与自诉人离婚的目的，从2016年开始，对自诉人在精神上进行折磨，在肉体上进行摧残，在经济上克扣开支，情节恶劣，触犯了《中华人民共和国刑法》第 ×× 条第 ×× 款规定，已构成虐待罪，请人民法院依法追究被告人的刑事责任。

此致

×× 市 ×× 县人民法院

　　附：1. 证人

戴××，女，本村农民

李××，男，本村赤脚医生

王××，女，本村农民

2.天津市××医院病情证明书一份

具状人：苏××

代书人：××市第×律师事务所律师××

2017年7月30日

二、民事起诉状

（一）民事起诉状的概念

民事起诉状是因民事纠纷向法院提起诉讼的书状。民事案件的原告或其法定代理人，为维护自己的民事权益，就有关民事权利和义务的纠纷，向人民法院提出诉讼请求、诉讼理由和事实根据，请求人民法院通过审判给予法律上的保护。

（二）民事起诉状的特点

任何国家机关、企事业单位、社会团体、其他法人及非法人组织和公民，在认为自己的或者受自己保护的民事权益受到侵犯或与他人发生纠纷、争执时，都依法享有起诉权，都可制作法律书状类民事起诉状。但就具体案件说，不是任何一种情况都可以起诉，而是有条件的。

制作民事起诉状，必须有明确的被告、具体的诉讼请求和事实根据。其目的在于解决诸如给付之诉、确认之诉、变更形成之诉等。解决给付之诉的目的，是要通过人民法院调解或审判，强制被告为原告的权益而履行因民事法律关系所产生的义务。解决确认之诉的目的，是请求人民法院查明和确认原告与被告之间是否存在一定的民事法律关系。解决变更形成之诉的目的，是原告请求人民法院对与被告已经发生的民事法律关系，给以法律上的认可，或者消灭这种法律关系。

民事起诉状是一种书面形式，因此民事原告人或其法定代理人向人民法院提起诉讼时，一般都要用书面提出。如书写诉状确有困难的公民，也可口头起诉，由人民法院做出笔录，并告知对方当事人。原告的诉状对被告同时有几个诉讼请求的，可以一并提出。

（三）使用民事起诉状的意义和作用

使用民事起诉状提起民事诉讼，是法人、非法人组织和公民保护自己民事权益的行为。这种诉讼行为受国家法律保护，体现了当事人权利与义务一律平等的民主原则。这样做具有健全社会主义法制的意义。

合法合格的民事起诉状，能够引起诉讼程序的开始，并据此依法解决当事人的实体问题。因此，使用民事起诉状，对于当事人解决财产权益纠纷和婚姻、家庭纠纷等，在行使诉讼权利上具有实体上和程序上的意义。

民事起诉状是人民法院立案和审判的凭据之一，也是被告人应诉答辩的根据。因此，使用民事起诉状，对当事的原告人来说，在保护其自身民事权益方面具有切实的意义。

（四）民事起诉状的格式要求

民事起诉状的结构，由六部分组成：

1. 诉状的名称 应标明"民事起诉状"字样。

2. 原告和被告的基本情况 个人基本情况包括：姓名、性别、年龄、民族、籍贯、职业、工作单位、地址等八项。

凡法人、非法人组织团体起诉时，应写明其名称、所在地、法定代表人姓名、职务。由诉讼代理人起诉时，应写明代理人姓名、所在单位和代理权限。

如果有数个原告、被告，应依他们在案件中的地位与作用，逐次说明其个人的基本情况。

3. 原告诉讼的请求事项 这一部分是民事起诉状的重要组成部分之一。应当写明双方当事人争执的民事法律关系或者权益，原告在这种争执中的要求和要请求人民法院解决的事项。比如，请求法院解决损害赔偿，或履行合同，或清偿债务，或归还产权，或要求离婚，或给付赡养费，或继承遗产等事项。

在写明诉讼请求事项时，必须明确每个案件的诉讼目的。诉讼目的的不同，也就是原告和被告争议并要求人民法院做出判决的实体权利请求的不同。在诉状中，对这种实体权利的请求事项写得越明确，双方当事人对民事权益的争执焦点暴露得越明显，也就越利于人民法院确定审理案件的范围，正确地组织诉讼活动和做出正确的裁判。

请求事项要写得很明确、很肯定，不能任意变换。在诉讼中原告如变换诉讼请求事项，法院就得重新进行审理的准备工作，拖延当事人解决问题的时间。诉讼请求事项如有写得不明、不实、不全、不确之处，原告应当迅速予以补正。

4. 原告"告状"的事实和理由 这一部分也是民事起诉状的重要组成部分之一。应当写明：

（1）事实方面：主要叙述民事权益纠纷形成的事实。人民法院对民事案件作出裁判是以事实为根据的，因此，原告必须在民事起诉状中写清楚以下几点：

第一，当事人之间纠纷的由来、发生、发展的经过。

第二，当事人之间争执的焦点和双方对民事权益争执的具体内容，与案件有直接关联的客观真实情况和实质性的分歧。如果客观事实与所起诉的案件毫无关系，就不应当列入。

第三，分清责任。在叙述案情的基础上，应当恰当地说明被告应承担的责任和原告自己应负多少责任。写这一部分内容要求实事求是、分清是非。把争执与纠纷的时间、地点、因果关系、情节过程一一写明。

（2）证据方面：证据是认定事实的客观基础，因此，民事起诉状在证据方面应当充分列述。原告对自己所提起诉讼的案件，负有举证责任，因此，对于在诉状中提出的请求和主张，必须提出证据，以资证明。证据又包括三项内容：

第一，列述和提交有关的书证、物证以及其他能证明事实真相的材料。

第二，说明书证、物证以及其他有关材料的来源和可靠程度。

第三，证人的证言内容以及证人的姓名、职业、住址等。

原告应在证据部分说明向人民法院提交书证原件、物证原物的情况。在提交原件、原物有困难时，要说明可以提交的复制品、照片、副本、节录本的情况。如果提交的是外文书证，还必须附送中文译本，并说明其情况。

原告在证据部分，可以提出证据的保全措施，也就是在证据可能灭失或者以后难以取得的情况下，可以申请证据保全。申请时，应说明什么证据需要保全，是书证、物证还是证人证言（如书证可能腐坏、变质；物证可能毁灭、丢失；人证因年老或有疾病可能死亡等），应说明证据由什么人所持有及其具体理由等。

（3）理由方面：主要是依据民事权益争执的事实和证据，概括地分析其纠纷的性质、危害、结果及责任，同时提出诉讼请求所依据的法律条文，以论证其请求事项的合理性。

5. 结尾 其主要内容有民事起诉状所提交的人民法院名称；具状人签名并盖章；具状年、月、日。

6. 附项 应写明：本状副本 ×× 份，物证 ×× 件，书证 ×× 件。

（五）民事起诉状的写作要求

1. 诉讼事实的真实性 诉状中所列述的事实，必须是真实的，而不是伪造的、推测的或揣度的；是全面的、完整的、有理的，而不是片面的、支离破碎的；是事实的本来面貌，而不是"无限上纲"、夸大的。因此，原告在书写诉状时，必须严格忠实于事实真相，必须严格地分析所争执的事实，经过思维加工，理出一个头绪，使事实呈现出客观的面貌，清楚的层次，明确的责任。要经过认真细致的推敲，把握住所争执事实的各个关键环节。在真实的原则下，充分地列述自己在诉讼中所使用的事实。

2. 所举证据的确凿性 诉状中所举证据，必须具有确实可靠性，这才是对自己所列诉讼事实的有力支持。证据要经过检查，核实对照，做到确实无误。书写时，应一件一件地按类排列，对照事实，分条说明，做到具体明确，举证有力。

3. 书写诉状的合法性 这指两个方面：

（1）书写诉状要符合实体法，即引用法律的根据要恰当确切。

（2）书写诉状要符合程序法，即应按《民事诉讼法》的要求书写民事起诉状，按规定的格式表述内容。在事实清楚、举证有力、引用法律条文恰当的前提下，越能按照诉讼的程序精确地表述，也就越有力量。

4. 表述方法的条理性 由于民事案件的案情较为复杂，头绪多，因此，民事案件的表述，也特别要有条有理。这应注意三点：

（1）整个结构的安排要有条理：诉状的结构本来是固定的，是有条理、有顺序的。关键在于书写诉状时，要严格分清事实的各部分界限，不要把事实和理由写入请求事项，也不要把请求事项混在事实和理由之中，互相易位，顺序颠倒。

（2）列述事实要有逻辑顺序：要按照其事理的发展逻辑顺序地表述。如对事实部分，要按时间的先后理出其层次，顺叙其事；对证据，应按其作用分类、分条地说明；对理由的论证，其前提应明确，其结构要清晰。

（3）叙述事实要分段落层次：一组事实是一个段落，或一个阶段是一个段落，做到有条不紊。

5. 诉状要书写工整 民事起诉状是诉讼程序发生的根据，是重要的诉讼文书，应当用钢笔或毛笔在整洁的 16 开纸上书写工整，或在 A4 纸张上清晰打印，以便人民法院审阅、使用、归档、保存，切不可马虎潦草，以免影响正常诉讼的进行。

（六）民事起诉状的基本格式

民事起诉状

原告人：姓名、性别、年龄、民族、籍贯、职业、工作单位、住址；单位的名称、地址、法定代表人的姓名、职务。

被告人：姓名、性别、年龄、民族、籍贯、职业、工作单位、住址；单位的名称、地址、法定代表人的姓名、职务。

请求事项：

事实与理由：

此致

×× 人民法院

附：1. 本状副本 ×× 份

2.证物 ××件

3.书证 ××件

具状人：××（签名盖章）

××年××月××日

【范文 7-2】

民事起诉状

原告：李××，男，1972 年 2 月 19 日出生，汉族，贵州省遵义县人，住遵义县南白镇××社区××小区。身份号码：××，联系电话：××。

被告：黄××，男，40 岁，汉族，贵州省遵义县人，遵义县公安局干警，住遵义县南白镇西大街××号。联系电话：××。

被告：王××，女，35 岁，汉族，贵州省遵义市人，遵义市电线杆厂职工，住址同上。

诉讼请求：

一、判令 2 被告连带清偿原告借款 30 万元，并支付原告相应利息（利息按国家同期银行贷款利率计算，其中 8 万元从 2010 年 5 月 30 日起算，10 万元从本案起诉之日起算，至借款还清之日止）。

二、本案案件受理费，由 2 被告共同承担。

事实和理由：

原、被告双方系朋友关系。2008 年 12 月 1 日，被告黄××在遵义市红花岗区老城红军街向原告借款 12 万元，并出具借条一张，未约定还款期限。2010 年 3 月 6 日，被告黄××在遵义市红花岗区再次向原告借款 20 万元，出具借条一张，约定 2010 年 5 月 30 日前还款 8 万元，2010 年 7 月 30 日前还款 7 万元，9 月 30 日前还款 5 万元。上述两笔借款发生后，原告仅收到被告黄××还 2008 年所借款项 2 万元。2010 年 5 月 30 日，原告向被告催告还款无果。此后，原告通过多种途径找被告催告还款，但被告采取转移财产等方式逃避债务，也未向原告提供债务履行的担保，致使原告已到期的借款不能实现，且尚未到期的借款也将面临无法实现的局面。因被告黄××与王××系夫妻关系，黄××借款发生在夫妻关系存续期间，所借债务属夫妻共同债务，应由 2 被告对原告承担共同清偿的连带责任。原告为维护自身合法权益，保障债权的实现，特根据《合同法》第 68 条关于不安抗辩权之规定，以及第 206 条、第 207 条关于借款合同之相关规定，向人民法院提起诉讼，请求支持原告的诉讼请求。

此致

××人民法院

附：借条复印件 2 份

具状人：李××

2010 年 6 月 18 日

三、刑事上诉状

（一）刑事上诉状的概念

刑事上诉状，是指刑事诉讼当事人或其法定代理人对地方各级人民法院第一审案件的判决或裁定不服，在法定的上诉期限内，按照法定的程序，请求上一级人民法院撤销、变更原审裁判或重新审理而提出的书状。

（二）刑事上诉状的特点

必须是具有法定身份的人和按照法定程序进行，才有权提出刑事上诉状。当事人或其法定代理人，包括附带民事诉讼的当事人或其法定代理人，只要具有其中任何一种身份的人，都有权提出刑事上诉状。可单独提出上诉，而不需要取得其他人同意。附带民事诉讼的当事人或其法定代理人，只有针对一审判决或裁定中的附带民事诉讼部分提出上诉。对案件的刑事部分，如不同时具有刑事诉讼当事人或其法定代理人的身份，则无权提出上诉。具有上述法定身份的人所写的刑事上诉状，只要是在法定期限内而又符合法律要求，就能生效，引起第二审程序的发生。被告的父母以外的"近亲属"（夫、妻、子、女、同胞兄弟姐妹）和辩护人，如果没有得到被告同意，即使认为判决或裁定有错误，也无权提出上诉，即使提出也不具有引起第二审程序的法律效力。他们只能提出申诉，按照法定的审判监督程序处理。这是因为他们不处于当事人或其法定代理人的地位，他们在没有取得被告同意的情况下，是不能代替被告直接行使上诉权的。他们只能在被告同意的情况下，才能书写刑事上诉状提出上诉。未满18岁的被告的父母，既是"近亲属"又是"法定代理人"，如提起上诉，可不必征得被告的同意。

必须是当事人或其法定代理人在不服人民法院的一审判决或裁定时，才能在上诉期限之内书写刑事上诉状，提出上诉。即在人民法院第一审判决或裁定尚未发生法律效力，而当事人或其法定代理人不服时，可以书写诉状，提出上诉。超过了上诉期限，就不能提出刑事上诉状，只能按审判监督程序提出申诉。

当事人或其法定代理人所采取的上诉形式有两种：

一是书面上诉。上诉一般应书写刑事上诉状。上诉人不能写上诉状的，可请法律顾问处和人民法院接待室代写。如被告已被关押，他要求上诉而自己不能书写的，可请看守所工作人员代书。

二是口头上诉。应由人民法院书记员将口头上诉制成笔录，作为上诉文书。

（三）使用刑事上诉状的意义和作用

1. 有利于提高办案质量　法律规定，在刑事诉讼中，当事人或其法定代理人有权用书状或者口头向上一级人民法院上诉。通过上诉和对上诉的审理，上一级人民法院在发现下一级人民法院的判决确有错误时，可在判决或裁定生效之前，及时纠正。这对于提高办案质量，保证国家审判权的正确行使，具有重要意义。

2. 有利于保护当事人的合法权益　书写上诉状提起上诉，是当事人或其法定代理人对这种应享有的合法诉讼权利的运用。人民法院对于体现上诉权的书状应当接受，对当事人的上诉权应给予保障，不得以任何借口加以剥夺和限制，也不得因上诉而加重被告的刑罚。法律赋予当事人的这项权利，对于保护当事人的合法权益，维护国家法制，具有重要意义。

（四）刑事上诉状的结构要求

刑事上诉状由七部分组成：

1. 上诉状的名称　应写明"刑事上诉状"五个字。

2. 上诉人与被上诉人的基本情况　个人的应包括姓名、性别、年龄、民族、籍贯、职业、工作单位、住址；单位的应写明单位名称，法定代表人姓名、职务。

3. 被提起上诉的原审案件的案由　应写明上诉人因何案（案件名称）、不服何处人民法院、于何时、以何字号（×字第×号）判决或裁定。

4. 上诉请求　这是刑事上诉状的重要组成部分，指上诉人不服原审判决或裁定而对第二审人民法院提出上诉的请求。

5. 上诉内容　　上诉请求的内容，应概括地、明确地请求第二审人民法院撤销或变更原审的判决、裁定，或请求重新审理。

上诉人的请求应当根据原判决与裁定的情况，准确地提出；应当根据原判决或裁定的不当，针对性地提出；应当按照原判决或裁定认定事实、适用法律的情况，有根据地提出。

上诉的理由是刑事上诉状中最为重要的部分。上诉的理由是论证上诉人的上诉请求的。上诉理由能否成立，关系到上诉的请求有无根据和根据是否充分，因此必须写清楚，写明确，写充分。

6. 结尾　　应写明刑事上诉状所提交的和转送的人民法院名称，上诉人签名或盖章，具状的日期（年、月、日）。

7. 附项　　应列明上诉状副本 ×× 份，证物 ×× 件，书证 ×× 件。

（五）刑事上诉状的写作方式

1. 说明的方法　　对刑事上诉状中第一、二、三、四、六、七部分，均宜采用详细明确、条理清晰、循序通畅的说明方法进行表达。对内容的表述，也应简明、精要。

2. 反驳的方法　　这是在刑事上诉状第五部分写上诉理由时所要使用的方法。但经常应用于刑事上诉状的是直接反驳，即直接用事实来证明对方论题的虚假性。这是一种最有效的反驳方法。刑事案件的当事人之所以要上诉，是因为他认为在犯罪事实、适用法律以及诉讼程序上有错误和不当之处，所以上诉人就应在刑事上诉状中用反驳的方法，以正确的事实和客观的证据，证明原裁判的全部或一部分的判断是错误的，从而证明自己所提出的事实、证据具有真实性和适用法律的正确性。上诉人在上诉状中使用反驳的方法时，应当持实事求是的科学态度，不应当抱侥幸心理，希图把事实蒙混过去。正确地使用反驳方法，有助于第二审人民法院全面地审查案件。在具体地运用反驳的方法时，应当分三步进行：

（1）抓准原裁判中的错误之处，有几处错误，就列出几个需要反驳的论点。

（2）针对要反驳的论点，摆出能证明原裁判错误的事实、确凿证据，以及适用的法律依据，并讲出具体的理由。

（3）经过分析归纳，得出上诉请求正确的结论。在刑事上诉状中的反驳方法，除直接反驳论点外，还有反驳论据和反驳论证。需要时可结合着运用，这会增强反驳的逻辑力量。

（六）刑事上诉状的基本格式

刑事上诉状

上诉人：姓名、性别、年龄、民族、籍贯、职业、住址；单位应写明单位名称，法定代表人姓名、职务。

上诉人因 ×× 一案，不服 ×× 人民法院于 ×× 年 ×× 月 ×× 日 ×× 字第 ×× 号 ×× 事判决（或裁定），现提起上诉。上诉的理由和请求如下：

此致

×× 人民法院

　　附：1. 上诉状副本 ×× 份

　　2. 证物 ×× 件

　　3. 书证 ×× 件

上诉人：××（签名盖章）

×× 年 ×× 月 ×× 日

四、民事上诉状

（一）民事上诉状的概念

民事上诉状是指民事诉讼的当事人、有独立请求权的第三人，在不服地方各级人民法院第一审案件的判决、裁定，并在发生法律效力前，向上一级人民法院提起上诉，请求撤销、变更原审裁判，或重新审判而提出的书状。

（二）民事上诉状的特点

必须是有权提起上诉的人才能书写民事上诉状。有权提起上诉的人有当事人、第三人和他们的诉讼权利承担人，以及当事人、第三人的法定代理人。经特别授权的委托代理人，也可以用被代理人的名义上诉。

必须是当事人不服地方各级人民法院第一审判决、裁定而有上诉请求的，才可写民事上诉状。当事人的上诉权，是一项重要的诉讼权利，民事上诉状是体现这种诉讼权利的。当事人在认为第一审判决或裁定有错误时，就有权向上一级人民法院提起上诉。

必须在上诉期限之内提起上诉，其民事上诉状才具有法律效力。超过上诉期限的民事上诉状，无法律效力。如果当事人因不可抗拒的事由或者有其他正当理由而耽误期限的，在障碍消除后的十天之内，可以申请顺延上诉期限；是否准许，由人民法院决定。在获得准许后，当事人才能恢复上诉权，其民事上诉状也才有法律效力。

（三）使用民事上诉状的意义和作用

当事人有上诉权，体现了人民法院慎重处理民事案件的精神。使用民事上诉状，对不服第一审的原裁判提出上诉，能加强上级法院对下级法院审判工作的监督。通过上诉审查，对于人民法院的正确行使审判权和提高审判案件的质量，都具有重要意义。

使用民事上诉状，有利于保护当事人合法的民事权益。当事人只要认为第一审裁判不符合事实和法律，就可以具状上诉，这对正确、合法、及时地解决当事人之间的争议，保护正当权益，都是十分必要的。这充分体现了法律上的平等原则和民主原则。人民法院应依法保障上诉状的递交、受理和上诉权的行使。对于合法的上诉，任何人不应当限制和刁难。

使用民事上诉状，可引起第二审程序的发生，使第二审人民法院对上诉案进行全面的审查、客观的审理、正确的审判。

（四）民事上诉状结构要求

民事上诉状由七部分组成：

1.上诉状的名称 写明"民事上诉状"字样。

2.上诉人与被上诉人的基本情况 包括姓名、性别、年龄、民族、籍贯、职业、住址。单位对判决、裁定不服而上诉的，应写明其单位名称及法定代表人的姓名、职务。

3.提起上诉的原审案件的案由 上诉人因何案，不服何处人民法院，于何时，以何字、号（×字第×号）的判决或裁定而提出上诉的。

4.上诉的请求 这是上诉状的重要组成部分。应当概括地、准确地、有针对性地请求第二审人民法院撤销、变更原审的判决或裁定，或者请求重新审理。

5.上诉的理由 这是上诉状最重要的组成部分。上述理由的内容可以从三方面提出：

（1）认定事实方面：各种民事案件所认定的事实是各不相同的，各种性质的案件有各种不同内容的事实。如继承案、赡养案、离婚案、经济合同案等案情事实都各不相同。当某一民事案件的原裁判在所认定的事实不实、不清、不准、不当，甚至全部错误时，上诉人都可以有针对性地反驳错误的认定，陈述正确的事实，举出有关证据，摆明其中道理，从而提出上诉理由。所摆事实应当是客观的、全面的、符合实际的；所讲的道理应当是透彻的、明确的、情理交融的。

（2）适用法律方面：上诉人对原审裁判所适用的法律认为不当时，应当具体指出其不当之处，提出上诉理由。其内容要根据不同的案件所违反的不同法律而提出，如，原判决离婚案中错误地引用了《婚姻法》的条款，经济案中错误地引用了《经济合同法》的某条款等，应该在上诉状中明确指出其错误引用法律的具体条款，并说明应正确引用的法律的依据，以备第二审人民法院做出全面的、正确的审查。

（3）适用程序法方面：上诉人如认为原审裁判有违反民事诉讼程序的，如离婚案件应当先行调解而未调解就判决离婚等，可作为上诉的理由提出。

6. 结尾　写明上诉状所送人民法院的名称，上诉人签名并盖章，具状的日期（年、月、日）。

7. 附项　应列明上诉状副本××份，书证××件，证物××件。

（五）民事上诉状的写作方法

民事上诉状是上诉人针对第一审人民法院的民事判决或裁定有所不服而上诉的书状，是一审当事人为维护自己的合法权益，针对原裁判中的错误或不妥善、不公平之处给予否定评价进行上诉的书面形式。因此，民事上诉状最主要的写法是反驳法：

一是应当根据上诉人对原裁判的不服之处，有的放矢。上诉人要把自己所认为的原判决或裁定中的错误之处找出来，确认是属于认定事实不当，还是所引用的法律发生了错误。抓得准才能驳得有力，无的放矢是不能切中要害的。

二是应当根据反驳的论点，摆出客观事实和证据，摆出正确引用的法律条款，据理论证，分清是非。在论证中应当针对关键性的、须反驳的论点，用确凿的事实和证据，充分地加以论证，以达到明辨是非，按照客观情由和法律规定进行裁判的目的。为达到这一目的，论证的基本要求应当是有理有据而又充分，合情合理而又合法。

三是应当根据论证所得出的结论，明确提出对原裁判的主张。即在反驳原审裁判所认定的事实或适用的法律不当之后，经扼要分析，提出自己一方的主张。这就是请求第二审人民法院撤销、变更原裁判或者请求重新审理的结论性意见。

使用反驳法时有以下要求：

1. 针对性强　在上诉状中摆事实、讲道理，援引法律应紧密围绕上诉人所不服的原裁判中的问题，而不要漫无目的或不着边际地陈述无关紧要的事实与理由。

2. 说理性强　要针对原裁判的错误充分地加以辩驳，论证要有理有据，有事有证，以理服人。不能只有观点而无材料，也不能只罗列事实而无鲜明的观点。切忌陈词滥调，堆砌辞藻。

3. 逻辑性强　所论事理要符合客观事物和逻辑的基本规律。

【范文 7-3】
民事上诉状

上诉人：（原审原告）××，男，××年××月××日出生，汉族，村民，住××市××镇××村××组，身份证号码：××

上诉人：（原审原告）郑××，女，××年××月××日出生，住址同上。系××之妻，身份证号码：××

被上诉人：（原审被告）翟××，男，××年××月××日出生，汉族，村民，住××市××镇××村××组

被上诉人：（原审原告）刘××，女，××年××月××日出生，汉族，村民，

住址同上，身份证号码：××，系翟××之妻。

被告人：祝××，女，××年××月××日出生，汉族，村民，住址同上，身份证号码：（略），系翟××母亲。

上诉请求

1. 请求二审人民法院依法撤销（2011）宁民初字第××号判决，责令被上诉人××母子返还侵占的土地，赔偿因侵占给上诉人造成的土地收益损失6000元，同时请求对被上诉人继续占有土地行为给予制裁。

2. 本案造成的一切费用由被上诉人承担。

上诉事实与理由

一、上诉人认为：原审判决以上诉人无证据证明被侵占的土地收益为由判决不予支持，以此支撑了被上诉人的嚣张气焰，在一审判决后又继续占有着上诉人的耕地，致使上诉人育棉苗将不能耕作，现已耕种地里的玉米又被上诉人霸占。

二、上诉人还认为：原审审理本案不尊重客观事实，未能及时处理，是导致本案不能公正判决的主要因素。2010年10月19日，上诉人因被上诉人侵占了自己的房产和承包的土地，正是秋播的紧急时机，为此上诉人请求依法及时处理。而原审法院直到今天一季农作物已收，夏季农作物已开始耕种时才迟迟下达判决，而被上诉人占有了一个季节的耕地，没有给上诉人一分钱的赔偿，且又不予返还，仍继续占有着上诉人的土地和房屋，在审理期间，一审称侵占的房屋涉及继承问题而不好处理，为了能及时收回土地，上诉人只得按法官意见撤回对房产部分的起诉，结果对土地部分还是不能及时解决，直到今天盼来的确是一份不公正的判决，为此特向二审人民法院提出上诉，请依法及时公正处理。同时对被上诉人继续侵占行为请求依法给予制裁。

此致

××人民法院

附：（略）

上诉人：××，郑××

2011年10月6日

五、行政上诉状

（一）行政上诉状的概念

行政上诉状是行政诉讼当事人或其法定代理人，或有独立请求权的第三人，不服一审法院对行政诉讼案件做出的裁定或判决，在法定期限内依法向上一级法院提出上诉，要求撤销、变更原裁判，或请求重新审理时提出的一种法律文书。

（二）行政上诉状的结构要求

行政上诉状的结构由七部分构成：

1. 标题 在文书顶端居中写"行政上诉状"五个字。

2. 上诉人和被上诉人的基本情况 基本情况包括：姓名、性别、年龄、民族、籍贯、职业、住址，单位的名称、地址、法定代表人姓名、职务，或行政机关名称和所在地址、负责人姓名、职务等。

3. 案由 上诉人因何案不服哪个法院的什么裁判提出上诉。

4. 上诉请求 上诉人表明上诉要达到的目的和要求。

5. 上诉理由 这是行政上诉状的核心部分。它应根据事实，运用法律、法规的有关规定和证据，针对一审判决或裁定中的具体问题从多个角度进行阐述，以求说明原判决或裁定是错误的，必须撤销或改判。

6. 结尾 上诉状要呈交的上一级法院的名称，具状人签字和具状日期。

7. 附项 列明上诉状副本份数、书证和物证件数。

第三节 申诉状与答辩状

学习目标：
1. 了解申诉状与答辩状的概念、特点、意义和作用。
2. 熟悉申诉状与答辩状的结构和内容要求。
3. 把握申诉状与答辩状的具体写法及基本格式。

一、申 诉 状

（一）申诉状的概念

申诉状是指刑事案件中的当事人、被害人及其家属或者其他公民和民事案件中的当事人或其法定代理人，对已经发生法律效力的判决、裁定认为有错误而不服，向人民法院或者人民检察院提出申诉，请求重新审查案件的书状。

（二）申诉状的特点

申诉状是当事人、被害人及其家属或其法定代理人，对已经发生法律效力的判决或裁定，认为有错误而作的书面申诉。不论这些判决、裁定是否经过上诉，也不论这些判决、裁定是否已经执行完毕，都可以不受时间限制，书写申诉状进行申诉。但提出申诉，并不能停止判决、裁定的执行。

申诉状只能被视为决定是否引起审判监督程序的主要参考材料，可能由此而引起审判监督程序的发生，也可能不引起审判监督程序的发生。不是说只要递交了申诉状，就必然引起审判监督程序的发生，这和上诉状递交之后即可引起第二审程序的发生不同。但是，申诉状毕竟是使有权提起审判监督程序的特定机关和国家有关工作人员得知人民法院的已经发生法律效力的判决、裁定有无错误的重要材料之一。有权依法提起审判监督程序的机关和人员，是最高人民法院、第一审裁判的上一级人民法院、最高人民检察院、第一审裁判的上一级人民检察院，以及各级人民法院院长。他们根据申诉状等重要材料，如认定确有错误时，法院院长必须提交审判委员会处理；最高人民法院、上一级人民法院，有权提审或指令下级人民法院再审；最高人民检察院、上一级人民检察院有权按照审判监督程序提出抗诉。

申诉状是一种申诉的书面形式，应将申诉理由写充分。写申诉状有困难的，可口头提出申诉，由工作人员如实笔录。

（三）使用申诉状的意义和作用

1. 维护法律的尊严 人民法院的判决和裁定发生法律效力之后，必须严格执行。判决、裁定的严肃性和稳定性必须维护。这对于维护法律在群众中的威信，维护法律的尊严，是十分必要的。但是，如果发现生效的判决或裁定确有错误，那么，当事人或其他有关人员使用申诉状提出申诉，实事求是地要求纠正错误，也是必要的。因为实事求是，有错必纠，是我国审判活动中必须遵循的一项原则，必须按照审判监督程序对错误加以改正。旧社会是"官无悔判"的，他们往往会坚持错判。我们社会主义法律机关，则是本着对人民负责的精神，实事求是，对错判必须重新审理，以坚持真理、修止错误。这样做，史有利于维护人民法院的判决、裁定的严肃性，更能提高人民法院判决和裁定在人民群众中的威信。

2. 维护申诉人的合法权益　申诉状是运用特殊程序保护申诉人合法权益的诉讼文书。用书状申诉是申诉的一种形式，是当事人和其他有关人员的诉讼权利的体现。这也是人民法院对于已经发生法律效力的错误判决或裁定，或所认定的事实或运用的法律确有错误时，进行重新审判的一种特殊的诉讼程序。

（四）申诉状的结构要求

申诉状的结构由六部分组成：

1. 名称　应写明"申诉状"三个字。

2. 申诉人基本情况　申诉人基本情况包括：姓名、性别、年龄、民族、籍贯、职业、住址。如果刑事案件的申诉人是在押的，应写明现押处所。如果是被告的辩护人、亲属或其他公民申诉的，应写明申诉人姓名、职业、同被告的关系，并加写被告的个人基本情况。如果是民事案件的当事人申诉的，还应将对方当事人的个人基本情况写明，即姓名、性别、年龄、民族、籍贯、职业、住址。

3. 案由和不服原判决或裁定的情况　应当写清楚申诉人是何人，因何案不服何处人民法院的何字何号的判决或裁定。单位应写明名称、地址、法定代表人姓名、职务。

4. 请求的目的　申诉人应简明概括地把请求人民法院所要解决的问题，自己所要达到的目的，明白地表示出来。不论是刑事还是民事案件，应明确提出要求撤销、变更原裁判或要求查处或再审，以纠正原裁判不当之处。

5. 申诉的事实与理由　这部分是申诉状的重要部分，内容要做到：

（1）摆清事实：应在申诉的事实上求全、求实、求准。

求全，是指所申诉的事实应是全面的，主要事实的情节要全，对原裁判有影响的次要事实也应列明，使受理的法院对案情的事实有全面的了解。如果原裁判不是依据全面事实裁判的，经过对照也可以有助于有权提起审判监督程序的机关和工作人员提起审判监督程序。

求实，是指所申诉的事实确属客观实际，不做虚伪的陈述。原裁判所认定恰当之处，应承认其恰当面，不要反驳；原裁判所认定的确实不当，应当用事实加以澄清。如果原裁判所认定的事实失实，经过对照，也容易比较出来。

求准，是指所申诉的事实，应在内容和文字上准确无误。如原裁判有不准确之处，也易对照，看出问题。这些都有利于提起审判监督程序，以纠正不当与错误。

（2）列示证据：为了说明申诉事实的真实性，申诉人应将与请求目的相符的人证、物证、书证明确列示，具体说明。申诉人应当在申诉状中提供人证，即证明人或证人的证言，以使案情真相大白。同时应提供能说明申诉事实的物证或书证，以有利于正确地查明案件的真实情况和正确地认定案件性质。

（3）法律的适用情况：在申诉状中对法律的适用情况可做两方面说明：

1）如果原裁判所适用的法律不当，对案件性质、罪名认定有错误，量刑畸轻畸重，应在申诉状中阐明应是正确适用的法律及其法律条、款、项。

2）如果原裁判严重违反诉讼程序，申诉人应在申诉状中说明正确执行诉讼程序的做法和规定。

（4）理由充分：须具备两个条件：

1）概括申诉的事实要准确，推理的前提要真实，不要用"套话"。

2）理由和结论（即请求目的）之间，要有内在的必然联系，不应是孤立的、脱节的。

总之，申诉状要根据申诉案情的实际情况，确定所写的重点。要依事据理，正确申诉，依事举证，反驳错误的裁判。但是任何个人都应当遵守国家的法律，服从人民法院的正确裁判，这是公民应履行的义务。无理缠讼，一再申诉，也是不对的。因缠讼而妨害社会治安和诉讼秩序的，要负相应的法律责任。

6. 结尾　有三项内容：申诉状所递交的单位，即写"此致 ×× 人民法院"；申诉人的姓名，签名并盖章；具状日期（年、月、日）。

（五）申诉状的写法

申诉状是当事人针对已生效的有错误的裁判而提出的。要使申诉状递交后能发生审判监督程序，就必须实事求是地、集中全力地说明原裁判的不当之处。因此，在写法上，申诉状主要可采用下列两种写法：

1. 证明的方法　摆出恰当的事实，讲出充分的理由，通过论断证实某一主张的正确性。证明的目的是辨别是非，使真相大白。在申诉状中所使用的证明可以有两种：

（1）实践的证明：即摆出在实践中存在的能说明原裁判不正确的新的事实，并举出新的证据，以证明申诉有据。

（2）逻辑证明：即在使用正确的事实和适用法律的前提下，通过正确的论证、逻辑的推理，证明申诉有理。使用这种证明方法，要正确地鲜明地建立论点，运用人证、书证、物证、旁证，并加以正确地论证。切忌使用虚假的证据，虚假的证据不仅得不出正确的结论，而且还应受到行政或法律的制裁。只要有应当申诉的新的事实，有确实的证据，用证明方法书写申诉状是颇为得力的。

2. 反驳的方法　即在申诉状中指出原裁判的错误（根据不实或论题虚假），这是在申诉状中最常用最有效的方法，往往和证明的方法结合使用。反驳的具体写法是：

（1）抓住原裁判中的关键性错误，建立反驳的论点，有几处关键错误就应建立几个论点。

（2）直接用新的事实与证据作为论点，反驳原裁判中所认定事实或指出其所引用法律的不当。反驳应当是有理有据，论证推理要合乎逻辑。

在申诉状中，根据案情事实和诉讼要求，证明的方法和反驳的方法可以并用，也可以侧重其中的一种，但都要做到观点鲜明、关键点突出、证据确凿、论证有力。如此，才有可能达到申诉的目的。此外，申诉状的写法，还有记叙、夹叙夹议等方法。

【范文 7-4】

民事申诉状

申诉人：安××，男，××年××月××日出生，住礼泉县××镇××村，农民。

被申诉人：许××，男，××年××月××日出生，住礼泉××镇××村，农民。

申诉目的

请求高级人民法院依法撤销咸阳市中级人民法院（2010）咸民终字第 ×× 号和礼泉县人民法院（2010）礼民初字第 ×× 号 2 份民事判决书，进行改判驳回被申诉人的诉讼请求。

申诉事实与理由

一、礼泉法院认定事实部分严重错误，偏袒被申诉人，二审法院以"可以认定"四字模棱两可认定申诉人有堵放水行为，维持一审判决是极为错误的，使人不得不怀疑一、二审有枉法裁判之嫌。

1. 礼泉法院在证据认定时，对与被申诉人有利害关系的证人证言部分全部予以认定（详见判决书对被申诉人证据 11，13，16，20，26，27，29，31 的认定部分），一味地偏袒被申诉人。一审法院为了袒护被申诉人不惜违背法律的规定，对不明身份，且前后矛盾的刘××（证据14，28）、王××（证据3，9，24）的证言和不是自然人的村委会的证据（证据6，原2008年一审时已经法院核证）违法予以认定，严重损害了申诉人的利益。请高级法院依法核查。

2.一审法院没有任何有效的证据证明申诉人有堵放水行为，且依法查明，"2006年原告在推平的地窖上建造大房四间，其庄基后的土坎上为多家场面地，被告的场面地位于原告庄基后西南方，场面地北高南低"，即使有水也不会向北流去，只能向南流去。却"依法认定""2008年6月14日天下大雨，被告为避免其场中麦子被水冲淹，将原告庄基后西南角的自然水道堵塞后，雨水经原告南邻后院进入原告大房南墙地下使其房屋裂缝"，根本就是栽赃陷害，申诉人父亲的庄基地紧挨被申诉人南邻的庄基地，且地理位置比被申诉人的南邻低约2米有余，水如何会倒流向北？此论断与原2008年礼泉法院推定申诉人实施了侵害被申诉人的行为如出一辙，明显的违背常规和法律，袒护被申诉人，让人不得不怀疑法官有收受贿赂，枉法裁判之行为存在。

综上所述，本案经礼泉县法院2008年审理做出判决，检察机关抗诉，咸阳中院发还重审，礼泉县法院做出认定事实部分严重错误，仍然偏袒被申诉人的判决；而二审法院在申诉人提供证据证明自己当天不在场的情况下，以"可以认定"四字模棱两可认定申诉人有堵放水行为，维持礼泉一审判决，使人不得不怀疑一、二审有枉法裁判之嫌。请高级法院在依法查明事实的基础上为申诉人主持公道。

二、请求高级法院明察秋毫，依法撤销咸阳市中级人民法院（2010）咸民终字第××号和礼泉县人民法院（2010）礼民初字第××号二份民事判决书，进行改判驳回被申诉人的诉讼请求。维护法律的公正性。

此致
××人民法院

申诉人：安××
2010年3月5日

二、答辩状

（一）答辩状的概念

答辩状是指在诉讼活动中，被告或者被上诉人针对原告或上诉人的诉状或上诉的内容所提出的一种对诉讼的答复和辩解的书状。

（二）答辩状的特点

答辩状是被告或被上诉人为维护自己权益而反驳原告或上诉人的诉讼请求所制作的文书。人民法院收到原告、上诉人的诉状、上诉状之后，经审查，按规定程序，应在规定期限内将诉状或上诉状的副本送达被告或被上诉人。被告或被上诉人就需要对诉状进行答复，对控诉进行辩解。被告或被上诉人书写这种文书，体现了诉讼当事人的权利平等的原则。被告、被上诉人提出答辩状，这是诉讼程序所规定的，也是一项重要的诉讼权利。

答辩状是被告、被上诉人有针对性地反驳原告、上诉人的诉讼请求，或承认原告、上诉人的诉讼请求的文书。在答辩状中，对诉状请求的反驳，是被告、被上诉人为维护自己权益而采取的一种诉讼手段。被告、被上诉人有权实事求是地提出有关事实和理由，以反驳原告、上诉人的请求，使其败诉；但也可以实事求是地承认诉讼请求。承认诉讼请求，是被告或被上诉人愿意接受原告、上诉人所提出的实体权利的请求的一种诉讼行为。

答辩状是被告、被上诉人的一种应诉法律行为的书面形式。答辩状有两种：

一是一审程序上的答辩状，是被告针对原告的诉状而提出的。

二是二审程序上的答辩状，是被上诉人针对上诉人的上诉状而提出的。

（三）使用答辩状的意义和作用

1. 有利于人民法院全面地审理案件　原告、上诉人向人民法院起诉或上诉之后，人民法院听到的只是"一面之词"。为了"兼听则明"，公平合理地审理案件，人民法院按法律规定将诉状、上诉状的副本送达被告、被上诉人，并限期要他们提出答辩状，使人民法院能了解到两方面的情况。这对于人民法院查明案件事实，全面分析案情，正确分清是非，恰当准确行使审判权，具有重要意义。

2. 有利于维护当事人的合法权益　被告、被上诉人使用答辩状，能够使他们充分地陈述有关事实和明确地提出自己的主张和理由。具有辩驳性质的答辩状，在诉讼中进行公开答辩，可以保护被告、被上诉人的正当合法权益，使他们充分地行使自己的平等权利。

（四）答辩状的结构要求

答辩状由五个部分组成。

1. 名称　写明"答辩状"三个字。

2. 答辩人的基本情况　答辩人基本情况包括：姓名、性别、年龄、民族、籍贯、职业、住址，单位写明名称、地址、法定代表人姓名、职务。

3. 答辩的案由与理由

（1）案由：写明为何人上告或上诉的何案提出答辩。

（2）理由：这是答辩状最重要的部分，是关键性的内容。在理由中要明确地回答原告、上诉人所提出的诉讼请求，要清晰地阐明自己对案件的主张和理由。

在这方面，答辩有两种：

1）承认诉讼请求：即被告愿意接受原告所提出的实体权利的请求。不过，这种情况在答辩状中较为少见，因为在双方当事人有争执的情况下，不易做到轻易承认诉讼请求。但在一定的条件下，也有可能承认诉讼请求。如果被告、被上诉人在答辩状中承认原告、上诉人的诉讼请求，而又为人民法院所接受，就可以作为证据，直接定案；如果被告只是在诉讼外承认，这还不能作为直接定案的根据。在更多的时候，被告、被上诉人在答辩状中承认诉讼请求时，往往附有条件，而且可能只是承认部分的诉讼请求。如在房屋买卖纠纷中，被告只承认买卖关系，而又提出所买卖的房屋有重大毛病，当时未发现，要求减少价款，这就是附有条件的承认。

2）反驳诉讼请求：即被告、被上诉人在答辩状中有权提出充分的理由和证据，反驳原告、上诉人的诉讼请求。这种反驳最重要的是从实体上反驳，即以法律规定为理由，反驳原告、上诉人关于实体权利的请求。可以用事实、证据（人证、物证、书证等）、理由，否定原告、上诉人实体上的诉讼请求；也可以从程序上反驳，即以诉讼程序在立法上的规定为理由，反驳原告的请求，证明其没有具备起诉所发生和进行的条件。反驳诉讼请求是答辩状经常运用的手段，往往是与诉状或上诉状的内容针锋相对的。

4. 答辩的意见　在充分阐明答辩理由的基础上，为了清晰地说明答辩的观点和主张，经过综合归纳，要就所答辩的问题简洁明了地提出自己的答辩意见：依据有关法律文件说明答辩理由的正确性，根据正确的事实说明自己法律行为的合理性，概括地归纳答辩事实，揭示对方当事人法律行为的谬误性，并请求人民法院依法公开合理地裁判。

5. 结尾　有三项内容：答辩状应递送的人民法院名称，答辩人签名并盖章，具状日期。

（五）答辩状的写法

1.反驳的方法　这种写法主要用于第三部分,其目的是使对方败诉。运用反驳方法的步骤:先抓住对方在诉状、上诉状中所陈述的事实错误,或所引用法律上的错误,作为反驳的论点。由被告、被上诉人列举出事实与证据,作为反驳诉讼请求的论据,运用逻辑推理进行论证。

对运用反驳方法的要求:

（1）尊重事实:这是写答辩状的最基本的要求。被告或被上诉人是处于答辩地位的,但不一定都是无理的,也不一定都是有理的。"打官司"往往是此对彼错或彼对此错,或双方当事人各有一部分是对的和一部分是错的,一案中也可能是对与错相互交叉着。因此,书写答辩状所应遵循的重要原则是"尊重事实",即按照所争执的事实的本来面貌,如实地、客观地、全面地答复诉状或上诉状中所提出的诉讼请求。所谓如实,就是要反映所争执的事实的真实面貌和实质;所谓客观,就是要说明自己所持有的反驳理由的客观凭据,如证据;所谓全面,就是以争执的焦点为中心,对有关的主要和次要事实都能结合起来论证。如果对方的诉讼请求是完全错误的,那就要据理力驳;如果对方的诉讼请求是有充分理由的,那就要承认;如果双方在诉讼的事实上各执片面,那就要尽力如实答复;如果确实属于被告或被上诉人无理,在答辩状中就不应当强词狡辩。

（2）抓住关键:答辩状既然是针对诉状和上诉状的诉讼请求而答复和反驳的,就应当根据双方当事人在案件中的争执焦点,抓住影响胜诉和败诉的关键性问题阐明理由,有事有证,有理有据,使论证显得有力,而不应当在答辩中回避要害,横生枝蔓,或所答非所问,不得要领。

（3）尖锐犀利:这是答辩状在笔锋上和语言文字上的重要要求,即应有针对性地找到诉状和上诉状中的"破绽",抓准问题,集中反驳,尖锐犀利,句句中的。

2.立论的方法

这主要用于第四部分答辩的意见。立论是指被告、被上诉人根据可靠的事实和充分理由,从正面提出对诉讼事实争执焦点的主张或看法。在反驳对方之后,需要集中力量提出自己的答辩意见。其步骤是:

（1）从整个事实中经过归纳,提炼出答辩的观点。

（2）提出法律根据,举出客观证据,列出事实凭据作为立论的论据。

（3）经分析论证,得出结论。

（4）说明的方法。这适用于答辩状的第一、二、五部分。要按照答辩状的格式逐项依次说明。

【范文 7-5】

民事答辩状

答辩人:××发展有限公司,地址:××市××区××号楼图书市场××号

法定代表人:××　电话:××

因原告××市仁爱教育研究所诉我公司著作权侵权一案,提出答辩如下:

本公司不应是本案被告。最高人民法院《关于审理著作权民事纠纷案件适用法律若干问题的解释》第20条第1款、第2款规定:"出版物侵犯他人著作权的,出版者应当根据其过错、侵权程度及损害后果等承担民事赔偿责任。""出版者对其出版行为的授权、稿件来源和署名,所编辑出版物的内容等未尽到合理注意义务的,依据著作权法第48条的规定,承担赔偿责任。"根据这一规定:第一,我公司不是出版者:此出版物系××出版社出版,该出版社应是出版者,我公司只是销售者;第二,我公司对出版物的内容是否侵权没有法定审查义务:对于出版物的内容是否侵权应是出版者应当尽到合理注意义务,

我们销售单位没有法定的审查义务；第三，我公司没有过错：我公司具有图书销售资质，并通过正规渠道、合法手续从××出版社委托的并具有出版物销售资质的××书店有限责任公司按四折购进20册原告所诉侵权物《××》一书，又以六五折销售给原告，我公司仅获利75元。

综上所述，我公司不是出版物侵权人，不应承担著作权的侵权责任。要求贵院查清事实，根据著作权法的有关规定，驳回原告诉讼请求，做出公正判决。

此致
××人民法院
附：1. 本状副本4份
2. 证据7份

答辩人：××发展有限公司
法定代表人：××
2015年3月2日

第四节　辩　护　词

学习目标：
1. 了解辩护词的概念、特点、意义和作用。
2. 熟悉辩护词的结构要求。
3. 把握辩护词的写作要求。

一、辩护词的概念

辩护词，是被告及其辩护人在刑事诉讼过程中根据事实和法律所提出的有利于被告的材料和意见，部分地或全部地对控诉的内容进行申述、辩解、反驳，以证明被告无罪、罪轻，或者提出应当减轻，甚至免除刑事责任的文书。

二、辩护词的特点

辩护词是由法定的人书写的一种文书。我国《刑事诉讼法》第32条规定：犯罪嫌疑人、被告人除自己行使辩护权以外，还可以委托律师，人民团体或犯罪嫌疑人、被告人所在单位推荐的人，犯罪嫌疑人、被告人的监护人，或亲友1至2人为其进行辩护。这一规定说明了辩护词须由法定的人书写。正在被执行刑罪或者依法被剥夺、限制人身自由的人，不得担任辩护人。

辩护词是辩护人受犯罪嫌疑人、被告委托或经人民法院指定行使诉讼权利时所使用的文书。辩护人用辩护词为犯罪嫌疑人、被告辩护，是法律所赋予的一项诉讼权利。我国的《宪法》《人民法院组织法》《刑事诉讼法》都明确规定：犯罪嫌疑人、被告有权获得辩护，依法享有辩护权。辩护词正是这种辩护权的具体运用和体现。

辩护词是辩护人根据事实和法律，维护犯罪嫌疑人、被告合法权益，履行职责的一种文书。辩护人在辩护中的责任，是证明犯罪嫌疑人、被告无罪、罪轻，或提出减轻、免除其刑事责任的材料和意见，以达到维护其合法权益的目的。辩护人并不保护犯罪嫌疑人、被告的一切利益，而只保护其合法权益。

辩护词是辩护人在法庭上对一个案件提出意见和建议的文书。这种意见和建议，是辩护人在认真分析案情事实的基础上提出的，要详述犯罪嫌疑人、被告的事实和情况，提出如何认定案件的性质和罪条，如何运用法律和适用的刑罚等。

三、使用辩护词的意义与作用

一是有利于维护国家法律的正确实施和提高审判工作的质量。

二是有利于维护犯罪嫌疑人、被告的合法权益，防止冤、假、错案的发生。

在辩护的实践中，辩护词大体上已形成了一种较为固定的形式。但是由于案件是千差万别的，在辩护时又要根据审理的情况随时补充和修正辩护词的内容，因此其表述又比较灵活。

四、辩护词的结构要求

辩护词由六个部分组成：

1. 名称　应标明"辩护词"三个字，或标明"×案的辩护词"。

2. 写明向何人申述　一审案件的辩护词在第一行顶格写"审判长、陪审员"。二审案件的辩护词，应在第一行顶格写"审判长、审判员"。这不仅说明一、二审合议庭的组成人员的不同，而且说明辩护人员是依法在合议庭、审判长的统一指挥下进行辩护的。

3. 辩护的法律依据和对本案的基本观点

（1）写明辩护人出庭辩护的法律规定：我国宪法明文规定："被告人有权获得辩护"。辩护人可根据自己是经过法院指定、被告同意的，还是被告委托、法院许可的情况，援引有关的法律规定，以表明辩护人是以法定身份依法进行辩护的。

（2）写明对本案的基本观点：即在援引法律根据之后，概括地说明辩护人在辩护前为辩护所做的工作，如，查阅案卷、了解案情、会见被告、必要查访、与被告通信、与家属谈话、研究起诉书、听法庭调查，然后表明对本案的基本观点。这可在被告无罪、被告罪轻、减轻处罚、免除刑事责任这四个方面选择其一作为辩护人的结论性意见。写这一段内容时，观点要鲜明，措辞要简练、明确。把这一结论性的意见写在前面，可以使人明了辩护一方的观点，以及它和公诉一方的分歧，引起法庭的重视。

4. 辩护理由　这是辩护词的主体部分。其主要内容为：

（1）根据辩护人阅卷、调查取证所掌握的确凿事实，找出起诉书中对事实认定的不当之处。起诉书中认定事实的不当，是指事实上的不准确，证据上的不确实，不足以作为定罪的根据。辩护词就是要把找到的这些不当之处，列为反驳的依据，进而反驳事实认定上的错误，有针对性地运用案卷中的有关材料和调查所得的客观事实、新证据，揭露谬误，反驳错误，证明自己所论证的理由是正确的。在反驳事实认定上的错误时，一定要坚持摆事实，讲道理，依法论证，以理服人；引证的事实、证据都要经过核实，使论证有力；每一个论点都要有充足的根据，不做空洞的推理。

（2）依据辩护人所掌握的法律知识，对起诉书中所援引法律的不当之处，进行揭露和反驳。援引法律不当，是指错误地理解法律和引用法律，而使所认定的罪名和适用刑罚不当。辩护人应当依法在辩护词中阐明怎样理解和援引法律才是正确的，并提出自己对援引法律的意见，辩护词针对起诉书中所援引法律的不当进行揭露和反驳时，应注意：

1）必须根据起诉书所控告的罪名，抓住可以决定犯罪性质的关键，依据犯罪构成的理论和经过核实的证据，说明本案所定的罪名不确切（定罪确切的不应反驳）。

2）必须抓准案件中法定的可以从轻的情节，把所有能够减轻或免除刑罚的一切理由都阐述清楚：如成年人犯罪还是未成年人犯罪，是故意还是过失，危害严重还是较轻，认罪态度如何，有无自首、立功表现等。

3）适用法律要有根有据，准确无误。

（3）阐明辩护理由，可以联系被告人的一贯表现、犯罪起因、认罪态度、悔罪表现等，全面地分析，充分地说理。有的被告人一贯表现较好，但又在一定的条件下走上了犯罪的道路。这在辩护词中既要肯定绳之以法的正确性，又要一分为二，全面地、历史地加以分析，以有利于对被告的从宽处理。有的被告人的犯罪起因，虽然主要是由其主观内在因素决定的，但也不能忽视其走向犯罪的客观因素。有的被告人犯罪后，主动真诚坦白，痛悔所犯罪行，有认罪、悔罪、将功补过的表现。这也应当在辩护词中进行分析。

　　总之，辩护人要使辩护成功，其关键在于辩护的理由必须真实、充足、有力。写好辩护理由的原则是：必须尊重事实和法律，必须善于有针对性地运用事实和法律；切忌模棱两可和提出无理要求，更不能颠倒事实，歪曲法律。

　　5. 结尾　写明辩护人的最后要求与意见。这一段是辩护词的结束语。一般应写两方面的意思：

　　（1）要求法庭对辩护人的辩护意见给予充分的考虑和足够的重视。

　　（2）根据事实，援引法律，要求法庭判决被告人无罪或请法庭从轻判决、免除刑事责任。

　　6. 落款和日期　写明辩护人姓名，并注明日期（年、月、日）。

五、写作辩护词的要求

　　1. 多搜集材料，全面掌握案情

　　（1）研究起诉书：可采用分段解剖的方法，用法定的标准衡量犯罪事实是否查清，证据是否确实、充分，定罪是否正确，应否追究刑事责任，诉讼活动是否合法等，从中发现问题，研究症结所在。

　　（2）查阅本案材料：要注意对被告的有利材料和不利材料，注意各种材料特别是证据材料的可靠程度及其真伪。在"有利"与"不利""真"与"伪"的对照中，揭示矛盾，把握关键。同时，还应摘抄被告的基本情况、家庭成员、社会关系、拘留逮捕时间、犯罪因果关系等必要材料，以利于为被告辩护。

　　（3）会见被告人：目的是查对疑点、听取陈述。了解被告对起诉书的意见以及有无新证据，以便建立辩护观点。

　　（4）辩护律师可以单独对案情进行访问，包括到现场以及向有关证人、鉴定人或机关单位进行访问、收集与本案有关的材料。其他辩护人经人民法院许可，也可以了解案情，同在押的被告会见和通信。以上活动都是为了获取案件的事实真相。

　　2. 抓住案件关键，确定辩护思路

　　（1）分析案件情节，辩护各种证据，按照法律规定简明地提出辩护论点。如某起诉书指控被告犯的是"杀人罪"，辩护人经过核对事实、证据，分析性质、情节以后，认为被告所犯的不是"杀人罪"，而应定为"伤害罪"。这就提出了辩护论点。

　　（2）列出充分的辩护理由：辩护理由是支持辩护论点的支柱。有利于被告的事实情节、准确地援引法律，是写好辩护理由的两个基本方面，加上根据具体案情提出的其他方面的理由，经逐一有针对性的分析之后，使辩护具有较强的说服力。

　　3. 运用反驳的方法和证明的方法

　　（1）反驳的方法：这在辩护词中是经常使用的，主要是指明对方所提出的论题是虚假的，并用事实和证据进行有效的反驳。

　　（2）证明的方法：这在辩护词中经常和反驳的方法结合着使用。辩护词往往先提出起诉书的某一不实之处，接着就正面提出辩护人的真实的、正确的论点，这也就把反驳对方论题的虚假和直接地、间接地证明辩护人所提出的真实论点紧密地结合在一起。通过反驳方法与证明方法的结合使用，可使辩护更为有力。

【思考与练习】

（一）名词解释

法律文书　刑事自诉状　民事起诉状　上诉状　申诉状　答辩状

（二）填空

1. 刑事自诉状，是指刑事案件的 ＿＿＿＿＿＿＿＿＿，根据事实和法律直接向人民法院提起诉讼，控告被告人 ＿＿＿＿＿＿＿＿，要求 ＿＿＿＿＿＿ 的书状。

2. 民事起诉状是因 ＿＿＿＿＿＿＿＿＿＿＿ 的书状。民事案件的原告或其法定代理人，为 ＿＿＿＿＿＿＿＿＿，就有关民事权利和义务的纠纷，向人民法院提出 ＿＿＿＿＿＿＿＿＿，请求人民法院通过审判给予法律上的保护。

3. 刑事上诉状，是指 ＿＿＿＿＿＿＿＿＿对 ＿＿＿＿＿＿＿＿＿＿不服，在法定的上诉期限内，按照法定的程序，请求 ＿＿＿＿＿＿＿撤销、变更原审裁判或重新审理而提出的书状。

4. 民事上诉状是指 ＿＿＿＿＿＿＿＿＿＿＿＿＿＿＿＿＿，在不服地方各级人民法院第一审案件的判决、裁定，并在发生法律效力前，向上一级人民法院 ＿＿＿＿＿＿＿＿＿＿＿而提出的书状。

5. 行政上诉状是 ＿＿＿＿＿＿＿＿＿＿＿＿＿，不服一审法院对行政诉讼案件做出的裁定或判决，在 ＿＿＿＿＿＿＿＿＿＿提出上诉，要求 ＿＿＿＿＿＿＿＿ ＿＿＿＿＿＿＿＿＿＿提出的一种法律文书。

6. 申诉状是指 ＿＿＿＿＿＿＿＿＿＿＿＿＿或者其他公民和民事案件中的当事人或其法定代理人，对已经发生法律效力的判决、裁定 ＿＿＿＿＿＿＿＿，向人民法院或者人民检察院提 ＿＿＿＿＿＿＿＿＿＿的书状。

7. 答辩状是指在诉讼活动中，＿＿＿＿＿＿＿＿针对 ＿＿＿＿＿＿＿＿＿的内容所提出的 ＿＿＿＿＿＿＿＿＿＿的书状。

（三）简答题

1. 什么是法律文书？它有哪些基本特征？

2. 什么是刑事自诉状？其基本格式是什么？

3. 什么是民事起诉状？其写法上的基本要求是什么？

4. 什么是上诉状？其写法上的基本要求是什么？

5. 什么是申诉状？其基本格式是什么？

（四）读写训练

根据下列案情材料，按照要求，拟写一份民事起诉状：

案情：2003 年 5 月 22 日，原告郭×× 到北京市 ×× 区购买手机，在某移动电话地下超市入口处看到一张告示"郑重承诺：手机三包，七天包退，假一罚十。"于是郭×× 花费 2525 元从在该处经营的兴隆商贸有限公司购买了一部摩托罗拉 A388 手机，随后送给朋友祝××。2003 年 5 月 26 日，祝×× 发现该手机充电后电池竟然鼓起了一块。经摩托罗拉公司鉴定，该机并非摩托罗拉公司原装手机，电池系假冒产品。于是祝×× 带着鉴定结论找到兴隆公司，要求该公司十倍赔偿。但兴隆公司说他们"假一罚十"的告示是 5 月 30 日贴出的，在郭×× 5 月 22 日购买手机时还没有此项活动，因此该告示的内容对郭××没有效力；此次产品出现问题是他们公司工作人员的工作疏忽所致，从手机的外观看不出真假，只有到技术监督部门才能查出真假，手机是供货商提供的，他们公司并不是有意向郭××提供假货，没有欺诈行为。所以兴隆公司不同意按"假一罚十"赔偿，只同意按双倍赔偿。双方协商不成，郭××决定向××区法院起诉，要求撤销与兴隆公司之间的手机买卖合同关系，兴隆公司返还购机款2525元，并按其承诺向郭××赔偿手机价款的十倍25250元，诉讼费由兴隆公司负担。

第八章 经济文书

【本章导读】

　　经济文书是应用文写作中的一个重要分支，是一种比较新的实用文书，主要服务于社会经济活动的全过程。本章介绍了经济文书的概念和种类，熟悉项目建议书、可行性研究报告、招标书与投标书、经济合同、经济活动分析报告和广告文案等常见经济文书的结构、正文和要求，体会各种经济文书的写作和模拟例文，旨在培养学生经济文书的写作能力。

第一节　经济文书概述

学习目标：

　　1.了解经济文书的概念、种类和特点。

　　2.熟悉经济文书的功能、格式和写作要求。

一、经济文书的概念和种类

　　经济文书，是报告经济活动、反映经济信息、预测经济形势、促成商品交换，以达到一定经济目标的重要工具。它是当前应用文写作中的一个重要分支，是一种比较新的实用文书。随着我国社会主义市场经济的发展，经济文书的种类日趋多样化，应用更加宽泛，并逐步形成了自己的体系和特点。在实际应用中，经济文书的写作，通过多层次、宽领域、全方位搜集资料、传递信息、分析问题、研究对策、预测前景、建议未来，活跃了市场经济的思维，促进了经济工作的改革，推动了社会主义建设的发展。经济文书的种类繁多，本章按照经济活动的脉络和规律，仅就一些重要的常用经济文书予以介绍，包括项目建议书、可行性研究报告、招标书与投标书、经济合同、经济活动分析报告和广告文案等。

二、经济文书的特点

（一）政策性

　　经济文书的内容要体现和渗透经济法规和经济政策的精神，要以有关的法规和政策为依据去分析经济现象，研究经济形势，解决经济问题；要结合具体的经济工作任务、具体的事件、具体的问题去自觉贯彻宣传国家的有关法规和政策，反映国家政权的政治意向和根本利益。如签订经济合同，其内容必须遵循《合同法》的有关规定，必须规范在国家法律以及有关税务、财务、物价等方面的政策允许的范围之内。

（二）真实性

　　经济文书是反映经济活动规律，解决实际经济问题的，它应当从实际出发，原原本本反映客观事物的真实面貌，传递准确无误的信息。必须实事求是，事必有据，具体来说，要做到这样几个方面：一是所反映的时间、地点、人物、事件、背景、过程、细节等都符合事实的本来面目，不掺假、不夸张、不走样；二是引用各种资料、统计数据要准确、全面、无误。特别对一些重要数据，必须反复核实测算，不能出丝毫差错；三是要反映客观事实本身的逻辑关系，揭示客观经济规律，不能片面强调求真，就去纯客观地"有闻必录"。

（三）效益性

经济文书是直接反映、影响与作用于经济活动的，就必然与经济效益发生必然联系。这就要求经济文书要从不同的角度、不同的方面，以不同的内容、形式和方法与经济效益挂钩，为提高经济效益服务。因此，经济文书在写作中必须牢固树立效益观念，注重对经济活动中影响经济效益的诸因素分析，注重提供有助于提高经济效益的切实可行的措施与方案，保证经济活动的正常运行，实现最佳的经济效益。

（四）规范性

经济文书专业性很强，为了表达准确得体，处理及时迅速，在长期的写作实践中，逐渐形成了各自不同的、相对固定的格式与写作规范。规范化是实现经济文书统一性、完整性、准确性和有效性的重要保证，是提高经济文书写作速度与效率的基本措施。从语言来讲，经济文书在长期写作中也形成了一些惯用语即程式化的语言，形成了规范、严谨的语体特点。

（五）时效性

经济文书要承担收集、编制、传递、应用经济信息的职能，发挥指导经济工作、解决实际问题的作用。市场如战场，在风云变幻的经济领域，捕捉有价值的信息，做出科学的预测和正确的决策，提出切实可行的措施方案，都必须以及时为先决条件，竞争中的成败往往就体现在"时间差"上。信息流通得越快，经济文书的指导性就越强，它的价值也就越大。

第二节　项目建议书

学习目标：
　　1. 了解项目建议书的概念和作用。
　　2. 熟悉项目建议书主要内容。
　　3. 把握项目建议书的格式要求及写作要求。

一、项目建议书的概念和作用

项目建议书又称立项报告，是指在拟合作的项目通过调查研究、初步分析、得出肯定的结果后，对实施该项目所具备的条件、项目的发展前景及经济效益进行概略论证的文件。项目建议书国外称为投资机会研究，它是在签订意向书后，在调查研究、收集资料、初步分析投资效果的基础上，向其计划主管部门提出的正式书面建议，其目的是为了获得批准立项。

项目建议书的作用主要表现在以下三个方面。

（一）作为立项报批的依据

立项是设立企业申办程序中十分重要的一个环节，而编制项目建议书则是立项的一个重要内容。因此，项目建议书是向计划主管部门提出的需要进行项目可行性研究的建议，作为项目审批机关是否予以批准立项的参考。

（二）提高项目选择的可靠性

可靠性表现在两个方面：一方面，项目建议书的编制过程，是将项目的设想规划变成概略规划的过程。项目申办单位经过这一过程，获得了该项目可行性和必要性的有关科学资料；另一方面，项目审批机关也要根据国家经济发展和行业、地区的规划，结合本地资源、建设布局等条件对项目建议书进行综合评议、审核。这两个方面的结合无疑提高了项目选择的可靠性。

（三）作为下阶段工作的依据

项目建议书是进行各项准备工作和筹措资金的原始依据。例如：当中外合资经营项目建议书经上级批准后，它是与外商进一步洽谈、双方共同编制可行性研究报告的参照文件。

二、项目建议书的主要内容

项目建议书一般由项目的申请单位编制完成，目的是为了获得批准立项，因此在内容上要考虑机会研究或规划设想的效益前景是否可信、建设项目是否需要和值得进行可行性研究的详尽分析、项目研究中有哪些关键问题、所有可能的项目方案是否均已审查甄选、在已获资料基础上是否可以决定实施项目的吸引力和可信度等等。

一般项目建议书主要包括四个方面的基本内容（以中外合资经营项目为例）：

（一）基本情况介绍

（1）拟办项目的名称、地址。

（2）举办该项目的单位名称、地址；主管单位名称；项目负责人的姓名、职务。

（3）是否有与外商合作的必要性和可能性。本项包括技术和技术力量，产品品质和竞争力；国内外市场的供求、销售方式；利用国（内）外资金以及对发展本行业、发展国民经济所起的积极作用等。

（4）合作方背景材料。包括企业名称、地址、基本情况、商业信誉、资金实力等。

（二）项目的主要内容

（1）拟办项目的内容。主要介绍经营范围、产品的选择、发展方向和生产规模及计划。

（2）销售渠道和国内外市场分析。

（3）主要原材料和配套件供应。

（4）企业的地点、周围环境及环境保护、基础设计、市政配套以及交通运输条件。

（5）合资方式和合资年限（如与外商合资）。

（三）投资及经济效益估算

（1）投资总额估算、注册资本、各方出资比例和出资方式；投资方式和资金来源（即是否以土地、厂房、机器设备作价投资；投资资金是自筹还是货款等）。

（2）资金筹措、企业货款的可行性。

（3）职工（包括管理人员、科技人员）人数估算和来源。

（4）外汇平衡估算及平衡办法。

（5）投资回收率，回收时间及各方经济效益的估算。

（四）需要解决的问题

这一部分应如实地将目前尚存在的一些困难或需要有关部门协助解决的问题以及如何解决、建议、打算写清楚，便于上级部门掌握、协调。

三、项目建议书的格式要求

项目建议书的结构是由首页、目录、主体、落款和日期等部分构成。

1. 首页 项目建议书首页的内容包括标题和主办单位的基本情况。

（1）标题，即项目名称。标题的字体可稍大一点，以示突出。

（2）主办单位的基本情况。主办单位的基本情况包括单位名称；主办单位地址、电话；项目负责人姓名、职务；上级主管单位名称和呈报日期。

2. 目录 目录单独放在第二页，按内容顺序排序统一列出。作用是让审阅者对项目建议书的主要内容先有一个总的印象。

3. 主体 主体包括标题、正文、附件、落款和日期等部分组成。

（1）标题：标题采用公义标题的写法，一般包括单位名称＋经营项目＋文书名称构成。如《厦门××厂和台湾××公司合资经营××厂的项目建议书》。

（2）正文：正文应按项目建议书内容的顺序分条列项来表述。必须运用可靠的事实和数据充分地说明项目设立的必要性和可能性。

（3）附件：如有附件，应在结尾处写明附件的名称及份数。一般附件包括：意向书、资信调查表、国内外市场需求调研和预测报告、主要物料（包括能源，交通等）的意向书、资金安排的意向书等等。

（4）落款和日期：落款需要签署编制单位和日期。

四、项目建议书的写作要求

1. 熟悉业务，占有资料 项目建议书是呈送上级审批的综合性经济报告，这就要求编制者比较熟悉该项目的业务，广泛收集有关资料，掌握相关会谈纪要、备忘录和意向书的内容精神以及本单位所具备的相应条件和经济状况。否则，很难编制出具有一定科学性的项目建议书。

2. 注重事实，理由充分 项目建议书的中心内容是论证项目设立的必要性和可能性。这种论证过程不同于一般的经济活动分析，不需要大量的严密的理论性和论述，而是通过确凿可靠的事实、充分有据的理由予以概括说明。比如，可以从本单位的经营现状、外资方的技术、资金优势、项目（产品）的发展前景、合资后的经济效益等方面陈述筹办合资企业的必要性和可能性，力求事实准确、理由充分。

3. 内容完整，简洁明晰 项目建议书条项繁多，内容复杂，在编制时应拟提纲，逐一将条项的小标题列举出来，不要遗漏，保证内容的完整性。内容的完整性还要求做到主次分明，条理清楚。

在注重内容完整的同时，还应力求文字简洁明晰。如在介绍企业的资金、设备、生产能力和概述项目的发展前景时，可列举一些具体的数据，这样，既行文简洁又一目了然。至于那些概念模糊、含义空泛的词语应该摒弃，例如，"该公司业绩非凡""设备先进""经营管理有方""产品过硬""发展前景良好"等。

【范文 8-1】
关于提出使用环保节能灯的项目建议书

以天津市电力公司向社会发布的"××年夏季天津市电力供需形势"为例。天津市××年夏季最大用电负荷出现在了7月下旬和8月上旬，达到1140万千瓦，同比增长10.5%左右。201x年天津电网呈现的特点是：电力平衡总体供需紧张，全年各月存在不同程度的供需矛盾；局部地区设备明显重载，区域性供需矛盾更加突出；电网运行存在很大的安全风险。目前天津市的电力供应是以就地平衡为主的发展方式，地域内发电机组大部分为火电机组，且多为热电联产机组，并且受煤炭供应、运力紧张等因素影响，所以才会造成高峰负荷时段的电力供应紧张。根据天津市电力供需紧张这一现象提出使用环保节能灯这一项目。

一、项目概况

该项目总投资 0.5 亿元，对天津市所有商场、住宅居民区、旅游景点等需要照明设施的地方进行综合技改，内容包括：

1. 家庭室内的卧室、卫生间、厨房、阳台、花园、储藏室全部改用环保节能灯照明。

2. 高层建筑的楼梯、走道、洗手间、地下室、商场、超市、仓库（货架照明）、隧道照明等一些环境比较恶劣的场所都比较适合使用环保节能灯。

3. 像商品广告和门面装饰方面如灯箱、灯牌、灯字、外墙装饰灯均使用环保节能灯，不仅达到照明装饰的作用，也达到了节能的效果。

4. 环保节能灯绿色环保，光线安全稳定，也特别适用于香水店、珠宝店、书店、博物馆、美术馆等专业场所。

二、项目背景和政策支持

（一）项目提出的背景和必要性

节能减排是我国现阶段的一个基本国策，现阶段要以科学发展观为指向推动市场化改革，来改善我们的生态环境和资源的经济补偿体系，并且把我国的贸易和投资的激励机制转变到鼓励、研发和自主创新上来，转变到鼓励节能减排降耗上来，转变到鼓励降低成本、提高效率、提高经济的总要素生产率的增长方向上来。该项目的开展，将会带来较高的经济效益和社会效益。

近年来天津市电力供需情况：①应加强电力需求的管理提高终端用电效率和优化用电方式，减少电量消耗和电力需求。提高市民节电节能意识，做到随手关灯断电。采取"错峰填谷"安排生产时间，做到谷电用足、平电用好、峰电回避、科学组织，最终符合可持续发展要求，实现节约用电。②为确保天津市能源供应安全，降低污染物排放量，改善环境质量，提高经济发展质量和效益，必须改变能源配置过度依赖输煤、电力就地平衡的发展方式，加快实施"外电入津"战略，加大区外送电通道和城市电网建设力度，提高天津电网外受电比例，变输煤为输电，优化天津市能源结构。

（二）国家有关的政策支持

国务院××年5月23日发布了《关于印发节能减排综合性工作方案的通知》。《节能减排综合性工作方案》提出了43项具体政策措施，涵盖了结构调整，加大行政管理力度，实施节能环保重点工程，加强节能减排投入，加强节能减排技术研究开发与推广应用。《节能减排综合性工作方案》的颁布打响了节能减排的发令枪，其体现了国家对环保的重视。

该项目的建设符合国家产业政策，属鼓励类产业，将会受到相应的产业发展支持。

三、项目定位、优点及分析

（一）项目定位

节能、环保、绿色、降低耗电量

（二）项目优点

环保节能灯除了有强大的节能效果外还有很多的其他特点：

1. 不怕碰摔（包装、运输、携带等方便）、轻便宜加工、不发热、不怕潮湿、无频闪、无红外线、无紫外线、无热辐射、无电磁高频干扰、无污染（光源中银、汞、氯）、寿命长（10 万小时，平均每天工作 10 小时，可长达 27 年寿命）、免维护、回收环保（产品 99% 是塑胶材料）。

2. 可以加工成各种形状的灯饰，点阵、矩阵、方形、圆形、条形、球形等

3. 不怕碰摔（防震）、不发热（小功率）、不怕潮湿，如果采用阻燃材料做外壳

可防火。

（三）项目分析

1. 简单分析　现在一些公共区域大都是用日光灯和节能荧光灯，每个灯的成本也要30～70元，功率都在20W以上，而且每个灯的每年维护成本占到总成本20%。如果使用环保节能灯，总成本投入比日光灯高出100%，但在10年内不需维护成本。在节能上，环保节能灯的耗能只有日光灯的50%以下。以20W的日光灯为例，不间断照明一年要耗电175度，而环保节能灯也只需它的一半还不到，每度电费按0.7元计算，一年多点就电费省下来的成本也能收回环保节能灯的投入成本。如果都采用环保节能灯这种节能方式，在电力配置，导线材料上，那节约更是可观的。

2. 资金投入及回报周期分析　如果按每只200元的价格将传统日光灯更换成环保节能灯，根据每年节约200 000元计算，其资金回收期约为半年。如果再考虑到传统日光灯更换镇流器、启辉器维护的费用以及由于电压不稳造成的一切损失，使得传统日光灯日常维护成本的增加，所以环保节能灯的资金回收期还会缩短。

3. 与普通灯技术参数比较。

（略）

四、预计经济效益

环保节能灯既环保又耗能低，而且属于电子高科技产品，绿色节能照明市场，在国家大力提倡"节能减排"的今天，随着政策的落实执行，节能住宅大规模、大范围的推广，节能照明产品受到越来越多消费者的青睐。我国约4.3亿家庭，有300亿元的市场规模，即使按50%的消费计算，也有150亿的巨大市场。

五、结论

目前，照明消耗约占整个电力消耗的20%，大大降低照明用电是节省能源的重要途径，为实现这一目标业界已研究开发出许多种节能照明器具，并达到了一定的成效。但是，距离"绿色照明"的要求还远远不够，开发和应用更高效、可靠、安全、耐用的新型光源势在必行。环保节能灯具有节能、高效、高亮等优点，使节能照明、空气净化的照明产品进入一个全新的发展天地，为人们打造了一种健康时尚、低碳环保的家居生活。通过以上对环保节能灯代替常规灯的可行性分析，无论是从理论上还是对环保节能灯的实际应用考察，证明此种替代方式是可行的。

×× 电力公司

×× 年 ×× 月 ×× 日

【范文 8-2】

关于 ×× 公路建设工程项目建议书

一、项目概述

项目名称：×× 公路建设工程

建设地点：×× 村民组

项目责任单位：×× 乡人民的政府

项目责任人：××

二、项目建设的必要性

建设地是于 ×× 乡东南部，东北与 ×× 市及本县家朋乡相接，东南毗邻 ×× 乡。该村民组现有农户103户，人口383人，境内有丰富的森林资源和得天独厚的旅游资源。独特的森林及地势山貌得到很多专家及旅游开发商的青睐。具林业部门森林资源调查该地森林覆盖达到97%，木材储藏量3.1m³、再是上核桃年产量25吨，人均1000多公斤。新种的山核桃约500多亩，产量将逐年攀升。

××公路的建成将成为以××乡通道为主干线，与全乡54个村民组形成四通八达的交通网络。是实现县委提出的"一年一个样，三年大变样"战略目标，加快当地农村奔小康步伐，切实摆脱贫困村落后面貌的现实需要。当地群众改路修路积极性很高，愿意集资、投劳。建设××公路极大改善该区的交通条件，促进深山地区农民群众的经济发展，增加农民收入，实现共同富裕。

三、项目建设综合条件评价

1. 地形　项目区属山丘区，四面崇山峻岭中间地势平缓，是典型的盆地形状。整个项目区地势较高，平均海拔820m以上。

拟建路线与××公路相衔接，地形标高在610m至820m之间，全长2.2公里，路基宽4.5m，行车道宽3.5m。

2. 水文、气候、地质　溪流两边居住农户，溪水汇入××河流入浙江省属钱塘江流域。

该地区属亚热带季风湿润区，四季分明，雨量充沛，年平均降水量1820mm，平均气温12℃极端最高气温33℃，极端最低气温−12℃，无霜期180天。

项目区沿线大量分布花岗岩、石灰岩、平板岩与泥土混合工程地质条件好，就地取材简易。

3. 筑路材料及运输条件　石料可采用路段边开采边利用，一举两得。河砂可在××河开采筛选。所需河砂、水泥、钢筋等材料以农用车运输为主，直接送往工程工地。

四、项目建设标准、规模

根据当地具体地理位置，发挥的作用和功能及经济发展的需要，再结合资金、施工技术等因素确定主线采用乡村公路建设标准，路线全长2.2km，路面宽4.5m（弯道5～6m），最大纵坡7%。

五、工程概算

人工工资：根据我乡相继几条公路建设惯例和当地农民群众修路的积极性，人工粗工工资不做编制说明，主要实行自愿投劳施工。技术工资根据基本建设工程的有关规定，技工1500工，按40元/工计算，计6万元。

材料：石料、河砂就地取材。原木按工程需要实行农民自愿捐助，不做编制说明。钢材3t，钢材3600元/t，计1.08万元。水泥80t，按410元/t（含运费），计3.28万元。炸药、钢钎及轰钻设备等估计3万元。

土地征用、三费补偿：水田征用3亩，按1.4万元/亩，计4.2万元。坡耕地8.0亩，按0.7万元/亩，计5.6万元。经济林（主要是山核桃林）补偿7万，共计16.8万元。

其他费用及不可预计费用3万元。

总计所需资金概算33万元。

六、工程的实施计划

根据当地农民生产、生活条件，结合该项目的特点，对工程进度如下安排：

××年3月份前做路线测量、土地征用、房屋拆迁、经济林补偿等前期准备工作，6月开工。

××年8月底完成土石方开挖，档墙、路基、桥梁涵洞。

××年10月前完成排水沟及路面整平工作，并竣工通车。

七、结论

××公路的建成解决了一村380多人交通，有利于乡村道路与主干线的合理衔接，提高区域内的综合运输能力，为深山区群众加快新农村建设奠定了基础，改善了投资环境，必将带动该地区自然资源的开发利用和相关产业的发展。因此，该项目实施是我乡经济发展和社会进步及加快我乡新农村建设的需要，是一项重要的民生工程，切实可行。建议上级给予批准建设和支持。

××乡人民的政府

××年××月××日

第三节 可行性研究报告

学习目标：

    1.了解可行性研究报告的概念、类型和特点。

    2.熟悉可行性研究报告的内容构成。

    3.把握可行性研究报告的结构及写作要求。

一、可行性研究报告的概念、类型和特点

（一）可行性研究报告的概念

可行性研究报告是一种运用经济理论和科学方法，对在技术上、经济上是否合理可行，进行全面分析、论证、比较，做出最终评估和决策研究的文书，亦是为最终确立和审批提供可靠依据的书面文件。在项目的审批过程中，可行性研究是最后的、至关重要的一个环节。因此，进行可行性研究时，必须严格依照程序，对项目申请方的技术条件，资金状况的遴选，项目（产品）的市场竞争力，设备和技术的先进程度以及近期和远期的经济效益进行多方案比较和详细的科学的论证，为审批提供最佳方案和决策依据。项目建议书经有关主管部门批准后，即可进行可行性研究。

（二）可行性研究报告的类型

可行性研究报告的编制程序一般分为初步可行性研究和详细可行性研究。

1.初步可行性研究也称为预可行性研究 它是在建议书的基础上，对内容和方案进行粗略估算，初步审查，以确定该项目是否可行的一种研究过程。初步可行性研究对投资额和成本估算的精确度要求在 ±20% 范围内。它的结论一般分为以下几种：否定项目，停止继续研究；可以投资或决定合资；还需经过详细可行性研究，经过慎重严谨的分析后再做决定。因此，初步可行性报告的作用主要是对于一些大型的、复杂的项目来说，可以及早得出大致的结论，避免人力、物力、财力和浪费。需要指出的是，初步可行性研究处于项目建议书与详细可行性研究之间，只是一个过渡性阶段，并非必经阶段。一些不太复杂的项目往往在立项批准后，就可以直接进入详细可行性研究。

2.详细可行性研究 详细可行性研究又称为正式可行性研究、技术经济可行性研究或简称为可行性研究。它是全方位、多方案进行科学的数据分析和严格的技术经济论证后，提出最终决策方案的一种研究程序。详细可行性研究报告是对内容和方案进行周详的分析、探讨、论证后，得出的结论。其投资额和成本估算的精确度要求在 ±10% 范围以内。所以说，详细可行性研究报告是投资方是否做出决策的书面文件，也是主管部门、计划审批部门和金融机构决策的依据。可行性报告一经呈报批准，就可依其所确定的方案，投资各方进行合同、章程的起草、签署以及企业的筹备、兴建等实质性的阶段。

（三）可行性研究报告的特点

可行性研究报告是意向书、项目建议书的延伸，同时也是一项充分体现出科学性、严密性、

准确性的工作成果。其特点具体表现以下几个方面。

1. 论证的科学性 论证的可行性与合理性，是可行性研究报告的目标。这个目标要求可行性研究报告必须在大量的数据资料、分析报告及方案选择的基础上进行多方面的评估，最终作为科学的决策提供依据。可以说，编制可行性报告的过程，就是科学地进行论证的过程。

2. 分析的辩证性 辩证的分析是科学论证的基础和依据，论证的科学性又对分析的辩证性提出了更高的要求。这就要求在项目可行性研究过程中，针对不同的对象充分运用动态分析与静态分析、定量分析与定性分析、统计分析与预测分析、分阶段分析与全过程分析、宏观分析与微观分析、可行分析与风险分析等科学分析方法，防止片面性、简单化。

3. 决策的准确性 从项目发展来说可行性研究报告是一种指导未来行动的文书。决策的正确与否，决定了项目的成败。因此，可行性研究报告的主要写作目标就是论证是否可行，寻找最佳可行方案，从而推出正确的结论。

二、可行性研究报告的内容构成

编制可行性研究报告是一项科学性、严密性、准确性要求极高的工作。明确并掌握可行性研究报告的内容，不仅能提高整个可行性研究的工作效率，避免和减少决策的失误，而且对研究报告的结构安排、写作方法也具有非常重要的意义。

可行性研究报告通常分为总论、概况、项目设计、拟建规模及生产能力、效益分析、综合评价结论等六个部分。每个部分一般包括以下具体内容。

（一）总论

1. 项目基本情况 包括项目名称，项目性质，项目的主办单位、项目负责人，可行性研究负责人（包括技术、经济的主要负责人），项目建议书的审批机关及审批文号、审批日期。

2. 项目背景 以项目的历史资料和现实状况的考证、认识为背景，说明投资的必要性。

3. 可行性研究的依据和范围 以该项目论证后得出的统计为依据，对该项目（产品）竞争能力、生产工艺流程的先进程度、产品销售渠道、市场分析、项目的风险预测及社会效益等重要文献予以说明。

（二）概况

（1）项目的主办单位的基本情况和现有条件。

（2）合作方的基本情况和具备的条件（包括资信、信誉、资格及经营现状、技术能力等）。

（3）同一项目（产品）国内现有工厂生产能力的估计。

（4）国内外需求情况的预测。

（三）项目设计

（1）方式和期限：是单方项目，还是合作项目，并且说明项目完成的周期。

（2）资本构成：资本构成包括投资总额，各方出资比例及出资额，出资方式，主办单位的资金来源，缴资的期限及欠缴的责任等。

（3）选址方案：应充分说明所选厂址的自然地理特征、运输、供电、供水、生产和生活福利区条件的优缺点分析及最后结论。

（4）技术及工艺流程的选定。

（5）工程建设：工程建设包括新建、扩建、改建项目，设计方案的选定，工程费用估算，

工程责任分工及厂区设计总平面图（可作为附件）

（6）设备选用：设备选用包括设备的名称、型号、规格、数量，性能特征的说明，设备的采购（国内购买或进口），设备费用估算。

（四）拟建规模及生产能力

（1）拟建规模。

（2）生产能力：近期和远期的测算。

（3）销售渠道和方式：包括内、外销比例，中外各方销售的分工和责任。

（4）机构的设置。

（5）职工的定员、聘用与培训。

（五）效益分析

（1）资金概算及筹集：包括基建投资、设备投资、流动资金和其他支出。

（2）成本效率分析：包括成本构成和成本的效率分析。

（3）外汇平衡：包括外汇总支出、总收入和平衡的措施。

（4）财务评价：投资估算、销售预测、成本分析、风险分析及利润分析等。

（六）综合评价结论

（1）技术方面的评价结论。

（2）经济方面的评价结论。

（3）综合评价结论。

（4）存在的问题及解决措施。

三、可行性研究报告的结构

可行性研究报告（包括初步可行性研究报告）由标题、双方编制单位、编制负责人名单及编制日期、目录、正文、落款和附件等部分构成。

1. 标题 可行性研究报告的标题由三个方面的内容组成：单位名称＋经营的项目＋文书名称构成。如《××市××有限公司与××国××有限公司合资经营××牌轿车的可行性研究报告》。

2. 编制单位及编制负责人名单 标题下面应署明双方编制单位及编制负责人名单（包括项目负责人、技术负责人、经济负责人）、编制日期。以上内容应写在研究报告的首页。

3. 目录 目录单独写在第二页。

4. 正文 可行性研究报告的正文主要由总论、概况、项目设计、拟建规模和生产能力、效益分析、综合评价结论等部分组成。每个部分都应分条款顺序表述报告的具体内容。由于可行性研究报告的篇幅较长，内容复杂，列述时还要注意各部分大小标题的格式和序码使用的统一。

5. 落款 标明完成可行性报告的报告者、报告日期。如在标题下注明，在这里可以省略。

6. 附件 附件是可行性研究报告的一个重要组成部分。附件包括有关重要资料、证明文件和有关表格，主要是为了说明正文中有关材料与论证的可靠性，以便项目审批机关参考。

可行性研究报告的附件较多，主要有主办方的资格证明、资产评估书，（若是合资项目，还包括外商的有关资格、资信、经营状况等有关证明文件）有关的资金、场地、基础设施配套、环境保护等内容的协议文件或上述业务主管部门的签署意见；有关意向书、项目建议书的上级机关批准文件等。

四、可行性研究报告的写作要求

可行性研究是由投资各方共同参与完成的，其整个过程除了具有明显的专业性、科学性、系统性外，还有相当的复杂性。这就给研究报告的写作提出了更高的要求。在写作的过程中，要注意以下几个方面：

1. 内容的专业性 可行性研究报告是一种专业性较强的文种。其内容不仅要求准确、详细、完整，而且涉及工程、技术、财务、环境、法律等多方面的专业知识。因而在编制可行性研究报告时，一定要精心挑选那些懂工程、懂技术、懂经济、懂业务的各方面人才组成专门班子，以保证可行性研究报告具有综合的专业性。在编制的过程中，还应该充分发挥各种专业人员的作用，充分运用他们各自的专业知识，按照科学的方法和步骤，进行测算分析、论证推断，为项目的审批机关提供可靠的具有专业性的可靠资料。

2. 表述的周密性 可行性研究报告是以叙述、说明为主，议论为辅的方式，从各方面、各层次来表述对项目的看法和意见，这就要求在表述时，提出观点要明确，列举事实要可靠，分析问题要辩证，得出的结论要正确，使全文层次清楚，严谨周密。

3. 评估的公正性 可行性研究报告既是项目主办者的最终决策研究的文书，也是供上级主管部门决策的依据。它的公正与否，直接关系到项目投资的社会效益和经济效益。因此，在编制研究报告时，必须实事求是、科学准确、公平公正。

【范文 8-3】

关于××农场农业生态园可行性报告

一、项目概述

项目名称：××农业生态园

项目地址：××农场

项目负责人：××

二、项目背景及条件

××是农业村，山清水秀，远离城市、远离工业污染，南溪所处区域，属长江河谷中亚热带湿润季风气候区，兼有南亚热气候属性。气候条件是当今人们公认的最佳居住人文环境。气候温和，雨量适中，自然条件得天独厚，是种养的最佳适生区。

生猪养殖、水产养殖一直是我村农业经济收入的主要组成部分，但是，生猪品种结构不合理，品质差，饲养落后，一家一户养殖，规模效益差，一直制约着我村养殖业的发展，为了尽快适应养殖业的新形势，充分发挥我村养殖业的传统优势，打出特色牌，我们经过市场调研、论证，拟招商投资兴建农业生态园。通过规划论证休闲农业生态园的可行性，使其成为满足市场需求，增加农民收入，促进观光农业的发展项目。

三、主要产品

主要从事生猪养殖、水产养殖、优质瓜果种植等农业生产经营，其中种植蔬菜，种植西瓜，养殖良种猪，养鱼等。农业生态园以"果、猪、鱼"立体农业开发模式，在山上种植果树，树下套种西瓜，林内养殖生猪，水面养殖鱼。

四、项目开发条件

（一）交通便利，区位条件良好

宜庐快速通道的修建，加强了与周边城镇的交通。乡村公路的完善，

（二）市场前景：

猪肉是人们生活中不可缺少的肉食品，是我国人民最喜欢吃的传统肉食品，市场需求大。并且随着社会的进步，人民生活水平的提高，人们对肉食品的需求逐渐增加，同时对

猪肉的品质提出了更高的要求。近几年，我国生猪生产发展较快，纵观整个生猪消费市场，那些无公害的，瘦肉率高，品质好的猪市场十分紧俏，出现供不应求的局面。目前以饲养三元杂交猪为代表的生猪饲养已成为生猪生产的亮点。该项目将按"公司＋农户"的方式运作，按合同生产，市场较为稳定。大力发展无公害生猪养殖和水产养殖，是落实菜篮子工程，发展畜牧水产业，调整农业结构，保护生态治理环境的重要举措，对促进农业增效、农民增收，意义重大。西瓜种植一直是我乡主要农业产业，也是我乡的特色农业产业，具有很好的经济效益。优质梨肉质细嫩，特甜，具有良好市场前景。

无公害蔬菜是当今人们关乎健康的主题。我们着力于环境治理圈舍夏季冲洗两次，每头种猪日平均排粪水30kg，育肥猪日平均排粪水15kg，建沼气处理池，粪池发酵，制成生物有机肥。俗称农家肥，用于蔬菜及果园区处理。养殖场远离居民区，自成体系，经过科学设计和建设，合理利用，无环境污染符合国家环保要求。

五、选址定点

农业生态园拟建于××村，生态园主体工程建于××组。

六、项目规划

生态园计划占地总面积300余亩，生猪栏舍占地200平方米，办公楼占地500平方米，成立生猪养殖公司，园区建1个规模养殖示范场，扶持规模养殖或百户示范户，形成集饲养、饲料加工、环境保护、生猪繁殖多功能为一体的规范化生产示范基地。

生态园采用生态园模式进行观光园内农业的布局和生产，将农业活动、自然风光、科技示范、休闲娱乐、环境保护等融为一体，实现生态效益、经济效益与社会效益的统一。以集观赏、娱乐、休闲于一体的生态园区，打造地区具影响力的主题生态景区。

主要划分为几个功能板块：养殖区、种植区、观赏、百果园、观赏小道1000m、百果园2500m^2；

蔬菜大棚前期300m^2×5个，逐渐辐射整个村；

修建观赏小道，突出园林式风格，增加景观性设置；

果园：种植特色农作物，设置游客采摘项目，丰富园区产品类型，集中展现当地特色。

七、结论

综上所述，该项目的开发建设是可行的，是低风险，高回报、有一定影响力的项目。园区分期投入运营后，可通过边收益、边投入的方式，形成良性资本环链。项目实施单位不断加强宣传，提高园区知名度，同时积极争取纳入县级旅游规划，加强与周边景区的合作，共同开发壮大市场。并成为宣传地区生态旅游业和现代农业发展的一个平台。因报告是建立在扎实的调研基础上，具有较强的前瞻性和可操作性。以此为基础，争取得到银行资金支持，目前已经开始启动该项目。

【范文8-4】

××有限公司关于××的可行性研究报告

承办单位：

投资方：

年　月　日

一、基本概况

1.名称：（一）外商投资公司

2.法定地址：南京江宁经济技术开发区

3.企业主管部门：无

4.经营范围：

5. 规模：总投资

6. 外销比例： %

（二）公司各方（自然人）

1.

2.

3.

（三）公司投资情况

1. 总投资　　，注册资本　　。

2. 注册资本中各方认缴额，比例及出资方式：

（1）出资　　，占　　%，以现金投入；

（2）出资　　，占　　%，以现金投入；

（3）出资　　，占　　%，以现金投入；

3. 投资方在验资以后，领取营业执照。

（四）利益分配及风险承担

投资方独享利润和承担风险，亏损。

（五）经营期限　　年。

（六）项目建议书业经江宁开发区管委会于　　年　　月　　日以江宁开发　　号文批准。

（七）可行性研究报告负责人名单：

负责人：　　；技术负责人：　　；经济负责人：　　。

（八）总的概况结论，问题和建议

该项目可以实施，关键是做好智能化的研发，发展高科技，建议尽快实施。

二、产品生产安排及其依据

（一）产品性能、特点和用途

（二）产品生产安排

设计产品为　　系列，每个　　系列为　　车间，各负其责，按照工艺流程进行生产，生产科负责生产安排，技术科负责技术保障，研发中心负责产品的设计和软件的开发应用。

（三）产品市场销售计划

产品的销售由销售部负责，通过建设、交通、水利等主管部门了解各相关企事业单位，做产品广告宣传，在华东片5省1市（山东、浙江、安徽、福建、江西、上海）设立办事处，负责产品销售和维修服务。

三、物料、能源供应及交通安排

（一）主要原辅材料年需求量及来源

（二）能源（水、电、汽、煤、油）年需求量及解决途径和办法（三）交通运输解决办法

四、项目选址及依据

（一）厂址选择方案及依据：

（二）项目所需厂房、辅房、办公、生活等用房建筑总面积为：解决途径和办法：

五、技术设备和工艺过程的选择及其依据

（一）产品生产技术的选择及依据

该产品在检测技术标准中有具体的性能指标要求，本公司主要致力于智能软件的开发在机械设备制造的基础上以计算机软件加以配合，形成高端产品。

（工艺流程图）：

（二）生产设备的选择及依据

通用设备，符合国家标准的要求。

（需新置设备、车辆、办公用具等固定资产清单）：（万元）

六、经营组织安排

1.公司的生产经营管理按照《中华人民共和国公司法》的有关规定，实行董事会领导下的总经理负责制。

公司拟采用如下组织结构

2.企业人员

企业管理人员　　人，研发人员　　人，技术工人　　人，共计　　人。

七、境污染治理、劳动安全和卫生设施办法

（一）环境污染源及其治理　本系列产品生产无污染。

（二）劳动安全措施

1.制定安全操作规程。

2.制定安全管理制度。

3.对工人进行安全培训。

4.加强安全检查。

（三）卫生措施

1.制定卫生管理制度。

2.明确职责。

3.加强卫生检查。

八、项目实施进度安排

（一）合同、章程签订及报批：　　年　　月

（二）资金到位及验资：　　年　　月

（三）领取营业执照副本：　　年　　月

（四）土建和配套工程竣工：　　年　　月

（五）设备购置到位：　　年　　月

（六）安装调试、人员培训：　　年　　月

（七）正式投产：　　年　　月

九、财务综合分析（成本、利润、外汇平衡测算见附表二、三）

按平均年度各项效益指标如下：

（一）销售总额 万元（生产销售总成本万元）。

（二）创汇 万美元。

（三）销售利润 万元，销售利润率 %。

（四）税后利润（纯利润）万元。纯获利率 %。

（五）项目投资利润率＝税后利润/总投资 ×100%＝ ／ ×100%＝ %。

（六）产量保本点：

固定费用/（单价－单位产品变动费用）＝万

（七）投资回收期：

项目总投资/（年纯收入＋折旧）＝年

十、签字确认：

甲方：　　　　　　　　　　　　　　　　乙方：

代表：　　　　　　　　　　　　　　　　代表：

年　月　日　　　　　　　　　　　　　　年　月　日

【范文 8-5】

项目名称：大化坪镇毛竹深加工项目

项目地点：安徽省霍山县大化坪镇

项目规模：年产竹胶板 13500 立方米

项目主管单位：大化坪镇人民政府

项目申报单位：大化坪镇人民政府

项目申报时间：　　年　月　日

一、项目的背景

大化坪镇位于大别山腹地，霍山县西南部，佛子岭水库上游，全镇总面积 230.9 平方公里，辖 13 个行政村，1 个居委会，206 个村民组，2.6 万人，山场面积 27.4 万亩，是个典型的山区乡镇。全镇毛竹面积 5 万亩，是全县毛竹面积最大的乡镇之一，毛竹蓄积量 1000 多万根，年采伐量 200 万根，素有"金山药岭名茶地、竹海栗园水电乡"之美誉。

由于地形复杂，一般坡度在 30 度以上，年平均气温 14～15℃，年降水量 1300mm，土壤为普通黄棕壤，山土黄棕壤，土层以沙砾质为主，质地疏松，海拔一般在 250～750 之间，境内峰峦起伏，沟壑纵横，风景秀丽，海拔落差大，雨水充足，四季分明，气候宜人，由于优越的地理和气候条件，非常适宜于毛竹的生长，且生长的毛竹具有竹厚空小的特点，因而所加工的产品深受消费者的喜爱。

二、项目建设的可行性

（一）原材料供应的可行性

大化坪镇属里山区，全镇毛蓄积量大，年采伐量达 200 多万根，该项目的实施，年需求量为 150 万根，占年采伐量的 65%，同时项目所需的毛竹无论大小均可利用，因此仅本镇年采伐量就可保证项目所需，只要认真组织收购即可。

（二）产品生产技术的可行性

该项目采用先进的工艺技术和设备，经过熟练工人的认真操作即可。

（三）产品销售市场的可行性

近年来，随着人们生活水平的不断提高，以及对绿色产品的需求不断扩大，竹制品被广泛运用于工农业生产的各领域，同时城镇居民对竹制品的需求量也在逐年增加，因而投资开发竹制品加工，具有广阔的市场前景。

（四）水、电、路条件的可行性

大化坪镇拥有丰富的水、电资源，小水电装机容量 1 万多千瓦，同时淠河源头辉阳河纵穿全镇，因而可完全保证项目所需的水、电条件。

大化坪境内公路里程已达 200 多公里，村组道路已基本贯通，鹿俞路、迎白路、大青公路、龙太路、白千路纵横交错，交通十分便利，六潜高速也从镇边境而过，因而为项目的实施提供了便捷的交通条件。

三、项目的环境评价

大化坪竹制品加工项目是以毛竹为原料进行加工，同时对毛竹的梢头进行综合利用，由于毛竹属再生资源，通过有计划地采伐，对环境无任何影响。

四、项目的投资规模及预算

按年生产竹胶板 13 500m³ 设计，项目总投资 1820 万元，其中：设备及固定资产投资 520 万元，定额流动资金投资根据测算的产品成本，考虑到三项资金占用因素，测算为 1300 万元，项目正式投入机械生产后，年创产值 5494.5 万元，实现利税 1140.7 万元。

五、生产工艺流程

六、效益分析（略）

......

（二）社会效益

该项目的实施可使当地丰富的毛竹资源就地加工升值，全年实现利润 1140.7 万元，同时可安排 50 人就业，全年支付工资 50 万元，同时该项目符合国家的产业政策和当地经济发展的规划，是对资源的合理开发和利用，是优先扶持的项目。

第四节　招标书与投标书

学习目标：

1.了解招标书与投标书的概念、分类及招标、投标的基本程序。

2.熟悉招标书的格式要求及投标书的结构和写法。

3.体会招标书、投标书、开标的有关注意事项。

一、招标书与投标书的概念

1.招标书　即招标单位为公布有关条件和要求，邀请承包者或合作者前来投标所编写的实用性文书。招标书是概称，是包括诸如招标申请书、招标公告、招标通告、招标通知、招标邀请书和招标说明书在内的文书组合。

2.投标书　投标书是指卖方或承包商等按招标书的条件和要求，向招标方开列清单，拟出方案，估算价格，表明应标能力的文书。

3.中标　中标是指在监理机关的监督下，由招标方当场开标，确定实力最强、质量最好，价格合理、条件最优惠的投标方为中标人的活动。中标后即由中标方与招标方签订合同。

二、招标、投标的基本程序

1.招标程序　招标的基本步骤如下：招标单位编制招标申请书报送有关主管部门批准——招标单位在有关主管部门批准后发布招标公告或招标通知书——投标人资格预审——招标单位编制并发售招标文件（一般在招标通告后两周左右开始发售）——投标人递送标书——开标——决标——授标签合同——履行合同。

2.投标程序　投标的基本步骤如下：通过资格预审——购买招标文件——收集资料进行市场调查——分析研究招标文件、澄清问题核算工量——组织设计填制表格——分析各项工程单价，确定初步报价——分析总工程成本利润，确定报价——编制汇总投标文书——装订，密封、递送。

三、招标书、投标书的分类

1.招标书的分类　招标书的标准不同，其类别也不同，根据性质和内容可分为工程建设招标书、大宗商品招标书、企业承包招标书、企业租赁招标书，选聘企业经营者招标书；根据性质可分为长期招标书和短期招标书；根据范围可分为国际招标书和国内招标书，企业内部招标书和公开招标书；根据计价方式可分为固定总价项目招标书、单价不变项目招标书和成本加酬金项目招标书等。

2. 投标书的分类　投标书也有不同种类：根据投标方人员组成可分为个人投标书、合伙投标书，集体投标书，企业投标书；根据性质内容可分为工程建设投标书、企业租赁投标事、劳务投标书、科研课题投标书、技术引进投标书等。

四、招标书的格式要求

招标书一般由标题，正文和落款三部分组成。

1. 标题　招标书的标题主要有以下几种形式：

（1）招标单位＋标的名称＋事由＋文种，如《××学院校园超市承包招标书》。

（2）招标单位＋文种，如《××市建筑公司招标书》。

（3）事由＋文种，如《建筑安装工程招标书》。

（4）只有文种，如《招标通告》。

2. 正文　正文通常包括前言、主体和结尾。

（1）前言：写明招标原因、目的、依据、项目名称、规模等。

（2）主体：这是招标书的核心部分，由于性质内容不同，写法也有差异，但一般须写入以下内容：标的概况、招标范围、招标方式、投标方法、投标程序、投标资格、质量及技术要求、合同细则、权利义务、保证条件、支付办法、招标的起止时间、开标的时间和地点等。除文字说明外，须配以图表说明，内容应力求详尽、具体，明确、规范。

（3）结尾：写明招标者的联系地址、电话、邮编、电传、联系人等。

3. 落款　写明招标单位的名称（全称）、法定代表人和签署日期。如这部分已在封面或正文部分标明，可省略。

五、投标书的结构和写法

一份完整的投标书是由封面、目录、标题、主送单位、前言、主体、结尾、附件等部分组成。

1. 封面　封面主要由"投标书"字样、项目名称、投标单位、投标单位全权代表、投标单位公章和时间组成，这几个内容需详细注明。

2. 目录　将标书的结构和顺序（各章节内容），相应的页码一一标出，所有评分项目在目录中都应有明确的章节和内容，醒目而详尽。

3. 标题　投标书的标题有以下几种形式：

（1）投标单位＋投标项目＋文种，如《××单位承包××学院校园超市的投标书》；

（2）项目＋文种，如《黄鹤岭隧道工程项目投标书》；

（3）投标单位＋文种，如《九九红公司投标书》；

（4）只有文种，如《投标说明书》。

4. 主送单位　主送单位即招标单位名称。

5. 前言　简述投标人的基本情况，说明投标的依据、目的、态度及投标单位的名称性质，资质能力等。

6. 主体　主要写明投标的经营方针，经营目标，完成投标项目的具体措施，步骤及其他要说明的条件和事宜。要如实填写标单，力求内容详尽，论证严密。有的投标方为了体现对项目的重视程度，还附上投标附件，对有关标价、承包（租赁、合作）形式、工期、质量及企业级别、技术力量，设备状况、安全措施和业绩等做出详细的说明。

7. 结尾　签上投标人的名称、联系方式、投标日期。

8. 附件　将有关辅助说明材料甚至担保单位的担保书、图纸、表格等附上。

六、招标书、投标书、开标的有关注意事项

（一）招标书的写作要求

（1）招标公告应得到上级主管部门的批准，招标人应有进行招标项目的响应资金或资金来源已经落实，并应当在招标文件中如实载明。

（2）招标分公开招标和邀请招标。公开招标的应发布招标公告，通过国家指定的报刊、信息网络或其他媒介发布。采用邀请招标方式的，应得到上级主管部门的批准，向3个以上具备承担招标项目能力、资信良好的特定法人或其他组织发出招标邀请书。

（3）招标人应根据招标项目特点和需要编制招标文件，内容应准确、具体、详细。国际招标书须编制中文和英文双语招标书，写明何种货币付款、指明招标范围是哪些国家。

（4）招标文件不得要求或标明特定的生产供应者以及含有倾向或排斥潜在投标人的其他内容。

（5）招标人不得向他人透露已获取招标文件的潜在投标人的情况。

（6）招标人对已发出的招标文件要进行必要的澄清或修改，须在招标文件要求提交投标文件截止时间至少15日前，以书面形式通知所有招标文件收受人。其澄清或修改的内容为招标文件的组成部分。

（7）招标文件自开始发出之日起至投标人提交投标文书截止之日止最短不得少于20日。

（二）投标书撰写的有关注意事项

（1）投标人必须按照投标文件的要求编制投标文件。

（2）投标人应在招标文件要求的时间范围内将投标文件送达指定投标地点。

（3）招标项目属于建设施工的，投标文件的内容应标明拟派项目负责人与主要技术人员的简历。

（4）投标人在招标文件要求提交投标文件的截止时间前，可以补充修改或撤回已提交的投标文件，并书面通知招标人，其补充或修改的内容为投标文件的组成部分。

（5）投标人根据招标文件载明的项目实际情况，拟在中标后将中标项目的部分非主体、非关键性工作进行分包的要在投标文件中载明。

（6）若投标书未密封、未加盖单位和负责人的印章、寄送时间已超过规定的开标时间，字迹涂改的，均为无效标书。

（7）对投标书中所列事项，经核对确有错误，不得任意修改，应将核实情况在规定的时间内另附说明或补充更正另行提交。

（8）投送标书时应严格遵守各项规定，不得行贿，不得泄露自己的标价或串通其他投标者哄抬标价，否则被取消投标或承包资格。

（三）开标注意事项

（1）开标应在招标文件确定的提交投标文件截止时间的同一时间进行，地点与文件规定相一致。

（2）开标时，由投标人或其推选的代表检查投标文件的密封情况，经确认无误后，由工作人员当众拆封，宣读投标人名称、投标价格和投标文件其他主要内容。

（3）评标委员会可以要求投标人对投标文件中含义不明确的内容作必要的澄清或说明，但不得超出投标文件的范围，完成评标后，应向招标人提出书面评标报告，推荐合适的中标候选人。

【范文 8-6】

建筑安装工程招标书

为了提高建筑安装工程的建设速度，提高经济效益，经××（建设主管部门）批准，××（建设单位）对××建筑安装工程的全部工程（或单位工程，专业工程）进行招标。

一、招标工程的准备条件

本工程的以下招标条件已经具备：

（一）本工程已列入国家（或部、委，或省、市、自治区）年度计划；

（二）已有经国家批准的设计单位出的施工图和概算；

（三）建设用地已经征用，障碍物全部拆迁；现场施工的水、电、路和通信条件已经落实；

（四）资金、材料、设备分配计划和协作配套条件均已分别落实，能够保证供应，使拟建工程能在预定的建设工期内，连续施工；

（五）已有当地建设主管部门颁发的建筑许可证；

（六）本工程的标底已报建设主管部门和建设银行复核。

二、工程内容、范围、工程量、工期、地质勘查单位和工程设计单位。

三、工程可供使用的场地、水、电、道路等情况。

四、工程质量等级、技术要求、对工程材料和投标单位的特殊要求，工程验收标准。

五、工程供料方式和主要材料价格，工程价款结算办法。

六、组织投标单位进行工程现场勘查，说明和招标文件交底的时间，地点。

七、报名日期，投标期限，招标文件发送方式：

报名日期：二 年 月 日；

投标期限：二 年 月 日起至二 年 月 日止。

招标文件发送方式：略。

八、开标、评标时间及方式，中标依据和通知：

开标时间：二 年 月 日（发出招标文件至开标日期，一般不得超过两个月）。

评标结束时间：二 年 月 日（从开标之日起至评标结束，一般不得超过一个月）。

开标、评标方式：建设单位可以邀请建设主管部门，参加公开开标，由评标委员会进行评标、定标工作。

中标依据及通知：本工程评定中标单位的依据是工程质量优良，工期适当，标价合理，社会信誉好，最低标价的投报单位不一定中标。所有投标企业的标价都高于标底时，如属标底计算错误，应按实予以调整；如标底无误，通过评标剔除不合理的部分，确定合理物价和中标企业。评定结束后五日内，招标单位通过邮寄（或专人送达）方式将中标通知书递发给中标单位，并与中标单位在一月（最多不超过两月）内与中标单位签订建筑安装工程承包合同。

九、其他：

本招标方承诺，本招标书一经发出，不得改变原定招标文件内容，否则，将赔偿由此给授标单位造成的损失。投标单位按照招标文件的要求，自费参加投标准备工作和投标，投标书（即标函）应按规定的格式填写，字迹必须清楚，必须加盖单位和代表人的印鉴，投标书必须密封，不得逾期寄达。投标书一经发出，不得以任何理由要求收回或更改。

在招标过程中发生争议，如双方自行协商不成，由负责招标管理工作的部门调解仲裁，对仲裁不服，可诉诸法院。

建设单位（即招标单位）：

地址：

联系人：

电话：

年　月　日

（这份招标书的模板由标题、正文、结尾组成。标题为项目加文种；正文由前言、主体、结尾三部分组成，前言交代了招标单位的项目名称、招标规模、招标目的、招标范围；主体写明了招标事项、招标程序，包括标的概况，质量技术要求、合同规则、权利义务，投标起止时间、开标时间等均分条列举；结尾标明了招标者的联系方式，符合招标书的要求）。

【范文 8-7】

投标书

致：

根据贵方为____项目招标采购货物及服务的投标邀请____

（招标编号），签字代表____（全名、职务）经正式授权并代表投标人____（投标方名称、地址）提交文件正本一份和副本一式____份。

1. 开标一览表

2. 投标价格表

3. 货物简要说明一览表

4. 按投标须知第××条要求提供的全部文件

5. 资格证明文件

6. 投标保证金，金额为人民币__元。

据此函，签字代表宣布同意如下：

（1）所附投标报价表中规定的应提供和交付的货物投标总价为人民币____元。

（2）投标人将按招标文件的规定履行合同责任和义务。

（3）投标人已详细审查全部招标文件，包括修改文件（如需要修改）以及全部参考资料和有关附件。我们完全理解并同意放弃对这方面有不明及误解的权利。

（4）其投标自开标日期有效期为个日历日。

（5）如果在规定的开标日期后，投标人在投标有效期内撤回投标，其投标保证金将被没收。

（6）投标人同意提供按照贵方可能要求的与其投标有关的一切数据或资料，完全理解不一定要接受最低价格的投标或收到的任何投标。

（7）与本投标有关的一切正式往来通信请寄：

地址：　邮编：

电话：　传真：

投标人代表姓名、职务：

投标人名称（公章）：

日期：　年　月　日

全权代表签字：

（这份标书模板由标题，主送单位、前言、主体、结尾、附件组成，写明了投标项目、投标单位、招标单位、投标意向、履约保证等。文字部分重在表态，报表部分均以附件形式对投标条件进行了说明，结尾是投标单位名称、地址、负责人姓名和联系电话，日期和印章，符合投标书的格式要求）。

第五节 经济合同

学习目标：

  1. 了解经济合同的概念和经济合同签订原则。

  2. 熟悉经济合同的基本内容和主要形式

  3. 把握了解经济合同的格式要求和写作要求。

一、经济合同的概念

  经济合同是指平等主体的自然人、法人、其他经济组织之间，为实现一定的经济目的，按照法定程序，明确相互权利和义务的意思表示一致的、具有法律效力的协议性文书。1999年3月15日第九届全国人民代表大会第二次会议通过了《中华人民共和国合同法》（以下简称为《合同法》），并定于1999年10月1日起施行。这部统一的《合同法》，扩大了经济合同的适用范围，其特点主要表现在：一是合同的主体扩大了，其主体不仅包括中国、外国的组织与组织之间的合同，而且包括了个人与组织之间、个人之间的合同；二是合同的种类扩大了，其种类不仅包括买卖、贷款、租赁、技术等经济合同，而且包括了所有当事人设立、变更、终止民事权利义务关系的协议。

二、经济合同签订原则

  经济合同是一种民事法律行为。在签订经济合同时要遵循如下几个原则。

  1. 平等原则 平等原则是合同当事人在合同签订过程中应当遵守的基本准则。《合同法》规定，"合同当事人的法律地位平等"，表明了在订立或履行合同的过程中，合同当事人的法律地位都是独立的、平等的，没有身份的高低之分、经济实力的强弱之分、行政的从属之分和地位的主雇之分，任何一方都不得将自己的意志强加给另一方。

  2. 自愿原则 自愿原则是签订合同的重要原则，它充分地体现了在社会主义市场经济的交易活动中，让合同当事人根据自己的知识、认识和判断及经济承受能力去选择自己所需要的合同，去追求自己最大利益的自主权。这个自主权贯穿于当事人的整个活动中，包括：订不订合同可以自愿；有权选择合同的对方当事人；合同的内容自愿约定；可以协议补充、变更合同的有关内容；可以协议解除合同；可以自愿选择解决争议的方式和约定违约责任。合同当事人所享有的自愿的权利，任何非当事人不得进行干预。

  3. 公平原则 公平原则是衡量经济合同最高的价值标准。它强调合同双方当事人之间的权利义务要基本平衡，责任和风险分担比例要合理，各自获取的利益要大致等值，违约的赔付同等一致。任何一方都不得滥用权力、欺诈胁迫、强人所难或乘人之危，双方不得假借订立合同进行恶意磋商。凡明显不公平的经济合同，视为无效合同。

  4. 诚信原则 诚信原则是签订合同的重要行为准则，它要求合同当事人自觉遵守社会公德和商业道德，靠自己的劳动、资产、技术去获得经济利益。在签订合同的过程中，当事人要如实向对方陈述其商品的潜在性能、质量上的特点及瑕疵，以及己方的资信情况、财产现状、履行能力等，不得夸大或隐瞒。

  5. 守法原则 守法原则是经济合同的根本性的原则，它有两方面的含义。首先，经济合同是具有法律效力的文书，一经签订，合同双方当事人的权利在合同规定的条款范围内受到法律的保护，其义务和责任亦在合同所规定的条款范围内受到法律的约束。双方当事人必须严格信守合同。其次，经济合同当事人所做出的意思表示，只有在符合法律规定的情况下，才具有法律约束力并受到法律保护。如果当事人的意见损害了社会公共利益，违反了有关法律，即使签订了合同，也没有法律效力，将被视为无效合同，即予中止；已造成违法事实的，还应受到法律的追究。

了解经济合同的性质和目的，遵循上述 5 个原则，是合同起草必备的常识。认真掌握并正确运用这些知识，才能撰写出符合要求的经济合同来。

三、经济合同的基本内容和主要形式

按照《合同法》，我国现行的规范化经济合同主要有买卖合同、供用电水气及热力合同、赠予合同、借款合同、租赁合同、融资租赁合同；还有承揽合同、建设工程合同、运输合同、技术合同、保管合同、仓储合同、委托合同、行政合同、居间合同等，共 15 个类别。

（一）经济合同的基本内容

经济合同的内容由当事人约定，一般包括以下基本条款：

1. 当事人的名称或者姓名、住所　就是要明确合同的主体，即承担合同约定义务的对象。

2. 标的　也就是合同当事人双方的权利、义务所共同指向的对象。标的可以是物，如买卖合同；可以是行为，如承包合同、委托合同。标的是一切经济合同必须具备的重要条款，必须十分明确，否则合同就无法成立和履行。

3. 数量和质量　这是标的具体化体现。数量，是合同标的的计量尺度、指标。没有具体的数量，权利和义务的大小就很难确定，合同也难以发生效力。质量是检验标的内在和外观优劣程度的标志。质量的衡量，可按国家、行业、部门的标准执行，或按样品执行，也可按双方协议的标准执行。

4. 价款或者报酬　价款是取得标的物所应支付的代价，报酬是接受对方服务或智力所支付的代价。价款和报酬应以国家规定为准，没有规定的，可由协议双方议定。

5. 履行期限、地点和方式　履行的期限是指合同范围内的经济活动的时间界限，包括合同签订期限、有效期限和履行期限，它是判断合同是否按期完成的标准。履行地点是确定验收交货、付款地点的依据，是确定运输费用由谁负担、风险由谁承受的依据。当合同发生纠纷时，还是确定诉讼管辖的依据之一。因此，履行地点要写明确、写详细。履行方式是指履行合同的具体方法，包括时间方式和行为方式。时间方式是指履行合同是一次完成还是分若干次完成；行为方式是指交付实物还是交付标的物的所有权凭证，是铁路运输还是空运、水运等。

6. 违约责任　违约责任是促使当事人履行义务，使非违约方免受或少受损失，使违约方承担违约所产生的后果的法律措施。在违约责任条款中，要明确违约致损的计算方法，约定违约金，约定赔偿金或者赔偿损失的计算方法等。这对于维护合同的法律严肃性，督促当事人信守合同，加强当事人履行经济合同的责任心具有重要意义。

7. 解决争议的方法　写明如发生争议，是否仲裁，由哪个仲裁机构仲裁等。

（二）经济合同的形式

《合同法》规定，当事人订立合同，有下面几种形式：

1. 书面形式　书面形式是指合同书、信函、电报、电传、传真以及新近出现的电子数据交换和电子邮件等交易形式。

2. 口头形式　口头形式，是指当事人以口头约定协议内容的方式订立合同。口头形式比较简便、迅速,常用于日常生活中即时清结的合同,如集市上的现货交易、商店里的零售买卖等。

3. 其他形式 其他形式,一般是指行为推定形式。即合同当事人仅用行为向对方发出要约,对方也以一定的或指定的行为作为接受该要约的承诺,推定为合同成立。如安装和使用自动售货机、投币电话、自动取款机等,顾客只要按业主的规定投入货币,或按要求输入指令,其买卖合同或交易合同即告成立。

在经济活动中,对于标的数额较大,内容和关系比较复杂的重要合同,为了分清权利义务,发生纠纷时有据可查,一般都采用书面合同形式。我国在数据电文的书面形式合同方面经验尚显不足,《合同法》只作了原则规定,实施的细则还需要在实践中加以研究和补充。

(三)经济合同的基本格式

1. 格式合同 格式合同书即当事人为了重复使用,未与对方协商就预先拟定的合同。这类合同多用于办理保险、交通运输、水、电、气供应等合同关系中。

格式合同书主要有如下几个特点:

(1)具有重复使用且需要量大的特点。格式合同书一般总是涉及在某一特定时期将要订立的全部合同,故由提供商品或者服务的一方当事人制定和印制。

(2)可以事先明确权利义务和风险,节约双方当事人的时间,降低交易成本。

(3)具有比较固定的交易项目、服务内容和较为固定的交易标的、收费标准以及事先拟定的风险分担条款。

(4)具有统一的制式。接受方当事人只能表示全部同意或者不同意,不能就合同条款讨价还价。

(5)对格式条款的理解有两种以上解释时,应当做出有利于接受格式合同条款一方的解释。

2. 条款式合同 条款式合同,是指合同的双方当事人将协商一致的内容,按先后顺序、轻重缓急,设条、款、项、目等层次,依次列出的合同形式。

在经济活动中,还常常将上述两种基本格式结合起来使用,即将合同双方协商一致的内容,分成格式和条款两个部分,同时写入合同中,这种格式被称为混合式合同。

四、经济合同的格式要求

经济合同一般由以下标题、正文、签署和附件等几个部分组成。

1. 标题 合同标题的结构一般有两种形式:

(1)由经营性质+企业字号+企业形式+文种构成。如《合资经营爱婴医院合同》

(2)由合同双方名称+经营性质+企业字号+行业+企业形式+文种等6个部分构成。如《中华人民共和国××市××制药厂与美国××有限公司合资经营中美武汉××制药有限公司合同》

2. 正文 正文一般包括首部、主体、尾部三个部分。

(1)首部:首部是表述合同基本事项的定义部分。包括:

1)总则:简要说明签订经济合同的法律依据及订立合同的目的。

2)合同各方的名称、地址、法定代表的姓名、职务、国籍以及营业执照和资产。

3)合同中有关名词的定义和解释。

(2)主体:主体是表述合同的主要内容和条件部分,是合同的核心部分。包括标的;数量和质量;价款与报酬;履行期限、地点和方式;违约责任;解决争议的方法等内容。

(3)尾部:有的合同尾部常用"附则"表示,其内容包括合同文字及效力,合同文本份数，合同的有效期限、合同未尽事的协商方法以及合同的生效条件等。

正文部分责权甚多，内容复杂，一般都采取分章写法，章以下设条、款、项、目等层次。需要说明的是：条的序数要求全文统一列序，以便引用和指称。如正文的第一章有三条，第二章则从第四条排起、以此类推；而条以下的款、项、目等层次则各自列序，不需全文统一排序。

3. 签署 正文之后署上合作双方单位的全称、双方法定代表签名，署明签订合同的年、月、日及地点。

4. 附件 此外，合同文本后面一般都有附件，或称为附项。它是合同文本不可分割的部分，例如进口设备清单、技术引进合同、土地使用证、可行性研究报告、公司章程等文件。这些文件的目录可作为附件（附项）内容列在签署之后。

五、经济合同的写作要求

1. 真实、准确、完整地表述双方当事人的一致意愿 合同是双方必须遵守执行的法律文件，任何一方如不履行合同或违反合同，就要承担经济上乃至法律上的责任。这就要求制作合同的人一定要熟悉双方当事人订立合同的一致意愿和合同的详细内容。在订立书面合同时，一定要真实、准确、完整地表述出双方当事人的一致意思。任何丝毫的偏差，都会造成矛盾，甚至使一方受到不应有的损失。

2. 条款内容具体完备，前后协调一致 合同是由许多条款组成的。每个条款都要订得具体、完善，力求做到定义严谨、界定精确、责权分明，不能使用内涵不清或交叉、多义的概念。合同是一个有机的统一整体。在注意条款完善的同时，还应保持条款前后之间的衔接、一致性，即在不同的条款中，同一术语，同一概念的运用，其含义必须是一致的，不能前后矛盾。

3. 语句达意，用字正确，标点符号规范 语句的表达要明白易懂、意义明确，切忌使用含混不清、模棱两可或可作多种解释的语句。合同中的用字要正确无误，做到不漏字、不多字、无错字。标点符号的使用上也要注意规范、准确。一字之差和标点错误都会造成履行合同时的争议。因此，文字和标点也应慎之又慎。

【范文 8-8】

经济适用住房买卖合同

合同编号：××

××市工商行政管理局、××市国土资源和房屋管理局经济适用住房买卖合同说明：

1. 本合同文本为本市经济适用住房专用合同文本。签约以前，买受人应当仔细阅读本合同有关条款内容。

2. 本合同所称经济适用住房是指经政府批准，享受政府扶持政策，向城镇中低收入家庭出售的微利商品住宅。

3. 为体现合同双方的自愿原则，本合同文本中相关条款后都有空白行，供双方自行约定。合同签订生效后，未被修改的文本印刷文字视为双方同意内容。

4. 本合同文本涉及的选择、填写内容以手写项为优先。

5. 对合同文本【 】中选择内容、空格部位填写及其他需要删除或添加的内容，双方应当协商确定。【 】中选择内容以划√方式选定；对于实际情况未发生或买卖双方不作约定时，应在空格部位打 ×，以示删除。

6. 在签订合同之前，出卖人应当向买受人出示有关证书、证明文件；买受人应向出卖人出示由经济适用住房主管部门出具的《经济适用住房购房证明》。

7.本合同条款由青岛市国土资源和房屋管理局和青岛市工商行政管理局负责解释。

合同双方当事人：

出卖人：

注册地址：

营业执照注册号：

企业资质证书号：

法定代表人：　　　联系电话：

委托代理人：　　　联系电话：

委托代理机构：

注册地址：

营业执照注册号：

法定代表人：　　　联系电话：

买受人：

[本人]姓名：　　　[身份证]：

地址：

联系电话：

[委托代理人]姓名：

地址：

联系电话：

根据《中华人民共和国合同法》《中华人民共和国城市房地产管理法》《青岛市经济适用住房管理办法》及有关法律、法规之规定，买受人和出卖人在平等、自愿、协商一致的基础上就买卖经济适用住房达成如下协议：

第一条　项目建设依据

出卖人以划拨方式取得位于＿＿＿＿、编号为＿＿＿＿的地块的土地使用权。【土地使用证编号】为＿＿＿＿。

该地块土地面积为＿＿＿＿，规划用途为＿＿＿＿。

出卖人经批准，在上述地块上建设经济适用住房【暂定名】＿＿＿＿。建设工程规划许可证号为＿＿＿＿，施工许可证号为＿＿＿＿，房地产开发经营许可证号为＿＿＿＿。

第二条　经济适用住房销售依据

买受人持《经济适用住房购房证明》，编号＿＿＿＿，购买的经济适用住房为【现房】【预售经济适用住房】。销售经济适用住房批准机关为＿＿＿＿，经济适用住房销售许可证号为＿＿＿＿。

第三条　买受人所购经济适用住房的基本情况

买受人购买的经济适用住房（其房屋平面图见本合同附件一，房号以附件一上表示为准）为本合同第一条规定的项目中的：第＿＿＿＿【幢】【座】＿＿＿＿【单元】＿＿＿＿【层】＿＿＿＿号房。

该经济适用住房的用途为住宅，属＿＿＿＿结构，层高为＿＿＿＿，建筑层数地上＿＿＿＿层，地下　层。

该经济适用住房阳台是【封闭式】，　是【非封闭式】。

该经济适用住房合同约定建筑面积共＿＿＿＿平方米，公共部位与公用房屋分摊建筑面积＿＿＿＿平方米（有关公共部位与公用房屋分摊建筑面积构成说明见附件二）。

第四条　计价方式与价款

出卖人与买受人约定按建筑面积计算该经济适用住房价款：

1. 核定住房标准内的建筑面积为 _____ 平方米，单价为（_____ 币）每平方米 _____ 元，金额为（_____ 币）_____ 仟 _____ 佰 _____ 拾 _____ 万 _____ 仟 _____ 佰 _____ 拾 _____ 元整。

2. 超出核定住房标准的建筑面积为 _____ 平方米，单价为（_____ 币）每平方米 _____ 元，金额为（_____ 币）_____ 仟 _____ 佰 _____ 拾 _____ 万 _____ 仟 _____ 佰 _____ 拾 _____ 元整。

该经济适用住房金额合计为（_____ 币）_____ 仟 _____ 佰 _____ 拾 _____ 万 _____ 仟 _____ 佰 _____ 拾 _____ 元整。

第五条　面积确认及面积差异的处理

经济适用住房交付后，合同约定面积与产权登记面积有差异的，双方同意按第 ×× 种方式进行处理：

1. 合同约定面积与产权登记面积误差比绝对值在 3% 以内（含 3%）时，以产权登记为准，按每平方米原价格不变多退少补。

合同约定面积与产权登记面积误差比绝对值超出 3%，买受人有权退房，出卖人按银行同期利率支付利息。买受人不退房，误差大于 3% 的部分的房价款由出卖人承担，产权归买受人。误差小于 3% 的部分，由出卖人按原价款退还买受人。

2. 双方约定：

_____。

第六条　付款方式及期限

买受人按下列第 _____ 种方式按期付款：

1. 一次性付款

乙方在 _____ 年 _____ 月 _____ 日前付清全部房价款 _____ % 的，甲方给予乙方占付款金额 _____ % 的优惠，即实际付款额为（_____ 币）_____ 仟 _____ 佰 _____ 拾 _____ 万 _____ 仟 _____ 佰 _____ 拾 _____ 元整。

2. 分期付款

乙方应当按以下时间如期将房价款当面交付甲方或汇入甲方指定的 _____ 银行（账户名称 _____，账号：_____）

（1）_____ 年 _____ 月 _____ 日前支付全部房价款的 _____ %，计（_____ 币）_____ 仟 _____ 佰 _____ 拾 _____ 万 _____ 仟 _____ 佰 _____ 拾 _____ 元；

（2）_____ 年 _____ 月 _____ 日前支付全部房价款的 _____ %，计（_____ 币）_____ 仟 _____ 佰 _____ 拾 _____ 万 _____ 仟 _____ 佰 _____ 拾 _____ 元；

（3）_____ 年 _____ 月 _____ 日前支付全部房价款 _____ %，计（_____ 币）_____ 仟 _____ 佰 _____ 拾 _____ 万 _____ 仟 _____ 佰 _____ 拾 _____ 元；

（4）_____ 年 _____ 月 _____ 日前支付全部房价款的 _____ %，计（_____ 币）_____ 仟 _____ 佰 _____ 拾 _____ 万 _____ 仟 _____ 佰 _____ 拾 _____ 元。

3. 贷款方式付款

（1）买受人应于 _____ 年 _____ 月 _____ 日前支付全部房价款的 _____ %，计 _____ 元；

（2）买受人应于 _____ 年 _____ 月 _____ 日前支付全部房价款的 _____ %，计 _____ 元；

（3）买受人应于 _____ 年 _____ 月 _____ 日前首付款付清后，持有关材料于 _____ 年 _____ 月 _____ 日前到 _____ 银行办妥贷款手续，否则视为买受人违约。

第七条 买受人逾期付款的违约责任

买受人如未按本合同规定的时间付款，按下列第 _____ 种方式处理：

1. 逾期在 _____ 日之内，自本合同规定的应付款限期第二日至实际全额支付应付款之日止，买受人按日向出卖人支付逾期应付款万分之 _____ 的违约金，合同继续履行。

2. 逾期超过 _____ 天后，出卖人有权解除合同。出卖人解除合同的，买受人按累计应付款的 _____ %向出卖人支付违约金。

第八条 交付期限

出卖人应当在 _____ 年 _____ 月 _____ 日前，依照人民政府的有关规定，将具备下列第 _____ 种条件，并符合本合同约定的经济适用住房交付买受人使用：

1. 该经济适用住房经验收合格。

2. 该经济适用住房经综合验收合格。

3. 该经济适用住房经分期综合验收合格。

4. 该经济适用住房取得经济适用住房交付使用批准文件。

但如遇下列特殊原因，除双方协商同意解除合同或变更合同外，出卖人可据实予以延期：

1. 遭遇不可抗力，且出卖人在发生之日起 _____ 日内告知买受人的；

2. 双方约定：

_____。

第九条 出卖人逾期交房的违约责任

除本合同第八条规定的特殊情况外，出卖人未按本合同规定的期限将该经济适用住房交付买受人使用，按下列第 _____ 种方式处理：

1. 逾期不超过 _____ 日，自本合同第八条规定的最后交付期限的第二天起至实际交付之日止，出卖人按日向买受人支付已交付房价款万分之 _____ 的违约金，合同继续履行；

2. 逾期超过 _____ 日后，买受人有权解除合同。买受人解除合同的，出卖人应当自买受人解除合同通知到达之日起 _____ 天内退还全部已付款，并按买受人累计已付款的 _____ %向买受人支付违约金。

第十条 规划、设计变更的约定

经规划部门批准的规划变更、设计单位同意的设计变更影响到买受人所购经济适用住房质量或使用功能的，出卖人应当在有关部门批准同意之日起10日内，将变更情况书面通知买受人：

买受人有权在通知到达之日起15日内做出是否退房的书面答复。买受人在通知到达之日起15日内未作出书面答复的，视同接受变更。出卖人未在规定时限内通知买受人的，买受人有权退房。

买受人退房的，出卖人须在买受人提出退房要求之日起 _____ 天内将买受人已付款退还给买受人，并按银行同期利率付给利息。买受人不退房的，应当与出卖人另行签订补充协议。

第十一条　交接

经济适用住房达到交付使用条件后，出卖人应当书面通知买受人办理交付手续。双方进行验收交接时，出卖人应当出示本合同第八条规定的证明文件，提供《住宅质量保证书》和《住宅使用说明书》，并签署房屋交接单。出卖人不出示证明文件或出示证明文件不齐全，买受人有权拒绝交接，由此产生的延期交房责任由出卖人承担。

由于买受人原因，未能按期交付的，双方按以下约定方式处理：

_____。

第十二条　出卖人保证销售的经济适用住房没有产权纠纷和债权债务纠纷。因出卖人原因，造成该经济适用住房不能办理产权登记或发生债权债务纠纷的，由出卖人承担全部责任。

第十三条　出卖人关于装饰、设备标准承诺的违约责任

出卖人交付使用的经济适用住房的装饰、设备标准应符合双方约定达到（附件三）的标准。达不到约定标准的，买受人有权要求出卖人按照下述第_____种方式处理：

1. 买受人有权要求出卖人在_____日内达到本合同（附件三）的装饰、装修和设备标准。

2. 出卖人赔偿双倍的装饰、设备差价。

3. 双方约定：

_____。

第十四条　出卖人关于基础设施、公共配套建筑代有关部门收取的费用和正常运行的承诺

出卖人承诺与该经济适用住房正常使用直接关联的下列基础设施、公共配套建筑，按以下日期达到使用条件：

1. 煤制气金额为：_____元，供气时间为：_____；

2. _____；

3. _____；

4. _____；

5. _____。

如果在规定日期内未达到使用条件，双方同意按以下方式处理：

1. _____；

2. _____。

第十五条　关于产权登记的约定

出卖人应当在经济适用住房交付使用后_____日内，将办理权属登记需由出卖人提供的资料报产权登记机关备案。如因出卖人的责任，买受人不能在规定期限内取得房地产权属证书的，双方同意按下列第_____项处理：

1. 买受人退房，出卖人在买受人提出退房要求之日起_____日内将买受人已付房价款退还给买受人，并按已付房价款的_____%赔偿买受人损失。

2. 买受人不退房，出卖人按已付房价款的_____%向买受人支付违约金。

第十六条　保修责任

《住宅质量保证书》作为本合同的附件。出卖人自该经济适用住房交付使用之日起，按照《住宅质量保证书》承诺的内容承担相应的保修责任。

在经济适用住房保修范围和保修期限内发生质量问题，出卖人应当履行保修义务。因

不可抗力或者非出卖人原因造成的损坏，出卖人不承担责任，但可协助维修，维修费用由购买人承担。

第十七条 双方可以就下列事项约定：

1.该经济适用住房所在楼宇的屋面使用权；

2.该经济适用住房所在楼宇的外墙面使用权；

3.该经济适用住房所在楼宇的命名权；

4.该经济适用住房所在小区的命名权；

5._____。

第十八条 买受人使用期间不得擅自改变该经济适用住房的建筑主体结构、承重结构和用途。除本合同及其附件另有规定者外，买受人在使用期间和其他权利人共同有享用与该经济适用住房有关联的公共部位和设施的权利，并承担相应的义务。

出卖人不得擅自改变与该经济适用住房有关联的公共部位和设施的使用性质。

第十九条 争议解决方式：

因履行本合同发生的一切争议，由当事人双方协商或调解解决，协商调解不成，从以下两种方式中选择一种并在所选项下打√：

1.提交青岛仲裁委员会仲裁。（ ）

2.依法向人民法院起诉。（ ）

第二十条 本合同未尽事项，可由双方约定后签订补充协议：
_____。

第二十一条 合同附件及补充协议与本合同具有同等法律效力。空格部分填写的文字与印刷文字具有同等效力。

第二十二条 本合同正本一式二份，副本_____份，自双方签字盖章或鉴证后生效，具有同等法律效力。

第二十三条 自本合同生效之日起30天内，由出卖人向_____申请登记备案。

出卖人（盖章）：

地址：

法定代表人：

委托代理人：

开户银行：

账号：

电话：

邮政编码：

签约地点：

买受人（盖章）：

地址：

身份证号码：

委托代理人：

开户银行：

账号：

电话：

邮政编码：

签约时间： 年 月 日

工商行政管理机关鉴证意见： 经办人：

鉴证机关（章）

年　　月　　日

注：本合同鉴证须提供下列材料：

1. 出卖人土地使用许可证复印件；

2. 经济适用住房销售许可证复印件；

3. 出卖人营业执照复印件；

4. 签订本合同所有的正、副本；

5. 本合同鉴证费按国家规定标准减半收取。

附件一：房屋平面图（略）

附件二：公共部位与公用房屋分摊建筑面积构成说明（略）

附件三：

装饰、设备标准

1. 外墙：

2. 内墙：

3. 顶棚：

4. 地面：

5. 门窗：

6. 厨房：

7. 卫生间：

8. 阳台：

9. 电梯：

10. 其他：

第六节　经济活动分析报告

学习目标：

1. 了解经济活动分析的概念、作用和种类。

2. 熟悉经济活动分析的主要方法。

3. 把握经济活动分析的格式要求及写作要求。

一、经济活动分析的概念、作用和种类

（一）经济活动分析的概念

经济活动分析是以经济活动的有关资料为依据，运用经济理论和科学的分析方法，对经济活动的过程及其结果进行分析研究和评价，揭示出经济活动各种因素的变化规律和经济发展特点的文书。它是了解、掌握经济动态的重要手段。对有关部门和行业的决策、制定计划、调整策略以及促进国家经济的稳定和发展都具有重要的意义。

（二）经济活动分析的作用

1. 为决策提供依据　经济活动分析是以经济活动为分析对象，全面准确地反映经济的矛盾变化和发展规律为宗旨。只有通过对事物矛盾和规律的调查分析，才能全面观察和了解经济发展的状况，科学地阐述经济发展特点，才能权衡利弊，选择最佳方案，才能搞好综合平衡，拟定发展计划。

2. 提高企业的竞争力　有人说，操纵市场经济的是那双"看不见的手"。但是，经济市

场同任何事物一样都有其一定的发展规律。一个企业或者单位要想在变化无常，竞争激烈的市场中站住脚，就必须对千变万化的市场经济进行详细的了解和准确的分析，从中找出影响本行业、本企业的主要因素和提高经济效益的潜在要素，弄清本企业的优势和劣势，进而根据客观的经济规律，及时调整经营策略，改革经营管理，改善产业结构，完善销售方略，以增强企业的活力，掌握竞争的主动权。

3. 为繁荣市场经济服务 随着社会主义市场经济的发展，经济活动分析跳出了指令性和被动性写作的窠臼，已成为经济工作的从业人员经常的，自觉的一种专业写作方式。以专业的眼光、职业的敏感，通过经济活动的分析，表达对经济活动分析的科学认知，交流对经济活动分析的经验、传递对经济活动分析的信息，使经济活动分析的成果成为越来越广泛的共享资源，从而促进我们市场经济的完善和繁荣。

（三）经济活动分析的种类

经济活动分析涉及面很宽、种类较多，要言之，其基本种类有以下三种：

1. 图表式分析 图表式分析基于定期（如年度、季度、月度）的经济、财务报表进行分析，文字一般简明扼要。在此基础上形成的非报表式分析，往往是围绕某些调查统计、某些重要指标的数据图表，展开经济活动分析，其特点是图文呼应，简洁明了。

2. 专题式分析 专题式分析是围绕经济活动中某个重要问题或疑难问题进行深入分析后写成的专题文章。这类分析主要是针对经济活动或企业经营中某些带有普遍意义和典型意义的关键问题和疑难问题的专项分析，其特点是项目单一、内容集中、分析透彻、专业性强。

3. 综合式分析 综合式分析是对经济活动中的某个行业、某个阶段，某种现象所进行的宏观的、全面的系统分析。这类分析，主要是根据主要的经济指标，结合经济理论，运用多种分析方法，揭示经济活动的规律。其特点是：全面系统、指导性强，对宏观决策者有一定的警示和借鉴作用。

二、经济活动分析的主要方法

分析研究是经济活动分析写作过程的关键一环，选择和运用合适的分析方法，是研究经济规律，揭示分析结果，说服读者的重要保证。经济活动分析方法常用的有如下几种：

1. 定性分析 定性分析是凭借经验和判断能力，根据研究对象的前因后果，内涵外延，性质特点，质量优劣，状况好坏等宏观特征，进行逻辑推论的方法。这种方法具有较好的适应性和较广的使用范围。适用于"可能性"或"趋向性"的结论。

2. 定量分析 定量分析是在调查和统计资料的基础上，运用数学的概念、理论和方法，对研究对象进行数量、结构方面的计算和推导，以深入揭示事物的内在联系。定量分析不仅可以用来判断事物量的变化，也可以用来判断由量的渐变而导致的质的飞跃。比如，我们可以根据对各种经济数据的计算，推导出国民经济现状达到了"通缩"指标还是"通胀"指标，以便决策者在经济出现危机之前，进行积极的调控。

3. 定向分析 定向分析也称为历史分析，是指根据某一事物（地区、行业、企业）的发展历史和发展过程分析各历史阶段中的因果关系和矛盾关系，通过抓住主要因果关系和主要矛盾，揭示结果的方法。一些经验教训型的经济活动分析大多采用此方法。

4. 因果分析 因果分析法又分为内因分析、条件分析和典型分析等三种。

（1）内因分析：适用于发展历史不长，或无其他可参照资料的新兴产业和新兴技术的分析。

（2）条件分析：即外因分析。它是对经济发展的诸种条件进行分析，揭示各种条件的影响作用和相互关系，为相关的产业或企业提供有益的借鉴。

（3）典型分析：即选择一种或几种具有参考价值的同一类型事件，通过对其发生的地点、时间、原因、状态、过程、结果和影响等七方面的分析，从中找出主要因素或共同要素。

5. 比较分析　比较分析，又称指标分析。它是将同一事物或相同事物在同一基础上的可比数字资料进行比较后，根据比较的结果来分析事物发展原因的方法。事物间的差异性和同一性则是比较的客观基础。而比较则是确定事物之间差异和共同点的逻辑方法。比较分析包括：计划与完成情况对比；本期完成数与上期（或历史同期）完成数对比；本企业与国内外同类企业对比；局部发展与整体发展对比；甲事物与乙事物的综合对比等等。

三、经济活动分析的格式要求

经济活动分析的结构一般包括标题、导语、正文、结尾等几个部分。

1. 标题　经济活动分析，单从形式上看，狭义的理解可视其为经济文书的一个文种，即经济活动分析报告；广义来理解，它则是某类文章的总称，即凡是对经济活动予以分析研究的文章，都可以称为经济活动分析。据此，经济活动分析的标题主要有两种：公文式标题和文章式标题。

（1）公文式标题：一般由单位＋分析内容＋文种组成，其文种常用冠以"报告"。如《中国医疗行业投资分析报告（2004 版）》《关于"非典"对亚洲地区保险商影响的分析报告》等。

（2）文章式标题：这类标题丰富多彩，没有固定的格式，通常是围绕文章的主题内容，充分彰显文章的理性与个性。单标题的如《网上开店：路宽　灯绿　没"警察"》《保健品营销：要学会对人下药》《国门内的"国际市场"不容轻视》等；双标题的如《领袖品牌的诞生——中药饮片市场竞争格局分析》《物流人才急缺，业界着急—国际物流认证能否挺进中国》等。

2. 导语　导语即概述。一般包括市场调查的基本方法、资料的来源，分析的主要目的和意义等。要求言简意明。

3. 正文　经济活动分析的正文一般由市场现状、分析研究、结论建议三个部分组成。

（1）市场现状：主要是陈述分析对象的发展概貌和现实状况，重点突出分析对象的规模、特点和主要数据，揭示对象的主要矛盾，以引起读者的关注，为分析研究提供基础。

（2）分析研究：这是写作的核心部分。根据调查、搜集得来的资料和数据、运用多种科学的研究方法，进行定性、定量分析和逻辑论证，进而获得对事物本质的认识。这部分的写作结构常见的有三种：一是并列式结构，即将数据和资料根据其内在的联系分门别类，继而对这些不同类别的资料逐一解构、分析，然后根据经验和逻辑做出判断。这种结构适合于对宏观事物的定性分析。二是推导式结构，即将数据的资料按照其因果关系进行排列，运用数学的理论和方法，逐步显示出事物发展的具体程度，这种结构适合于对微观事物作定量的分析。三是综合式结构，即将宏观的研究与微观的研究结合运用，对分析对象即作定性的分析，也作定量的分析，以求更全面地把握事物的本质。

（3）结论与建议：结论一般分为两种，一种是宏观的结论，主要描述事物的"可能性"和"趋向性"；一种是微观的结论，主要通过具体、精确的数学描述，判断事物量的变化以及由量的渐变而导致的质的飞跃。例如，从宏观上定性分析认为电子商务的前景正在被看好，互联网企业已变得更加理智和冷静、盈利模式更加清晰，网络上的市场交易开始形成一定的气候。而从微观上定性分析则可以看到，开设一个像样的网上店铺总投入不会超过 2000 元，易趣网上大多数人月收入都超过了 5000 元。

建议部分可以是肯定式的建议，也可以是或然式的建议。肯定式的建议是指当事物的发展目前只有一种可能的趋势时，建议的重点要放在应该注意的问题上，如网上开店时机已经成熟，经营者要注意网上店铺的"专业性"、"技巧性"和"建立除价格之外的价值性"。或然式的建议是指当事物的发展有几种可能的趋势时，建议先要将其——列出，然后根据利益最大化的原则给予导向式的说明。

4. 结尾 经济活动分析的结尾并非必要部分。有的文章用精短的文字总括全文，或提示重点，或描述前景；也有的文章则以正文的收束作为结尾。

四、经济活动分析的写作要求

经济活动分析与市场调查报告这两类文种，它们在含义方面有些相似，在运用过程中容易混淆。两者虽然都是以事实和数据为基础，都是为决策者提供依据为目的，但经济活动分析在行文对象、行文依据和表述方式上，与市场调查报告有着明显的区别，主要表现在：

首先，对象不同。经济活动分析是对已知的经济活动现象进行收集、分析、探讨，以揭示出经济活动的规律；市场调查报告则是对未知的经济活动现象进行调查、归纳后，将事实的真相公之于众。

其次，依据的来源不同。经济活动分析的所使用的依据来源广泛，可以是自己调查得来的第一手资料，也可以是借用他人的资料，即第二手资料；而市场调查报告所使用的依据则主要是亲自参与调查所获得的资料。

最后，表述方式不同。经济活动分析的表述方式主要是通过各种科学的分析、论证，或通过原因去推导结果，或通过结果去追溯原因；或通过甲去论证乙，或通过此论证彼，以揭示出经济活动的规律；而市场调查报告的表述方式则主要是运用陈述和辨析，即将调查的方法、过程，以及获得的数据、结果一一陈述、展示出来，对事实的假象和容易混淆的数据只进行辨析，而不做深入的、全方位的分析。

为此，经济活动分析的写作应注意以下几点：

1. 搜集数据要准确、全面 数据是经济活动分析中最精确、最有说服力的资料，也最能反映事物量的变化和质的特征。对调查收集来的资料要进行筛选，将那些最有特点的数据挑选出来，并根据分析的要求进行分类，使数据更加精确化，系统化，以突显事物的本质和特征。

2. 分析要深入，论证要严密 分析论证是经济活动分析的主要任务。所谓分析，就是将复杂的事物整体分解成若干简单因素和简单关系，通过多种科学的分析方法，找出其中的主要因素和主要关系，进而认识事物的本质特征。只有对占有的资料进行分析思考、演绎推理和归纳综合，才能准确地说明已经认识的现象，认知潜藏的规律。

3. 充分发挥科学的想象力和创造性 在理解抽象的经济观念、枯燥的数据资料以及发展旧概念、判断新问题时，都需要丰富的想象力。只有运用创造性的想象，才能让枯燥的数据变成鲜活的论据，让隐藏的规律变成新颖的结论。

第七节 广告文案

学习目标：

1. 了解广告的概念、功能和分类。
2. 熟悉商业广告概念和特点。
3. 把握公益广告的概念社会功能，掌握公益广告词的编拟方法。
4. ※ 课堂训练：编写公益广告。

一、广告的概念

广告是借助广播、电视、报刊、网络，通过文字、图像和声音来宣传自己的产品和服务，扩大产品影响、促进产品销售的一种宣传形式。

广告词，又称广告语，有广义和狭义之分。广义的广告词指通过各种传播媒体向公众介绍商品、文化、娱乐等服务内容的一种宣传用语，包括广告的标题和广告的正文两部分。狭义的广告语是单指广告的标题部分。本教材论及的广告语取其狭义，即指广告标题用语。

二、广告的功能

一是营销功能：广告是营销的工具和手段，营销功能是广告与生俱来的本质功能。

二是传播功能：传播功能是广告的最基本功能，广告通过信息的传播起到促进、劝服、增强、提示的作用。

三、广告的分类

广告可分为两类：一类是商业广告，一类是公益广告。

（一）商业广告

1. 商业广告概念　商业广告是指商品经营者或服务提供者承担费用，通过一定的媒介和形式直接或间接的介绍所推销的商品或提供的服务的广告。

2. 商业广告的特点　商业广告语是为了加强诉求对象对企业、产品或服务的印象而在广告中长期、反复使用的简短口号性语句，它要基于长远的销售利益，向消费者传达一种长期不变的观念，因此，具有以下特点：

（1）简洁凝练：广告语应简明扼要，抓住重点，没有多余的话，达到"浓缩的都是精华！"。不简短就不便于重复、记忆和流传。广告语在形式上没有太多的要求，可以单句也可以对句。一般来说，广告语的字数以 12 个字（词）为宜，一般不超过 12 个。能够在社会上广泛流传的广告语基本都是很简短的。如海尔集团的广告语"海尔——真诚到永远"；爱立信手机"沟通就是爱"；海飞丝洗发水"头屑去无踪，秀发更出众"，都是非常简练的。

（2）明白易懂：广告文字必须清楚简单、容易阅读、用字浅显，符合潮流，内容又不太抽象，使受过普通教育的人都能接受。广告语应使用诉求对象熟悉的词汇和表达方式，使句子流畅、语义明确。避免生词、新词、专业词汇、冷僻字词，以及容易产生歧义的字词。也不能玩文字游戏，勉强追求押韵。西铁城表曾经使用过这样一则广告语"质高款新寰宇颂，国际名表西铁城"，由于过于追求音韵的平仄起伏，使这句广告语给人的整体感觉十分晦涩，是西铁城公司的一个失败之作。而有一些公司的广告语则因其浅白、贴近生活流传甚广。比如非常知名的雀巢咖啡广告"味道好极了"，仿佛是一个亲人或者朋友带着会心的微笑向你推荐她的最爱，浅显易懂又十分亲切。类似的例子还有娃哈哈的"妈妈我要喝"等等，听起来就像每天发生在我们身边的一点一滴的事情。其既宣传了产品又便于流传。

（3）朗朗上口：广告语要流畅，朗朗上口，适当讲求语音、语调、音韵搭配等，这样才能可读性强，抓住受众的眼球和受众的心。我们不难发现，许多广告语都是讲求押韵的，比如"农夫山泉，有点甜""好空调，格力造""头屑去无踪，秀发更出众"。

（4）新颖独特，富有情趣：要选择最能为人们提供信息的广告语，在"新"字上下功夫。如新产品或老产品的新用途、新设计、新款式等。广告语的表现形式要独特，句式、表达方法要别出心裁，切忌抄袭硬套，可有适当的警句和双关语、歇后语等，迎合受众的好奇心和模仿性，唤起心灵上的共鸣。比如某电话机"勿失良机"，巧妙地利用了"机"字的双关；又如前些年流传甚广的"万家乐，乐万家"，前后两句运用顶真与回环，既包含了品牌名称又朗朗上口，"乐万家"的蕴意又十分温暖人心。再如雕牌洗衣粉中的一句"妈妈，我能帮您干活了"，既与产品功能相符又体现了母子间的深情，不知感动了多少人。但在追求独特、关联的同时要注意选择要恰当。红牛饮品的一则广告语"汽车要加油，我要喝红牛"，虽然给汽车加油和给自身补充能量之间有一定的关联性，但听起来总让人觉得不太舒服。

（5）主题突出：广告的标题是广告正文的高度概括，它所概括的广告主体和信息必须鲜明集中，人们看到它就能理解广告主要宣传的是什么。一条广告语可以选择不同诉求点，即强调的东西不同，但总要突出某一方面。比如神州热水器的广告语"安全又省气"，让人很轻易地就记住了热水器的与众不同之处，且抓住了消费者对品质方面的特殊要求。

3. 商业广告举例

（1）酒类

1）喝孔府宴酒，做天下文章。

2）南国汤沟酒，开坛十里香。

3）人头马一开，好事自然来。

4）永远的绿色，永远的秦池。

5）喝古遂醉酒，交天下朋友。

6）双沟大曲情自在，洒向人间都是爱。

（2）电子冰箱类

1）以产业报国、以民族昌盛为己任。

2）新飞广告做得好，不如新飞冰箱好。

3）格力电器，创造良机，格力空调机。

4）以真情行动，惠千家万户，三菱变频空调机。

5）只要你拥有春兰空调，春天将永远伴随着你。

（3）化妆品类

1）要想皮肤好，早晚用大宝。

2）舒肤佳：促进健康为全家。

3）人人都为礼品愁，我送北极海狗油。

4）今年20，明年18。

（4）食品饮料类

1）"春都"进万家，宾朋满天下。

2）牛奶香浓，丝般感受。

3）黑芝麻糊唉，一缕浓香，一片真情，南方黑芝麻糊。

4）浓浓花生奶，深深大地情。

5）维维豆奶，欢乐开怀。

6）喝汇源果汁，走健康之路。

（5）洗涤类

1）海棠洗衣机，至诚通天。

2）轻轻一碰，洗衣搞定。

3）拥有"海华"，你就是真正的"闲"妻良母。

4）活力二八，沙市日化。

（6）药品类

1）康必得治感冒，中西药结合疗效好。

2）骨髓壮骨粉，健康保护神。

3）三株口服液，三代人健康的喜悦。

4）505，内病外治，祛病强身。

5）"咳"不容缓，请用桂龙。

（7）服装鞋帽类

1）鄂尔多斯羊绒衫，温暖全世界。

2）红豆生南国，此物最相思。

3）金利来，男人的世界。

4）红豆生南国，此物最相思。

（8）汽车与通讯类

1）车到山前必有路，有路必有丰田车。

2）买我东风车，还你一条龙。

3）科技以人为本。

4）情系中国结，联通四海心。

5）科技让你更轻松。

（9）服务与企业形象类

1）传承文明，开拓创新。

2）心有多大，舞台就有多大。

3）《中国电视报》，生活真需要。

4）山高人为峰，红塔集团。

5）我的光彩来自你的风采。

（二）公益广告

1. 公益广告的概念　公益广告是为社会公众制作发布的，不以营利为目的，它通过某种观念的传达，呼吁关注社会性问题，以合乎社会公益的准则去规范自己的行为，支持或倡导某种社会事业和社会风尚。

公益广告最早出现在 20 世纪 40 年代初的美国，亦称公共服务广告、公德广告，是为公众服务的非营利性广告。1986 年 10 月 26 日，中央电视台开播《广而告之》栏目，正式开启了我国的公益广告。

公益广告隶属非商业性广告，是社会公益事业的一个最重要部分，与其他广告相比它具有相当特别的社会性。这决定了企业愿意做公益广告的一个因素。公益广告的主题具有社会性，其主题内容存在深厚的社会基础，它取材于老百姓日常生活中的酸甜苦辣和喜怒哀乐。并运用创意独特、内涵深刻、艺术制作等广告手段用不可更改的方式，鲜明的立场及健康的方法来正确引导社会公众。公益广告的诉求对象又是最广泛的，它是面向全体社会公众的一种信息传播方式。例如在提倡戒烟、戒毒的公益广告中直观看仅仅是针对吸烟、吸毒者，但是烟、毒的危害已经伤及环境中的其他人和其后代了，无论是直接受众还是间接受众，它是社会性的，是整个人类的。所以说，公益广告拥有最广泛的广告受众。从内容上来看大都是我们的社会性题材，它解决的是我们社会的基本问题，这就容易引起公众的共鸣，因此，公益广告容易深入人心。

2. 公益广告的社会功能

（1）传播功能：公益广告在社会主义精神文明建设中占有极为重要的地位。中共十四届六中全会《关于加强社会主义精神文明建设若干重要问题的决议》所指出的我国社会主义精神文明建设的指导方针、根本任务同样适合于公益广告的基本思想。我们的公益广告只有传播了科学理论、正确舆论、高尚精神的信息；只有传播了有利于提高全民族的科学文化、思想道德、民主法制等信息；只有传播了有利于团结和调动全国各族人民把我国建设成为富强、民主、文明、和谐的社会主义现代化强国的信息，才能成为真正的公益广告。反之，如果传播了有害于人民和社会健康发展的信息，即使不带任何商业性质的广告也仍然不是公益广告。

（2）价值导向和教化功能：公益广告在思想道德、文化教育方面可以发挥重要作用。每一个公益广告，不管它有没有文字说明，都在表达某种思想、观念，体现某种价值评判和价值追求，人们接受公益广告的过程就是对其蕴含的思想、观念、价值取向的解读过程。公益广告所能蕴含和表达的思想观念可以是多层次、多方面的，它既可以表达人们的实践观念，也可以表达深层次的哲理观念。由于公益广告的价值导向和教化功能是在人们"欣赏"广告时不由自主地接受的情况下产生的，是潜移默化的过程，所以它比较容易渗透到人们的精神世界里，这对公益广告来说是至关重要的。但是，仅仅是公益广告的价值导向正确，如果它不能引起人们的注意，它也不可能发挥什么作用。

（3）审美功能：如果公益广告通过艺术形式，如书法、绘画、雕塑、音乐、歌舞等来表现，它就具有了一定的审美功能。人们把接受公益广告的过程当作欣赏一种艺术作品的享受过程，思想意识得到了熏陶。艺术性越强就越具有感染力，就越能引起人们的注意，就越能使人们在不知不觉中接受教育。我们在认识广告的审美功能时，不能只把它当作思想教育的手段，还应该用它来进行美育教育，提高人们的审美情趣，陶冶人们的情操，激发人们对真善美的渴望和追求。

（4）视听调节功能：广告信息既可以通过听觉信号，也可以通过视觉信号，还可以通过视听混合信号进行传播，这就会对人们的视觉、听觉产生不同的影响。和谐的空间结构会通过视觉和听觉使人产生愉悦的感觉。然而，噪声则会使人产生坏的心理精神状态，这就是现在人们通常说的听觉、视觉污染的问题。有的专家指出，视听污染常常引起人们生理和心理上的种种不良反应，如焦虑、烦闷、压抑、恐惧、紧张、孤独。如此这般消极方面的影响并不是广告不可避免的地方，而是由于广告的不适当制作和不适当传播带来的。广告并不是非要使用具有感染效果的声画来传播，只要设计、使用适当，完全可以积极地发挥其对人们视听的调节功能。公益广告在这方面的作用更应该是"公益"而不应是"公害"。

（5）对商业广告的制约功能：商业广告是市场经济体制不可缺少的组成部分，商业广告的发展程度、商业广告的文明和规范程度、商业广告的文化含量是现代市场经济发展程度的一个重要标志。随着我国市场经济的发展，商业广告如雨后春笋般地发展着，这是值得称道的好事，商业广告迅速形成一种产业也是应该充分肯定的。但是，正如我国的社会主义市场经济体制还处在不断完善的过程一样，我国的商业广告也存在着许多亟待规范和解决的问题，如欺骗性、虚假性、不规范、不科学问题。而公益广告的存在和发展则使人们沐浴了一股现代文明之风。公益广告的公益动机和效果同某些利用广告进行的商业欺诈行为形成鲜明的对比。诚然，内容健康、形式高雅的商业广告也可以体现出现代市场文明、商业文明；但是要它传播超越市场局限的某些价值观念则是不现实的。公益广告由于其动机、内容、效果的非功利性质，便有效地帮助人们超越个人的、局部的、暂时的、物质的价值追求，帮助人们认识人类发展中最根本的、社会整体上的进步和可持续发展上长期需要的价值。从一定意义上来说，公益广告有助于人们克服和超越市场经济存在的局限性。

提高公益广告的制作和传播质量，使它的思想性、科学性、艺术性、文化性不断丰富和提高，扩大其制作规模，使其从广告海洋中的几个小岛，壮大为片片绿洲。这既需要从事公益广告事业的专业工作者付出辛勤劳动，也需要政府、社会团体乃至全社会成员的积极支持、热心扶持和参与；只有诸多方面的积极配合，千方百计地解决公益广告事业发展所需要的人才、资金、媒介载体等一系列的具体问题，我国的公益广告事业才能健康迅速地发展起来。

3. 公益广告词的编拟方法

（1）运用修辞：运用修辞，是为了把词句修饰得更优美、更生动，更感人。以生动形象的文字，准确表达意图，力求简洁鲜明，言有尽而意无穷。

1）对偶：如推广普通话宣传周宣传口号"说地地道道普通话，做堂堂正正中国人！""说普通话，迎四方宾客；用文明语，送一片真情"；义务献血标语"真情流淌，血脉相通""民族在奉献中崛起，生命在热血里绵延"，这类公益广告词有节奏有韵律，读来朗朗上口，听来和谐悦耳，给人以美感，也便于记忆。

2）双关：就是利用双关赋予词句几层不同的意思，从而收到耐人寻味之效。如"说好普通话中的'知音'遍华夏"中的"知音"二字，一语双关。利用双关语作为公益广告词，能增加表现的层次性和丰富性，词浅意深，回味无穷。

3）对比：如"献出的血有限，献出的爱无限""鲜血诚宝贵，救人品更高""好人献上一滴血，病者除却万分忧"，通过鲜明的对比，给人深刻的印象和启示。

4）仿拟：就是套用人们熟知的语句，使其产生一种新的意义，从而达到加深印象的效果。如"鲜血诚可贵，助人价更高"是化用了裴多菲的名句"生命诚可贵，爱情价更高"；"但愿人长久，热血注心田"是化用苏轼的"但愿人长久，千里共婵娟"。这类语句为人熟知，让人感到亲切。作为公益广告词，有利于赢得人们的好感，也有利于迅速传播。

5）比喻：如"血，生命的源泉，友谊的桥梁""普通话——13亿颗心与心之间的桥梁""普通话——人类沟通的桥梁；普通话——人类智慧的结晶"，形象生动地说明了各自的作用。

6）设问：运用设问，以激起人们的思考，增强感染力。如"为何血浓于水？因有爱在其中""你想为社会做点贡献吗？你愿为他人献点爱心吗？请参加无偿献血！"构思新颖，提问巧妙，发人深省。

（2）运用质朴语言：就是用日常通俗朴实的口语编拟公益广告词。如"推广普通话，靠你、靠我、靠大家""讲好普通话，朋友遍天下""说好普通话，走遍神州都不怕""56个民族56朵花，56种语言汇成一句话：请说普通话""点点滴滴热血浓，人道博爱处处情""一份血，万份情，无偿献血最光荣""献血献爱心，血浓情更浓""无偿献血，用爱心为生命加油！""一滴血，一片心，一份爱"，这种公益广告词给人随和亲切之感，看似没有修饰，实则独具匠心，体现了"平平淡淡才是真"的创作意境。

（3）押韵口诀：就是由字数相等并且押韵的两句话或多句话作为公益广告词。如"说好普通话，方便你我他""推广普通话，沟通你我他""请讲普通话，不分你我他；讲好普通话，共爱一个家""人间自有真情在，献出鲜血播下爱""一点热血助他人，一颗爱心好精神""你血输在我身，你情溶入我心"，这种口诀不是经典语句，而是创作自行设计出来的，传达信息往往比较直接、简练、明确，其主要目的是使人易读易记。

（4）字词巧排：如"请讲普通话，讲清普通话""让普通话不普通，让平凡人不平凡"，通过字词的巧妙排列，造成语音，语义上的循环往复，既有要求，又有标准，使人产生深刻的印象。

上述技巧是公益广告词编拟经常运用的，可以单独使用，也可以把几种技巧糅合在一起以增强表达效果。如"说好普通话，知音遍华夏"，是押韵口诀，又有双关含义，内涵丰富，效果突出，是不可多得的佳作。

【思考与练习】

（一）名词解释

经济文书　项目建议书　可行性研究报告　招标书与投标书　经济合同　经济活动分析报告　广告　公益广告

（二）填空

1.项目建议书的结构是由 _____、_____、_____、落款和日期和等部分构成。

2.可行性研究报告通常分为 _____、概况、_____、拟建规模和生产能力、_____、综合评价结论等六个部分。

3.招标书是概称，是包括诸如招标申请书、_____、招标通告、_____、招标邀请书和 _____ 在内的文书组合。

4.一份完整的投标书是由封面、_____、标题、_____、前言、主体、结尾、_____ 等部分组成。

5.经济合同的主体是表述合同的主要内容和条件部分，是合同的核心部分。包括_____；数量和质量；_____；履行期限、地点和方式；_____；解决争议的方法等内容。

6.经济活动分析的正文一般由 _____、分析研究、_____ 三个部分组成。

7.广告的功能有 _____、_____。

8.广告的分类有 _____、_____。

9.商业广告的特点有 _____、_____、_____、_____。

10.公益广告的社会功能有 _____、_____、_____、_____。

（三）简答题

1.经济文书有哪几个特点？
2.可行性研究报告的具体内容包括哪几个方面？
3.项目建议书和可行性研究报告的区别和联系？
4.招标和投标的基本步骤是什么？
5.经济合同的写作有什么要求？
6.经济活动分析的种类有哪些？

（四）读写训练

1.课堂讨论
（1）格式合同与条款式合同有哪些区别？
（2）格式合同对合同的双方各有哪些利弊？当格式合同双方发生争议时，法律一般做出有利于哪一方的判决？为什么？
（3）口头合同在何种条件下，具有法律效力？

2.查阅资料，掌握经济类文体图表的制作方法。将下面的一段文字用三种不同的图表法表示出来，并说明图表对这段文字有哪些作用？

"近3个月来，受访者放心选购的食品中蔬菜的中选率达48.5%，水果的中选率达35.6%，饮料的中选率达34.6%，饼干糕点的中选率达32.7%，调味品的中选率达29.5%，零食的中选率达21.6%，肉禽类的中选率达11.5%。"

3.学校为帮助患病学生渡过难关，拟组织一次献爱心捐款活动，请你为该活动拟一条校园公益广告词。

第九章 科技文书

【本章导读】

  科技文书写作是科研成果的重要标志，其质量好坏从一定侧面反映了科学技术的水平。学习和研究科技文书的写作，是适应社会科学技术飞速发展的必然要求。本章主要了解科技文书的概念、种类、特点及作用等相关知识，这里所说的科技文书主要是科技方面的日常实用文体。通过对学术论文的写作要领、写作毕业论文的注意事项、科技实验报告的撰写步骤的学习，旨在为学生提供切实可行的写作指导，帮助学生提高撰写科技文书的能力。

第一节 科技文书概述

学习目标：

  1.了解科技文书的概念、内容和形式特征。

  2.熟悉科技文书的种类、特点和科技文书的作用。

  在科学研究活动和科技管理工作中，会出现各种各样的科技文书体。学习和研究科技文书的写作，是适应社会科学技术飞速发展的必然要求。如果在科学技术研究上获得了创造性的研究成果，但不能将它写成科研论文或科研报告，那么所付出的劳动就是无效劳动，更谈不上将创造性的科研成果上升为一定的学术水平。在这个意义上说，科技文书写作是科研成果展现的重要标志。

一、科技文书的概念

  科技文书是应用文的一种，它是科技工作者在科技管理工作和科学研究活动中交流信息、处理事务、实现科技工作目的时经常使用的具有一定惯用格式的实用性文体。

二、科技文书的内容和形式特征

  从总体上来说，科技文书在内容和形式上有三大特征。

  1.专业性 科技文书的内容必须与科技有关，如反映科学研究成果的学术论文；科学研究开始时的项目立项申请书；科学研究过程中的进度报告书；科学研究成果的鉴定书；维护知识产权的专利申请书等。这是科技文书与其他应用文的根本区别。

  2.应用性 即直接应用于科技业务活动和科技管理工作之中，科技文书写作的结果，形成了各种科技文献。这些文献成为科技信息的物质载体，成为科学技术发明、创造（创新），及确认的客观依据。

  3.惯用格式 在长期的写作实践中，各类科技文书体大都形成了统一的构成格式。一篇文章应当包括哪几个部分，各个部分应当如何排列，都已有了固定"模式"。遵照固定的"模式"写作，才能把文章写得规范，也才能使写出的文章便于阅读，易于发挥实际效用。凡同时具备这三个要素的文体都应属于科技文书的文体范畴。

三、科技文书的种类

  科学技术是一个十分复杂的领域。科技文书在不同的社会领域、社会部门呈现出不同内容和需求。也正是因为如此，科技文书种类繁多。特别是随着各学科的发展，新的学科门类不断产生，而且随着科学技术管理的规范化以及与国际接轨等，科技文书的内容涵盖越来越广，无法将其一一列举出来。因此，我们所讲的科技文书各类文体，只适用于范围广、使用频率较高的常见科技文书文体。

科技文书分类方法不同，类别也各不相同。我们暂且按照科技文书的性质、内容、使用范围，以及写作特点的不同，大体可以分为以下几大类：

1. 科技论说类　科技论说类应用文主要是指表达和反映科学研究成果，反映科学思想、见解和主张，对某一学科领域里的学术问题进行分析、论证和探讨的论理性学术应用文体。它一般具有科学性、专业性、规范性、语言独特的特点。其内容主要反映某个时期、某个科学领域的研究状况、技术发展水平和最新成果。其文体主要包括学术论文、学位论文、科技专著、专业教材等，主要用于科研成果的公布、交流与传播等。

2. 科技报告类　科技报告类应用文是描述科学技术活动进展情况以及有关结果的应用文体。这类应用文具有告知性、技术性以及一定时期的保密性等特点。其文体主要包括科技立项申请报告（开题报告）、科技项目进度报告、科学考察（调查）报告、科技实验报告、可行性研究报告等。它主要用于立项审批以及沟通信息、报告情况、提供应用、促进学术交流等作用。

3. 科技说明类　科技说明类应用文是指对某项工程设计的方案，或对所设计产品的性能、原理、用途、使用方法等进行介绍、说明性的应用文体。这类文体应用范围广、使用量大、实用性强，具有明确性的特点。其文体主要有工程设计说明书、产品设计说明书、产品说明书、毕业设计说明书等。

4. 科技合同类　科技合同类应用文是开展科学技术活动时具有两方以上的行为主体，为实现一定的目的经过协商而制订的具有约束力的契约性文书。其文体种类主要包括技术开发合同、技术咨询合同、技术服务合同、技术转让合同、专利实施许可合同以及科研立项合同等。

5. 知识产权类　知识产权类应用文是指按照国家有关法规，申报和保障发明者知识产权和专利权益的应用文书。这类应用文的主要特点是知识性、专有性和获得批准认可性。主要文体有发明申请书、专利申请书、专利无效宣告请求书、商标注册申请书、商标异议书等。知识产权类应用文主要用于发明及专利技术的申请保护、商标的注册保护等，以维护科技发明者的合法权益。

6. 科技成果鉴定与奖励类　科技成果鉴定与奖励类应用文是指依据有关法规，在对科技成果进行审查、鉴定、评估、奖励过程中所形成的各种应用文体。这类文体具有实用性、目的性、时效性、规范性的特点。其文体主要有科技成果鉴定申请书（报告）、科技成果鉴定书、发明奖励申报书、自然科学奖申报书、科技进步奖申报书、重大科技成果奖申报书、科技成果推荐书等。

7. 科技日常管理类　科技日常管理类应用文主要是指在开展科技活动、科技工作，进行日常管理工作中所形成的有关应用文体。其文体主要有科技建议书、科技工作计划、总结、会议纪要、简报等。主要用于交流信息、处理事务、协调关系、进行管理工作。

8. 科技信息类　科技信息类应用文是指在搜集、研究、整理以及交流科技信息过程中所形成的应用文体。这些文体主要有传递性、知识性、时效性、资料性的特点，主要发挥传递科技信息、评论科技发展、综述科技工作、介绍科技成果的作用。其文体主要有科技综述、科技述评、科技题录、索引、文摘以及科技动态等。

9. 科普类　科普类应用文主要是指为普及科学技术知识而形成的应用文体。主要包括科普说明文、科技小品、科技常识等。这类应用文具有科学性、知识性、通俗性，有些还具有艺术性的特点。科普应用文体写作的主要目的是采用各种通俗易懂的方法和深入浅出的语言，传播和普及科学知识和技术技能，提高全体人民的科学素质。

四、科技文书的特点

科技文书写作是科学工作者在科学研究、科技管理工作中以科学技术现象、科学技术活动、科学技术成果以及科学技术管理为研究对象所进行的一种专业写作活动，它是科技活动的物化形式，是一种书面描述、反映以及存储科技成果、科技信息的写作活动，因而也就具有不同于一般应用文写作的特征。

（一）内容的科学性

科学性是科技文书的本质特点，所谓科学性是指科技文书内容本身具有科学性。科技文书反映的内容、介绍的事实、阐述的原理等都是科技问题，它所反映的内容在科技上是成熟的、先进的、可行的。因此，科学性是衡量科技文书好坏的最重要的标准之一，是科技文书的生命和灵魂之所在。科技文书的科学性主要指两个方面的含义：

1. 反映内容的科学性　科技文书主要是传达、描述和反映自然科学、社会科学方面的信息，揭示客观事物的规律、本性，反映和解决科技工作中的情况和问题，因此文章内容必须符合真实、正确、成熟、先进、可靠、可行的要求。

2. 文章表达的科学性　它表述的方式符合科学性要求，使用的概念准确无误，材料完全真实，数据绝对准确，专用名词、专用术语、公式符号都符合标准化、规范化要求。不可虚构情节，内容、结构上应该具有严密的逻辑性和层次的不可变易性。

（二）适用范围的专业性

所谓专业性是指科技文书有明确的读者对象和具体的专业范围，同时要求写作者有其必需的专业知识和专业语言知识。科技文书的专业性主要表现在两个方面：

1. 适用范围的专业性　科技写作是反映科学技术领域中某一学科或专业范围里的科技活动及其成果，因而具有某一学科或专业范围内的专业性。

2. 写作主体和写作受体的专业性　科技文书的作者一般是专业科技工作者，其他人员往往难以为文，即使是有关科技日常管理方面的应用文，其撰写者也应当了解和熟悉有关方面的情况。同样，写作受体的对象即读者对象也就有所不同。一般说来，科技写作的受体对象主要是本学科、本专业的同行或者有关专家；上级主管部门的领导人；有关企业的领导和专业技术人员；科普宣传工作者等。

（三）格式的规范性

格式的规范性是指科技文书有一套固定的、惯用的行文格式和层次结构，尤其是一些表格式的科技文书，编写格式更为严格。这也是科技文书的一个重要特点。在长期科技文书写作实践中，各类科技文书体大都形成了固定的构成格式，一篇文章应当包括哪几个部分，各个部分应当如何排列，都已有固定的"模式"。遵照固定的"模式"写作，才能把文章写得规范，也才能使文章便于阅读，易于发挥实际效用。科技文书格式的规范性主要表现在两个方面：

1. 约定俗成　科技工作者在长期的科技工作实践中约定俗成，自然而然确定下来。一种新"模式"出现首先由少数人使用，由于它符合文体本身的规律，能够充分适应科技的发展需要，便逐渐推广开来，作为科学的写作知识加以总结、介绍。

2. 法规标准　通过对一些科技文书体的全面深入研究，国家行政部门以法规的形式予以确定。因此，遵循这些规范要求，有利于规范化、标准化和普遍通行。联合国教科文组织于 1968 年公布了《关于公开发表的科学论文和科学文摘的撰写指导》。我国国家技术监督局、国家科委等部门也先后颁布了一系列科技文体的标准格式和统一要求，其中国家标准的文件有《科学技术报告、学位论文和学术论文的编写格式》《信息与文献参考文献著录规则》《科学技术期刊编排规则》《文摘编写规则》等。这些国际标准和国家标准，对各种科技文体的书写格式、名词、缩略语、主题词、符号、表格、计量单位、插图等的使用，以及所包含项目的前后顺序等，都做了规范化、标准化的统一规定。对于这些规范，在进行科技文书写作时，必须严格遵循，并且熟练地加以运用，以发挥科技文书应有的作用。

（四）语言的独特性

科技文书除了具有其他应用文的语言平实、质朴，文字简洁、精练等共性外，还具有自身的独特性。这种独特性主要表现在四个方面。

1. 使用科技专用术语　科学概念、科技术语、科技专用词汇等都是科技文书的专用语言，也就是通常所说的"行话"。这些语言往往用压缩的形式表达丰富的科技知识，反映科学认识的成果，具有高度的概括性和专业性。

2. 在定性与定量上的精确性　科技文书的遣词造句要力求准确，即使是意思相近的概念也要严格区分，定性准确，含义清晰周延，具有事实与逻辑的力量。特别是有关的定量分析，其数据必须精确无误，重要数据必须采用绝对值，要绝对真实可靠。如各种药品配方、用量、人造地球卫星、原子能利用等尖端科技项目的数据都必须精确，否则就可能造成无法弥补的巨大损失。

3. 使用一些意译外来词和音译外来词　有的为了表示确切的含义，甚至夹杂使用一些外语名称或词语，有时文章标题及摘要、关键词等要使用外文。

4. 使用图形与符号语言系统　图形语言的最大优点是直观、形象、简洁，并能准确、鲜明地表述含义，有较好的阅读效果。各种图形语言有：表格、图解、照片等；符号语言有：公式、符号等。

五、科技文书的作用

科学技术是经济和社会发展的首要推动力量，是国家强盛的决定因素。掌握科技文书写作与阅读科技文献已经不是专业研究人员的"专利"，它不只是科技人员用来书面描述、反映以及存储科技成果、科技信息的重要载体，也是科技写作的受体对象阅读科研文献、接受学术信息的重要媒介。

1. 科技文书是有力的工具　科技文书在科学技术活动中有直接的实践价值，无论是科技工作计划、总结、会议纪要、简报，还是科技建议书等，都在科技工作中直接指导科技活动、科技工作。这种指导作用主要体现在开展科技活动、科技工作，主要用于交流信息、处理事务、协调关系、进行管理工作。

2. 科技文书是重要的手段　科技文书能够描述科学技术活动进展情况以及有关结果的进展情况。上级机关在制定方针、政策和指导工作时，除了依据耳闻目睹的实际情况外，一个非常重要的方法就是根据科技资料来开展工作。这些资料包括：科技立项申请报告（开题报告）、科技项目进度报告、科学考察（调查）报告、科技实验报告、可行性研究报告等。它们的主要作用在于沟通信息、报告情况、提供应用，可以为上级机关制定方针、政策、法规等提供科学决策的依据。

3. 科技文书是重要的载体　科技文书的内容主要反映科学领域的科技研究状况、科技发展水平及其最新成果，同时，科技工作者在交流科技信息过程中还把某个时期、某个领域形成的科技成果搜集、研究、整理出来，如形成科技综述、述评、索引、文摘等文体。这些科技文书发挥了记录和反映科学研究成果，反映科学思想、见解和主张，传递科技信息、评论科技发展、综述科技工作、介绍科技成果的作用。

4.科技文书是重要的凭证　有些科技文书都不同程度地规定了人们的行动准则和行为方式，特别是依据有关法规在对科技成果进行审查、鉴定、评估、奖励过程中所形成的各种应用文体，对于人们该做什么，不该做什么，在什么时间、什么范围，以及什么问题上可做或不可做，能做到什么程度等，都有明确的规定。如科技合同类应用文、知识产权类应用文以及科技成果鉴定与奖励类应用文，都具有约束力的契约性、专有性和获得批准认可性、时效性和规范性的特点。

第二节　学术论文

学习目标：

1.了解学术论文的含义及功用、特点和主要种类。

2.熟悉学术论文的选题、写作计划、搜集资料、拟定提纲、撰写初稿论文和论文定稿等构成要素。

3.掌握论文写作提纲的构成、编写形式和学术论文的项目构成。

一、学术论文的概述

（一）学术论文的定义及功用

学术论文是某一学术课题在实验性、理论性或观测性上具有新的科学研究成果或创新见解和知识的科学记录；或是某种已知原理应用于实际中取得新进展的科学总结，用以提供学术会议上宣读、交流或讨论；或在学术刊物上发表；可做其他用途的书面文件。由此我们可以概括出学术论文的定义：学术论文是指用来进行科学研究和描述科学研究成果的文章。

通过以上定义，可以看出学术论文的功用主要表现在以下几个方面：

1.学术论文是学术研究的有效手段　完整的论文写作过程同整个科学研究过程是相重合、相一致的，论文写作的过程也就是科学研究的过程。论文题目的确定也就是研究课题的选择，论文内容的形成也即研究成果的取得。可以说，学术论文的研究是论文写作过程中的关键环节，也是科学研究的主要步骤。

2.学术论文是描述科研成果、促进学术交流的主要工具　要使科学研究的社会效益得以实现，就必须凭借一定的外在形式将其反映出来，科学研究成果特别是社会科学研究成果，大都是以文献的形式反映出来的，而在所有的学术文献中，可以说，学术论文又是反映研究成果的最简便、最适用的工具。

3.学术论文是考核作者知识、科研水平的重要依据　论文的执笔写作，也不是研究成果的机械反映，而是研究成果的深化和整理，是科学研究的继续。正因为论文写作同科学研究是密不可分的，所以人们常把论文写作作为培养和考察一个人的科研能力的重要手段。

（二）学术论文的特点

学术论文具有独创性、科学性和理论性，这三个基本特征也是学术论文的必备条件。

1.独创性　独创性是学术论文的生命。失去了独创性，学术论文也就从根本上失去了价值。学术论文不同于教科书，不是知识的传播和常规性的知识讲解。《科学技术报告、学位论文和学术论文的编写格式》（中华人民共和国国家标准）规定："学术论文应提供新的科技信息，内容应有所发现、有所发明、有所创造、有所前进，而不是重复、模仿、抄袭前人的工作。"不难看出，以上规定所突出的就是一个"新"字，也就是论文的独创性。

2. 科学性 如果说独创性是学术论文的生命，而科学性则应当是独创性的前提，在保证论文的科学性的前提下的创新，才是有意义的创新。写论文要具有科学性，首先论文作者要有科学的工作态度，不带个人偏见，不主观臆断；其次还要掌握科学的工作方法，要从客观实际出发，揭示事物发展的客观规律，论点客观准确，论据真实可靠，论证严谨周密。

3. 理论性 学术论文的理论性体现在两个方面：一是论文应当自成一个理论认识系统。从提出问题到解决问题，从论述的展开到观点的明确，要围绕着一个中心，要一环紧扣一环。二是体现在论文内容的深度上。学术论文所反映的是对事物的本质和规律的深刻认识。换句话说，是上升到一定理论高度的观点和认识，才能成为论文的内容核心。

（三）学术论文的主要种类

从不同的角度，按不同的标准，可对学术论文进行不同的分类。比较常见的分类方法有两种：

一是依照学科门类的不同，将学术论文划分为不同学科的论文，通常被分为两大部类——自然科学和社会科学，把应用于自然科学领域的论文称为科技论文，把应用于社会科学领域的论文称为文科论文。

二是依照论文的直接写作目的的不同，将学术论文分为交流论文和学位论文（含毕业论文）两类。所谓交流论文，是指在学术刊物上登载或在学术会议上宣读，以及通过其他渠道发表的学术论文；所谓学位论文，是指表明作者从事科学研究取得创造性的结果或有了新的见解，并以此为内容撰写而成，作为提出申请授予相应的学位时评审用的学术论文。学位论文主要包括学士论文、硕士论文和博士论文三个级别的论文，对不同级别的论文从内容到篇幅都有着不同的要求。

二、学术论文的构成要素

学术论文写作可以从选定论题、写作计划、搜集资料、拟定提纲、撰写初稿论文和论文定稿六点入手。

（一）选定论题

选题是论文成败的关键，有人说："选对了论题，论文等于完成了一半"。选题为科学研究活动确定了一个明确的目标，如果论题过大，到时可能会因多种因素影响而难以完成，如果论题过小，不能达到研究的水平。选题是研究者才学、知识的集中体现，选题要与客观需要相符合，选题也要与研究主体的状况相适应。因此，正确选定论题意义重大。

1. 选题的类型 科学研究有两大类，一类是开创性研究，一类是发展性研究。与此对应，研究课题也分为两大类：

（1）开创性研究的课题：开创性课题有指的是那些被人们忽视，或者由于条件限制，前人一直没有研究过的问题。也有的是在社会和人类认识的发展中，不断产生出来的新问题。对这些问题的研究就是开创性研究的课题。

（2）发展性研究的课题：发展性研究课题是指那些已有研究成果，但随着时间的推移，客观情况有了变化，或者研究条件有了改善，已有的研究成果或显陈旧落后，或暴露出种种不妥之处，因而有了重新对之加以研究的必要。这样的问题也可以作为科学研究的课题。

2. 选题的原则 选题的原则，就是衡量课题价值大小、决定弃取的标准和根据。一般来说，选择课题，主要就应当考虑两个方面的因素：一是要选择客观上有意义的课题，二是要选择主观上有见解的课题。

（1）选择客观上有意义的课题：课题的客观意义是社会意义和学术意义。选择具有社会意义的课题，主要是指选题要着眼于社会的需要，立足于现实，及时抓住社会发展中出现的新问题；选择具有学术意义的课题，主要是指选题要考虑学科建设和学科发展的需要，选择那些有利于学科自身完善的课题进行研究。

（2）选择主观上有见解的课题：选择客观上有意义的课题，只能说课题研究的进行是必要的，而究竟能否写出一篇高水平的论文，还要看作者能否完成课题研究，能否提出有价值的学术见解，这就需要考虑研究者自身因素了。对学术见解的产生及其价值起制约作用的因素很多，其中比较重要的是作者的能力、兴趣和资料条件。其中，资料条件是最为重要因而最值得重视的条件。撰写论文，从事研究，不能没有资料，资料是科学研究展开的凭借，是学术见解产生的基础。

（二）制定写作计划

具体地说，论文写作计划大致应该包括以下项目。

1. 课题的提出及其内容的阐释　要把课题内容浓缩成一段简短的文字写入研究计划，以便时时提醒自己，使所有的工作都能围绕着问题的解决进行。

2. 研究目的和具体要求的说明　研究课题，撰写论文，是为了达到什么目的，对此项研究有哪些具体要求，也应当在写作计划中明确。

3. 时间的估定　整个论文写作过程所用的时间，也就是从选题到论文最后完成，所需要估定的时长。

4. 工作步骤的安排　按照论文写作自身的程序，可对工作步骤做出如下安排：第一，搜集相关资料；第二，阅读、研究资料；第三，拟定提纲、撰写论文。

5. 其他情况的说明　如果需要一定的物力、财力，如实验设备、研究经费等，也要做出具体的安排或预算；如果是集体合作研究项目，就是说论文的作者不止一人，还要对分工情况有所说明。

（三）搜集和研究资料

确定选题后，通过各种方法搜集大量的资料，能为科学研究打下坚实的基础。在现实论文写作中有这样的情况，有人充分考虑了各方面的情况，也选到了有意义和价值的题目，由于对资料搜集和研究的不足，最终没有写出质量较高的论文。而通过各种方法搜集大量的资料，才能研究客观事物的历史发展和现实状况，揭示其影响因素、发展趋势和规律，并预测未来可能出现的变化，才能为科学研究提供真实可靠的依据。

1. 资料的搜集　获取研究资料的基本途径有以下几种：

（1）观察：观察是对客观对象有目的、有计划、比较持久的主动知觉过程，其目的是认识某一过程或某一现象的变化情况。科学研究中的观察是从课题研究的需要出发，采用一定的方法，对处于自然条件下的客观事物进行系统、能动的考察。观察是获取生动的感性资料的基本途径之一，成功的观察能为科学研究提供可靠、有力的事实依据。

（2）实验：实验是根据科学研究的需要，人为地创造条件，控制研究对象，观察、分析研究对象的状态和变化，以从中找出规律，得出结论的活动。实验的方法具有强化和纯化客观对象的作用，它能够排除外界干扰，使事物的某种状态和运动规律，在非常特殊的情况下突显出来，为人们所认识。实验的形式有两种：一种是实验室实验，一种是自然实验。

（3）调查：调查是研究者亲自深入到实际生活中，有步骤、有目的地对某一客观对象进行认真考察，了解某一方面情况的行为方式。调查的方式很多，常用的有三种：第一种是开会调查，这是一种传统的调查方式；第二种是采访，这是一种向个别人了解情况的调查方式；第三种是问卷，这是一种书面调查的方式，即以一定的卷面形式，提出若干问题，让相关对象填写回答。在现代社会中，问卷是一种常用的调查方式。

（4）利用图书情报机构：利用图书情报机构，是获取文献资料的基本途径。文献资料是科学研究资料的一个重要的门类，进行科学研究是离不开这类资料的。为能有效地利用图书情报机构，提高文献检索的效率，论文作者必须要熟悉图书分类法，要善于使用检索工具，要选用合理的检索方法。

2. 资料的研究　经过前期资料的搜集，此时研究者获取了大量的资料，这就需要对获得的材料进行研究，也就是对材料进行取舍和整理。主要包括：一是对有关文献资料和实验观察所得的资料进行分析处理，合理选用适当的图、表和照片等；二是重新核对试验设计中包含的思想，运用科学的逻辑思维方法进行分析，哪些观点在理论上成立，在试验中得到证实，哪些观点在试验中没有得到证实，需要修改，哪些现象和指标超出原来设想，可能有新的启示，需要进行新的分析。在这个过程中论文作者要加大信息存贮量，加大信息间作用的势能和频率，此时往往会出现创造性思维活动，预示着新的学术见解的产生；三是通过以上研究分析提炼课题观点，明确研究结果，提出结论。

（四）拟定写作提纲

在正式撰写论文之前，以写作提纲的形式把论文的结构反映出来，是提高论文质量的一个重要手段。现实中，有不少专业研究人员都有这样的感受：当某种思想在头脑中奔涌，感觉已经酝酿成熟，满怀激情地拿起笔想写出来，但是一旦动笔，思想却在笔头上凝固起来，写不出来或写不下去；或者是在一项科研任务行将结束时，脑子里装着许多材料，观点已经形成且有价值，想写但就是无从下手。凡此种种，并非由于"懒"，而是由于感到"难"。这就需要用写作提纲帮助作者整理思路，并使思路定型化。

1. 论文写作提纲的构成

一份完整、正规的写作提纲，应当由标题、观点句和内容纲要等几个项目构成。

（1）标题：论文的标题一般有两种写法。

一种是揭示课题的标题。这类标题所反映的只是文章所要证明的问题，而不涉及作者对问题的看法，如《倒 U 曲线的"阶梯形"变异》《近代资本主义精神与新教伦理的关系》；更为常见的是在标题的前后加有标明文种的词语，如《中国社会主义市场经济体制的实质问题探讨》《论"当代小科学"及其在中国科研体制改革中的历史地位》。标题以"……探析""……分析""……研究""论……""试论……"等形式出现，会使读者对文章性质一目了然。

另一种是揭示论点的标题。这类标题虽然不如揭示课题的标题用得那么普遍，但也应当算是一种比较常见的标题形式，这类标题直接反映作者对问题的看法，或者说标题就是对文章的内容要点的概括，如《股份合作制是优化农村经济系统的组织形式》《洋务派不能承担发展中国资本主义的历史任务》。

除了上面两种单行标题之外，学术论文还经常使用双行标题。有的双行标题中的正标题标明论点或与论点有关，副标题着重揭示课题或与课题有关，如《没有道德目的而有道德影响——评朱光潜早期文艺功利观》《欲海里的诗情守望——我读张欣的〈都市故事〉》。

（2）观点句：观点句也叫论点句或主题句，简单地说，就是概括全篇文章的基本观点的语句。在写作提纲中用一句或几句话写明文章的中心论点，有利于观点的进一步明确，并能有效地防止跑题。

（3）内容纲要：内容纲要是论文写作提纲的主体部分。在这一部分中，要以分条列项的形式把论文正文部分的结构框架如实地反映出来。

内容纲要的写作形式通常为：

标题

一、大的部分或大的层次要点

（一）段的要点

1.段内层次的意思

（1）材料

…………

二、同上

三、同上

…………

可以说，内容纲要就是一篇论文的结构关系图，要写入论文的所有观点和主要材料都应当放到一个最为恰当的位置。内容纲要大都从大的项目写起，即先写出大的部分或大的层次的要点，然后是该部分或该层次内的中项目即各段的要点，最后是中项目中的各个小项目即段内层次的要点。在依照内容纲要起草论文时，则要从小的项目写起，从一个部分的小项目再到下一个部分的小项目，渐次完成全文。

2.论文提纲的编写形式　提纲是论文的轮廓，应尽量写得详细些。根据拟定的内容不同可划分为标题式提纲和提要式提纲。一种是标题式写法，即以标题的形式把该部分的内容概括出来，用最简明的词语标示出某部分或某段落的主要内容；另一种是句子式写法，即以语意完整的句子形式把该部分的内容概括出来，是在标题式提纲的基础上较具体地概括出各个层次的基本内容，实际是文章的缩写。两种写法各有利弊，前者简洁，但别人不易看懂，甚至过一段时间之后，作者本人也会有不解之处；后者具体，但中心不够突出，不便于触发思考。拟定提纲究竟采用哪种项目写法，要根据实际情况（论文写作时间的长短、论文内容的繁简等）和个人习惯而定。

写作提纲的编制确定，标志着起草论文前的准备工作的结束，接着就可以进入下一个阶段——论文的起草阶段了。经过周密思考编制出的提纲，应当成为起草论文的基本依据。同时，在论文的起草中，如果发现提纲中有不妥之处，也要注意随时加以调整、修改。

【范文 9-1】

　　标题：新世纪以来宁夏少数民族作家小说创作探析

　　观点句：了解宁夏少数民族作家创作，研究宁夏文学所具备的纯洁性、民族多元性等特点，有助于整个中国文学增进对于落后地区甚至整个西部文学的了解与认识，也有助于发掘少数民族人民的生活、精神状态，对民族团结也具有一定意义。

　　内容纲要：

一、新世纪以来宁夏小说创作概述

（一）新世纪以来宁夏小说总体概况

1."宁军"的崛起与壮大

2.新世纪以来宁夏小说创作的成就

（二）新世纪以来宁夏小说创作的主要特点

1.扎根西部，立足本土

2.少数民族作家创作呈现上升趋势

二、新世纪以来宁夏少数民族作家小说创作的题材与主题

（一）苦难中的反复挣扎

1. "贫瘠得让人心慌"——环境苦难中的隐忍

2. "哪里有压迫，哪里就有反抗"——民族苦难

（二）"生与死"的探寻——人类面临的永恒话题

1. "清水中的生命倒影"

2. "植根于故土的生命之种"

（三）对信仰的追寻——宗教意识的光辉

1. 宗教元素的意义

2. 穆民的精神支柱

三、新世纪以来宁夏少数民族作家的独特艺术特色

（一）独特叙述视角的运用

1. "温暖的关注"——石舒清的儿童视角

2. 坚守纯美的人性——马金莲的女性视角

（二）浓郁西北风情的刻画和描写

1. "长河落日圆"的自然描写

2. 坚韧随和的民风描写

（三）多种艺术手法的运用

1. 写实手法

2. 象征、暗示、变形、夸张等方法

（五）撰写论文

论文的写作实际上就是设置一个能把观点和材料包括进去的逻辑框架。这个逻辑框架就是文章的结构，也即文章的内部构造，安排结构即谋篇布局，设定文章的总体格局。学术论文的结构应该是什么样的呢？学术论文是议论文的一种，而在议论文写作中，作者的思路通常是循着提出问题、分析问题和解决问题的顺序展开的，这一思路外化为文章的结构，就形成了文章的绪论、本论、结论三大部分，议论文的这种结构形式被人们称为"三段论式"。"三段论式"是对所有议论文体的一般构成规律或结构特点的总结，因而也同样适用于学术论文。

1. 绪论 绪论又称为导论、引论等，这是一篇论文的开头部分。这一部分所写的内容通常包括：

（1）提出问题：这几乎是所有的学术论文的绪论部分都应包含的一项内容，绪论部分其他内容的表述也往往是围绕着问题提出的。

（2）指明选题的背景、缘由、意义及研究目的等。

（3）明确观点，概括自己对问题的基本看法。有的论文开宗明义，在提出问题的同时，便写明对问题的基本看法。

（4）阐释基本概念：文章的基本概念是指构成研究课题和论文的基本观点的核心概念。为保证论题及论点的确定性、一致性，在绪论部分可对基本概念的含义加以阐释。

（5）指明研究方法或论证方法：在课题研究中，采用哪些值得注意的研究方法，或者在论文中将采用哪种比较独特的论证方法，都可以在绪论中写明。

（6）严格限定课题的范围：有的问题是在一个特定的范围内被研究的，论文的绪论部分也应对此做出说明，至少要把论文将着重探讨的方面或不准备涉及的方面，向读者交代清楚。对课题范围的限定常常同研究方法的明确联系在一起。

此外，论文的绪论部分还可以写入其他一些内容，比如，如果是驳论式论文，则需要在

绪论中简单评介对方的主要观点，这也可以被看作这类论文提出问题的一种方式。如果论文的篇幅较长，则可以在绪论中对本论部分的内容做一个简要的介绍，或对论证结果加以提示。

以上列举的几项内容，在一篇论文的绪论中一般不会全部涉及。论文作者可以根据自己的需要，有所选择、有所侧重地写好其中的某一项或某几项内容。

2. 本论　本论是论文的主体部分，是对问题展开分析，对观点加以证明的部分，是全面、详尽、集中地表述研究成果的部分。本论部分的篇幅长，容量大，一般不会只由一个层次或一个段落构成。不同的层次或段落之间有着密切的结构关系，按照层次或段落之间的结构关系的不同，可以把本论部分的结构形式分为并列式、递进式和混合式三种。

（1）并列式结构：并列式结构又称横式结构，是指各个小的论点相提并论，各个层次平行排列，分别从不同的角度、不同的侧面对问题加以论述，使文章内容呈现出一种齐头并进式的格局。

（2）递进式结构：递进式结构又称纵式结构或直线式结构，是指由浅入深，一层深于一层地表述内容的结构方式。各层次之间呈现出一种层层推进、步步深入的逻辑关系，后一个层次的内容是对前一个层次内容的发展，后一个论点是对前一个论点的深化。

（3）混合式结构：所谓的混合式结构是把并列式同递进式混合在一起的结构形式。与其内容的复杂性相适应，学术论文的结构形式也极少是单一的。有的文章的各大层次之间具有并列关系，而各大层次内部的段落之间却具有递进关系，或者在彼此之间具有递进关系的大层次内部，包含着具有并列关系的段落，并列中有递进，递进中有并列；也有的文章的各大层次之间所具有的结构关系就不是单一的，并列关系与递进关系分别存在于文章不同的层次之间。

为使本论部分更有条理性，人们常在这一部分的各个层次之前加上一些外在的标志，这些用以区分层次的外在标志，主要有序码、小标题，序码和小标题相结合，以及空行等几种形式。

3. 结论　结论是一篇论文的收束部分。这一部分大致包括以下几项内容。

（1）提出论证结果：在这一部分中，作者可对文章所论证的问题及论证内容做个归纳，提出对问题的总体性看法、总结性意见。

（2）指明进一步研究的方向：在论文的结论部分，有时作者不仅概括论证结果，而且还指出在该项课题研究中所存在的不足，提出还有哪些方面的问题值得人们继续探讨，为课题的后续研究提供一个线索。

此外，根据实际情况，还可以在论文的结论部分写入其他一些内容，比如，如果论文所反映的研究成果具有较高的实用价值，作者还应写明对研究成果的推广与应用前景的展望，或就此提出具体建议。如果研究成果是带有一定的突破性的，或者其意义及影响是不易为读者所了解的，则有必要在结论部分对研究成果的意义及其可能产生的影响，做出实事求是的说明和估测。

绪论、本论、结论三个部分前后相续、紧密衔接，是学术论文常见的结构顺序。但也有的论文开篇便直接进入对问题的论证，结篇点题，揭示论旨，即具有本论、结论，而没有一个相对独立的绪论部分；也有的论文在绪论中便概括全文的内容要点，出示论证结果，或在本论部分边论述边归纳，并不专门以结论的形式收束全文，文章只有绪论、本论，而没有一个独立的结论部分。后面两种结构程序可被看作绪论—本论—结论这种结构程序的演化或变体。在论文的撰写中，究竟采用哪种结构程序，要视写作的实际需要而定。

（六）论文定稿

论文完成初稿后经过反复修改，达到了预期的效果就可以定稿了。一篇完整、规范的学术论文是由以下项目构成的：

1. 题名　题名又称题目或标题。题名是以最恰当、最简明的词语反映论文中最重要的特定内容的逻辑组合。

论文题目是一篇论文给出的涉及论文范围与水平的第一个重要信息，也要考虑有助于选定关键词和编制题录、索引等二次文献可以提供检索的特定实用信息。论文题目十分重要，必须用心斟酌选定。对论文题目的要求是：准确得体、简短精练、外延和内涵恰如其分、醒目。对这四方面的要求分述如下。

（1）准确得体：要求论文题目能准确表达论文内容，恰当反映所研究的范围和深度。

（2）简短精练：力求题目的字数要少，用词需要精选。至于多少字算是合乎要求，并无统一的"硬性"规定，一般希望一篇论文题目不要超出 20 个字。不过，不能由于一味追求字数少而影响题目对内容的恰当反映，在遇到两者确有矛盾时，宁可多用几个字也要力求表达明确。

（3）外延和内涵要恰如其分："外延"和"内涵"属于形式逻辑中的概念。所谓外延，是指一个概念所反映的每一个对象；而所谓内涵，则是指对每一个概念对象特有属性的反映。命题时，若不考虑逻辑上有关外延和内涵的恰当运用，则有可能出现谬误，至少是不当。

（4）醒目：论文题目虽然居于首先映入读者眼帘的醒目位置，但仍然存在题目是否醒目的问题，因为题目所用字句及其所表现的内容是否醒目，其产生的效果是相距甚远的。

2. 作者姓名和单位　这一项属于论文署名问题。署名一是为了表明文责自负；二是记录作者的劳动成果；三是便于读者与作者的联系及文献检索（作者索引）。署名大致分为两种情形：单个作者论文和多作者论文。后者按署名顺序列为第一作者、第二作者……。坚持实事求是的态度，对研究工作与论文撰写实际贡献最大的列为第一作者，贡献次之的，列为第二作者，以此类推。注明作者所在单位同样是为了便于读者与作者联系。

3. 摘要　论文摘要是论文内容不加注释和评论的简短陈述，其作用是不阅读论文全文即能获得必要的信息。论文摘要包括中文摘要和英文摘要两项。摘要应包含以下内容：

（1）从事这一研究的目的和重要性。

（2）研究的主要内容，指明完成了哪些工作。

（3）获得的基本结论和研究成果，突出论文的新见解。

（4）结论或结果的意义。

论文摘要虽然要反映以上内容，但必须十分简练，内容亦需充分概括，篇幅大小一般限制其字数不超过论文字数的 5%。例如对于 6000 字的一篇论文，其摘要一般不超出 300 字。

论文摘要不要列举例证，不讲研究过程，不用图表，不给化学结构式，也不要做自我评价。撰写论文摘要的常见毛病，一是照搬论文正文中的小标题（目录）或论文结论部分的文字；二是内容不浓缩、不概括，文字篇幅过长。

4. 关键词　关键词属于主题词中的一类。主题词是用来描述文献资料主题和给出检索文献资料的一种新型的情报检索语言词汇，正是由于它的出现和发展，才使得情报检索计算机化（计算机检索）成为可能。关键词是为了文献标引工作，从论文中选取出来，用以表示全文主要内容信息款目的单词或术语。一篇论文可选取 3 ～ 8 个词作为关键词，以显著的字符另起一行，排在摘要的左下方。

5. 目录　如果论文的篇幅较长，就需要编出一个简单的目录。论文目录是论文中的各级小标题的依次排列，由各级小标题的序号、小标题和小标题所在页的页码组成。为长篇论文编写目录，便于读者从整体上把握文章的逻辑体系，也为读者选读论文的有关部分提供了方便。

6. 正文　学术论文的正文通常包括绪论、本论、结论三个部分。关于正文的撰写问题，已在前面详细谈过，这里就不再重复了。

7. 注释　注释是标明作者在文章中直接或间接引用他人语句或观点的具体出处，是文章的有机组成部分之一。注释按其功用的不同分为两大类：一是补充内容的注释；二是注明资料出处。注释按其形式的不同，可以分为四种：夹注、脚注、章节注和尾注。无论采用哪种形式加注，都需要先在正文中的被注释项的右上方加上序码或记号，再在注释内容的前面加上相同的序码或记号。几种类型注释的格式分别举例明示如下。

（1）图书类注释：如，钱钟书：《管锥编》第 4 卷，第 1358—1361 页，北京：中华书局，1986 年。

（2）刊物类注释：如，胡适：《书院制史略》《东方杂志》第 21 卷 3 期，1924 年 2 月。

（3）报纸类注释：如，马大猷：《自然科学中的新造字应该精简》《光明日报》1977 年 11 月 18 日。

（4）外文类注释：如，Rene Wellek，Discrimimations，New Haven.1970，p3-6。

还有一类，是属于参考或转述性的注释，可标明"参见""参阅"或"转引自"什么资料。

8. 致谢　谢词可以写在正文的最后一个部分，也可以单列出来，使之单独成为论文谢词可以写的一个项目。

9. 参考文献著录　科学研究通常是在已有研究成果的基础上进行的，学术论文是在参考其他文献的基础上完成的。凡是对研究成果的取得有所帮助的文献资料，都属于论文写作的参考文献。在论文的最后列出参考文献目录，既表示对他人劳动成果的尊重，又能加大文章的信息量，提高论文的学术价值。读者可以以此为线索，追溯查找资料，继续进行同一课题或相关课题的研究。

10. 附录　不便于放入论文正文但又需要读者了解的各种资料性内容，都可以放到附录中。比如，帮助读者理解正文内容的补充信息；由于篇幅过大或取材于复制品而不便于编入正文的材料；不便于编入正文的罕见珍贵资料；对一般读者并非必需但对本专业同行有参考价值的资料；某些重要的原始数据、数学推导计算程序、框图、结构图、注释、统计表、计算机打印输出件。

一篇具体的文章，既可能包括所有的项目，也可能不需要具备全部项目。通常，在一般的交流性论文中，标题、署名、摘要、关键词、正文、注释，以及参考文献是必备项目。

【范文 9-2】

枸杞化学成分及药理作用研究进展

摘要：综述枸杞的化学成分和药理作用，结果表明，枸杞具有滋补肝肾、益精明目、延缓衰老等功效。化学成分为枸杞多糖、多种氨基酸、微量元素、维生素、牛磺酸、生物碱、挥发油等。现代临床研究表明枸杞具有降低血脂血糖、保肝、抗肿瘤、抗衰老等药理作用。其主要有效成分为枸杞多糖（LBP）。为枸杞的进一步临床应用和进一步研发提供参考。

关键词：枸杞　化学成分　药理作用

枸杞（*Lycium barbarum*）属茄科枸杞属为多年生落叶灌木。目前，通过人工栽培形成的枸杞林，主要为宁夏枸杞，通称"茨圆"或"红果子"，并以宁夏的枸杞品质为最佳[1]。枸杞是我国一味传统常用中药。始载于《神农本草经》被列为上品，谓之："久服坚筋骨，轻身不老，耐寒暑"。枸杞子味甘、性平、归肝、肾经，具有滋补肝肾、益精明目、润肺止咳、延缓衰老等功效[2]。深入研究枸杞的果实成分，对于认识枸杞的药理作用，合理有效地利用这一宝贵的资源具有重要意义。

1. 化学成分研究

1.1 糖类

枸杞总糖量为46.5%，其主要活性成分是枸杞多糖（lycium barbarum polysaccharides，LBP）。LBP由阿拉伯糖、葡萄糖、半乳糖、甘露糖木糖、鼠李糖等6种单糖组成，是含有多种微量元素和氨基酸的蛋白杂多糖，其含量在5.42%～8.23%。一等品枸杞总糖量为39.5%、还原糖33.39%、果糖7.24%、蔗糖5.552%、醛基糖16.37%。

1.2 氨基酸

枸杞含19种氨基酸（其中包括8种必需氨基酸），总量为9.14%。同时还发现含有氨基乙磺酸牛磺酸，这是唯一被报道含有牛磺酸成分的植物体，其含量达0.205%～0.689%。

1.3 微量元素

枸杞含有大量与生物活性有关的微量元素。如具有抗衰老作用的锌、铁、铜、锗，防治冠心病的铜、锰、镁、钙、钾、锌、铁等。

1.4 甜菜碱

甜菜碱是一种营养性添加剂，可用于畜禽、水产，及各种宠物饲料中。其主要用途如：提供甲基、做甲基供体、参与脂肪代谢、促进蛋白质合成、具有诱食活性等。甜菜碱盐酸盐是渗透压激变的缓冲物质。在研究过的150多种代谢物中，甜菜碱是最好的渗透调节剂，与抗球虫药物有协同作用，可提高疗效、保护维生素、预防肝病，是兽药泰洛菌素的重要原料。

1.5 香豆素

香豆素又称香豆精，为顺式邻羟基桂皮酸的内酯，具特异香气。按香豆素母核不同的取代基而分为羟基香豆素类、呋喃香豆素类、吡喃香豆素类、双香豆素类、双氢异香豆素。

1.6 生物碱类

枸杞主要含甘氨酸甜菜碱，约占0.1%，还含有颠茄碱0.95%、天仙子胺0.29%。

1.7 脂肪与脂肪酸（略）

1.8 醇类（略）

1.9 无机盐（略）

2. 药理作用研究

2.1 保肝作用

实验研究表明，LBP可使四氯化碳所致的丙氨酸氨基转移酶（ALT）升高值明显降低，使老龄小鼠的肝细胞脂质过氧化作用降低[3]，LBP对实验性肝损伤具有保护作用。

2.2 降血糖作用

研究LBP对正常小鼠的血糖和糖耐量的影响及对四氧嘧啶致高血糖小鼠的保护作用表明，分别给正常小鼠灌胃LBP50毫克/千克或100毫克/千克，可使血糖明显降低。LBP能明显降低链佐星高血糖小鼠血糖，并对链佐星引起的胰岛损伤具有保护作用。

2.3 降血脂作用

LBP对高脂血症兔的血脂有明显影响，能显著降低血清胆固醇（TC）及甘油三酯（TG）含量，降脂有效率达100%。

2.4 抗肿瘤作用

LBP能显著改善荷瘤小鼠的状况，使腹腔积液型荷瘤小鼠的生命延长41%～85%，并显著地抑制这两种实体瘤的生长，抑制率达81%和72.9%。

2.5 免疫调节（略）

2.6 对糖尿病视网膜病的治疗作用（略）

2.7 抗衰老作用（略）

2.8 抗疲劳作用（略）

2.9 抗凋亡的作用（略）

3. 应用

LBP 具有调节机体免疫、延缓衰老、抗肿瘤和抗氧糖等作用，通常和其他药食两用植物一起应用，现在已经有许多专利产品，如枸杞奶粉的研制，将枸杞子作为运动营养补充剂、增加免疫产品、清除自由基抗衰老、抗肿瘤、健脑、抗关节炎等产品的原料，将 LBP 作为缓解视力疲劳保健食品的原料，加工成中成药，用于预防和治疗代谢综合征，枸杞子提取物也用于护肤品、护发养发产品中。也有用枸杞加工成保健酒、面条、保肝健脾茶和香肠的专利。枸杞在美国有用于水果营养饮料的配料，美国菲尼克斯生物技术有限公司今年申请了由人参、灵芝、冬虫夏草、党参、枸杞子、女贞子、甘草、对白花蛇舌草、藿香和夏枯草提取物混合物的专利，用于癌症的治疗。在欧洲也有用枸杞子提取物、五味子提取物和木兰花一起研制成的即食茶粉、袋茶、糖果和酱等，作为食物补充剂。

总结：枸杞是药食同源的植物，其所含的多糖作为一种天然植物多糖，具有丰富的生物活性，且长期服用无致畸、致突变作用。枸杞多糖有抗氧化、免疫调节、抗凋亡、降血糖、降血脂的作用。深入研究枸杞多糖的治疗作用及其分子机制和信号传导途径具有深远的理论与实际意义。然而，目前枸杞多糖的研究还存在一些问题：①基础研究方面，在分子水平上探讨枸杞多糖作用机制、结构与功能关系，以提高药物活性的研究不多。②在临床上缺乏对枸杞多糖进行系统开发、综合利用、疗效的观察等。

参考文献

［1］ Dong J Z, Yang J J, Wang Y. Resources of Lycium species and related research progress ［J］. Zhong guo Zhong Yao Za Zhi, 2008, 33（18）: 202022027.

［2］ Chang RCC, So KF. Use of antiaging herbal medicine, Lycium barbarum, against aging associated diseases. What do we know so far ［J］. Cellular and Molecular Neuro- biology, 2008, 28（50）: 6432652.

［3］ 王红丽，杨孝来. 枸杞多糖的抗脂质过氧化作用研究 ［J］. 卫生职业教育，2009（17）: 112-113.

【范文 9-3】

企业财务风险分析与防范

××工程学院管理学院财务管理专业　陶××

摘要　随着时代进入 21 世纪，企业面临的风险随着新经济环境的变化向更广范围、更深层次的方向发展，在企业发展的同时企业财务风险管理愈来愈成为企业财务管理的核心问题。财务风险是企业面临的一种风险，而财务风险的控制就是企业在识别、评估和分析的基础上，充分预见、有效控制财务风险，通过对财务风险的风险研究，找出风险成因，从而采取相应的预防策略或建立预警体系，用最经济的方法把财务风险可能导致的不利后果减少到最低限度的管理方法。本文针对加强企业财务风险管理进行论述，在系统分析财务风险的本质及我国企业财务风险成因的基础上，建立我国企业的财务预警指标，进行适当的财务风险决策，以期为财务风险管理及防范提供参考。随着现代市场经济的建立，市场环境瞬息万变，各种不确定性影响因素日益增多，企业财务风险问题显得越来越复杂多变。因此，加强财务风险管理已经成为各层次管理者密切关注的问题，企业财务风险预测研究的需求日益迫切。急需建立有效的财务预警系统来预测、预控和处理财务风险，以期降低风险，提高效益，实现预期财务收益。

关键词　财务风险；风险分析；风险防范；财务危机

<h2>目录</h2>

1. 绪论

目前我国国有企业由于底子差，资金不足，资本结构不合理，负债率过高，企业利息负担过重，严重影响企业的生存和发展。作为企业管理人员，特别是企业财务管理人员应该增强风险意识，了解风险与企业收益的关系，把握时机，发挥风险对企业的有利作用。（略）

1.1 财务风险的概述

财务风险作为一种信号，在任何一个企业，从其诞生之日起，就面临着多种多样的风险，在企业经营实践中，最主要的风险是财务风险，并且能够全面、综合地反映企业的经营状况。（略）

1.2 财务风险的特性

1.2.1 客观性

企业在确定财务风险控制目标时不能一味追求低风险甚至零风险，只要企业从事财务活动，不管企业是否愿意冒风险，财务风险总是存在于企业生产经营的各环节中，并且财务风险是不以人的意志为转移而客观存在的。也就是说，风险处处存在，时时存在，人们无法回避它、消除它，只能通过各种技术手段来应对风险，从而避免费用、损失的发生。

1.2.2 不确定性

财务风险具有一定的可变性，即在一定条件下、一定时期内有可能发生，也有可能不发生。这就意味着企业的财务状况具有不确定性，从而使企业时时都具有蒙受损失的可能性。

1.2.3 损失性（略）
1.2.4 收益性（略）
1.3 财务风险的类型（略）
1.3.1 筹资风险（略）
1.3.2 投资风险（略）
2. 加强财务风险管理的重要性（略）
2.1 企业财务风险管理是外部环境变化的要求（略）

2.2 企业财务风险管理是加强企业自身建设的需要（略）

3. 我国企业财务风险控制的原则

企业财务风险控制是企业整个经营管理系统的重要核心内容，企业在制定和实施财务风险控制策略的过程中，必须遵循和利用企业管理的基本原则，以及风险控制本身所要求的其他原则，这些原则主要包括以下几个方面。

3.1 符合企业总目标的原则

企业财务风险控制作为企业整体经营管理活动的一部分，其风险控制目标和策略的制定应该而且必须符合企业发展总目标的要求。（略）

3.2 风险防范与风险处理相结合的原则（略）

3.3 长短期利益相结合的原则（略）

4. 企业财务风险管理的现状（略）

5. 财务风险的防范措施（略）

6. 如何预防企业财务风险（略）

结束语

综上所述，通过构建高效的风险控制机制，实施企业全面预算制度，加强资金流量分析，强化资产管理，提高营运能力等方面的工作，是控制和应对财务风险的有效手段。（略）

致谢（略）

参考文献

[1] 毛群英.企业筹资的风险防范 [J].财经研究，2008，（8）：56-57.
[2] 张鸣.投资管理 [M].大连：东北财经大学出版社，2001.
[3] 王成秋.投资效率研究 [D].天津：天津财经学院，2004.

第三节 毕业论文

学习目标：

1. 了解毕业论文写作的意义、毕业论文的特点和主要种类。
2. 熟悉毕业论文开题报告的主要内容及毕业论文写作的注意问题。
3. 掌握毕业论文的各项目构成要素及毕业论文答辩的准备工作。

毕业论文是学术论文的一种特殊的类型。毕业论文的写作既有学术论文写作的共性，也有自身的一些特点，这一部分在遵循学术论文的一般写作规律的基础上，着重介绍大学毕业论文的独特之处。

一、毕业论文概述

（一）毕业论文写作的意义

撰写毕业论文是检验学生在校学习成果的重要措施，也是提高教学质量的重要环节。按照教学计划规定，应届大学毕业生都必须完成毕业论文。如果申请学位，根据国家学位条例实施办法的规定，也要提交论文并通过答辩。毕业论文应当在老师指导下，运用大学期间所学的学科知识、基础理论和基本技能，来分析解决本学科领域的某一问题。毕业论文的写作过程，是发现问题，深入地研究、分析、解决问题，并把问题解决的科学性完整地表达出来的过程。在这一过程中，学生的思考力、创造力和文字表达能力得到一次最充分的综合训练。实践证明，撰写毕业论文是提高教学质量的重要环节，是保证出好人才的重要措施。

（二）毕业论文的特点

毕业论文是学术论文的一种，具有学术论文的特征，同时也具有其自身的特点，主要表现在：

1. 有一定的创造性　这里的"创造性"实际上是指毕业论文在选题、立论或材料运用上的"新"，要通过自己的思考、分析和论证，多少有一些新见解、新思路或新材料。一篇合格的论文，不能完全重复前人或他人的研究成果，要有新意。

2. 具有某些学术价值　毕业论文所探讨的问题对于本学科的研究有些推进或启发，能够对社会建设或社会发展起到某些促进或观照的作用。

3. 有一些理论性　问题的提出、分析和论证，要有抽象思维的介入，透过现象抓本质，寻找规律。要做到观点新颖，思路清晰，有理论的发挥，而不只是常识性的结论，加上几个例子，或者只是个别经验事实的简单描述，堆砌一些材料。

4. 练习性　毕业论文是在指导老师多次指导修改下完成的。指导教师的主要任务是引导学生确定论文题目，开列参考文献目录，帮助学生制定研究计划，审阅开题报告及论文提纲，解答疑难问题，评审论文等。有经验的指导教师总是能够非常到位地指导学生做好每一个阶段的工作，使学生的潜能得到最大限度的发挥。

二、毕业论文开题报告的主要内容

开题报告是指论文作者在确定研究题目，并对课题研究的历史和现状进行深入考察，对即将开始的研究工作进行比较周密的安排之后，向有关部门或人员提交的说明课题研究的意义和目的、论文写作的步骤和措施，以及准备情况、总体思路等的书面报告。可以说，一份开题报告也就是一项研究的论证报告。在开题报告中，要对该项课题研究的必要性和可行性做出详尽的阐述和论证。

大学生和研究生所撰写的开题报告通常包括以下项目：

（1）作者姓名；

（2）学科门类、研究方向及年级；

（3）导师的姓名和职称；

（4）研究题目；

（5）选题的缘由、目的和意义；

（6）选题及研究背景（包括课题研究的历史和现状，及相关课题的研究情况）；

（7）研究的方法、措施和步骤（若需调查或实验，就要写出调查或实验设计方案）；

（8）准备情况（主要为资料准备情况）；

（9）预期目标；

（10）具体进度和完成时间。

开题报告一经通过，论文写作程序就可以正式开始了。

三、毕业论文写作的注意问题

（一）毕业论文的选题

1. 选题应以专业课的内容为主　毕业论文的写作是教学过程的一个环节，是整个教学活动的有机组成部分。撰写毕业论文特别是大学毕业论文不仅是为了传播学术信息，推进学科的发展，更重要的目的还在于总结学习成果，考查学生运用所学专业知识解决实际问题的能力，并系统培养学生的科学研究能力。因此，如果学生完全脱离专业范围，仅凭个人的兴趣爱好选题，毕业论文的写作就难以达到预期的目的。

2. 论题要大小适中 题目不要太大，尽量小题大做。对于大学生来说，"小问题"要比"大问题"更容易驾驭，把所要解决的问题集中到一点上，有利于深入分析，广征博引，把文章写得更有深度。选题过大，会因为作者的研究能力及研究经验不足，则无法将问题研究得深入透彻，写出的论文会流于肤浅、空泛，给人以"蜻蜓点水"之感，不利于写出较高水平的论文来。

3. 选题要充分考虑主客观条件 选择毕业论文的题目，除了必须考虑前面曾谈过的资料条件之外，还要着重考虑自己驾驭问题的能力，以及时间条件、导师指导条件等。

（二）毕业论文的论点形成

在前期进行资料搜集占有了大量的材料，经过整理分析比较，去粗取精，去伪存真，对资料进行推敲、筛选，留下最能反映本质、最有说服力的材料，这时就需要提炼和形成自己的观点也就是论点。论点是文章的灵魂，是内容的核心，也是决定论文学术质量的最重要的指标。论点的提炼与形成必须实事求是，遵循科学的态度，不是主观预设，不是从既定的理论框架出发，而是通过对大量材料的深入分析研究，用科学的理论方法，从感性上升到理性，从现象揭示出本质。论文评审一般都看重有没有作者自己新颖的观点，这些观点是否正确和深刻，很重要的就是考察是否具备实事求是的科学性和创新价值。形成的论点要符合以下要求：

（1）论点要鲜明，不能含糊其辞，同时论点又要辩证，不能走极端；

（2）论点要科学正确，不与常理和事实相背离；

（3）论点要准确，不要夸大其词，防止偏颇。

（三）毕业论文的修改定稿

正文初稿写好以后，应该多修改几遍，对整篇论文逐行逐句逐段反复推敲，检查每一个具体论点、论据、论证是否恰当有力，表达是否合乎逻辑，务求不留疑点，直到确实有说服力为止。

检查并修改初稿时应注意以下几点：

（1）论点与论题的一贯性；

（2）观点与材料的统一性；

（3）论文的结构层次与逻辑思维的密切性；

（4）论文的语言表达意思的准确性；

（5）文章中标点符号使用的正确性；

（6）采用的数据、年代、人物名及地名是否准确；

（7）引用的注释、文献参考资料的列举是否真实恰当；

（8）封面署名、装订是否工整。

经反复多次修改的论文，应再次送达指导老师审阅认可后，以指导老师签署同意定稿字样为止，该篇论文才算是完成了。

四、毕业论文的构成

（一）构成项目

毕业论文包括的内容：封面、内容提要与关键词、目录、正文、注释、附录、致谢、参考文献。其中"附录"视具体情况安排，其余为必备项目。

（二）各项目构成要素

1. 封面 封面由文头、论文标题、作者、学校名称、专业、年级、指导教师、日期等项内容组成。

2. 内容提要与关键词　内容提要是论文内容的概括性描述，应忠实于原文，字数控制在300字以内。关键词是从论文标题、内容提要或正文中提取的、能表现论文主题的、具有实质意义的词语，通常不超过7个。

3. 目录　列出论文正文的一、二级标题名称及对应页码，附录、参考文献、后记等对应的页码。

4. 正文　正文是论文的主体部分，通常由绪论、本论、结论三个部分组成。这三部分在行文上可以不明确标示。

5. 注释　对所创造的名词术语的解释或对引文出处的说明，注释采用脚注形式。

6. 附录　附属于正文，在毕业论文结束语中出现，对正文起补充说明作用的信息材料，可以是文字、表格、图形等形式。

7. 致谢　简述自己通过做毕业论文的体会，并应对指导教师和协助完成论文的有关文员表示谢意。

8. 参考文献　作者在写作过程中使用过的文章、图书等文献著录。

五、毕业论文的答辩

毕业论文的答辩，是审查论文并考察论文作者对课题的把握程度及综合研究水平的重要方式，也是锻炼学生的快速反应能力和独立处理问题能力的有效手段，同时，论文答辩也是对答辩人的心理素质的一种考验。

为能顺利通过答辩，论文作者在提交论文之后，必须马上开始答辩的准备工作。准备工作主要应从以下几个方面着手进行：

1. 撰写一份答辩提纲　在论文答辩开始时，论文作者首先要简要地陈述自己的研究情况，陈述的内容主要包括：选题的缘由和动机；课题研究的意义和价值；已有的研究状况及自己的研究有所创新、有所突破的地方；比较重要或有独到之处的研究方法；论文的基本观点；论文的缺憾之处或需要进一步研究的问题；等等。撰写一份答辩提纲，将陈述内容的要点列出，既可以理清思路，又可以防止自己在答辩时跑题或讲不清问题。

2. 找出论文的薄弱环节　在通读论文的过程中，认真思考论文的薄弱环节在哪里，观点是否有值得推敲的地方，所用材料是否有可疑之处，以及如果答辩委员会提出这些问题，自己应当如何应对。

3. 整理撰写论文所用资料　重新整理一下用过的资料，以便更加熟悉资料，更加清楚地掌握资料的全貌。答辩委员会提出的问题，一般仅限于论文本身所涉及的学术问题，与论文无关的专业知识，暂时可以不予考虑。

回答问题，要力求自信流畅、简洁明了，而不要东拉西扯或含糊不清。遇到自己无法回答的题，也要以坦诚的态度实事求是地说明，而不要刻意回避或极力辩解。答辩结束时，要对答辩委员会富有启发性的提问表示感谢，最后要有礼貌地退场。

第四节　科技实验报告

学习目标：
1. 了解科技实验报告的定义和作用。
2. 熟悉科技实验报告的特点及类型。
3. 掌握撰写科技实验报告的步骤、项目构成及应注意的事项。

一、科技实验报告的定义和作用

1. 科技实验报告的定义　科技实验报告是在某项科研活动或专业学习中，实验者描述和记录实验过程和结果的一种科技文书体。为了检验某种科学理论、科学假说，或者为了检验某一科技成果的有效性，科技工作者常常需要通过实验的方法进行全面的观察、分析、综合、判断，然后把实验的目的、方法、步骤、结果等用书面的形式记述下来，这就形成了科技实验报告。

2. 科技实验报告的作用　科技实验报告的作用有两个方面：一是向有关部门汇报实验结果，为其决策提供依据。实验报告必须在科学实验的基础上进行，无论是成功的还是失败的实验结果的记载，都有利于不断积累研究资料，有关部门可以据此做出决策；二是积累科研资料，为今后的科研工作提供经验或教训。实验者通过实验不断总结研究成果，不仅提高了观察能力，而且也提高了分析问题和解决问题的能力，培养了理论联系实际的学风和实事求是的科学态度。

二、科技实验报告的特点及类型

（一）科技实验报告的特点

1. 实证性　实证性保证了科技实验的科学性。科技实验的整个实验过程，不以理论的推导为主，而以实证为原则。实验的结果要经得起反复的检验，实验的数据要经得住反复的核查。因此，实验者要以客观、冷静的态度进行整个实验工作，排除一切主观因素的干扰，不带任何个人偏见。

2. 记录性　为了保证实验的准确真实，科技实验报告必须对实验过程和结果做出如实记录。实验过程中出现的现象、得出的数据及结果必须如实记录、真实可靠，杜绝主观想象、凭空捏造、任意取舍等情况的发生。

3. 不求圆满结果　科技实验不像项目研究那样追求圆满结果，它只是一个实践验证过程。不论结果是肯定性的还是否定性的，实验本身都达到了目的，都会对科学研究起到重要的作用。通过实验肯定了某种认识或发明，当然是可喜可贺的好事；而否定了某种错误的认识或不成功的发明，也未必是坏事。所以，有些实验结果完全推翻了原来的认识，或否定了新的科技产品，从科学认识的角度说似乎没有得到圆满的结局，但实验报告记录了一次失败的教训，使得将来可以避免再走这条弯路，仍有突出的意义和价值。

（二）科技实验报告的类型

科技实验报告的类型是由实验本身的性质所决定的，大致有两种基本情况：

1. 创新型实验报告　这种实验是具有一定创造性的，或者说，这是一种通过实验的方式来寻找解决问题的办法的一种创新型实验。这样的实验，失败的比率很高，常常做数百次实验也不一定能获得成功。但是，一旦获得成功，就可以很快获得效益，因为其结果在被发现的时候已经得到了验证。

2. 检验型实验报告　凡是对一个新的发现或假说、一个新的产品的有效性进行检验的实验，都属于检验型实验。这种实验不承担创造和发明的责任，只验证创造和发明是否有效。相对而言，这种实践的肯定性结果要远远高于创新型实验。

三、科技实验报告的写作

1. 科技实验报告的撰写步骤

（1）明确写出实验名称、目的和原理；

（2）分条登记实验器材；

（3）分条写出操作步骤；

（4）根据实验目的和原理设计实验装置；

（5）仔细观察和如实记录实验过程及结果；

（6）分析或计算实验结果，得出结论；

（7）将以上步骤所做的记录依次全面整理、核实、誊正。

2. 科技实验报告的项目构成 科学实验的方法通常有定性实验、定量实验、结构分析实验、析因实验、对照实验、中间实验、模拟实验等。不同的实验方法可以写出不同的实验报告，但就实验报告的完整形式而言，通常包括下列各项内容：

（1）标题：标题由实验项目加文体名称组成，如《新型防火阀与火灾报警器定期观测实验报告》。

（2）作者：包括实验主持人和实验组成员，如果是科研单位的集体实验，可以只标科研单位的名称。

（3）摘要：在有必要的情况下，可以把实验方法、实验结果等重要信息提取出来，概括为一个简短的摘要，置于正文之前，目的是让读者利用最少的时间了解实验的结果和评价。

（4）引言：这是实验报告正文的开头部分，用以概括地说明该项实验的研究对象、该实验的目的和意义等。这部分篇幅要短小，文字要简练。

（5）主体：实验报告的主体内容复杂，又可分为以下组成部分：

①实验原理：简要表述进行实验的理论根据，如基本定律、原理、科学方法，以及实验装置的设计原理等。②实验目的：简要说明该实验要解决什么问题，要检验什么原理或假说，要验证产品的什么功能或效力等。③实验器材：对所使用的仪器、材料做出较详细的介绍和说明，包括仪器、材料的名称、型号、数量、批号等。这部分非常重要，不得遗漏。④实验设备和步骤：如果采用了实验设备，要将设备的情况及操作的方法和步骤进行记录和说明。⑤实验过程和实验结果：要把实验的过程及其所得到的数据和结果如实记录下来，如果数据复杂繁多，这部分要列出表格，在表格中一一标写出来，使读者能够一目了然。事实上，许多科技实验报告中都有表格出现，这是表达的需要。⑥讨论及评价：就是对实验的步骤、数据、结果进行分析和解释，并得出最终评价。

（6）参考文献：在实验中引用别人的实验数据、计算公式、研究成果等，要注明出处，包括作者、文献名、出版单位和出版时间等。

四、撰写科技实验报告应注意事项

写实验报告是一件非常严肃的工作，要讲究科学性、准确性、求实性。在撰写过程中，常见错误有以下几种情况：

（1）观察不细致，或没有及时、准确、如实记录。在实验时，由于观察不细致，不认真，没有及时记录，结果不能准确地写出所发生的各种现象。在记录中，一定要看到什么，就记录什么，不能弄虚作假。为了印证一些实验现象而修改数据，假造实验现象等做法，都是不允许的。

（2）说明不准确，或层次不清。比如，在化学实验中，出现了沉淀物，但没有准确地说明是"晶体沉淀"，还是"无定形沉淀"。说明步骤，有的说明没有按照操作顺序分条列出，结果出现层次不清、凌乱等问题。

（3）没有尽量采用专用术语来说明事物。例如"用棍子在混合物里转动"一语，应用专用术语"搅拌"较好，既可使文字简洁明白，又合乎实验的情况。

（4）外文、符号、公式不准确。没有使用统一规定的名词和符号。

【范文 9-4】

实验细胞膜的渗透性

姓名：×××　　学号：×××××××　　学院：××××××　　班级：××

小组成员：×××　×××　日期：××年××月××日

一、实验目的

1. 了解细胞膜的渗透性；

2. 了解各种小分子物质跨膜进入红细胞的速度。

二、实验原理

1. 细胞膜具有对物质选择透过的生理功能。脂溶性越高通透性越大，水溶性越高通透性越小；非极性分子比极性分子容易透过，小分子比大分子容易透过。水分子可通过由膜脂运动而产生的间隙。非极性的小分子如 O_2、CO_2、N_2 可以很快透过脂双层，不带电荷的极性小分子，如尿素、甘油等也可以透过人工脂双层，尽管速度较慢，分子量略大一点的葡萄糖、蔗糖则很难透过，而膜对带电荷的物质如：H^+、Na^+、K^+、Cl^-、HCO^- 是高度不通透的。

2. 溶血现象：渗入红细胞的溶质能提高红细胞的渗透压，使水进入细胞，引起细胞吸水胀破，即红细胞膜破裂，血红蛋白从红细胞中逸出的现象称为溶血现象。

3. 等渗溶液：渗透压与血浆渗透压相等的溶液称为等渗溶液。

4. 高渗溶液：渗透压高于血浆渗透压的溶液称为高渗溶液。

5. 低渗溶液：渗透压低于血浆渗透压的溶液称为低渗溶液。

6. 半透性：膜或膜状结构只允许溶剂（通常是水）或部分溶质（一般为小分子物质）透过，而不允许其他溶质（一般为大分子物质）透过的特性。

7. 渗透作用：膜两侧溶液浓度存在差异，造成化学势能差，在势能差的驱动下，溶剂穿过对溶质不透膜的过程。

三、实验器材

新鲜兔血；试管（1.5cm×18cm）、试管架、10ml 移液管、1ml 移液管、200ml 烧杯（2个）、250ml 容量瓶、移液枪、胶头滴管、菜刀、吸球、电子天平、显微镜、盖玻片、载玻片、秒表；150mmol/L NaCl 液，蒸馏水，5mmol/L NaCl 液，65mmol/L NaCl 液，0.8mol/L 丙醇液，0.8mol/L 丙二醇液，0.8mol/L 丙三醇液，2%Triton X-100 液，氯仿（三氯甲烷）。

四、实验步骤

1. 取新鲜血液，加入适量抗凝剂备用；

2. 观察加入不同溶液之后的溶血现象；

3. 渗透性计时比较。

五、实验结果与分析

1. 蒸馏水和 150mmol/L NaCl 液：

试剂	150mmol/L NaCl 液	蒸馏水
变化	不溶血，静置半小时后分层，上层无色透明，下层红色不透明。	溶血，溶液通体一色，红色透明
溶血时间	—	1s 以内
显微观察	完整的红细胞	无完整的红细胞，有絮状物质

结论：Na^+ 和 Cl^- 不能以自由扩散方式通过细胞膜，0.15mol/L NaCl 液不能导致溶血；而 H_2O 可以很快地进入细胞内，使细胞膨胀溶血。

2. 不同浓度的 NaCl 液

试剂	5mmol/L NaCl 液	65mmol/L NaCl 液	150mmol/L NaCl 液
变化	迅速溶血	溶血	不溶血，静置半小时后分层，上层无色透明，下层红色不透明。
溶血时间	5s	10s	—
显微观察	无完整红细胞，絮状物质，能看见少量血影细胞	无完整红细胞，有血影细胞	完整的红细胞

结论：150mmol/L NaCl 液溶液与羊血细胞是等渗溶液，所以不能溶血，5mmol/L NaCl 液与 65 mmol/L NaCl 液溶液为低渗溶液，能够使红细胞吸水胀裂。浓度越低，与细胞的渗透压相差越大，渗透作用越强，越容易发生溶血。

3. 相同浓度的丙醇，丙二醇，丙三醇

试剂	0.8mol/L 丙醇液	0.8mol/L 丙二醇液	0.8mol/L 丙三醇液
变化	溶血	溶血	长时间放置后溶血
溶血时间	12s	20s	30min
显微观察	无完整红细胞，可观察到血影细胞	无完整红细胞，絮状物质，可观察到血影细胞	未溶血前，可观察到完整的红细胞，变小，30分钟后溶血，无完整红细胞

结论：丙醇，丙二醇，丙三醇都是极性分子，都能使红细胞溶血，但是丙三醇的分子较大，所以溶血时间较长。

4. 2%Triton X-100 液，氯仿

试剂	2%Triton X-100 液	氯仿
变化	快速溶血	不溶
溶血时间	6s	—
显微观察	无完整红细胞，可观察到血影细胞	无法观察

结论：非离子型去垢剂 Triton X-100（聚乙二醇辛基苯基醚）可与脂双层形成混合微团，主要与蛋白质疏水部位相互作用，不会引起蛋白质变性，从而是红细胞内物质渗出，发生溶血现象。而氯仿根本无法溶解红细胞。

六、讨论

1. 试分析水进入红细胞膜的速度是由于扩散吗？如果不是，如何证明？

答：（略）

2. 为什么溶液中微量的去垢剂可对活细胞产生严重的影响？

答：（略）

【范文 9-5】

实验   声速的测量

姓名：××   学号：××   学院：××   班级：××

小组成员：××   日期：×× 年 ×× 月 ×× 日

一、实验目的

1. 用驻波法和相位法测声速。

2. 学会用逐差法进行数据处理。

3. 了解声波在空气中的传播速度与气体状态参量的关系。

4. 了解压电换能器的功能，培养综合使用仪器的能力。

二、实验仪器

声速测量仪、示波器、信号发生器

三、实验原理

声速、声源振动频率和波长之间的关系是

$$v = f\lambda$$

所以只要测得声波的频率和波长，就可以求得声速。其中声波频率由频率计测得。本实验的主要任务是测量声波波长 λ，分别用驻波法和相位法来测量。

1. 驻波法

按照驻波动理论，超声波发生器发出的平面波经介质到接收器，若接收面与发射面平行，声波在接收面就会被垂直反射，于是平面声波在两端面间来回反射并叠加。当接收端面与发射端之间的距离恰好等于半波长的整数倍时，叠加后的波就形成驻波。此时相邻两波节间的距离等于半个波长。当发生器的激励频率等于压电陶瓷的固有频率时，会产生驻波共振，波腹处的振幅达到极大值。

声波是一种纵波。由纵波的性质可知，驻波波节处的声压最大。当发生共振时，接收端面处为一波节，接收到的声压最大，转换成的电信号也最强。移动接收器到某个共振位置时，示波器上又会出现最强的信号，继续移动到某个共振位置，则两次共振位置之间的距离即为 $\dfrac{\lambda}{2}$。

2. 相位法

波是振动状态的传播，也可以说是相位的传播。在波的传播方向上任何两点，如果其振动状态相同或者其相位差为 2π 的整数倍，这两点的距离等于波长的整数倍，即 $l = n\lambda$（n 为整数）。

若超声波发出的声波是平面波，当接收器面垂直于波的传播方向时，其端面上各点都具有相同的相位。沿传播方向移动接收器时，总可以找到一个位置使得接收到的信号与发射器的电信号同相。继续移动接收器，直到找到的信号再一次与发射器的激励电信号同相时，移过的这段距离就等于声波的波长。

实际操作时，我们用的是利用李萨如图形寻找同相或反相时椭圆退化成直线的位置。

四、实验内容及步骤

1. 驻波法测声速

（1）如图所示连接好电路，让 S_1 和 S_2 靠近并留有适当的空隙，使两端面平行且与游标尺正交。

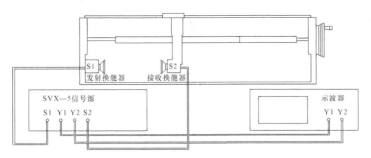

（2）根据实验给出的压电换能器的振动频率 f，将信号发生器的输出频率调至 f 附近，缓慢移动 S_2，当在示波器上看到正弦波首次出现振幅较大处，固定 S_2，再仔细微调信号发生器的输出频率，使示波器上图形振幅达到最大，读出共振频率 f。

（3）在共振条件下，转动鼓轮，缓慢移开 S_2，当示波器上再次出现振幅极大时，记下 S_2 的位置 x_0。

（4）由近及远逐渐移动 S_2，逐次记下各振幅极大时 S_2 的位置，连续测 12 个数据 x_1，

$x_2, x_3, \cdots, x_{12}$。

（5）用逐差法计算出波长的平均值。

2.用相位法测声速

（1）连线，调节示波器，选择 X-Y 方式。利用李萨如图形观察发射波与接收波的相位差，找出同相点。

（2）转动鼓轮调节 S_2，当示波器上出现倾斜线图形时，记下 S_2 的位置 x_0'。

（3）继续缓慢移动 S_2，依次记下 12 个示波器上李萨如图形为斜线时游标卡尺的读数 $x_1', x_2', \cdots, x_{12}'$。

（4）用逐差法算出声波波长的平均值。

【注意事项】

1.（略）

2.（略）

五、数据记录及处理

1.驻波法　数据记录如下（单位：mm）：　　　共振频率 $f = \underline{37.071\text{kHz}}$

	1	2	3	4	5	6	7	8	9	10	11	12
x	9.38	14.28	18.56	23.20	28.76	32.80	37.40	42.00	46.30	51.50	55.50	60.48

用逐差法求声波波长 $\bar{\lambda}$（略）

从而求得声速 $\bar{v} = f\bar{\lambda} =$（略）

计算声波速度的不确定度 u_v（略）

实验结果为

$$\begin{cases} v = \\ E_v = \end{cases} \text{（略）}$$

2.相位法　数据记录（单位：mm）频率 $f = \underline{37.071\text{kHz}}$

	1	2	3	4	5	6	7	8	9	10	11	12
x	13.24	22.40	31.00	40.42	50.38	59.30	68.04	77.16	86.38	96.00	105.12	114.32

用逐差法求声波波长 $\bar{\lambda}$（略）

从而求得声速 $\bar{v} = f\bar{\lambda} =$（略）

计算声波速度的不确定度 u_v（略）

实验结果为

$$\begin{cases} v = \\ E_v = \end{cases} \text{（略）}$$

六、实验小结

1.误差分析

（1）调节时共振频率不稳定。

（2）存在回程误差。

（3）判断振幅极时，不稳定有视觉误差。

（4）换能器不完全平行。

（5）换能器距离增大时能量减弱。

（6）观察李萨如图形时，不能准确控制每一次图形变成斜线时都是严格的直线

2.问题讨论

（1）1.如何调节和判断测量系统是否处于共振状态？为什么要在系统处于共振的条

件下进行声速测定?

答：（略）

（2）用逐差法处理数据的优点是什么?

答：（略）

3.实验的收获、总结、体会

这次的实验让我有耳目一新的感觉，因为确实是第一次一开始完全靠自己去完成一个实验，当时做实验的时候觉得确实挺难的，很多术语概念不熟悉，但是正是因为这样的一种新的做实验的模式，才体现了大学生要学会自主学习、自主完成任务的意识。尽管实验的两个小时里面并不能够将这个实验所涵盖的所有有关知识都学会，但是却能够对这个实验有了深刻的印象，而且在后来老师总结后，也能真正理解实验原理了，并不仅仅局限于实验数据的记录。声速还可以用时差法来测量，开放实验的时候可以来做做。

其次，（略）。

【思考与练习】

（一）名词解释

科技文书　学位论文　交流论文　毕业论文　科技实验报告

（二）填空

1.科技实验报告是描述科学技术活动进展情况以及有关结果的应用文体。其文体主要包括_____、_____、_____、科技实验报告和可行性研究报告等。

2.科技文书是应用文的一种，从总体上来说，科技文书在内容和形式上有三大特征：一是_____；二是_____；三是_____。

3.依照论文的写作目的的不同，将学术论文分为_____和_____两类。

4.按照论文写作自身的程序，可对工作步骤做出如下安排，（1）_____；（2）_____；（3）_____。

5.获取研究资料的基本途径有以下几种：（1）_____；（2）_____；（3）_____；（4）_____。

6.本论部分的结构形式分为_____、_____和_____三种。

7.所谓的混合式结构是把_____和_____混合在一起的结构形式。

8.在一般的交流性论文中，_____、_____、_____、关键词、正文、注释及参考文献是必备项目。

9._____是在某项科研活动或专业学习中，实验者描述和记录实验过程和结果的一种科技文书体。

10.科技实验报告的类型主要有_____和_____两种类型。

（三）简答题

1.简述科技文书的特点。
2.学术论文的功用表现在哪些方面?
3.学术论文的选题应考虑哪些因素?
4.学术论文的写作计划应该包括哪些项目?
5.简述论文摘要包含的内容。
6.毕业论文的选题应注意哪些问题?
7.毕业论文的修改定稿要从哪些方面入手?

8.简述科技实验报告的作用。

9.科技实验报告一般应具备哪些特点?

10.撰写科技实验报告应注意哪些事项?

（四）读写训练

1.绪论是一篇论文的开头部分。请运用学术论文绪论的写法要求对下面两篇学术论文绪论进行评析。

绪论一：在现代市场经济中，如何处理好商业银行与工商企业的关系，是理论界所关注的一个重大问题。本文试图对商业银行与工商企业交易关系的运行机制做些理论是的探讨，以期为构造我国新的市场型的银行与企业关系提供理论依据。（《商业银行与工商企业交易关系的理论分析》）

绪论二：我国利率管理体制究竟应该如何改革？这是我国金融体制改革的重大课题。本文在考虑我国利率管理体制现状的基础上，从经济学的一般原理出发论证了我国利率市场化的必要性，对利率市场化两条道路的利弊进行了比较，据此提出逐步放开同业拆借市场率为契机，进行利率管理体制改革的思路。（《论我国利率市场化的道路选择》）

2.下面是一篇科技实验报告，请从科技实验报告的特点、构成项目及写法上进行评析。

克糖丸毒性实验报告（节要）

实验目的： 观察克糖丸毒性反应，为临床用药提供科学依据

材料与方法：（略）

一、克糖丸的急性毒性实验

药物：克糖丸，复方天然药物丸剂，每瓶60g。

提供单位：章丘市第二人民医院张茂帅医师提供。

成分同批准文号为：[济药管制]（20××）fz014-58。

实验动物：健康昆明种小白鼠，雌雄各半，体重（20±0.5）g，山东医科大学动物中心提供，合格证号：980101。

实验方法：取小鼠20只，禁食12h，正常饮水，每只鼠每次灌胃0.8ml，间隔4h，总体积2.4ml。其中含生药398.3g（65.3g/kg），分三次给药，相当临床成人日用量的102倍（未测出ld50）。用药后动物未出现明显的中毒症状及死亡情况，连续观察一周，动物全部存活，活动自如，毛发光滑，饮食正常，呼吸、鼻、眼、口腔无异常分泌物。体重增加。一周后解剖动物，肉眼及显微镜观察重要脏器，未出现明显的病理学改变。

二、克糖丸的慢性毒性实验

克药物：糖丸，复方天然药物丸剂，每瓶60g。

提供单位：章丘市第二人民医院张茂帅医师提供。

成分同批准文号为：[济药管制]（20××）fz014-58。以生理盐水稀释成溶剂。

实验动物：wistar大白鼠，60～80g，80只，雌雄各半。

实验方法：随机将大白鼠分成4组，对照组及三个实验组（10g/日，20g/日，40g/日，灌胃）。每组各20只，雌雄各半。对照组正常饲料喂养。灌胃后自由饮食，连续观察30天。

检测方法：（1）动物一般表现。（2）血常规及血生化指标。血红蛋白，红细胞，白细胞及分类。转氨酶，尿素氮，肌酐，胆固醇，甘油三酯，血糖，总蛋白，白蛋白。（3）病理学检查。肝，肾，胃，睾丸，卵巢。

结果

1. 克糖丸的急性毒性实验结果

克糖丸急性毒性实验结果证实，克糖丸无急性毒性作用，在最大灌胃量内，未测出明显的 Ld50。临床用药安全可靠。详细指标参考如下表1（略）：

2. 克糖丸的慢性毒性实验结果（略）

评价

鉴于新组中药成方或制剂在临床用药前必须进行毒性实验的规定，本研究在克糖丸治疗糖尿病的成方加工成制剂后，首先按照国家三类中药复方制剂的毒性实验要求，对中药克糖丸进行了急性与慢性毒性实验。结果表明，按照人与鼠的换算剂量100倍以上剂量进行灌胃，无明显的死亡等急性毒性表现。在大白鼠的动物实验中，经过分析血液中的血象指标，大白鼠白细胞分类测定，以及血液生化指标的检测结果，与正常及治疗前比较，无明显的差别。说明该制剂未产生明显的急、慢性毒性作用。急性与慢性毒性实验结果提示克糖丸可以安全的用以临床治疗与观察。

试验设计：姜国胜　医学博士　姜枫勤　研究员

实验：唐天华　副研员　张玉昆　主任技师　任海全　助理研究员

实验日期：20××年××月～20××年××月

参考文献

[1] 中华人民共和国卫生部药政管理局.中药新药研究指南[M].北京：人民卫生出版社，1994.

第十章 医用文书

【本章导读】

　　医用文书是患者就医的全部诊疗、护理文件及治疗操作记录的总称，是医院最重要的档案资料。医用文书也是教学、科研及学术交流的重要资料。医用文书的种类及格式是非常复杂的。本章主要介绍了病历书写、处方书写和护理文书书写的格式规范。通过对门（急）诊病历和住院病历等相关知识的了解。旨在指导学生提高书写医用文书的能力，为将来走向医疗岗位打下坚实的理论基础，以高度负责的态度和实事求是的科学精神，严格、认真地书写病案。医学科普小品文是以医学内容为题材的科普小品文，本章最后一节内容重点介绍了医学科普小品文写作的要求、医学科普小品文的结构和写法，其宗旨是传播医学知识，达到推广医学科学技术知识的目的。

第一节　病历书写

学习目标：

　　1. 熟悉病历的概念、书写及组成；熟悉病程记录的概念、内容及要求。

　　2. 熟悉医嘱的含义、内容、种类及抄写；熟悉病历书写注意事项。

　　3. 了解电子病历的概念及打印病历格式要求和电子病历的基本要求。

一、病历的概念

　　病历，亦称"病案"，是指医务人员在医疗活动过程中形成的文字、符号、图表、影像、切片等资料的总和，包括门（急）诊病历和住院病历。它不仅是确定诊断、制订医疗方案和预防措施的重要依据，也是不断总结临床经验、充实教学内容、进行科学研究，以及学术交流的重要资料，还是现代医学的法定文件。

　　国家卫生部网站 2010 年 2 月 4 日发出通知，要求从 2010 年 3 月 1 日起，在全国各医疗机构施行修订完善后的《病历书写基本规范》，于 2002 年颁布的《病历书写基本规范（试行）》（卫医发〔2002〕190 号）同时废止。《病历书写基本规范》，对各医疗机构的病历书写行为进行详细规范，以提高病历质量，保障医疗质量和安全。其中，对病历书写中医患双方易发生误解、争执的环节，提出了明确要求。

二、病历书写及组成

　　病历书写是指医务人员通过问诊、查体、辅助检查、诊断、治疗、护理等医疗活动获得有关资料，并进行归纳、分析、整理形成医疗活动记录的行为。病历主要由门（急）诊病历和住院病历两部分组成，包括医生采集病史和检查、诊治的记录，各种检验的报告单和诊断性检查的报告单、处方笺、医嘱单，及各种授权、签字文书等。

　　（一）门（急）诊病历

　　门（急）诊病历是患者在医疗机构门（急）诊就医过程中，医务人员对患者诊疗经过的记录，应包括主诉、现病史、既往史、体格检查、辅助检查、诊断、处理意见及需要签字的文书等记录。门（急）诊病历是病人就诊、诊疗的重要依据。

　　门（急）诊病历基本内容包括：门（急）诊病历首页、病历记录、化验单（检验报告）、医学影像学检查资料、诊断，及处置方法和医师签名等。

1. 门（急）诊病历首页 门（急）诊病历首页内容应当包括：患者姓名、性别、年龄、工作单位或住址、电话号码、药物过敏史等项目。

2. 门（急）诊病历记录

门（急）诊病历记录分为初诊病历记录、复诊病历记录等相关记录说明，包括：

（1）门诊初诊病历记录：初诊记录指患者所就诊疾病在本医疗机构为首次就诊，内容主要包括就诊时间、科别、主诉、现病史、既往史、阳性体征、必要的阴性体征和辅助检查结果、诊断，及治疗意见和医师签名。

（2）门诊复诊病历记录：患者所就诊疾病在本医疗机构一定时期内再次或者多次就诊记录，可在同一专科或者不同专科就诊。主要包括就诊时间、科别、病史、复诊的原因、必要的体格检查和辅助检查、诊断、治疗处理意见和医师签名。重点记录上次检查后送回的报告单结果，注意与以前病情比较，注意有无病情变化，药物反应及治疗效果等，特别注意新出现的症状及分析其可能原因，避免用"病情同前、治疗同前"字样。体检可重点进行，复查上次发现的阳性体征，并注意新发现的体征。诊断无变化者不再填写诊断，诊断改变者则需写修改后的诊断。对三次复诊仍未明确诊断者，当班医师应及时请上级医师会诊或收住院治疗。

要求门（急）诊病历记录应当由接诊医师在患者就诊时及时完成，急诊病历书写就诊时间应当具体到分钟。

（3）留观记录：是门（急）诊患者因病情需要留院观察期间的记录。重点记录观察期间病情变化和诊疗措施，记录简明扼要，并注明患者去向。应在门（急）诊病历续页中书写，包括时间、生命体征、病情变化、诊疗处理意见及需要密切观察的事项等，遵照谁观察谁记录的原则，由相关医师及时完成书写并签字。

（4）门诊病历抢救记录：是指对急诊抢救患者应随时记录抢救情况。包括：抢救日期与时间（记录到分钟）、病情变化及相应的抢救措施、检验结果、参与抢救医师的意见等；应简要记录抢救过程中上级医师、会诊医师的职称及参与抢救医师的诊治意见、相关诊治意见落实情况、疗效等，会诊医师应自行书写会诊抢救意见并签名；记录医师签全名，如有上级医师参与抢救，应签名。

（5）门诊病历死亡记录：是指对在门（急）诊期间（包括观察、监护、抢救、临时输液等）死亡患者的完整病情记录。应包括：记录日期与时间（记录到分钟），死亡前的重要检验结果，确切的死亡时间记录到时、分，死亡原因分析及最大可能的死因，死亡诊断，记录医师签全名。

（二）门（急）诊病历重点要求

1. 一般项目 门诊病历的封面内容填写要完整，包括姓名、性别、年龄（岁）、民族、职业、住址、电话号码等。诊疗过程中发现新的过敏药物时，应增补于药物过敏史一栏，且注明时间并签名。

2. 病史采集

（1）主诉：主要症状或体征、原因、时间，不超过20字，能产生第一诊断。

（2）现病史：简明扼要记录发病情况。发病时间要与主诉时间相符，主要症状的描述包括病变的起因、性质，持续的时间，缓解的方法，伴发症状，诊治过程和疗效，病人的一般状况，鉴别诊断的相应的内容。

（3）既往史：既往患病病史及手术史；与本次病变有关的病史，无特殊需注明。

（4）体格检查：详尽记录病变的阳性体征（包括部位、大小、性质、形状、边缘、与周围组织的关系、活动度、外观变化等）。与本病有鉴别意义的阴性体征。

（5）辅助检查：记录患者就诊前在其他医疗机构或本医疗机构已行的检查，记录应包括医院名称、检查时间、项目、检查编号（如 CT、病理检查）、结果、有无报告单等。

（6）诊断：按规范书写诊断名称，应包括部位、原因、性质。不能用症状代替诊断，按主要诊断、次要诊断排列，未明确诊断，应在病名后加"？"符号，尽量避免用"待查"、"待诊"。

（7）处理建议：详细记录处理意见（包括必要的辅助检查等），处理过程、处理效果，药物治疗（药名、剂型、剂量、用法及注意用药时间），处理后注意事项等。对患者拒绝的检查或治疗应予以充分说明后，仍然拒绝者，一定要求患者签名为证。

（8）签名：签医生全名，字体清楚，易辨认，试用期医务人员书写的门诊病历必须有上级医师签名。

（9）特殊检查、特殊治疗知情同意书：特殊检查、特殊治疗是指具有下列情形之一的诊断、治疗活动：

1）有一定危险性，可能产生不良后果的检查和治疗。

2）由于患者体质特殊或者病情危笃，可能对患者产生不良后果和危险的检查和治疗。

3）临床试验性检查和治疗。

4）收费可能对患者造成较大经济负担的检查和治疗。

5）特殊治疗知情同意书，可直接书写在病历首页治疗意见栏或续页上，如有格式化的知情同意书可粘贴在相应病情记录下方的空白处。在知情同意书下方的续页中记录"已与患者谈话，并征得同意"或"已与患者谈话，拒绝进行××检查（或治疗）"一定要求病人或其委托人在知情同意书上签字，然后书写处理意见。同时应在特殊检查、治疗或手术登记本上登记。

【初诊范文】

姓名 _____　　性别 _____　　年龄 _____　　民族 _____

工作单位或住址 _____　　电话号码 _____　　门诊号 _____

内科　2010 年 3 月 8 日

主诉：阵发性咳嗽半月

现病史：半月前受凉后开始咳嗽、伴有少量的白色黏稠痰，呈阵发性，不畏寒、无发热、无咯血、无胸痛，曾服止咳糖浆等三天，效果不好。病人一般状况好，饮食二便正常。

既往史：有十余年慢性咳嗽史，曾诊断为"慢性支气管炎"，不吸烟。无高血压、糖尿病及心脏病，无遗传病史，无传染病史，无手术史。

体格检查：血压 128/80 mmHg，无呼吸困难。口唇不发绀，双肺有散在干性啰音，未闻及湿性啰音，心率 90 次/分，律齐，无杂音，腹平软无压痛，肝脾未触及，双下肢无浮肿。

血常规：血红蛋白 120g/L，白细胞 11.0×10^9/L，中性粒细胞 0.8，淋巴细胞 0.2。

初步诊断：慢性支气管炎急性发作。

处理：（1）胸片

（2）交沙霉素 0.2 每日 3 次 ×3 天

（3）棕色合剂 10 ml 每日 3 次 ×3 天

医师签名：王××

【复诊范文】

内科 2010 年 3 月 24 日

复诊记录：

经以上处理后咳嗽稍缓解，已不咯痰。

胸片：双肺纹理增粗，无主质性病变，心影正常。

体格检查：一般情况好，双肺未闻干、湿啰音。

处理：（1）棕色合剂 10ml 每日 3 次 ×3 天

（2）交沙霉素 0.2 每日 3 次 ×3 天

医师签名：李 ××

【门（急）诊病历规范格式】

医疗机构名称
门（急）诊病历首页

姓名　　性别　　年龄　　民族　　婚否
工作单位（住址）：　　职业：　　电话号码：　　门诊号：
药物过敏史：
科别：　初、复诊　时间：　　年　月　日　时　　分 主诉：…… 　　现病史（发病时间、主要症状、伴发症状、诊治经过、一般情况、鉴别诊断）： …… 　　既往史（既往患病病史及手术史）：…… 　　体检（阳性体征及必要的阴性体征）：…… 　　辅助检查结果：…… 　　初步诊断：…… 　　治疗意见：…… 　　　　　　　　　　　　　　　　　　医师签名： 　　　　　　　　　　　　　　共 × 页　第 × 页

注：复诊病历记录书写内容应包括就诊时间、科别、中医四诊情况，必要的体格检查和辅助检查结果、诊断、治疗处理意见和医师签名。

手写门诊病历交还病人保管，电子门诊病历打印签字后，交给病人，电子病历存档。

（三）住院病历

1. 住院病历的概念及采集　住院病历是医生在采取病史及体格检查，经过综合分析、归纳整理后写成的病案。

首先是收集入院病史。一般先填写包括姓名、性别、实足年龄、婚否、籍贯（须写明省、市及县）、民族、职业、职务、工作单位及住址、电话号码、入院日期（急症或重症应注明时刻）、病史采集日期、病史记录日期、病情陈述者（可靠程度）在内的基本项目。

在收集医院病史时，要对患者热情、关心、认真负责，取得患者的信任和配合。询问时既要全面又要抓住重点；应实事求是，避免主观臆测和先入为主。当病人叙述不清或为了获得必要的病历资料时，可进行启发，但切忌主观片面和暗示。在填写上有如下要求：

（1）年龄要写明"岁"，婴幼儿应写"月"或"天"，不得写"成"、"孩""老"等。

（2）职业应写明具体工作类别，如车工、待业、教师、工会干部等，不能笼统地写为工人、干部。

（3）地址：农村要写到乡、村，城市要写到街道门牌号码；工厂写到车间、班组，机关写明科室。

（4）入院时间、记录时间要注明几时几分。

（5）病史叙述者：成年患者由本人叙述；小儿或神志不清者要写明代诉人姓名及与患者的关系及可靠程度等。

（6）病历资料的采集过程，贯穿于病人整个入院时、住院中，及出院时的所有过程。

2. 住院病历的内容 住院病历内容包括：住院病历首页、住院记录、首次病程记录、连续病程记录（包含抢救记录）、疑难危重症病例讨论记录、会诊意见、上级医师查房记录、手术同意书、手术记录、麻醉同意书、麻醉记录单、死亡病例讨论记录、输血治疗知情同意书、出院记录（或死亡记录）、体温单、医嘱单、化验单（检验报告）、医学影像资料、特殊检查（治疗）同意书、各种知情同意书、委托授权书、手术护理记录单、病理资料以及护理记录等。

（1）住院记录：患者入院后，由经治医师通过问诊、查体、辅助检查获得有关资料，并对这些资料归纳分析书写而成的记录。

住院记录的书写形式可分为：

1）入院记录：应当于患者入院后 24 小时内完成。

2）再次或多次入院记录：应当于患者入院后 24 小时内完成。

3）24 小时内入出院记录：应当于患者出院后 24 小时内完成；

4）24 小时内入院死亡记录：应当于患者死亡后 24 小时内完成。

（2）住院记录的内容

1）主诉：是指促使患者就诊的主要症状（或体征）及其引起原因、部位、持续时间。同时患有数种严重疾病如肺炎、糖尿病、白血病等，应在主诉中分项列出。不宜用诊断或检验结果代替症状，主诉多于一项时，应按发生时间先后次序分别列出，如"发热、流涕、咽痛、咳嗽 2 天""多饮、多食、多尿、消瘦 5 月""劳累后心悸、气急、浮肿反复发作 5 年余""尿频、尿急 3 小时"。

主诉的书写要求：

第一，词句应简明扼要，能反映疾病所属的系统或部位的病变性质，与入院诊断相呼应。

第二，主诉不能忽略时间概念。

第三，不宜用诊断、检查及检查结果代替症状，尽量避免直接使用病名，若要写入病名须用引号。

第四，患者同时有几种不同性质的疾病时，主诉应按主次分别列出。

第五，字数一般不超过 20 字。

第六，对于单纯入院体检者和确无症状、体征接受某种单纯治疗的患者，可按照相关实际情况记录主诉。

2）现病史：是指患者本次疾病的发生、演变、诊疗等方面详细情况，应当按时间顺序书写。

现病史内容包括：发病情况、持续时间、主要症状特点及其发展变化情况、伴随症状、发病后诊疗经过及结果、睡眠、饮食等一般情况的变化，以及与鉴别诊断有关的阳性或阴性资料等。

书写时需注意：第一、发病情况：记录发病的时间、地点、起病缓急、前驱症状、可能的原因或诱因。第二、主要症状特点及其发展变化情况：按发生的先后顺序描述主要、症状的部位、性质、持续时间、程度、缓解或加剧因素，以及演变发展情况。与鉴别诊断有关的阴性症状亦须记载。第三、伴随症状：记录伴随症状，描述伴随症状与主要症状之间的相互关系。第四、发病以来诊治经过及结果：记录患者发病后到入院前，在院内、外接受检查与治疗的详细经过及效果。对患者提供的药名、诊断和手术名称需加引号以示区别。第五、发病以来一般情况：简要记录患者发病后的精神状态、睡眠、食欲、大小便、体重等情况。

询问现病史时要注意：第一，在描述症状中应围绕重点并求得系统，如描写疼痛，应阐明其部位、时间、性质、程度、诱因及其他相关因素；第二，在描述中，要按人体各个系统去询问和书写各系统的伴随症状，以免遗漏；第三，注意询问和记录过去的与本次疾病有关的检查结果和治疗情况；第四，对意外情况、自杀或他杀等经过详情与病况有关者，应力求客观、如实记录，不得加以主观揣测或评论；第五，书写中西医结合病史时，按中医要求询问有关病史（参考中医科病历要求）；第六，同时患有多种疾病者，可根据实际情况及记述与理解的方便，应分段叙述，与本次疾病虽无紧密关系、但仍需治疗的其他疾病情况，可在现病史后另起一段予以记录。如：

患者于半月前（2016-11-24）无明显诱因出现咳嗽、咳痰，初时症状不明显，患者未引起重视，后咳嗽、咳痰症状渐加重，痰为黄色黏痰，有时不易咳出，初时无畏寒、发热，无盗汗、咯血、乏力，无胸闷、心悸，无气促，无胸痛、刺激性咳嗽，无消瘦，在家口服"头孢类"及"川贝"等药物，症状无缓解。入院前1周来我院急诊求治，测体温37.4℃，查血常规：白细胞 9.9×10^9/L，红细胞 4.71×10^{12}/L，血红蛋白131g/L，红细胞比容0.431，红细胞平均体积91.5fl，平均血红蛋白量27.8pg，平均血红蛋白浓度304.2g/L，血小板 193×10^9/L，淋巴细胞比率21.5%，中值细胞比率6.1%，中性粒细胞比率72.4%，C反应蛋白35mg/L。

胸片：两肺支气管炎改变，心影增大，予"头孢美唑"抗感染治疗2天，症状无明显缓解，复测体温37.8℃，改用"克林霉素"抗感染治疗3天，体温退至正常，但咳嗽、咳痰症状仍明显，再次改用"磷霉素"抗感染治疗3天，疗效仍欠佳。今为进一步诊治，门诊拟"肺部感染"收入病房。患者自发病以来，一般情况可，精神欠佳，食欲欠佳，睡眠可，二便正常。否认近期体重减轻。

3）既往史：是指患者过去的健康和疾病情况。记述过去曾患而现已痊愈或无表现的伤病，可从简；如目前仍有某些症状、体征及病变，则应从实记明；如系较重要的伤病则宜改在现病史中记述。

既往史内容包括：既往一般健康状况、疾病史、传染病史、预防接种史、手术外伤史、输血史、药物过敏史等。

既往史的书写要求：第一，既往史中的系统回顾与现疾病有关的其他疾病需重点突出，详尽回顾，无关则可简略些。第二，系统回顾主要是各系统特有症状，如既往得过某种疾病，应扼要地记录这种疾病主要症状、记叙所患疾病特征与诊断，用病名须加引号。第三，若患者既往健康，从未患病也应对各系统之特有症状概括性地加以否定。如：

否认"支气管扩张症""支气管哮喘""糖尿病""甲亢"等病史。有"高血压"病史11年，最高血压170/100mmHg左右，平素服用"赖诺普利"，血压控制于140/90mmHg左右。2016年5月因左侧下肢不适，于第一人民医院诊断"腰4椎间盘滑脱"，予以口服药物治疗（具体不详），症状好转。

4）系统回顾：按照身体的各系统详细询问可能发生的疾病，这是规范病历不可缺少的部分，它可以帮助医师在短时间内扼要了解病人某个系统是否发生过的疾病与本次主诉之间是否存在着因果关系。现病史以外的本系统疾病也应记录。

呼吸系统：有无慢性咳嗽、咳痰、咯血、胸痛、气喘史等。

循环系统：有无心悸、气促、发绀、水肿、胸痛、昏厥、高血压史等。

消化系统：有无食欲改变、嗳气、反酸、腹胀、腹痛、腹泻、便秘、呕血、黑便、黄疸史等。

泌尿生殖系统：有无尿频、尿急、尿痛、血尿、排尿困难、腰痛、水肿的病史等。

造血系统：有无乏力、头晕、皮肤或黏膜出血点、瘀斑、反复鼻衄、牙龈出血史等。

内分泌系统及代谢：有无畏寒、怕热、多汗、食欲异常、消瘦、口干、多饮、多尿史，有无性格、体重、毛发和第二性征改变等。

神经系统：有无头痛、眩晕、失眠、嗜睡、意识障碍、抽搐、瘫痪、惊厥、性格改变、视力障碍、感觉异常史等。

肌肉骨骼系统：有无肢体肌肉麻木、疾病、痉挛、萎缩、瘫痪史，有无关节肿痛、运动障碍、外伤、骨折史等。

5）个人史：记录出生地及长期居留地，生活习惯及有无烟、酒、药物等嗜好，职业与工作条件及有无工业毒物、粉尘、放射性物质接触史，有无冶游史。

6）婚姻、月经及生育史：结婚与否、结婚年龄、配偶健康情况，是否近亲结婚。若配偶死亡，应写明死亡原因及时间。女性患者的月经情况，如初潮年龄、月经周期、行经天数、末次月经日期、闭经日期或绝经年龄等。记录格式如下：初潮年龄、行经期（天）/月经周期（天）、末次月经时间（或绝经年龄）、经量、颜色、有无痛经、白带情况（多少、性状）等；已婚女性妊娠胎次、分娩次数，有无流产、早产、死产、手术产、产褥热史，计划生育情况等。男性患者有无生殖系统疾病。

7）家族史：父母、兄弟、姐妹及子女的健康情况，有无与患者同样的疾病，有无与遗传有关的疾病。死亡者应注明死因及时间。对家族性遗传性疾病需问明两系Ⅲ级亲属的健康和疾病情况。

8）体格检查：体格检查应当按照系统循序进行书写。体格检查内容包括：体温、脉搏、呼吸、血压、一般情况、皮肤、黏膜、全身浅表淋巴结、头部及其器官、颈部、胸部（胸廓、肺部、心脏、血管）、腹部（肝、脾等）、直肠肛门、外生殖器、脊柱、四肢、神经系统等。专科情况应当根据专科需要记录专科特殊情况。

体格检查必须认真、仔细，按部位和系统顺序进行，既有所侧重，又不遗漏阳性体征。对病人态度要和蔼、严肃，集中思想，手法轻柔，注意人文关怀，注意病人反应，冷天要注意保暖。对危急病人可先重点检查，及时进行抢救处理，待病情稳定后再做详细检查；不要过多搬动，以免加重病情。其具体内容如下：

a.生命体征：体温、脉搏、呼吸、血压。

b.一般状况：发育（正常、异常、欠佳），营养（良好、中等、欠佳、消瘦、肥胖，必要时记录身高及体重），体位和姿势（如屈曲位、斜坡卧位等），面色（如红润、晦暗等），表情（焦虑、痛苦、慢性病容），神志（清醒、嗜睡、半昏迷、昏迷），言语状态（是否清晰、是否流利、是否对答切题），检查时是否合作等。

c.皮肤：色泽（正常、潮红、发绀、黄染、苍白），弹性，有无水肿、出汗紫癜、皮疹、色素沉着、血管（蜘蛛痣）、瘢痕、创伤、溃疡、结节。并明确记述其部位、大小及程度等。

d.淋巴结：全身或局部表浅淋巴结有无肿大，应注明部位（颌下、耳后、颈部、锁骨上、腋部、肘部及腹股沟部等）大小、数目、硬度、有无压痛及活动度；局部皮肤有无红热、瘘管或瘢痕。

e.头部：头颅大小，外形正常或有何异常；眉毛、头发分布；有无疖肿、癣、外伤、瘢痕、肿块。

f.眼部：眼裂大小，眼睑及眼球运动，角膜，结膜，巩膜；瞳孔（大小，形状、两侧是否对称，对光反应、调节反应），视野及视力（粗略检测）。必要时眼底检查。

g.耳部：耳郭有无异畸形，外耳道有无分泌物，耳珠、乳突有无压痛，听力（粗略检测）。

h.鼻部：有无畸形、鼻翼翕动、阻塞、分泌物、鼻中隔异常及嗅觉障碍，鼻窦有无压痛。

i.口腔：呼气气味，口唇色泽，有无畸形、疱疹、微血管搏动、口角皲裂；牙齿有无缺损、龋病、镶补等异常；牙龈有无溢血、溢脓、萎缩、色素沉着；舌苔、舌质、伸舌时有无偏位、震颤；口腔黏膜有无溃疡、假膜、色素沉着；扁桃体大小，有无充血、水肿、分泌物；咽部有无充血、分泌物，咽部反射，软腭运动情况，悬雍垂是否居中，吞咽是否正常。

j. 颈部：是否对称，有无强直、压痛、运动受限、静脉怒张、动脉明显搏动、肿块，气管是否居中；甲状腺有无肿大，如肿大应描述其形态、大小、硬度，有无结节、震颤、压痛、杂音等。

k. 胸部：胸廓的形状是否对称，运动程度，肋间饱满或凹陷等异常。肋弓角大小，胸壁有无水肿、皮下气肿、肿块、静脉曲张；肋骨及肋软骨有无压痛、凹陷等异常；乳房情况（乳头位置，乳房大小，皮肤性状：有无红肿、橘皮样外观、压痛、肿块等）。

l. 肺脏方面

视诊：呼吸类型、快慢、深浅，两侧呼吸运动对称否。

触诊：语音震颤两侧是否相等，有无摩擦感。

叩诊：叩诊反响（清音、浊音、实音、鼓音），肺下界位置及呼吸移动度。

听诊：注意呼吸音性质（肺泡音、支气管肺泡音、管性呼吸音）及其强度（减低、增强、消失），语音传导，有无摩擦音、哮鸣音、干啰音、湿啰音。

m. 心脏方面

视诊：心尖冲动的位置、范围、强度，心前区有无异常搏动、局限膨隆。

触诊：心尖冲动最强部位，有无抬举性冲动，有无震颤或摩擦感（部位、时间、强度）。

叩诊：左右心界线以每肋间距胸骨中线的 cm 数记载或绘图表示。须注明锁骨中线至前正中线的距离。

右 cm	肋间	左 cm
2～3	II	2～3
2～3	III	3.5～4.5
3～4	IV	5～6
	V	7～9

听诊：心率及心律，如节律不齐，应同时计数心率及脉率。各瓣膜区心音的性质和强度，有无心音分裂及第三、第四心音，比较主动脉瓣与肺动脉瓣第二音的强弱，有无杂音。

n. 血管检查：桡动脉（节律、两侧强度是否相等，有无脉搏短绌），动脉壁（性质、紧张度），周围血管征［有无微血管搏动、枪击音、杜氏（Duroziez）双重音、静脉营营音］。

o. 腹部方面

视诊：腹式呼吸运动情况，腹壁是否对称，有无凹陷、膨隆、静脉曲张、蠕动波、胃形、局限性隆起，脐部情况。

听诊：肠蠕动音（正常、增强、减弱、消失）及其音质与频率，有无胃区振水声，肝、脾区有无摩擦音。有无血管杂音，并记录其部位及性质等。

触诊：腹壁柔软或紧张，有无压痛，压痛部位及其程度，拒按或喜按，有无反跳痛；有无肿块，其部位、大小、形态、硬度、触痛、活动度，呼吸运动的影响，有无搏动及波动等。

肝脏：可否触及。如可触及，应记录肝下缘距锁骨中线肋缘及剑突的距离（cm）。注意肝缘锐、钝、硬度，有无压痛，肝大时注意有无搏动、表面有无结节。

胆囊：可否触及，大小，有无压痛。

脾脏：可否触及，如能触及，应注明其表面是否光滑，有无切迹及压痛，硬度，脾下缘距锁骨中线肋缘距离（垂直径 AB 及最大斜径 AC），仰卧及侧卧时脾脏移动度。

肾：能否触及，大小，活动度，有无压痛等。

叩诊：肝、脾浊音界（上界以肋间计，全长以 cm 计），肝、脾、肾区有无叩击痛。腹部有无过度回响、移动性浊音。

p. 外阴及肛门：阴毛分布；外生殖器发育，有无包茎、尿道分泌物；睾丸位置、大小、硬度；

有无压痛，附睾有无结节及肿痛；精索有无增粗、压痛、结节与静脉曲张；阴囊有无脱屑、皲裂及肿胀。如肿胀，当用透照试验，以明确是否阴囊积液。女性生殖器检查（按妇科检查项目；男医师检查女患者时，须有女医务人员在场）。肛门检查，有无外痔、肛裂、肛瘘、脱肛、湿疣等，必要时应行肛门直肠指诊或肛门镜检查。

　　q. 脊柱及四肢：脊柱有无畸形、压痛、叩击痛；脊柱两侧肌肉有无紧张、压痛；肋脊角有无压痛或叩痛；四肢有无畸形、杵状指趾、水肿、静脉曲张、外伤、骨折；肌肉张力与肌力，有无萎缩；关节有无红肿、畸形及运动障碍。

　　r. 神经系统：膝腱反射、跟腱反射、肱二头肌腱反射、三头肌腱反射、腹壁反射、提睾反射、巴彬斯奇征、克尼格氏征等。

　　各专科病历书写有特殊要求，应重点突出、详尽、真实、系统地描写该专科有关体征。

　　9）检验及其他检查：入院后24小时内应完成的主要检验，如血、尿、大便常规检验，以及X线、心电图检查等。入院前的重要检验结果可记录于病史中。

　　10）摘要：用约100～300字，简明、扼要地综述病史要点、阳性检验结果、重要的阴性结果及有关的检验结果。

　　11）鉴别诊断：通过病史、阳性体征、相关阴性体征及相关各种辅助检查结果，与有相似病症的其他疾病来鉴别。

　　12）初步诊断：是指经治医师根据患者入院时情况，综合分析所做的诊断。如初步诊断为多项时，应当主次分明，按以下顺序排列：

　　主要疾病：指严重影响患者生命及劳动力或造成患者最大痛苦而就医，是作为主要治疗对象的疾病。

　　并发症：包括与主要疾病性质不同，但在发病原理方面与主要疾病有密切关系的疾病。

　　伴发症：指与主要疾病同时存在，但又无明显关系的疾病。

　　初步诊断紧接着写在右下角部位。

　　13）签名：上述入院病历由实习医师、初到进修医师记载完毕签名后，再由住院医师查阅，用红笔修正后签署全名在其左方，并以斜线隔开。字迹必须端正清楚。

　　14）修正诊断：主要疾病确诊后，及时写出修正诊断（记录在诊断病历页面左半侧与初步诊断同高），包括病名、确诊日期，并签名。修正诊断与初步诊断完全相同时，可在最后诊断项目下写上"同右侧判断"。修正诊断由上级医师记录。入院病历除着重记录与本专科密切相关的病史、体征、检验及其他检查结果外，对于病人所患非本科的伤病情况及诊疗经过也应注意记录。所有未愈伤病，不论病史长短，均应列入现病史中；已愈或已久不复发者方可列入既往病史。在排列诊断中，也应将当前存在、尚未痊愈的伤病名称逐一列举，第一诊断为本专科疾病诊断，其次是其他专科诊断。所有内容与数字须确实可靠简明扼要，避免含糊笼统及主观臆断；对阳性发现应详尽描述，有鉴别诊断价值的阴性材料亦应列入。各种症状和体征应用医学术语记录，不得用诊断名词。患者提及以前所患疾病未得到确诊者，其病名应加引号。对与本病有关的疾病，应注明症状及诊疗经过。所述各类事实，应尽可能明确其发生日期（或年龄）及地点，急性病要详细询问发病时刻。

　　属于他院转入或再次入院的患者，均应按新入院患者处理。由其他科室转入者应写转入记录。由本科不同病区或病室转入者，只需在病程记录中做必要的记载与补充即可。

　　（3）再次或多次入院记录：是指患者因同一种疾病再次或多次入住同一医疗机构时书写的记录。要求及内容基本同入院记录。主诉是记录患者本次入院的主要症状（或体征）及持续时间；现病史中要求首先对本次住院前历次有关住院诊疗经过进行小结，然后再书写本次入院的现病史。

　　（4）患者入院不足24小时出院的，可以书写24小时内入出院记录：内容包括患者姓名、性别、年龄、职业、入院时间、出院时间、主诉、入院情况、入院诊断、诊疗经过、出院情况、出院诊断、出院医嘱，医师签名等。

（5）患者入院不足24小时死亡的，可以书写24小时内入院死亡记录：内容包括患者姓名、性别、年龄、职业、入院时间、死亡时间、主诉、入院情况、入院诊断、诊疗经过（抢救经过）、死亡原因、死亡诊断，医师签名等。

【住院病历格式范本】

×××医院住院病历首页

住院号　　等　第　　次住院　　公费□　　劳保□　　医疗保险□　　自费及其他□

姓名　　　性别：□1男，2女　　出生　年　月　日　　年龄　　婚姻状况					
职业　　出生地　省（市）　县　民族　国籍　　身份证号					
工作单位及地址　　　　　　　　　　　电话　　　　　　　　　　邮政编码					
联系人姓名　　关系　　地址　　　　　　　　　　　　　　　电话					
入院　科　室　年 月 日 时入院情况：□1危，2急，3一般转科情况					
出院　科　室　年 月 日 时　住院天数					
门（急）诊诊断					
入院诊断　　　入院后确诊日期　年 月 日					

出院诊断	出院情况					ICD 10 编码治愈
	治愈	好转	未愈	死亡	其他	
主要诊断						
其他诊断						
并发症						
院内感染名称						
病理诊断						
损伤和中毒的外部原因						

手术日期	手术名称	麻醉	切口	手术医师	操作编码

过敏药物：　　　　　血型：　　出院诊断：□1符合，2基本符合，3不符合				
抢救次数：　成功次数：　　随诊：□1是，2否　随诊期限　尸检 □1是，2否				
住院费（元）总计：　　床位　西药　中药　检查　治疗　散射　手术				
化验　输血　输氧　接生　其他　示数病例：□1是，2否。病案质量：□1甲2乙3丙4丁				

主任医师：　　　主治医师：　　　住院医师：　　　实习医师：　　　编码员：

三、病程记录

（一）病程记录的概念

病程记录是指继入院记录之后，对患者病情和诊疗过程所进行的连续性记录。内容包括患者的病情变化情况、重要的辅助检查结果及临床意义、上级医师查房意见、会诊意见、医师分析讨论意见、所采取的诊疗措施及效果、医嘱更改及理由、向患者及其近亲属告知的重要事项等。

（二）病程记录的内容及要求

1. 首次病程记录 是指患者入院后由经治医师或值班医师书写的第一次病程记录，应当在患者入院 8 小时内完成。首次病程记录的内容包括病例特点、拟诊讨论（诊断依据及鉴别诊断）、诊疗计划等。

（1）病例特点：应当在对病史、体格检查和辅助检查进行全面分析、归纳和整理后写出本病例特征，包括阳性发现和具有鉴别诊断意义的阴性症状和体征等。

（2）拟诊讨论（诊断依据及鉴别诊断）： 根据病例特点，提出初步诊断和诊断依据；对诊断不明的写出鉴别诊断并进行分析；并对下一步诊治措施进行分析。

（3）诊疗计划：提出具体的检查及治疗措施安排。

2. 日常病程记录 是指对患者住院期间诊疗过程的经常性、连续性记录。由经治医师书写，也可以由实习医务人员或试用期医务人员书写，但应有经治医师签名。书写日常病程记录时，首先标明记录时间，另起一行记录具体内容。对病危患者应当根据病情变化随时书写病程记录，每天至少 1 次，记录时间应当具体到分钟。对病重患者，至少 2 天记录一次病程记录。对病情稳定的患者，至少 3 天记录一次病程记录。

3. 上级医师查房记录 是指上级医师查房时对患者病情、诊断、鉴别诊断、当前治疗措施疗效的分析及下一步诊疗意见等的记录。

主治医师首次查房记录应当于患者入院 48 小时内完成。内容包括查房医师的姓名、专业技术职务、补充的病史和体征、诊断依据与鉴别诊断的分析及诊疗计划等。

主治医师日常查房记录间隔时间视病情和诊疗情况确定，内容包括查房医师的姓名、专业技术职务、对病情的分析和诊疗意见等。

科主任或具有副主任医师以上专业技术职务任职资格医师查房的记录，内容包括查房医师的姓名、专业技术职务、对病情的分析和诊疗意见等。

4. 疑难病例讨论记录 是指由科主任或具有副主任医师以上专业技术任职资格的医师主持、召集有关医务人员对确诊困难或疗效不确切病例讨论的记录。内容包括讨论日期、主持人、参加人员姓名及专业技术职务、具体讨论意见及主持人小结意见等。

5. 交（接）班记录 是指患者经治医师发生变更之际，交班医师和接班医师分别对患者病情及诊疗情况进行简要总结的记录。交班记录应当在交班前由交班医师书写完成；接班记录应当由接班医师于接班后 24 小时内完成。交（接）班记录的内容包括入院日期、交班或接班日期、患者姓名、性别、年龄、主诉、入院情况、入院诊断、诊疗经过、目前情况、目前诊断、交班注意事项或接班诊疗计划、医师签名等。

6. 转科记录 是指患者住院期间需要转科时，经转入科室医师会诊并同意接收后，由转出科室和转入科室医师分别书写的记录。包括转出记录和转入记录。转出记录由转出科室医师在患者转出科室前书写完成（紧急情况除外）；转入记录由转入科室医师于患者转入后 24 小时内完成。转科记录内容包括入院日期、转出或转入日期，转出、转入科室，患者姓名、性别、年龄、主诉、入院情况、入院诊断、诊疗经过、目前情况、目前诊断、转科目的及注意事项或转入诊疗计划、医师签名等。

7. 阶段小结　是指患者住院时间较长，由经治医师每月所作病情及诊疗情况总结。阶段小结的内容包括入院日期、小结日期，患者姓名、性别、年龄、主诉、入院情况、入院诊断、诊疗经过、目前情况、目前诊断、诊疗计划、医师签名等。交（接）班记录、转科记录可代替阶段小结。

8. 抢救记录　是指患者病情危重，采取抢救措施时作的记录。因抢救急危患者，未能及时书写病历的，有关医务人员应当在抢救结束后 6 小时内据实补记，并加以注明。内容包括病情变化情况、抢救时间及措施、参加抢救的医务人员姓名及专业技术职称等。记录抢救时间应当具体到分钟。

9. 有创诊疗操作记录　是指在临床诊疗活动过程中进行的各种诊断、治疗性操作（如胸腔穿刺、腹腔穿刺等）的记录。应当在操作完成后即刻书写。内容包括操作名称、操作时间、操作步骤、结果及患者一般情况，记录过程是否顺利、有无不良反应，术后注意事项及是否向患者说明，操作医师签名。

10. 会诊记录（含会诊意见）　是指患者在住院期间需要其他科室或者其他医疗机构协助诊疗时，分别由申请医师和会诊医师书写的记录。会诊记录应另页书写。内容包括申请会诊记录和会诊意见记录。申请会诊记录应当简要载明患者病情及诊疗情况、申请会诊的理由和目的，申请会诊医师签名等。常规会诊意见记录应当由会诊医师在会诊申请发出后 48 小时内完成，急会诊时会诊医师应当在会诊申请发出后 10 分钟内到场，并在会诊结束后即刻完成会诊记录。会诊记录内容包括会诊意见、会诊医师所在的科别或者医疗机构名称、会诊时间及会诊医师签名等。申请会诊医师应在病程记录中记录会诊意见执行情况。

11. 术前小结　是指在患者手术前，由经治医师对患者病情所做的总结。内容包括简要病情、术前诊断、手术指征、拟施手术名称和方式、拟施麻醉方式、注意事项，并记录手术者术前查看患者相关情况等。

12. 术前讨论记录　是指因患者病情较重或手术难度较大，手术前在上级医师主持下，对拟实施手术方式和术中可能出现的问题及应对措施所做的讨论。讨论内容包括术前准备情况、手术指征、手术方案、可能出现的意外及防范措施、参加讨论者的姓名及专业技术职务、具体讨论意见及主持人小结意见、讨论日期、记录者的签名等。

13. 麻醉术前访视记录　是指在麻醉实施前，由麻醉医师对患者拟将实施麻醉进行风险评估的记录。麻醉术前访视可另立单页，也可在病程中记录。内容包括姓名、性别、年龄、科别、病案号，患者一般情况、简要病史、与麻醉相关的辅助检查结果、拟行手术方式、拟行麻醉方式、麻醉适应证及麻醉中需注意的问题、术前麻醉医嘱、麻醉医师签字并填写日期。

14. 麻醉记录　是指麻醉医师在麻醉实施中书写的麻醉经过及处理措施的记录。麻醉记录应当另页书写，内容包括患者一般情况、术前特殊情况、麻醉前用药、术前诊断、术中诊断、手术方式及日期、麻醉方式、麻醉诱导及各项操作开始及结束时间、麻醉期间用药名称、方式及剂量、麻醉期间特殊或突发情况及处理、手术起止时间、麻醉医师签名等。

15. 手术记录　是指手术者书写的反映手术一般情况、手术经过、术中发现及处理等情况的特殊记录，应当在术后 24 小时内完成。特殊情况下由第一助手书写时，应有手术者签名。手术记录应当另页书写，内容包括一般项目（患者姓名、性别、科别、病房、床位号、住院病历号或病案号）、手术日期、术前诊断、术中诊断、手术名称、手术者及助手姓名、麻醉方法、手术经过、术中出现的情况及处理等。

16. 手术安全核查记录　是指由手术医师、麻醉医师和巡回护士三方，在麻醉实施前、手术开始前和病人离室前，共同对病人身份、手术部位、手术方式、麻醉及手术风险、手术使用物品清点等内容进行核对的记录，输血的病人还应对血型、用血量进行核对。应有手术医师、麻醉医师和巡回护士三方核对、确认并签字。

17. 手术清点记录　是指巡回护士对手术患者术中所用血液、器械、敷料等的记录，应当在手术结束后即时完成。手术清点记录应当另页书写，内容包括患者姓名、住院病历号（或病案号）、手术日期、手术名称、术中所用各种器械和敷料数量的清点核对、巡回护士和手术器械护士签名等。

18. 术后首次病程记录　是指参加手术的医师在患者术后即时完成的病程记录。内容包括手术时间、术中诊断、麻醉方式、手术方式、手术简要经过、术后处理措施、术后应当特别注意观察的事项等。

19. 麻醉术后访视记录　是指麻醉实施后，由麻醉医师对术后患者麻醉恢复情况进行访视的记录。麻醉术后访视可另立单页，也可在病程中记录。内容包括姓名、性别、年龄、科别、病案号，患者一般情况、麻醉恢复情况、清醒时间、术后医嘱、是否拔除气管插管等，如有特殊情况应详细记录，麻醉医师签字并填写日期。

20. 出院记录　是指经治医师对患者此次住院期间诊疗情况的总结，应当在患者出院后 24 小时内完成。内容主要包括入院日期、出院日期、入院情况、入院诊断、诊疗经过、出院诊断、出院情况、出院医嘱、医师签名等。

21. 死亡记录　是指经治医师对死亡患者住院期间诊疗和抢救经过的记录，应当在患者死亡后 24 小时内完成。内容包括入院日期、死亡时间、入院情况、入院诊断、诊疗经过（重点记录病情演变、抢救经过）、死亡原因、死亡诊断等。记录死亡时间应当具体到分钟。

22. 死亡病例讨论记录　是指在患者死亡一周内，由科主任或具有副主任医师以上专业技术职务任职资格的医师主持，对死亡病例进行讨论、分析的记录。内容包括讨论日期、主持人及参加人员姓名、专业技术职务、具体讨论意见及主持人小结意见、记录者的签名等。

23. 病重（病危）患者护理记录　是指护士根据医嘱和病情对病重（病危）患者住院期间护理过程的客观记录。病重（病危）患者护理记录应当根据相应专科的护理特点书写。内容包括患者姓名、科别、住院病历号（或病案号）、床位号、页码、记录日期和时间、出入液量、体温、脉搏、呼吸、血压等病情观察、护理措施和效果、护士签名等。记录时间应当具体到分钟。

24. 手术同意书　是指手术前，经治医师向患者告知拟施手术的相关情况，并由患者签署是否同意手术的医学文书。内容包括术前诊断、手术名称、术中或术后可能出现的并发症、手术风险、患者签署意见并签名、经治医师和术者签名等。

25. 麻醉同意书　是指麻醉前，麻醉医师向患者告知拟施麻醉的相关情况，并由患者签署是否同意麻醉意见的医学文书。内容包括患者姓名、性别、年龄、病案号、科别、术前诊断、拟行手术方式、拟行麻醉方式，患者基础疾病及可能对麻醉产生影响的特殊情况，麻醉中拟行的有创操作和监测，麻醉风险、可能发生的并发症及意外情况，患者签署意见并签名、麻醉医师签名并填写日期。

26. 输血治疗知情同意书　是指输血前，经治医师向患者告知输血的相关情况，并由患者签署是否同意输血的医学文书。输血治疗知情同意书内容包括患者姓名、性别、年龄、科别、病案号、诊断、输血指征、拟输血成分、输血前有关检查结果、输血风险及可能产生的不良后果、患者签署意见并签名、医师签名并填写日期。

27. 特殊检查、特殊治疗同意书　是指在实施特殊检查、特殊治疗前，经治医师向患者告知特殊检查、特殊治疗的相关情况，并由患者签署是否同意检查、治疗的医学文书。内容包括特殊检查、特殊治疗项目名称、目的、可能出现的并发症及风险、患者签名、医师签名等。

28. 病危（重）通知书　是指因患者病情危、重时，由经治医师或值班医师向患者家属告知病情，并由患者一方签名的医用文书。内容包括患者姓名、性别、年龄、科别，目前诊断及病情危重情况，患者一方方签名、医师签名并填写日期。一式两份，一份交患者一方保存，另一份归病历中保存。

四、医　　嘱

医嘱是指医师在医疗活动中下达的医学指令。包括医师为病人制定的各种检查、治疗、护理等具体措施，是护士完成诊治计划查核的依据。医嘱内容及起始、停止时间应当由医师书写，医护人员共同执行。医嘱内容应当准确，清楚，每项医嘱应当只包含一个内容，并注明下达的时间，应当具体到分钟。一般情况下，医师不得下达口头医嘱。因抢救危重患者需要下达口头医嘱时，护士应当复诵一遍。抢救结束后，医师应当即刻据实补记医嘱。

（一）医嘱的内容

医嘱内容包括医嘱日期、时间、床号、姓名，护理常规、护理级别，饮食、卧位、隔离种类、药物治疗及其他治疗（药物治疗应写明药名、浓度、剂量、用法、时间；手术治疗应写明手术时间、麻醉种类、手术名称、术前用药等），特殊检查与化验，医生签名等。

（二）医嘱的种类

1. 长期医嘱　有效期在 24 小时以上，在医生注明的停止时间后失效。长期医嘱需要抄写患者姓名、科别、住院号或病案号、页码，起始日期和时间，医嘱内容，停止日期时间和医师签名，执行时间，执行护士签名。

2. 临时医嘱　有效期在 24 小时以内，只执行一次。应在短时间内执行，有的须立即执行。临时遗嘱内容包括医嘱时间、内容、医师签名、执行时间、执行护士签名等。

3. 备用医嘱　分长期备用医嘱（PRN）和临时备用医嘱（SOS）。

（1）长期备用医嘱有效期在 24 小时以上，无停止医嘱一直有效，需要时使用，如，氧气吸入（PRN）。有的长期备用医嘱必须说明每次用药的间隔时间，如，哌替啶 50mg im q6h PRN。

（2）临时备用医嘱必要时用，仅在 12 小时内有效，过期尚未执行即失效。如：哌替啶 50mg im SOS。

（三）医嘱的抄写

（1）医嘱按时间顺序抄写在医嘱单上，每行医嘱顶格书写，第一个字应对齐；一行未写完的内容，书写第二行时应后移一格；如第二行仍未写完，第三行应与第二行第一个字对齐。

（2）长期医嘱应抄写在长期医嘱栏内，写明日期和具体时间；停止医嘱，则在原医嘱的停止栏内写上日期和具体时间。

（3）长期备用医嘱（PRN）写在长期医嘱栏内，执行前需查看上一次医嘱执行时间；每执行一次后，均应在临时医嘱栏内做记录，并注明执行时间。

（4）临时医嘱抄写在临时医嘱栏内，写上执行时间。

（5）临时备用医嘱（SOS）执行后，抄写在临时医嘱栏内，未用者不予抄写。

（6）药物过敏试验后，应将结果填写在临时医嘱栏内。阳性反应者应用红墨水笔注明"+"，以示重视，记入体温单，并在床头卡、门诊病历卡上做醒目标志。执行者在医嘱相应栏内签名。

（7）医嘱不得涂改。需要取消时，应当使用红色墨水注明"取消"字样并签名。医嘱已抄写后又作废，用蓝黑墨水笔在执行时间栏内写"作废"。

（8）凡是转科、手术、分娩或整理医嘱时，在最后一项医嘱的下面画一红色横线，表示停止执行以上医嘱；如系重整医嘱，则在红色横线下用红墨水笔在长期医嘱栏内写上"整理医嘱"及日期。整理医嘱时，必须整理和准确抄录有效的长期医嘱，并写原开医嘱的日期和具体时间。将护理级别、饮食、病危、陪护等医嘱整理在前面，治疗医嘱按原来的日期排列顺序抄录。如还有空格，用红墨水笔从左下至右上顶格画一斜线。

（9）病人转科、出院或死亡。应在临时医嘱栏内注明转科、出院及死亡通知时间，停止有关执行单上所有医嘱。

（10）认真执行查对制度。医嘱处理完毕，须每班核对，每周总核对一次，并由核对者签名和登记。

（11）医嘱较多、一张医嘱单不够记录时，可续写一页，未用完部分仍按原格式依次抄录。

五、病历书写注意事项

根据原卫生部《关于印发〈病历书写基本规范〉的通知》（卫医政发〔2010〕11号）的有关规定，病历书写需要以下事项：

（1）病历书写应当客观、真实、准确、及时、完整、规范。

（2）病历书写应当使用蓝黑墨水、碳素墨水，需复写的病历资料可以使用蓝或黑色油墨水的圆珠笔。计算机打印的病历应当符合病历保存的要求。

（3）病历书写应当使用中文，通用的外文缩写和无正式中文译名的症状、体征、疾病名称等可以使用外文。

（4）病历书写应规范使用医学术语，文字工整，字迹清晰，表述准确，语句通顺，标点正确。

（5）病历书写过程中出现错字时，应当用双线划在错字上，保留原记录清楚、可辨，并注明修改时间，修改人签名。不得采用刮、粘、涂抹等方法掩盖或去除原来的字迹。

（6）上级医务人员有审查修改下级医务人员书写的病历的责任。

（7）病历应当按照规定的内容书写，并由相应医务人员签名。

（8）实习医务人员、试用期医务人员书写的病历，应当经过本医疗机构注册的医务人员审阅、修改并签名。

（9）进修医务人员由医疗机构根据其胜任本专业工作实际情况认定后书写病历。

（10）病历书写一律使用阿拉伯数字书写日期和时间，采用24小时制记录。

（11）对需取得患者书面同意方可进行的医疗活动，应当由患者本人签署知情同意书。患者不具备完全民事行为能力时，应当由其法定代理人签字；患者因病无法签字时，应当由其授权的人员签字；为抢救患者，在法定代理人或被授权人无法及时签字的情况下，可由医疗机构负责人或者授权的负责人签字。

（12）因实施保护性医疗措施不宜向患者说明情况的，应当将有关情况告知患者近亲属，由患者近亲属签署知情同意书，并及时记录。患者无近亲属的或者患者近亲属无法签署同意书的，由患者的法定代理人或者关系人签署同意书。

以上为手写式文本要求，电子病历要求书写在电脑中并保存，格式要求都一样，最后按要求打印出各种文件。

【范文 10-1】

主诉：反复咳嗽、咯白色泡沫黏痰6天

诊断：肺心病

依据：患者6天前受凉后鼻塞流涕，发热，咳嗽加剧，痰黏稠；唇稍发绀，桶状胸，两肺呼吸运动及语颤减弱，叩诊呈过清音，呼吸音减弱多可闻散在湿性啰音，以两背肺底部较多，心尖冲动未触及，心界缩小，心音减弱；中性粒细胞0.93；X线胸片：两肺透亮度增高，纹理增粗紊乱，两肺下野可见散在小片状密度增高阴影沿肺纹理分布，边界不清，两隔下降，肋间隙增宽，纵隔变窄，心脏下垂位。

诊疗计划：

1. 控制呼吸道感染是发生呼吸衰竭和心力衰竭的常见诱因，故需积极应用药物予以控制。目前主张联合用药。

2. 改善呼吸功能，抢救呼吸衰竭采取综合措施，包括缓解支气管痉挛、清除痰液、畅通呼吸道，持续低浓度（24%～35%）给氧，应用呼吸兴奋剂等。必要时施行气管切开、气管插管和机械呼吸器治疗等。

3. 控制心力衰竭。轻度心力衰竭给予吸氧，改善呼吸功能、控制呼吸道感染后症状即可减轻或消失。较重者加用利尿剂亦能较快予以控制。

医嘱：

二级护理，高营养饮食，低流量持续吸氧，雾化吸入，静滴青霉素600万U/d分2次静脉注射，肝素50mg，"654-2"10mg加于葡萄糖溶液中每日静脉滴注，转移因子、左旋咪唑口服。

【范文 10-2】

主诉：咳嗽，咳铁锈色痰3天

诊断：右肺大叶性肺炎

依据：男性29岁，寒战、发热，体温达39℃，咳铁锈色痰；右胸呼吸活动减弱，右背下部触觉语颤增强、叩诊呈浊音、呼吸音减低、闻及少许湿性啰音，心率快112次/分；白细胞数 12.2×10^9/L 中性粒细胞0.94；胸片：右肺下叶片状密度增高阴影，密度均匀。

治疗计划：

1. 加强护理和支持疗法。2. 抗菌药物治疗。3. 休克型肺炎的治疗。

医嘱：一级护理，半流食，静注5%糖盐水250ml+青霉素800万U/6h，平衡盐水500ml+10%KCl液10ml，肌注复方氨基比林2ml，口服氯化铵合剂10ml每日3次，地西泮5mg每日2次。

六、电子病历书写规范

（一）电子病历的概念及打印病历格式要求

电子病历是指医务人员在医疗活动过程中，使用医疗机构信息系统生成的文字、符号、图表、图形、数据、影像等数字化信息，并能实现存储、管理、传输和重现的医疗记录，是病历的一种记录形式。使用文字处理软件编辑、打印的病历文档，不属于本规范所称的电子病历。

电子病历要求录入在电脑中并保存，格式要求与书写都一样，最后按要求打印出各种文件。打印病历是指应用字处理软件编辑生成并打印的病历（如 Word 文档、WPS 文档等）。打印病历应当按照本规定的内容录入并及时打印，由相应医务人员手写签名。医疗机构打印病历应当统一纸张、字体、字号及排版格式。打印字迹应清楚易认，符合病历保存期限和复印的要求。打印病历编辑过程中应当按照权限要求进行修改，已完成录入打印并签名的病历不得修改。医务人员采用身份标识登录电子病历系统完成各项记录等操作并予确认后，系统应当显示医务人员电子签名。

（二）电子病历的基本要求

（1）电子病历录入应当遵循客观、真实、准确、及时、完整的原则。

（2）电子病历录入应当使用中文和医学术语，要求表述准确，语句通顺，标点正确。通用的外文缩写和无正式中文译名的症状、体征、疾病名称等可以使用外文。记录日期应当使用阿拉伯数字，记录时间应当采用 24 小时制。

（3）电子病历包括门（急）诊电子病历、住院电子病历及其他电子医疗记录。电子病历内容应当按照国家卫健委《病历书写基本规范》执行，使用国家卫健委统一制定的项目名称、格式和内容，不得擅自变更。

（4）电子病历系统应当为操作人员提供专有的身份标识和识别手段，并设置有相应权限；操作人员对本人身份标识的使用负责。

（5）医务人员采用身份标识登录电子病历系统完成各项记录等操作并予确认后，系统应当显示医务人员电子签名。

（6）电子病历系统应当设置医务人员审查、修改的权限和时限。实习医务人员、试用期医务人员记录的病历，应当经过在本医疗机构合法执业的医务人员审阅、修改并予电子签名确认。医务人员修改时，电子病历系统应当进行身份识别、保存历次修改痕迹、标记准确的修改时间和修改人信息。

（7）电子病历系统应当为患者建立个人信息数据库（包括姓名、性别、出生日期、民族、婚姻状况、职业、工作单位、住址、有效身份证件号码、社会保障号码或医疗保险号码、联系电话等），授予唯一标识号码并确保与患者的医疗记录相对应。

（8）电子病历系统应当具有严格的复制管理功能。同一患者的相同信息可以复制，复制内容必须校对，不同患者的信息不得复制。

（9）电子病历系统应当满足国家信息安全等级保护制度与标准。严禁篡改、伪造、隐匿、抢夺、窃取和毁坏电子病历。

（10）电子病历系统应当为病历质量监控、医疗卫生服务信息以及数据统计分析和医疗保险费用审核提供技术支持，包括医疗费用分类查询、手术分级管理、临床路径管理、单病种质量控制、平均住院日、术前平均住院日、床位使用率、合理用药监控、药物占总收入比例等医疗质量管理与控制指标的统计，利用系统优势建立医疗质量考核体系，提高工作效率，保证医疗质量，规范诊疗行为，提高医院管理水平。

第二节 处方书写

学习目标：

1. 了解处方书写的概念和组成和处方权的获得。

2. 熟悉如何书写处方和书写处方的格式要求。

3. 体会门诊处方书写要求与格式及门诊处方存在的主要问题。

一、处方书写的概念

根据《处方管理办法》第二条规定：处方是指由注册的执业医师和执业助理医师（以下简称医师）在诊疗活动中为患者开具的、由取得药学专业技术职务任职资格的药学专业技术人员（以下简称药师）审核、调配、核对，并作为患者用药凭证的医用文书。处方包括医疗机构病区用药医嘱单。处方是医生对病人用药的书面文件，是药剂人员调配药品的依据，具有法律、技术、经济责任。

二、处方书写的组成

处方分为医生处方、法定处方。日常见到的都是医生处方。处方共有三部分组成：

1.处方前记   包括医院全称、科别、病人姓名、性别、年龄、日期等。也可添加有特殊要求的项目。麻醉药品和第一类精神药品处方还应当包括病人身份证号码，代办人姓名、身份证号码。

2.处方正方   处方以"R"或"RP"起头，意为拿、取下列药品；接下来是处方的主要部分，包括药品的名称、剂型、规格、数量、用法等。

3.处方后记   包括医生、药剂人员、计价员签名以示负责，签名必须签全名。

三、处方权获得

（1）经注册的执业医师在执业地点取得相应的处方权。助理医师开具的处方应经执业医师签名或加盖专用签章后方有效；但在乡镇、村的医疗机构独立从事一般的执业活动的助理医师，可以在注册的执业地点取得相应的处方权。

（2）医师应当在注册的医疗机构签名留样或者专用签章备案后，方可开具处方。

（3）医师经考核合格后可取得麻醉药品和第一类精神药品的处方权，药师经考核合格后取得麻醉药品和第一类精神药品调剂资格。

（4）试用期人员开具处方，应当经所在医疗机构有处方权的执业医师审核、并签名或加盖专用签章后方有效。

（5）进修医师由接收进修的医疗机构对其胜任本专业工作的实际情况进行认定后授予相应的处方权。

四、门诊处方书写要求与格式

1.书写要求

（1）经注册的执业医师在执业地点取得相应的处方权，并须在执业机构和药学部门、门诊部签名留样及专用签章备案后方可开具处方。

（2）医师应当按照治疗规范、药品说明书中的药品使用适应证、药理作用、用法用量、禁忌、不良反应和注意事项等开具处方。

（3）处方为开具当日有效。特殊情况下需延长有效期的，由开具处方的医师注明有效期限，但有效期限最长不超过3天。急诊处方的在普通处方的右上角注"急"字，要优先调剂发药。

（4）处方记载的患者一般项目应清晰、完整，并与病历记载一致。

（5）每张处方只限于一名患者的用药。

（6）处方字迹应当清楚，不得涂改。如有修改，必须在修改处签名及注明修改日期。

（7）处方一律用规范的中文或英文名称书写。医疗机构或医师、药师不得自行编制药品缩写名或用代号。书写药品名称、剂量、规格、用法、用量要准确规范，药品用法可用规范的中文、英文、拉丁文或者缩写体书写，但不得使用"遵医嘱""自用"等含糊不清字句。

（8）年龄必须写实足年龄；西药、中成药要分别开具处方，每一种药品必须另起一行。每张处方不得超过五种药品。

（9）用量：一般应按照药品说明书中的常用剂量使用，特殊情况需超剂量使用时，应注明原因并再次签名。

（10）开具处方后留得的空白处方应画一斜线，以示处方完毕。

（11）初诊处方一般不得超过7日用量；急诊处方一般不得超过3天用量；按照疾病诊

断，对于某些慢性病、老年病，处方用量不超过半个月量；纳入规定病种（指各类恶性肿瘤、系统性红斑狼疮、血友病、再生障碍性贫血、精神分裂症、情感性精神病、有慢性肾功能衰竭的透析治疗和列入诊疗项目的器官移植后的抗排异治疗）和高血压冠心病、肺结核、糖尿病、慢性肝炎等需长期服药的慢性病、老年病，处方不超过一个月量。但医师应注明理由。抗菌药物处方用量应遵守卫计委有关抗菌药物临床合理应用管理规定。

（12）药品名称以《中华人民共和国药典》收载或药典委员会公布的《中国药品通用名称》或经国家批准的专利药品名为准。如无收载，可采用通用名或商品名。药品简写或缩写必须为国内通用写法。中成药和医院制剂品名的书写应当与正式批准的名称一致。

（13）药品剂量与数量一律用阿拉伯数字书写。

（14）药品、毒药、精神药物不得缩写或简写，其用量必须按有关规定使用。麻醉药品注射剂每张处方为一次常用量；控缓释制剂，每张处方不得超过 7 天常用量；其他剂型，每张处方不得超过 3 日常用量。

（15）第一类精神药品注射剂，每张处方为一次常用量；控缓释制剂，每张处方不得超过 7 日常用量；其他剂型，每张处方不得超过 3 日常用量。哌甲酯用于治疗儿童多动症时，每张处方不得超过 15 日常用量。

（16）第二类精神药品一般每张处方不得超过 7 日常用量；对于慢性病或某些特殊情况的患者，处方用量可以适当延长，医师应当注明理由。

（17）为门诊医保病人开具辅助药品，每张处方不超过一种；对一般门诊医保患者开乌灵胶囊、胚宝胶囊、补肾益脑胶囊、利血生、益血生等药品，每张处方不超过 15 日常用量；对伴有白细胞下降情况门诊医保病人开具利血生、益血生药品，每张处方不超过 30 日常用量。

（18）医师利用计算机开具普通处方时，需同时打印纸质处方，其格式与手写处方一致，打印处方经签名或盖章后有效。

2. 处方书写格式

（1）处方笺。（普通处方笺）（见下"处方格式范本"）

（2）麻醉、第一类精神药品处方笺。（略）

（3）第二类精神药品处方笺。（略）

（4）急诊处方笺。（略）

（5）儿科处方笺。（略）

（6）医保处方笺。（略）

3. 门诊处方存在的主要问题

（1）处方超量问题。普通处方超过 7 日量未注明原因及天数，医院统一规定，处方超量请在临床诊断后注明原因及天数。

（2）用法用量书写不清，因药剂人员需要将用法用量填写在交给患者的药物清单上，请医师务必将药物用法用量书写正确清楚。

（3）个别电子处方医师忘记手写签名。

（4）医师打印出处方后如需修改，请修改后重新打印处方，不要在原处方上修改或添加药物。

（5）存在缺项。主要是费用类别，请医师在费别栏中打印"自费"。

（6）个别电子处方使用英文代号。

（7）普通处方规格数量缺项，主要缺少"片、粒、合、支"等数量单位。

【处方格式范本】

门诊处方笺

科别   费别   门诊号   年 月 日

姓名 _____ 年龄 ___ 岁 性别 ___ 男□ 女□

临床诊断 _____

R

_____

医师 _____ 审核 _____ 金额 _____

调配 _____ 核对 _____ 发药 _____

注：普通处方印刷用纸为白色，长 19 厘米，宽 13 厘米。

以上也是电子处方的书写要求，电子处方要保存在电脑中，可不打印，门诊有需要报销的可打印处方再交给病人。

【示例处方 1】

R

| 胃蛋白酶合剂 | 100ml |
| 用法 10ml 3 次 / 日 饭前 |
| 维生素 C 片 | 100mg×40 |
| 用法：100mg 3 次 / 日 |

【示例处方 2】

R

| 注射用青霉素钠 | 40 万 U×12 支 |
| 用法：80 万 U |
| 肌注 2 次 / 日 | 皮试（一） |

第三节　护理文书

学习目标：

1. 了解护理文书的概念和护理文书记录的原则。

2. 熟悉各项护理文件记录的书写。

3. 把握医疗与护理文件的管理要求及病历排列顺序。

一、护理文书的概念

护理文件属于医疗文件的一部分，是指护士在护理活动过程中形成的文字、符号、图表等资料的总和。它是临床护理工作的重要组成部分之一，不论在临床护理、科研、教学上，还是在法律、护理行政管理上均有其特殊价值。护理文书主要包括体温单、住院患者评估单、护理记录单、医嘱执行单、病室报告、出入液量记录。

二、护理文书记录的原则

各项护理记录应遵循的基本原则为：及时、准确、完整、简明扼要。

（1）及时：护理记录必须及时，不得拖延或提早，更不能漏记。

（2）准确：记录内容应为客观事实，必须真实、明确，以作为法律证明文件。对病人的主诉和行为应据实描述。按要求分别用红、蓝钢笔书写，字体清楚端正，不得涂改、剪贴或滥用简化字。有书写错误时，应在错误处画线以示删除并在上面签名。

（3）完整：各种文件记录不得丢失，不得随意拆散、外借、损坏。页眉栏目、页码必须逐页、逐项填写完整，每项记录后不留空白，以防添加。记录者签全名，以示负责。如果患者出现病危、拒绝接受治疗护理、自杀倾向、意外、请假外出等特殊情况，应记录并及时汇报。

（4）简明扼要：记录内容应简洁、流畅、重点突出，用医学术语，避免笼统、含糊不清或过多修辞。

（5）表格整洁：书写过程出现错字时，用原色双横线画在错字上，不得采用刮、粘、涂等方法掩盖或去除原来的字迹。

（6）因抢救急、危、重患者未能及时书写护理记录的，护士可在抢救结束后6小时内据实补记，书写前注明"抢救补记"，记录时间写补记的实际时间，具体到分钟。

（7）度量衡单位采用中华人民共和国法定计量单位及通用外文缩写。

（8）实习护士或试用期护理人员书写的护理文件，由带教老师或上级护士审核，签名。书写者签全名，签名应清晰易辨不得潦草签名。如"老师××/学生××"。

三、各项护理文件记录的书写

1.体温单 体温单为表格式，以护士填写为主。内容包括患者姓名、科室、床号、入院日期、住院病历号（或病案号）、日期、手术后天数、体温、脉搏、呼吸、血压、大便次数、出入液量、体重、住院多少周等。在患者住院期间排列在住院病案首页。

体温单的书写要求：

（1）页眉栏目各项用蓝钢笔填全：其中"日期"栏目每页第1日应填写年、月、日，其余6天只写日。如在6天中遇到新的年度或月份开始，则应填写年、月、日或月、日。"住院日数"从入院后第一天开始写，直至出院。"手术（分娩）后日数"以手术（分娩）次日为第1日，依次填写至14天为止。

（2）入院、转入、手术、分娩、出院、死亡时间用红钢笔纵行填写在40～42℃间相应时间格内。

（3）呼吸曲线以下内容，如大便次数、尿量、出入量、体重、血压等，用蓝钢笔记录，以阿拉伯字计数，可免记录计量单位。其中需注意的是灌肠后大便次数的填写。血压一律用mmHg表示。

（4）体温、脉搏曲线的绘制：①体温符号。口温为蓝色"·"，腋温为蓝色"×"，肛温为蓝色"○"。临床上多测腋温。注意几种特殊情况的处理：降温标志；体温不升标志。②脉搏符号：以红色"·"表示。注意脉搏与体温重叠时的表示方法；脉搏短促时的绘制方法。

（5）呼吸次数的填写：各地处理方法不同。我区是在呼吸栏内用红蓝铅笔上下交替书写。

2.医嘱 医嘱是医生根据病人病情的需要拟定的书面嘱咐（包括各种检查、治疗、护理等），由医护人员共同执行。医嘱本是医生直接开写医嘱所用，也是护士执行医嘱的依据。医嘱单是由护士根据医嘱转抄后形成的，用来记录某个病人在住院期间的全部医嘱。在患者住院期间排列在住院病案的体温单之后。当然各医院医嘱的书写方法不尽一致，有的由医生将医嘱写在医嘱本上，护士按不同的医嘱内容转抄到医嘱单及执行单上，转抄后在医嘱本上画蓝色对勾。有的则由医师将医嘱直接写在医嘱单上，护士执行。我们重点介绍前一种。

（1）医嘱的种类：①长期医嘱。有效时间在24小时以上，如医生不注明停止时间一直有效。具体又分两种情况：一是无停止日期，可一直执行到出院；二是定期执行的，即每日数次或数小时一次。②临时医嘱。有效时间在24小时以内，需在短时间内执行或立即执行。具体也分两种情况：一是立即执行（ST）。二是在指定时间（短时间）内执行，只执行一次。③备用医嘱。分长期备用医嘱（PRM）和临时备用医嘱（SOS）。长期备用医嘱也分两种情况：

一是无时间限制的长期备用医嘱；二是有时间限制的长期备用医嘱。需注意有时间限制的长期备用医嘱的使用方法。临时备用医嘱的处理方法各医院有所不同。

（2）医嘱处理：①医嘱处理的原则。先急后缓，即先执行临时医嘱，再执行长期医嘱。先处理后抄写（于医嘱单上）。处理顺序分五步：先阅读；处理立即执行的医嘱；按顺序处理；转抄于医嘱单上；核对、签名。②标志：即医嘱处理或转抄后须在该项医嘱前做标志。共有三种标志：一是临时医嘱执行后，执行者在该项医嘱前打铅笔钩，并在该医嘱后用铅笔注明时间、签全名；二是每处理完一项长期医嘱，立即在该项医嘱前打红铅笔钩；三是将已处理的长期医嘱或已执行过的临时医嘱用蓝钢笔分别转抄在医嘱单的长期或临时栏内，则在该项医嘱前打蓝铅笔钩。注意其排列顺序：铅笔钩（或红色对钩）在上，蓝色对钩在下。打钩应整齐。用物：医嘱本、医嘱单、各种治疗卡片、便条、钢笔、铅笔、红蓝铅笔、直尺等。

（3）医嘱具体处理方法：①长期医嘱。首先分别转抄于各执行单上（药物单、注射单、治疗单、饮食单等），然后在该项医嘱标记栏内打红色"√"。定期执行的长期医嘱转抄时应注明具体执行时间，且日间用蓝笔写，夜间用红笔写。转抄于医嘱单的长期医嘱栏内，注明日期和时间，然后在该项医嘱前打蓝色铅笔钩。②临时医嘱。指定执行时间的临时医嘱，应严格在指定时间内执行。即刻医嘱（ST）一般要在医嘱开出后10分钟内执行。执行后在标记栏内用铅笔打钩并在其后注明执行时间并在执行者栏内用铅笔签全名。药物敏感试验结果，阳性以红色"+"表示，阴性用蓝色"—"表示。用蓝钢笔转抄于医嘱单的临时栏内，后注明执行时间，在该医嘱前打蓝色对钩。凡需下一班执行的临时医嘱应交班。③备用医嘱。长期备用医嘱执行前应查看前次用药时间，执行后需记录于医嘱记录单临时医嘱栏内，以供下次执行时参考。临时备用医嘱可暂不处理，待病人需要时执行。执行后按临时医嘱处理，即执行者在该医嘱前打铅笔钩，在该医嘱后用铅笔签全名、执行时间，并记录于医嘱单的临时医嘱栏内，在其后记录执行时间，但不需签名。未执行的临时备用医嘱，交班时即失效并用红笔在标记栏内写"未用"（DC）。④停止医嘱。先在各执行单上用红笔划掉该医嘱，即注销该停止的医嘱，同时注明停止日期、时间，再在标记栏内打红色"√"，然后在医嘱单上该医嘱后的停止时间栏内写上停止日期与时间，用蓝铅笔在医嘱本上该医嘱栏目前打蓝色"√"。⑤重整医嘱。凡长期医嘱栏目或临时医嘱栏目写满时，或医嘱超过三页应重整。重整医嘱时，在原医嘱最后一行下面画一红色横线，在红线下用红笔写"重整医嘱"，再将红线以上有效的长期医嘱，按原日期、时间排列顺序抄写于红线下。抄录完毕需两人核对无误，并填写重整者姓名。当病人手术、分娩或转科后，也需重整医嘱。即在原医嘱最后一项下面画划一红色横线，并在其下用红笔写"术后医嘱""分娩后医嘱"、"转入医嘱"等，然后再开立新医嘱，红线以上的医嘱自行停止。

（4）注意事项：①医嘱必须经医师签名后才有效。除非抢救、手术过程中，一般不执行口头医嘱，执行时护士应先复诵一遍，双方确认无误后方可执行，并应及时补写医嘱。②对有疑问的医嘱应查询清楚后执行。③凡已写在医嘱单上面又不需执行的医嘱，不得贴盖、涂改，应由医生在该项医嘱的标记栏内用红笔写"取消"并在医嘱后用蓝钢笔签全名。④医嘱应每班小查对、每周大查对一次并用蓝钢笔签查对时间和查对者姓名。⑤凡需要下一班执行的临时医嘱要交班，并在护士交班记录上注明。

3. 护理观察记录单　护理记录分为一般患者护理记录和危重患者护理记录。一般患者护理记录是指护士根据医嘱和病情对一般患者住院期间护理过程的客观记录。内容包括：患者姓名、科别、住院病历号（或病案号）、床位号、页码、记录日期和时间、病情观察情况、护理措施和效果、护士签名等。危重患者护理记录是指护士根据医嘱和病情对危重患者住院期间护理过程的客观记录。常用于危重、抢救、大手术后、特殊治疗和需严密观察病情者。

危重患者护理记录应当根据相应专科的护理特点书写。内容包括：患者姓名、科别、住院病历号（或病案号）、床位号、页码、记录日期和时间、出入液量、体温、脉搏、呼吸、血压等病情观察、护理措施和效果、护士签名等。记录时间应当具体到分钟。各医院该记录单的格式多不一致，但内容大同小异，一般包括病人的生命体征、出入量、病情动态，以及处理等。

护理观察记录单书写要求：

（1）用蓝钢笔填写页眉栏目各项（姓名、年龄、科别、病室、床号、住院号、诊断及页码）。

（2）及时准确地记录病人的体温、脉搏、呼吸、血压、出入量。计量单位应写在标题栏内，记录栏内只填数字。记录出入量时，除填写量外，还应将颜色、形状记录于病情栏内，并将24小时总量填写在体温单上。

（3）病情及处理栏内要详细记录病人的病情变化、治疗、护理措施以及效果，并签全名。

（4）日间用蓝钢笔记录，夜间用红钢笔记录。

（5）每12或24小时就病人的总入量、总出量、病情、治疗护理作小结或总结。白班小结用蓝钢笔书写，夜班总结用红钢笔书写。

（6）病人出院或死亡后应归入病案保存。

4. 病室报告 病室报告用于值班护士将值班期间病室的情况及病人的病情动态进行书面交班，以便于接班护士全面掌握和了解病人情况、注意事项和应有的准备工作。目前有的医院已取消病室报告，代之以整体护理表格。

（1）病室报告书写要求

1）值班护士必须认真负责，深入病房，应在经常巡视和了解病情的基础上书写。

2）书写内容应全面、真实、简明扼要、重点突出。

3）字迹清楚、不随意涂改，日间用蓝笔书写，夜间用红笔书写。

4）填写时，先写姓名、床号、住院号、诊断，再简要记录病情、治疗和护理。

5）对新入院、转入、手术、分娩病人，在诊断的右下角分别用红笔注明"新""转入""手术""分娩"，危重病人做红色标记"*"。

6）写完后，注明页数并签全名。

7）护士长应每班检查，符合质量后签全名。

（2）病室报告书写顺序

1）用蓝笔填写页眉栏目各项。包括病室、日期、时间、病人总数、入院、出院、转出、转入、手术、分娩、病危、死亡病人数。

2）按照床号先后书写报告。先写离开病室的病人（出院、转出、死亡），并注明离开时间、转往何医院何科室、死亡病人呼吸、心跳停止时间；再写进入病室的病人（入院、转入），注明由何医院、何科室转来；最后写本次值班重点病人（手术、分娩、危重及有异常情况的病人）。

3）交班内容：先报告病人体温、脉搏、呼吸，并注明测量时间。然后根据不同病人的情况有所侧重的书写具体情况。一是新入及转入病人，应写明入院（转入）原因，既往重要病史，尤其过敏史，主要症状，处理，治疗护理反应及可能发生的病情突变等；二是危重病人和有异常情况、特殊检查治疗的病人应写明病人主诉、生命体征、病情动态、特殊抢救及治疗护理、下一班需重点观察和注意的事项。三是当天手术病人，需报告用何种麻醉，手术名称及经过，麻醉清醒时间，回病房血压、伤口、引流、排尿及镇痛药使用情况。对准备手术者应交术前准备和术前用药情况；四是产妇应报告胎次、产程、分娩时间、会阴切口及恶露情况；五是老年、小儿和生活不能自理的病人，应报告生活护理情况，如口腔护理、压疮护理及饮食护理等。另外还应报告上述病人的心理状态和需要接班者重点观察的项目及需完成的事项。

5. 护理病历 在应用护理程序的过程中，有关病人的资料、护理诊断、护理目标、护理措施和效果评价，均应予以书面记录，构成护理病案。目前国内许多医院开展了整体护理，这是自 1994 年美籍华裔袁剑云博士介绍了系统化整体护理之后开展起来的。系统化整体护理作为一种新的护理工作模式，其核心是以现代护理观为指导，以护理程序为框架，以病人为中心，根据病人身、心、社会、文化需要提供优质护理。整体护理表格的使用使临床护理程序的实施不仅得以简化而且得以优化，反映了护士运用护理程序为病人解决健康问题、实施整体护理的全过程，成为护理专业记录的重要部分。主要包括了以下表格的使用与填写。

（1）入院病人护理评估表：即首页，主要内容为病人的一般情况、简要病史、护理体检、生活状况及自理程度、心理、社会方面状态等。用此表可对新入院病人进行护理评估并通过评估找出病人的健康问题，确立护理诊断。目前国内常用的有两种，一种根据 Marjory Gordon 的功能性健康形态设计，其内容包括五部分：①一般资料；②生活状况及自理程度；③心理社会方面；④体格检查；⑤特殊检查及实验报告。另一种以人的需求为理论框架设计。填写方法是在所选项目上打钩。

（2）住院病人护理评估表：为掌握病人的全面情况，护士应对其分管的病人进行评估，以确定其住院期间存在或潜在的健康问题。可视病人的病情，决定每班、每天或数天进行一次评估。评估内容和表格可根据科室、病种、病情的轻重不同而分别设计，填写方法一般也是在所选项目上打钩。

（3）病人问题项目表：将通过评估确立的护理诊断，按先后主次顺序列于该表上，便于对病人的健康问题一目了然。若出现新的问题，应及时记入。

（4）标准护理计划：是一种详细和比较全面的护理行为指导，决定着护士可采取什么样的护理措施帮助病人达到何种健康目标，护士可参照它去为自己负责的每一个病人实施护理。临床上一般是针对疾病制定，就其严重、常见和比较特殊的护理诊断制定护理计划。使用标准护理计划最大的优点是可减少常规护理措施的书写，使护士有更多时间和精力用于对病人的直接护理，但也可因护士照搬而取代个体化护理计划，因此，使用时一定要根据病人需要恰当选择并进行必要的补充。

（5）标准健康教育和标准出院指导：健康教育应始于病人入院，WHO 提出的 2000 年人人享有卫生保健的战略目标要求护士有责任给住院病人有关健康方面的教育，包括出院指导。通过卫生宣教，以达到健康教育的连续性、完整性，增强病人自护能力，提高生活质量。例如：制定标准健康教育计划，帮助病人了解自己所患疾病的防治知识；与病人一起讨论有益和有害的卫生习惯，如讲解戒除烟酒、科学的饮食起居和精神卫生对健康的关系；要求病人主动参与并找出自己现存与潜在的健康问题，必要时帮助病人订出目标，逐项解决；标准出院指导则就病人出院后活动、饮食、服药、伤口、随访等方面进行指导。必要时可为病人或家属提供有关方面的书面资料。使用时护士可就病人的文化程度，理解能力直接让病人自己阅读领会，就问题解答或给病人边读、边讲、边示范，直至病人掌握。并应就病人的不同疾病阶段进行不同程度的指导。另外应有护理小结。

（6）护理小结：是在病人住院期间，护士按护理程序对病人进行护理活动的概括记录，包括：护理目标是否达到，护理问题是否解决，护理措施是否落实，护理效果是否满意等。

（7）护理记录单：以健康问题为导向的记录方法是目前所倡导的护理记录，即与护理诊断问题联系，表现出解决问题的程序，即病人何时出现了什么问题、采取了哪些措施、得到的结果如何。护理记录单的要求如下：

1）危重患者每班至少记录一次，病情变化时及时记录，要有原因、措施及效果评价。

2）Ⅰ级护理每三天记录一次，Ⅱ级护理每周记录一次，病情变化时及时记录。对病情变化及护理进行点式、连续性记录。

3）及时记录出现危机时的上报和处理过程及效果。

4）及时记录特殊检查、临时治疗和特殊用药。

5）准确描述各种排出物的颜色、量、性质，准确记录出入量。

6）出院记录描述患者出院时间、目前患者状况及特殊情况，如，"皮肤、伤口、管道"等。

7）体现专科内容，记录具体、客观、准确。

8）患者手术、外出等未能按时测量在护理措施栏内标注。

9）抢救记录应6小时内完成。

10）上级护士（或护士长）应在24小时内审核、修正下级护士病历并签名。

四、医疗与护理文件的管理

1. 医疗与护理文件的管理要求

（1）各种医疗与护理文件按规定放置，记录和使用后必须放回原处。

（2）保持医疗与护理文件的清洁、整齐、完整，防止污染、破损、拆散、丢失。

（3）病人及家属不得随意翻阅医疗与护理文件的记录资料，不得擅自将医疗与护理文件带出病区。

（4）医疗与护理文件应妥善保存。各种记录保存期限为：①体温单、医嘱单、特别护理记录单作为病历的一部分随病历放置，病人出院后送病案室长期保存。②病区交班报告本保存1年，医嘱本保存2年，以备查阅。

2. 病历排列顺序

（1）住院期间病历排列顺序

1）体温单。（按时间先后倒排）

2）医嘱单。（按时间先后倒排）

3）入院记录。

4）病史及体格检查。

5）病程记录。（手术、分娩记录单等）

6）会诊记录。

7）各种检验和检查报告。

8）护理记录单。

9）住院病历首页。

10）门（急）诊病历。

（2）出院（转院、死亡）后病历排列顺序

1）住院病历首页。

2）出院或死亡记录。

3）入院记录。

4）病史及体格检查。

5）病程记录。

6）各种检验和检查报告。

7）护理记录单。

8）医嘱单。（按时间先后排序）

9）体温单。（按时间先后排序）

【范文 10-3】

外科护理病历

病人：×× 科室：心外科 ××

病史介绍：

××，女，30 岁，主诉："胸闷气促 1 年，加重伴心悸 3 个月"，患者 1 年前，活动后出现胸闷气促，休息后能缓解，伴有心慌不适，无咳嗽，咳痰，无恶心，呕吐，夜间可平卧，无阵发性呼吸困难，平素无口唇发绀，无蹲踞史，生长发育与同龄人相仿，易患感冒。于今年九月份胸闷气促加重伴心悸于外院就诊，查心电图提示右房增大，查心脏彩超提示先天性心脏病、房间隔缺损、肺动脉高压，口服将高压药物治疗，未见明显好转，而转来我院，起病以来，患者精神欠佳，食欲睡眠尚可，大小便正常，体重未见明显改变，既往否认高血压、冠心病等慢性病史，无乙肝、结核等传染病，无过敏史。

体格检查：T：36.5 P：90 次 / 分 R：20 次 / 分 BP：119 /75mmHg

心脏彩超提示先天性心脏病，房间隔缺损，三尖瓣关闭不全，肺动脉高压，听诊胸骨左缘 2,3 肋间可闻及收缩期吹风样杂音。心电图提示右心肥厚，X 线表现右心室，心房增大，肺纹理增多，肺动脉段突出。

住院简介：

患者于 2013 年 12 月 29 日入院，于 2014 年 1 月 2 日在全麻下体外循环下行房间隔缺损修补术＋三尖瓣成形术，术毕转入心外 ICU，带入心包胸骨后引流管、尿管、右颈静脉输液管道、动脉有创血压，给予机械通气，管道固定良好引流通畅，胸部正中伤口敷料干净整洁，给予多巴胺、肾上腺素，钾泵，硝普钠，呋塞米等药物治疗，并吸氧监测动脉血气、中心静脉压、心电监护等，患者期间出现体温高，予以指导温水擦身后复测体温正常，患者恢复良好于 1 月 2 日 14：00 停机械通气。患者于当天转入心外普通病房，带出多巴胺泵、尿管，1 月 5 日拔出心包胸骨后引流管，无不适，患者于 1 月 7 日行华法林口服抗凝，行相关宣教，1 月 9 日拔出右颈内静脉，于 1 月 13 日出院，行出院宣教。

1. 护理问题：焦虑，与心脏疾病及手术有关。

护理措施：

（1）向病人介绍手术治疗的必要性、简单过程及手术成功后的获益等，帮助病人保持稳定的情绪，增强信心。进行呼吸、闭气、咳嗽训练以便术中顺利配合。进行床上排尿排便训练，避免术后因卧位不习惯而引起排便困难。

（2）充分给氧。予以间断或持续吸氧，提高肺内氧分压，有利于肺血管扩张，增加肺的弥散那功能，纠正缺氧，同时镇静。

（3）完善相关术前准备，备皮备血、青霉素过敏试验等。

2. 饮食指导：（略）。

3. 呼吸道准备指导：（略）。

4. 术前准备指导：（略）。

5. 术后

（1）低效性呼吸形态：与手术、麻醉、人工辅助呼吸、体外循环和术后伤口疼痛有关。

1）密切观察，加强呼吸系统的管理，维持有效的通气。观察病人有无发绀、鼻翼翕动、点头或张口呼吸，定期听诊双肺呼吸音并记录，观察病人的呼吸频率、节律和幅度，呼吸机是否与呼吸同步，监测动脉血气分析，根据病人情况调整呼吸机参数。

2）妥善固定气管插管 定时测量气管插管位置，防止气管插管脱出或者移位。

3）保持呼吸道通畅 及时清理呼吸道分泌物和呕吐物；吸痰前后充分给氧，每次吸痰时间不超过 15 秒，以免机体缺氧，吸痰时动作轻柔，敏捷，注意观察病人反应，出现心电图异常或血氧饱和度持续下降应停止吸痰。痰液黏稠者可给予雾化吸入稀释痰液。拔出气管插管后，予以氧气雾化吸入减轻喉头水肿，指导病人深呼吸和有效咳嗽，促进排痰。

（2）心排出量减少：与心脏疾病、心功能减退、血容量不足、水电解质失衡有关。

1）监测心功能，维持有效循环，持续心电监护，观察心率、心律、血压、中心静脉压，发现异常及时报告医生。

2）（略）

3）（略）

4）（略）

（3）急性疼痛：与手术切口有关。

有效镇痛，判断疼痛的轻重程度性质及诱因，遵医嘱可口服或肌注镇痛药。

（4）心包胸骨后引流管的护理。

间断挤压引流管，观察并记录引流液的性质及量。保持引流通畅，若引流量持续2h超过4ml/（kg·h），考虑有活动性出血，及时报告医生，并做好再次开胸止血的准备。严格无菌操作，妥善固定引流瓶及引流管的位置，翻身或者床上活动时防止脱管或者牵拉造成疼痛。

（5）体温过高：与感染及手术应激有关。

密切监测体温的变化，发现体温高于38摄氏度时，报告医生处理，遵医嘱给予抗感染治疗，必要时给予物理降温，及时更换衣物，床单等，加强皮肤、口腔护理，减少细菌增生。

（6）潜在并发症：急性心脏压塞（略）。

（7）潜在并发症：肾功能不全（略）。

（8）潜在并发症：感染（略）。

（9）潜在并发症：脑功能障碍（略）。

（10）潜在并发症：急性左心衰（略）。

（11）潜在并发症：心律失常（略）。

（12）潜在并发症：电解质失衡（略）。

6.健康教育

（1）术后两周应多休息，预防感染，尽量回避人员聚集的场所。外出时戴口罩，并随天气变化及时增减衣服。居室应勤通风，保持清洁，可做适当的活动，避免做跑跳或过于剧烈的运动，防止造成心脏的负担。遵医生指导渐进性进行运动。活动原则是先户内后户外，活动量由小到大，循序渐进。

（2）适当补充营养，易食用有营养易消化的饮食，如面片，馄饨、稀饭，保证充足的蛋白质和维生素的摄入，如瘦肉，鱼，鸡蛋，水果，各种蔬菜，但不要暴饮暴食，宜少量多餐。

…………

第四节 医学科普小品文

学习目标：

1.了解医学科普小品文的内涵及医学科普小品文的要求。

2.把握医学科普小品文的结构和写法。

3.※ 课堂训练：医学科普小品文的写作。

一、科普的概念

科学普及简称科普，又称大众科学或者普及科学，是指利用各种传媒，以浅显的、让公众易于理解、接受和参与的方式向普通大众介绍自然科学和社会科学知识、推广科学技术的应用、倡导科学方法、传播科学思想、弘扬科学精神的活动。

从本质上说，科普是一种社会教育。作为社会教育它既不同于学校教育，也不同于职业教育，科普工作必须运用社会化、群众化和经常化的科普方式，充分利用现代社会的多种流通渠道和信息传播媒体，不失时机地广泛渗透到各种社会活动之中，才能形成规模宏大、富有生机、社会化的大科普。

2002 年 6 月 29 日，我国第一部关于科普的法律——《中华人民共和国科学技术普及法》正式颁布实施。全国科普日定在每年九月的第三个双休日，作为全国科普日活动集中开展的时间。

二、医学科普小品文的内涵

医学科普小品文是以医学内容为题材的科普小品文，最早出现在 1934 年陈望道先生创办的《太白》半月刊上。以后，上海的《大众科学》上也时有刊载医学科普小品文，都深受广大群众欢迎。

医学科普小品文，是医学科普作品中重要的一类。内容多以医学科技知识的普及、宣传、发展前景、应用开拓等为主。通过活泼、诙谐的表演形式或者生动、形象的媒体介绍，达到推广医学科学技术知识的目的。医学科普小品是医学与文学的结合，但与文学创作有区别。医学科普小品具有科学性、实用性、通俗性的特点。

医学科普的宗旨是传播医学知识，内容，材料要真实可靠，有很强的科学性。医药卫生知识关系到每个人的生老病死，具有很强的社会性和群众性，有很大的实用性、通俗性，大多数读者不懂医，要求作者变深奥为浅显，通俗易懂。要使高深难懂的医学知识通俗化、大众化，作者就要通过自己的创作实践，找出最佳的表现形式，形成独特的技巧。

三、医学科普小品文的要求

医学科普小品文，一是主题和题材属医学范畴，二是作品结构和表达形式是小品文，这两者缺一不可。它的要求是：

1. 三性合一　在科学性严谨的前提下，融汇思想性和艺术性。医学科普小品文，医学是前提，内容必须正确、可靠，否则后患无穷。这里还必须指出，医学科普小品文对那些是非还未摸清或还在争论的内容不宜作为选题，例如特异功能、意念治病等。在科学性前提下作者应用形象思维和逻辑思维的渗透作用，发挥主观思想和客观规律的相互交融，使读者感到作品既有医学知识，又有情感，起到启发思维、陶冶情操、自我保健、了解医学道理等的积极作用。因此，深入开掘主题，往往富有哲理性和启迪性。

2. 立意要有新意　医学科普小品文的写作要推陈出新，使读者感到所写的文章能够走在时代前列。另外还要有大众化的创作思想，即与群众有关的医学和卫生问题，应优先地作为选题，例如抗癌、防老、艾滋病等。对一些老题材，如冬春季预防"甲肝"，夏秋季预防肠道传染病，冬天预防冻疮等，当然也要写，但要写出新意来，观点新、结构巧妙也可写出好的作品来。

3. 语言生动活泼　医学科普小品文决不能用典型的医学语言"板起面孔"去传授，而必须用生动的语言、文学的笔调来描写，使别人读来感到有理、有趣。因此，更加注意语言的锤炼，常常精心选择那些生动、优美、形象的词语和节奏鲜明、朗朗上口的语句，运用多种修辞方法，以增加文章的可读性。因此必须用大众化语言、易懂的词汇，使读者感到既能接受医学知识，又是一种艺术上的享受。

4. 构思精妙、想象丰富　为加强内容的吸引力，医学科普小品文在结构方式或表现形式上力求独特、新颖、有趣。如，用第一人称"我"来自述，既可以是核心人物的自述，也可以把药物、人体器官、细菌等物体比拟成"我"来"自我介绍"；或用第二人称"你"来对述，仿佛与读者面对面娓娓交谈。

5. 表达方式多样性　卫生科普小品文和一般性科普文相比，可以有较多的描写、议论和抒情，其目的是为了说明科学知识，而不是为了塑造文学形象。

四、医学科普小品文的结构和写法

医学科普小品文的结构与其他学科小品文大致相同，医学科普小品文的结构一般没有固定的格式，通常有标题、正文、署名三部分构成。

（一）标题

医学科普小品文的标题，可以根据作品的内容、读者对象等具体情况，精心设计、制作出读者喜欢的好标题。标题的制作多种多样，概括起来，主要有以下几种：

1. 陈述式　平铺直叙、直截了当。用通俗易懂的语言表达作品内容。如《说梦》《吸烟与肺癌》《书法与健康长寿》《人体细胞素的抗癌作用》等。

2. 提问式　以设问方式提出问题，引导读者关注，追根究底。如《癌症会遗传吗？》《孕晚期水肿是"胎气"吗？》《公用卫生洁具会染上性病吗？》《甲亢患者能否结婚生育？》等。

3. 启发式　作品的内容、思想性值得读者深思，引起读者注意。如《B超、CT并非万能》《小病无须开大方》《外国的月亮并不比中国的月亮圆——中国民间独特疗法的奇特疗效》《由崇祯禁烟说起》《从王昭君的脸色白皙谈到铁与人体健康》等。

4. 告诫式　通过庄重提醒，引起读者重视。如《艾滋病就在我们身边》《青少年吸烟害处大》《当心！室内空气污染》等。

5. 比拟式　运用拟人、拟物等手法，打动读者。如《细菌世界探险记》《人脑中的河》《脚的嘱托》《人体卫士》《血管里的清洁工》《卵巢自述》等。

6. 文艺式　运用多种文艺手法，如诗词、成语、典故、故事、神话传说等，使标题制作活泼生动，或朗朗上口，或回味无穷，引起读者兴趣。如《天生我材必有用》《河东狮吼》《出类拔萃的人造器官》《苏东坡的善举》《诸葛亮的睡眠》《春眠不觉晓 早起锻炼好》《云南白药的传说》等。

（二）正文

正文可分开头、主体和结尾三部分。

1. 开头　常言说："良好的开端是成功的一半""万事开头难"。做事情如此，写文章也是这样。恰当、新颖的开头，能够增加文采，吸引读者。所以就要求必须精心构思，抓住读者心理，使读者一看就产生要读完全文的急迫感。常用的写法有：

（1）用一个有趣的、喜闻乐见的故事开头，如用人们熟知的《三国演义》《水浒》中一个生动故事开头。

（2）用某一段新闻开头，如介绍结核病，可从某月某日报上登载的"湖南长沙马王堆千年古尸"的新闻说起。

（3）从常见疾病现象说起，如介绍疟疾，可先从发热、发抖写起。

（4）从时令说起，如描写怎样预防冻疮，可以朔风狂吹、天寒地冻讲起。

（5）用一句成语或一句诗开头，如写痢疾可用"病从口入"等谚语开头，描写预防衰老可用"人生七十古来稀"引出等。

总之，无论用哪一种方式开头，所用的词句应与全文主题相符，而且语言要尽量生动，抓住读者心扉。

2. 主体 它是医学小品文的精髓，这部分必须有内容、有层次、有条理、有纵线也有横线，而且要交错自如，纵横捭阖。

在写作上，从开头到主体应有一个过渡。过渡的方法通常有三种，即问题提出法、承前启后法和转折过渡法，医学科普小品文最常用的是问题提出法，即提出一个问题来过渡。

主体的写法较多，可以有多种形式。如顺叙、分叙、插叙等。但总的来说可分纵横两项，纵线常按事物的发展来分层分项叙述，常见的是按医学家的某一历史作纵线，横线是依纵线叙述的某一观点来开拓知识面，如某药物的制法、性质和临床上的应用等。纵横两线要相互交织、相互补充，运用自如，它可以从个别到一般，从个别到整体，从特别到普通，从中国到外国，从城市到农村，从工业到农业等，使主体内容更加丰富。

3. 结尾 小品文结尾文字不多，但往往很重要，总的要求是要使读者在思想感情上引起强烈感受，读后有回味无穷之感，像敲钟那样清音绕梁，经久不息。结尾的方法很多，医学科普小品文的结尾常用的有四种：

（1）总结全文法：对全文的精义所在做一精辟简短的总结，以便使读者达到加深印象和记忆的目的。

（2）篇末点题法：在小品文最后用一句话来表示主题，加深读者对主题的了解。

（3）展望未来法：在结尾写几句或一段生动的文字，来激发读者的热忱，特别是对医学的热忱，为人民服务。

（4）回味无穷法：精心地用几句话结束，但话不讲完，让读者自己去体会。

医学科普小品文是科普创作中的轻骑兵。它方便、灵活、适应面广，既可"小题大做"，也可"大题小做"。它融说理、抒情于一体，一身兼有杂文的犀利、议论文的深刻、散文的情致、随笔的轻松、诗的醇郁。所以，一篇好的科普小品，在较小的篇幅里有很大的容量，有立体感和纵深感，可读性强。

（三）署名

略。

【范文 10-4】

笑

高士其

随着现代医学的发展，我们对于笑的认识，更加深刻了。

笑，是人们心情愉快的表现，对于健康是有益的。笑，是一种复杂的神经反射作用。当外界的一种笑料变成信号，通过人的感官传入大脑皮层，大脑皮层接到信号，就会立刻指挥全身肌肉或一部分肌肉动作起来，于是出现了笑。

小则嫣然一笑，笑容可掬，这不过是一种轻微的脸部肌肉动作，一般的微笑，就是这样。

大则是爽朗的笑，放声的笑，不仅脸部肌肉动作，而且发声器官也动作起来。捧腹大笑，手舞足蹈，甚至全身肌肉、骨骼都动员起来了。

笑在胸腔，能扩张胸肌，肺部加强了运动，使人呼吸正常。

笑在肚子里，腹肌收缩了而又张开，及时产生胃液，帮助消化，增进食欲，促进人体的新陈代谢。

笑在心脏，血管的肌肉加强了运动。使血液循环加快，使人面色红润，神采奕奕。

笑在全身，能让全身肌肉都动作起来，兴奋之余，使人轻松，睡眠充足，精神饱满。

笑，也是一种运动，不断地变化发展。笑的声音有大有小；有远有近；有高有低；有粗有细；有快有慢；有真有假；有聪明的，有笨拙的；有柔和的，有粗暴的；有爽朗的，有娇嫩的；有现实的，有浪漫的；有冷笑，有热情的笑；如此等等，不一而足，这是笑的辩证法。

笑有笑的哲学。

笑的本质，是精神愉快。

笑的现象，是让笑容、笑声伴随着你的生活。

笑的形式，多种多样，千姿百态，无时不有，无处不有。

笑的内容，丰富多彩，包括人的一生。

笑话、笑料的题材，比比皆是，可以汇编成专集。

笑有笑的医学。笑能治病，神经衰弱的人，要多笑。

笑可以消除肌肉过分紧张的状况，防止疼痛。

笑也有一个限度，适可而止，有高血压和患有心肌梗死毛病的病人，不宜大笑。

笑有笑的心理学。各行各业的人，对于笑都有他们自己的看法，都有他们的心理特点。售货员对顾客一笑，这笑是有礼貌的笑，使顾客感到温暖。

笑有笑的政治学。做政治思想工作的人，非有笑容不可，不能板着面孔。

笑有笑的教育学。孔子说："学而时习之，不亦说乎！"这是孔子勉励他的门生们要勤奋学习。读书是一件快乐的事。我们在学校里，常常听到读书声，夹着笑声。

笑有笑的艺术。演员的笑，笑得那样惬意，那样开心。所以，人们在看喜剧、滑稽戏和马戏等表演时，剧场里总是笑声满座。笑有笑的文学，相声就是笑的文学。

笑有笑的诗歌。在春节期间，《人民日报》发表了有笑的诗。其内容是："当你撕下一九八一年的第一张日历，你笑了，笑了，笑得这样甜蜜，是坚信，青春的树越长越葱茏？是祝愿：生命的花愈开愈艳丽？啊！在祖国新年建设的宏图中，你的笑一定是浓浓的春色一笔。……"

笑，你是嘴边一朵花，在颊上花苑里开放。

你是脸上一朵云，在眉宇双目间飞翔。

你是美的姐妹，艺术的娇儿。

你是爱的伴侣，生活有了爱情，你笑得更甜。笑，你是治病的良方，健康的朋友。

你是一种动力，推动工作与生产前进。

笑是一种个人的创造，也是一种集体生活感情融洽的表现。

笑是一件大好事，笑是建设社会主义精神文明的一个方面。

我这篇科学小品，再加上外国的资料，可以在大百科全书中，在笑的项目下，占有一席的地位。

让全人类都有笑意，笑容和笑声，把悲惨的世界变成欢乐的海洋。

（简析：《笑》是高士其先生写的一篇关于"笑"的科学小品文。作者尽管遭遇坎坷，年事已高，身体虚弱多病，却以欢快激昂的笔调写下了这篇充满笑意的科普知识短文，从生理功能、社会功能等方面介绍了笑的作用。他给我们带来的是欢笑和对生活的热爱，让我们不仅知道了"笑"有关科学知识，以及"笑"给人们身心和社会生活带来的种种好处，还感受到面对挫折不自卑，永远做一个乐观的人的精神。）

【范文 10-5】

向癌细胞开火

冰　子

目前，一些国家的科学家们正在日夜奋战，研制一种救人的"生物导弹"，全力拯救世界上数以百万计的癌症患者的生命！

"生物导弹"的大名叫单克隆抗体。请你不要嫌它的名字陌生难懂，它是当今医学科学舞台上刚刚露面的"大明星"。今后几十年中，你将会像说到"抗生素""爱克斯光透视"那样随便地提到它。

克隆是英文 clone 的译音，指的是一个细胞，经过连续分裂，一变二、二变四……由少到多，成了一群。它又叫无性细胞系。可惜它至今还没有一个确切的意译名字，只能像"沙发""咖啡""可可"似的直呼其英文读音——"克隆"。

说它像导弹，名不虚传，它确能像那些长着"眼睛"的定向导弹一样，进入人体后直奔目标——癌细胞，而且还能像带核弹头的导弹一样，在它身上也可带上"核武器"——足以杀死癌细胞的放射性同位素，去"轰炸"身上的癌灶；甚至有人把蓖麻毒素分子或抗癌药物附在单克隆抗体上，不偏不倚地直奔癌细胞，将其毒死。

单克隆抗体何以有如此神奇的"眼力"呢？原来，现代免疫学认为：一种抗体是由一个 B 淋巴细胞克隆产生的。人体内大约有 1 亿种不同的 B 淋巴细胞！也就是说，可以产生 1 亿种不同的抗体！真可谓"卤水点豆腐，一物降一物"。为此，医学家千方百计地培养出各种人的癌细胞株。此举实非易事。倘若把这种癌细胞株接种到老鼠身上，使其长癌，老鼠体内就会产生一种针对此癌的 B 淋巴细胞抗体。然后，再把这种 B 淋巴细胞取出在体外培养繁殖，于是得到了单一的专攻此癌的抗体。可是困难接踵而来，B 淋巴细胞在体外寿命太短。有人巧妙地把它与一种能在体外无限生长的骨髓癌细胞进行杂交，结果产生了一个"混血儿"——既能无限生长，又能产生 B 淋巴细胞抗体的杂交瘤。人们把杂交瘤注射进老鼠的腹腔里，杂交瘤便产生出一批批"生物导弹"——单克隆抗体，并被源源不断地运到"抗癌战场"，向着癌细胞开火！

最近，我国已试制成功第一枚"生物导弹"——"抗胃癌单克隆抗体"。虽然还处于实验阶段，但征服癌症的曙光毕竟已露，单克隆抗体就像一颗启明星似的在闪着光芒。我们期待着更多"生物导弹"的出现。

（简析：《向癌细胞开火》大量使用了比喻和比拟的修辞手法，从喻体"导弹"出发合理地引申出"开火""目标""定向""核武器""轰炸""战场"等一系列与导弹有关的词句。这种"系列化"的比喻和比拟，能做到前后格调一致，喻体虽然灵活多变，但绝不紊乱，很值得学习。《向癌细胞开火》第二自然段用了第二人称"你"，阅读时使读者有与作者面对面娓娓交谈的亲切感。作者在第三自然段及以后没有再用人称，但这种娓娓交谈的亲切感一直贯穿始终。）

【范文 10-6】

血栓的自述

童一秒

我的名字叫血栓。在我们栓子大家族中排行老大，我有一个坏脾气，喜欢在人们的血管里横冲直撞，惹是生非，大家可得提防着点。

我出生在人们有病的心脏里。风心病、冠心病以及感染性心内膜炎患者的心脏是我最喜欢待的地方。平时，我还挺老实，整天在病人的心脏里睡大觉，可当他们发生心房颤抖时，我就被震得受不了，就会发起脾气，跑出心脏，在血管里闯祸了。

当我来到血管里，就像进了黑洞洞的迷宫，自己也不知道该往哪儿跑，只得听天由命，任凭血液把我冲到陌生的地方。如果我闯进脑血管，就会引起脑栓塞，也就是平时大家所说的"中风"；如果跑到心脏的冠状血管里，就会引起心肌梗死；而到了肢体的血管，就会引起肢体缺血，坏死，严重时还得锯掉坏死的肢体。

不知为什么，我常常闯进大腿的股动脉，到了那里以后，想上上不去，想下下不来，血管被我挤得直哆嗦，原来在血管里的血液就会凝结成块。这时来自心脏的新鲜血液被我堵住，没法再给下肢运送营养品。病人常会突然感到下肢剧烈疼痛，皮肤颜色变得苍白，温度明显下降，小腿和脚的感觉减退。检查时会发现下肢动脉搏动减弱或者消失。严重时肢体还会溃烂，坏死。人们通常把这种病称为"急性股动脉栓塞"。

有一次，我听医生说，得了动脉栓塞这种病，如果马上就诊（一般在6～8小时以内），肌肉组织还没有发生变性坏死，治疗效果一般都比较好。医生可以在病人的大腿根部打一点局部麻药，开一个小口子，然后往股动脉里插入一根带小气囊的导管。可别小看这根导管，当它头上的小气囊挤到我的身边，再由医生向导管灌进空气或盐水，就把我给紧紧地勒住了，一点也动弹不得，这时，医生慢慢地拉出导管，我也只得乖乖地被拖出血管。医生把我拖出来后，再用一些药，如尿激酶、肝素、低分子右旋糖酐等，就可以使下肢恢复血流，保住肢体了。如果就诊太晚，肌肉已经坏死，那医生也爱莫能助，只好截去坏死的肢体了。

今天我把自己的脾气告诉大家，就是想请大家有所防备。凡是有心脏病、房颤的朋友，很可能我已经躲在你们的心脏里了，平时要积极治疗，按时服用医生开给您的药，尽可能定期到门诊复查。如果遇到下肢突然剧痛，伴有皮肤颜色苍白，温度降低，感觉减退，就有可能是我不安分守己，又在闯祸了，这时你就应该马上睡平，下肢稍微下垂，一般在15度左右。即使感到下肢发凉，也不要用热水擦洗，更不要用热水袋外敷（这一点必须切记），应当立即去医院急诊。在那里，血管外科医生会帮助您的。

（本文是一篇自述体科普小品。文章以头至尾采用拟人方法，将所要说明的事以第一人称"我"的身份向读者形象地做自我介绍。血栓以"我"的面貌出现，进行自我介绍的同时，又将读者称为"您"或"大家""你们"，似乎是血栓在与读者直接交谈，因此，本文又具有对话体的语言特征。本文在结尾时模拟人的口气，向人们提出希望，指出需要注意或进一步研究的问题，这常常是自述体科普小品所共有的收尾形式。）

【思考与练习】

（一）名词解释

病历　处方　主诉　医嘱　护理文书　电子病历　医学科普小品

（二）填空

1.病历书写应当 _____。

2.病历书写过程中出现错字时，应当用 _____ 划在错字上，不得采用 _____ 等方法掩盖或去除原来的字迹。

3.因抢救急危患者，未能及时书写病历的，有关医务人员应当在抢救结束后 _____ 小时内据实补记，并加以注明。

4.主诉是指促使患者就诊的 _____。

5.现病史是指患者本次疾病的 _____ 等方面详细情况,应当按时间顺序书写。

6. 书写体温单时眉栏各项用 _____ 填全。

7. 书写体温单时入院、转入、手术、分娩、出院、死亡时间用红钢笔纵行在 _____ 间相应时间格内填写。

8. 医嘱的种类可分为 _____、_____、_____ 三类。

9. 即刻医嘱（ST）一般要在医嘱开出后 _____ 分钟内执行。

10. 每 12 或 24 小时就病人的总入量、总出量、病情、治疗护理作小结或总结。白班小结用 _____ 书写，夜班总结用 _____ 书写。

11. 医学科普小品文的结构一般没有固定的格式，通常有标题、_____、正文三部分构成。

（三）简答题

1. 住院志的书写形式可分哪几种？

2. 主诉的书写要求有哪些？

3. 既往史的内容包括哪些？

4. 护理文件记录的原则有哪些？

5. 医嘱处理的原则有哪些？

6. 处理医嘱时的注意事项有哪些？

7. 住院期间病历排列顺序是什么？

8. 电子病历的基本要求有哪些？

9. 医学科普小品文的要求有哪些？

10. 医学科普小品的标题主要有哪几种？

（四）读写训练

1. 依据下文资料写一份完整的病历：

李××，男，年龄1岁，自12月1日着凉后流清涕，鼻塞，继而咳嗽，为阵发性干咳，无痰。2天后咳嗽加重，有痰，不易咳出。自服小儿止咳糖浆。

2. 从所学医学专业的说明文中，找出一个知识点，改为自述体或对话体科学小品，例如《血液的自述》等。

3. 运用所学的知识，自选题目写作一篇科普短文（如《怎样刷牙？》《不要蒙头睡觉》《不干不净，吃了生病》《胃的功能》《自我保健按摩》《喝水的学问》等）。

附　　录

附录1　党政机关公文处理工作条例

党政机关公文处理工作条例
（中办发〔2012〕14号）

第一章　总　　则

第一条　为了适应中国共产党机关和国家行政机关（以下简称党政机关）工作需要，推进党政机关公文处理工作科学化、制度化、规范化，制定本条例。

第二条　本条例适用于各级党政机关公文处理工作。

第三条　党政机关公文是党政机关实施领导、履行职能、处理公务的具有特定效力和规范体式的文书，是传达贯彻党和国家方针政策，公布法规和规章，指导、布置和商洽工作，请示和答复问题，报告、通报和交流情况等的重要工具。

第四条　公文处理工作是指公文拟制、办理、管理等一系列相互关联、衔接有序的工作。

第五条　公文处理工作应当坚持实事求是、准确规范、精简高效、安全保密的原则。

第六条　各级党政机关应当高度重视公文处理工作，加强组织领导，强化队伍建设，设立文秘部门或者由专人负责公文处理工作。

第七条　各级党政机关办公厅（室）主管本机关的公文处理工作，并对下级机关的公文处理工作进行业务指导和督促检查。

第二章　公文种类

第八条　公文种类主要有：

（一）决议。适用于会议讨论通过的重大决策事项。

（二）决定。适用于对重要事项作出决策和部署、奖惩有关单位和人员、变更或者撤销下级机关不适当的决定事项。

（三）命令（令）。适用于公布行政法规和规章、宣布施行重大强制性措施、批准授予和晋升衔级、嘉奖有关单位和人员。

（四）公报。适用于公布重要决定或者重大事项。

（五）公告。适用于向国内外宣布重要事项或者法定事项。

（六）通告。适用于在一定范围内公布应当遵守或者周知的事项。

（七）意见。适用于对重要问题提出见解和处理办法。

（八）通知。适用于发布、传达要求下级机关执行和有关单位周知或者执行的事项，批转、转发公文。

（九）通报。适用于表彰先进、批评错误、传达重要精神和告知重要情况。

（十）报告。适用于向上级机关汇报工作、反映情况，回复上级机关的询问。

（十一）请示。适用于向上级机关请求指示、批准。

（十二）批复。适用于答复下级机关请示事项。

（十三）议案。适用于各级人民政府按照法律程序向同级人民代表大会或者人民代表大会常务委员会提请审议事项。

（十四）函。适用于不相隶属机关之间商洽工作、询问和答复问题、请求批准和答复审批事项。

（十五）纪要。适用于记载会议主要情况和议定事项。

第三章　公文格式

第九条　公文一般由份号、密级和保密期限、紧急程度、发文机关标志、发文字号、签发人、标题、主送机关、正文、附件说明、发文机关署名、成文日期、印章、附注、附件、抄送机关、印发机关和印发日期、页码等组成。

（一）份号。公文印制份数的顺序号。涉密公文应当标注份号。

（二）密级和保密期限。公文的秘密等级和保密的期限。涉密公文应当根据涉密程度分别标注"绝密""机密""秘密"和保密期限。

（三）紧急程度。公文送达和办理的时限要求。根据紧急程度，紧急公文应当分别标注"特急""加急"，电报应当分别标注"特提""特急""加急""平急"。

（四）发文机关标志。由发文机关全称或者规范化简称加"文件"二字组成，也可以使用发文机关全称或者规范化简称。联合行文时，发文机关标志可以并用联合发文机关名称，也可以单独用主办机关名称。

（五）发文字号。由发文机关代字、年份、发文顺序号组成。联合行文时，使用主办机关的发文字号。

（六）签发人。上行文应当标注签发人姓名。

（七）标题。由发文机关名称、事由和文种组成。

（八）主送机关。公文的主要受理机关，应当使用机关全称、规范化简称或者同类型机关统称。

（九）正文。公文的主体，用来表述公文的内容。

（十）附件说明。公文附件的顺序号和名称。

（十一）发文机关署名。署发文机关全称或者规范化简称。

（十二）成文日期。署会议通过或者发文机关负责人签发的日期。联合行文时，署最后签发机关负责人签发的日期。

（十三）印章。公文中有发文机关署名的，应当加盖发文机关印章，并与署名机关相符。有特定发文机关标志的普发性公文和电报可以不加盖印章。

（十四）附注。公文印发传达范围等需要说明的事项。

（十五）附件。公文正文的说明、补充或者参考资料。

（十六）抄送机关。除主送机关外需要执行或者知晓公文内容的其他机关，应当使用机关全称、规范化简称或者同类型机关统称。

（十七）印发机关和印发日期。公文的送印机关和送印日期。

第十条　公文的版式按照《党政机关公文格式》国家标准执行。

第十一条　公文使用的汉字、数字、外文字符、计量单位和标点符号等，按照有关国家标准和规定执行。民族自治地方的公文，可以并用汉字和当地通用的少数民族文字。

第十二条　公文用纸幅面采用国际标准 A4 型。特殊形式的公文用纸幅面，根据实际需要确定。

第四章　行文规则

第十三条　行文应当确有必要，讲求实效，注重针对性和可操作性。

第十四条　行文关系根据隶属关系和职权范围确定。一般不得越级行文，特殊情况需要越级行文的，应当同时抄送被越过的机关。

第十五条　向上级机关行文，应当遵循以下规则：

（一）原则上主送一个上级机关，根据需要同时抄送相关上级机关和同级机关，不抄送下级机关。

（二）党委、政府的部门向上级主管部门请示、报告重大事项，应当经本级党委、政府同意或者授权；属于部门职权范围内的事项应当直接报送上级主管部门。

（三）下级机关的请示事项，如需以本机关名义向上级机关请示，应当提出倾向性意见后上报，不得原文转报上级机关。

（四）请示应当一文一事。不得在报告等非请示性公文中夹带请示事项。

（五）除上级机关负责人直接交办事项外，不得以本机关名义向上级机关负责人报送公文，不得以本机关负责人名义向上级机关报送公文。

（六）受双重领导的机关向一个上级机关行文，必要时抄送另一个上级机关。

第十六条　向下级机关行文，应当遵循以下规则：

（一）主送受理机关，根据需要抄送相关机关。重要行文应当同时抄送发文机关的直接上级机关。

（二）党委、政府的办公厅（室）根据本级党委、政府授权，可以向下级党委、政府行文，其他部门和单位不得向下级党委、政府发布指令性公文或者在公文中向下级党委、政府提出指令性要求。需经政府审批的具体事项，经政府同意后可以由政府职能部门行文，文中须注明已经政府同意。

（三）党委、政府的部门在各自职权范围内可以向下级党委、政府的相关部门行文。

（四）涉及多个部门职权范围内的事务，部门之间未协商一致的，不得向下行文；擅自行文的，上级机关应当责令其纠正或者撤销。

（五）上级机关向受双重领导的下级机关行文，必要时抄送该下级机关的另一个上级机关。

第十七条　同级党政机关、党政机关与其他同级机关必要时可以联合行文。属于党委、政府各自职权范围内的工作，不得联合行文。党委、政府的部门依据职权可以相互行文。部门内设机构除办公厅（室）外不得对外正式行文。

第五章　公文拟制

第十八条　公文拟制包括公文的起草、审核、签发等程序。

第十九条　公文起草应当做到：

（一）符合国家法律法规和党的路线方针政策，完整准确体现发文机关意图，并同现行有关公文相衔接。

（二）一切从实际出发，分析问题实事求是，所提政策措施和办法切实可行。

（三）内容简洁，主题突出，观点鲜明，结构严谨，表述准确，文字精练。

（四）文种正确，格式规范。

（五）深入调查研究，充分进行论证，广泛听取意见。

（六）公文涉及其他地区或者部门职权范围内的事项，起草单位必须征求相关地区或者部门意见，力求达成一致。

（七）机关负责人应当主持、指导重要公文起草工作。

第二十条　公文文稿签发前，应当由发文机关办公厅（室）进行审核。审核的重点是：

（一）行文理由是否充分，行文依据是否准确。

（二）内容是否符合国家法律法规和党的路线方针政策；是否完整准确体现发文机关意图；是否同现行有关公文相衔接；所提政策措施和办法是否切实可行。

（三）涉及有关地区或者部门职权范围内的事项是否经过充分协商并达成一致意见。

（四）文种是否正确，格式是否规范；人名、地名、时间、数字、段落顺序、引文等是否准确；文字、数字、计量单位和标点符号等用法是否规范。

（五）其他内容是否符合公文起草的有关要求。

需要发文机关审议的重要公文文稿，审议前由发文机关办公厅（室）进行初核。

第二十一条　经审核不宜发文的公文文稿，应当退回起草单位并说明理由；符合发文条件但内容需作进一步研究和修改的，由起草单位修改后重新报送。

第二十二条　公文应当经本机关负责人审批签发。重要公文和上行文由机关主要负责人签发。党委、政府的办公厅（室）根据党委、政府授权制发的公文，由受权机关主要负责人签发或者按照有关规定签发。签发人签发公文，应当签署意见、姓名和完整日期；圈阅或者签名的，视为同意。联合发文由所有联署机关的负责人会签。

第六章　公文办理

第二十三条　公文办理包括收文办理、发文办理和整理归档。

第二十四条　收文办理主要程序是：

（一）签收。对收到的公文应当逐件清点，核对无误后签字或者盖章，并注明签收时间。

（二）登记。对公文的主要信息和办理情况应当详细记载。

（三）初审。对收到的公文应当进行初审。初审的重点是：是否应当由本机关办理，是否符合行文规则，文种、格式是否符合要求，涉及其他地区或者部门职权范围内的事项是否已经协商、会签，是否符合公文起草的其他要求。经初审不符合规定的公文，应当及时退回来文单位并说明理由。

（四）承办。阅知性公文应当根据公文内容、要求和工作需要确定范围后分送。批办性公文应当提出拟办意见报本机关负责人批示或者转有关部门办理；需要两个以上部门办理的，应当明确主办部门。紧急公文应当明确办理时限。承办部门对交办的公文应当及时办理，有明确办理时限要求的应当在规定时限内办理完毕。

（五）传阅。根据领导批示和工作需要将公文及时送传阅对象阅知或者批示。办理公文传阅应当随时掌握公文去向，不得漏传、误传、延误。

（六）催办。及时了解掌握公文的办理进展情况，督促承办部门按期办结。紧急公文或者重要公文应当由专人负责催办。

（七）答复。公文的办理结果应当及时答复来文单位，并根据需要告知相关单位。

第二十五条　发文办理主要程序是：

（一）复核。已经发文机关负责人签批的公文，印发前应当对公文的审批手续、内容、文种、格式等进行复核；需作实质性修改的，应当报原签批人复审。

（二）登记。对复核后的公文，应当确定发文字号、分送范围和印制份数并详细记载。

（三）印制。公文印制必须确保质量和时效。涉密公文应当在符合保密要求的场所印制。

（四）核发。公文印制完毕，应当对公文的文字、格式和印刷质量进行检查后分发。

第二十六条　涉密公文应当通过机要交通、邮政机要通信、城市机要文件交换站或者收发件机关机要收发人员进行传递，通过密码电报或者符合国家保密规定的计算机信息系统进行传输。

第二十七条　需要归档的公文及有关材料，应当根据有关档案法律法规以及机关档案管理规定，及时收集齐全、整理归档。两个以上机关联合办理的公文，原件由主办机关归档，相关机关保存复制件。机关负责人兼任其他机关职务的，在履行所兼职务过程中形成的公文，由其兼职机关归档。

第七章　公文管理

第二十八条　各级党政机关应当建立健全本机关公文管理制度，确保管理严格规范，充分发挥公文效用。

第二十九条　党政机关公文由文秘部门或者专人统一管理。设立党委（党组）的县级以上单位应当建立机要保密室和机要阅文室，并按照有关保密规定配备工作人员和必要的安全保密设施设备。

第三十条　公文确定密级前，应当按照拟定的密级先行采取保密措施。确定密级后，应当按照所定密级严格管理。绝密级公文应当由专人管理。公文的密级需要变更或者解除的，由原确定密级的机关或者其上级机关决定。

第三十一条　公文的印发传达范围应当按照发文机关的要求执行；需要变更的，应当经发文机关批准。涉密公文公开发布前应当履行解密程序。公开发布的时间、形式和渠道，由发文机关确定。经批准公开发布的公文，同发文机关正式印发的公文具有同等效力。

第三十二条　复制、汇编机密级、秘密级公文，应当符合有关规定并经本机关负责人批准。绝密级公文一般不得复制、汇编，确有工作需要的，应当经发文机关或者其上级机关批准。复制、汇编的公文视同原件管理。复制件应当加盖复制机关戳记。翻印件应当注明翻印的机关名称、日期。汇编本的密级按照编入公文的最高密级标注。

第三十三条　公文的撤销和废止，由发文机关、上级机关或者权力机关根据职权范围和有关法律法规决定。公文被撤销的，视为自始无效；公文被废止的，视为自废止之日起失效。

第三十四条　涉密公文应当按照发文机关的要求和有关规定进行清退或者销毁。

第三十五条　不具备归档和保存价值的公文，经批准后可以销毁。销毁涉密公文必须严格按照有关规定履行审批登记手续，确保不丢失、不漏销。个人不得私自销毁、留存涉密公文。

第三十六条　机关合并时，全部公文应当随之合并管理；机关撤销时，需要归档的公文经整理后按照有关规定移交档案管理部门。

工作人员离岗离职时，所在机关应当督促其将暂存、借用的公文按照有关规定移交、清退。

第三十七条　新设立的机关应当向本级党委、政府的办公厅（室）提出发文立户申请。经审查符合条件的，列为发文单位，机关合并或者撤销时，相应进行调整。

第八章　附　　则

第三十八条　党政机关公文含电子公文。电子公文处理工作的具体办法另行制定。

第三十九条　法规、规章方面的公文，依照有关规定处理。外事方面的公文，依照外事主管部门的有关规定处理。

第四十条　其他机关和单位的公文处理工作，可以参照本条例执行。

第四十一条　本条例由中共中央办公厅、国务院办公厅负责解释。

第四十二条　本条例自 2012 年 7 月 1 日起施行。1996 年 5 月 3 日中共中央办公厅发布的《中国共产党机关公文处理条例》和 2000 年 8 月 24 日国务院发布的《国家行政机关公文处理办法》停止执行。

附录 2 优秀演讲稿 15 篇

改变不了环境，就改变自己

敬爱的老师，亲爱的同学们：

大家好！

今天我演讲的题目是"改变不了环境，就改变自己"。

著名的文学家托尔斯泰曾经说过："世界上只有两种人：一种是观望者，一种是行动者。大多数人想改变这个世界，但没人想改变自己。"想要改变现状，就要改变自己；要改变自己，就得改变自己的观念。一切成就，都是从正确的观念开始的。一连串的失败，也都是从错误的观念开始的。要适应社会，适应环境，适应变化，就要学会改变自己。

柏拉图告诉弟子自己能够移山，弟子们纷纷请教方法，柏拉图笑道，说："很简单，山若不过来，我就过去。"弟子们一片哗然。

这一个世界上根本就没有移山之术，唯一的一个移动山的方法就是：山不过来，我便过去。同样的道理，人不能改变环境，那么我们就要改变自己。

一个黑人小孩在他父亲的葡萄酒厂看守橡木桶。每天早上，他用抹布将一个个木桶擦干净，然后一排排地整齐地放好。令他生气的是，往往一夜之间，风就把他排列整齐的木桶吹得东倒西歪。

小男孩很委屈地哭了。父亲摸着小男孩的头说："孩子，不要哭，我们可以想办法去征服风。"

于是小男孩擦干了眼泪坐在木桶边想啊想，想了半天终于想出了一个办法，他从井边挑来一桶又一桶的清水，然后把它们倒进那些空空的橡木桶里，然后他就忐忑不安地回家睡觉了。第二天，天刚蒙蒙亮，小男孩就匆匆地爬了起来，他跑到放桶的地方一看，那些橡木桶一个一个排列得整整齐齐，没有一个被风吹倒的，也没有一个被风吹歪的。小男孩开心地笑了，他对父亲说："要想木桶不被风吹倒，就要加重木桶的重量。"男孩的父亲赞许地微笑了。

是的，我们不能改变风，改变不了这个世界上的许多东西，但是我们可以改变自己，给自己加重，这样我们就可以适应变化，不被打败！

在威斯敏斯特教堂地下室里，英国圣公会主教的墓碑上写着这样一段话：当我年轻自由的时候，我的想象力没有任何局限，我梦想改变这个世界。当我渐渐成熟明智的时候，我发现这个世界是不可改变的，于是我将眼光放得短浅了一些，那就只改变我的国家吧！但是我的国家似乎也是我无法改变的。当我到了迟暮之年，抱着最后一丝努力的希望，我决定只改变我的家庭、我最亲近的人——但是，唉！他们根本不接受改变。现在我在临终之际，我才突然意识到：如果起初我只改变自己，接着我就可以依次改变我的家人。然后，在他们的激发和鼓励下，我也许能改变我的国家。再接下来，谁又知道呢，也许我连整个世界都可以改变。

人生如水，人只能去适应环境。如果不能改变环境，就改变自己，只有这样，才能克服更多的困难，战胜更多的挫折，实现自我。如果不能看到自己的缺点和不足，只是一味地埋怨环境不利，从而把改变境遇的希望寄托在改变环境上，这实在是徒劳无益。

虽然我们不能改变世界，但我们可以改变自己，让我们用爱心和智慧来面对一切环境。

种下理想，不懈奋斗

敬爱的老师，亲爱的同学们：

大家好！

今天我演讲的题目是"种下理想，不懈奋斗"。

当你身临暖风拂面，鸟语花香，青山绿水，良田万顷的春景时，一定会陶醉其中。当你面对如金似银，硕果累累的金秋季节时，一定会欣喜不已。你可曾想过，那盎然的春色却是历经严寒洗礼后的英姿，那金秋的美景却是接受酷暑熔炼后的结晶。回眸深思，其实我们的人生亦是如此。不经历一番理想与奋斗的彻骨寒，哪能得到满身收获的扑鼻香？

理想，是第一层境界，就如一棵大树，但它还仅仅只是一颗种子。人生的光泽需要理想来修饰，它给予了人生最明亮的指示灯。有了它，我们才会坚持在属于我们自己的道路上越走越远。理想很大，可以是一辈子的理想，一个阶段的理想，一年的理想。但理想也很小，甚至一个月一天一小时一分钟的理想也能点燃你心中最美的星星之火，从而洗去一途的茫茫尘埃，一路向前。春天的繁花如何盛开得绚烂，夏日的星辰如何闪烁银辉，人生之路，如何扬帆起航，引得一片诗情到碧霄？我觉得答案很简单——那就是让心中那颗能长成大树的"种子"落地生根发芽。

奋斗，是第二层境界。大树再大，它的成长也需要过程。青春本身，便是一个明丽而耀眼的词汇，正如处于如此灿烂年华下的我们。年轻的心不免也憧憬良多，是啊！谁不渴望成为自己的舵手，引生命之舟航进另一片海阔天空？从专心致志念书识字的学生毅然成为匆匆忙忙的上班族，我们跨过了成年的分界线，生命中最华丽的章节也从这里悄悄开始上演。一心想着要飞出父母的翼护，搏击属于自己的重霄九天。毕竟，我的青春，要由我们自己做主！而正当大张旗鼓地喊出口号，不顾一切地脱离温室后，面对无垠的天地我们是否迷茫，是否该冷静一下：我的青春，我如何做主？在生活中，每个人都会遇到不如意的事，遭受挫折，被人误解，受到批评等等。当时的感觉，无疑是一道难以逾越的障碍。但这不就是成长中的酸甜苦辣吗？大树的成长是需要阳光和养分的。必要的时候请将你的自信和勇气慷慨解囊。记住：温室里的花儿长得虽艳，但骨子里却永远散发不出它那沁人的芳香。

收获，是第三层境界：金秋来了，我们的大树也就真的长大了。它的成长折射出一段闪亮的人生之路。且不论这"树"是否高大挺拔，枝叶繁茂，甚至是开了花，结了果。也不说这大树最终的收获是否等值它昔日的付出。只要是收获，便已是一种结果。如同人生，成功了，便收获鲜花与掌声，失败了，便收获一段经验，几多教训，然后从头再来。只要我们用执着打破命运的枷锁，用自信和勇气照亮生活。种下理想，不懈奋斗，相信终会有"雁引愁心去，山衔好月来"的一天，相信终会有收获！

往事如歌，在人生的旅途中，尽管有过坎坷，有过遗憾，却没有失去青春的美丽。相信自己，希望总是有的，让我们记住那句话：错过了太阳，我不哭泣，否则，我将错过月亮。

学会感恩

敬爱的老师，亲爱的同学们：

大家好！

今天我演讲的题目是"学会感恩"。

感恩，其实是无处不在的。我站在这里的理由是什么？就是感恩。感谢老师同学的支持，感谢学校给予的机会，感谢母亲的培养，感谢我自己的付出。因为感谢着这些，我今天便站在这里了。

宗教是崇尚感恩的。他们感谢天神，感谢主。当然，我们感谢的，远比他们要多很多。

感谢父母，他们给予你生命，抚养你成人；感谢老师，他们教给你知识，引领你做"大写的人"；感谢朋友，他们让你感受到世界的温暖；感谢对手，他们令你不断进取、努力。

感谢太阳，它让你获得温暖；感谢江河，它让你拥有清水；感谢大地，它让你有生存空间。

感恩，是一种心态，一种品质，一种艺术。

感恩是乐观。感谢困难，感谢挫折，不是乐观么？感谢对手，感谢敌人，不是乐观么？对于我们不甚喜欢的一些人和事物，尽量想到它的正面，想到它对我们的利处，从而去感谢它，不是乐观么？所以，感恩，是一种乐观的心态。

感恩是礼貌。有人帮助了我们，我们随口说声"谢谢"，可能会给对方心里带来一股暖流。有人为我们付出了许多，我们感谢他，他可能会更加多地帮助我们。怀着感恩的心，是有礼貌，是知恩图报。所以，感恩，是一种有礼貌的品质。

感恩是画笔。学会感恩，生活将变得无比精彩。感恩描绘着生活，将生活中大块的写意，挥洒得酣畅淋漓；将生活中清淡的山水，点缀得清秀飘逸；将生活中细致的工笔，描绘得细腻精美。所以，感恩，是一种多样的艺术。

常说："三有三为。"

心中有祖国，为祖国做件事。不是为了回报、感谢伟大的祖国吗？

心中有集体，为集体做件事，不是为了回报、感谢温暖的集体吗？

心中有他人，为他人做件事。不是为了回报、感谢生活中的每个人吗？

有人说，感恩是人的天性。当我们偶然来到这个世界上，什么都还没来得及做的时候，我们就已经开始享受前人带给我们物质和精神上的一切成果了。这就提醒着我们每一个人，要怀有一颗感恩的心。

常怀感恩之心，我们便会更加感激和怀想那些有恩于我们却不言回报的每一个人。正是因为他们的存在，我们才有了今天的幸福和喜悦。常怀感恩之心，便会以给予别人更多的帮助和鼓励为最大的快乐，便能对落难或者绝处求生的人们爱心融融地伸出援助之手，而且不求回报。常怀感恩之心，对别人对环境就会少一分挑别，而多一分欣赏。

"感恩的心，感谢有你，伴我一生，让我有勇气做我自己；感恩的心，感谢命运，花开花落，我一样会珍惜……"学会珍惜你的幸福，学会感谢你身边的一切，因为珍惜才会拥有，感恩才能天长地久……

感恩，是我们生活中永恒的话题。学会感恩，学会热爱生活。我们将会感受到更多快乐。学会感恩的生活，宁静而祥和。

自强不息

尊敬的老师，各位同学们：

大家好！

今天我演讲的题目是"自强不息"。

什么是自强不息？就是在任何处境中都不屈从命运的安排，努力向前，百折不挠。在顺境中，不骄傲，不得意，只要求更好；在逆境中，不退缩，不畏惧，只求逆流而上。

古今中外，多少人奉行着"天行健，君子以自强不息"的信条，而正是因为有他们，自强不息的精神源远流长在中华上下五千年的历史长河中。

詹天佑，是中国首位铁路工程师。12岁的他，辞别父母，怀着学习西方"技艺"的理想，来到美国就读。他怀着为祖国富强而发奋学习的信念，刻苦学习。回国后，詹天佑满腔热忱地准备把所学本领贡献给祖国的铁路事业。他转入中国铁路公司，担任工程师，这是他献身中国铁路事业的开始。

他周密严谨，不惧外国人的挖苦与嘲笑，自强不息。从事铁路事业十多年，从滦河大桥到京张铁路，他几乎和我国的每一条铁路都有着不同程度的关系，被周总理评价为"中国人的光荣"。

一个人因为自强不息才不会自暴自弃；因为自强不息才不会自甘平庸；因为自强不息才不会停滞不前。

在"2011年度感动中国十大人物"中有这样一个人让我铭记于心。她就是——孟佩杰。

五岁的她，父亲遭遇车祸身亡，妈妈将她送给别人抚养。在新的家庭，养母刘芳英三年后瘫痪在床，养父不堪生活压力，一走了之。童稚的年岁，她用一己之力撑起几经风雨的家，她的存在，是养母生存的勇气。从此，母女二人相依为命。在艰难生活中，她无怨无悔，自强不息。2009年，她考上了山西师范大学临汾学院。权衡之后，她决定带养母去上大学。

孟佩杰的事例，牵动着无数人的心。她拒绝施舍，笑对生活，自强不息。尽管生活清贫，但她依然笑靥如花。

美国的爱迪生，从未受过良好的学校教育，凭借个人奋斗和非凡才智获得成功，被誉为"发明大王"。

明末地理学家徐霞客，22岁踏上远游征途，创作出举世闻名的《徐霞客游记》，被后人誉为"古今游记第一书"。

80后的刘伟，10岁因事故失去了双臂，后又不得不放弃游泳，最终苦练钢琴，被称作"用灵魂演奏生命。"

同学们，自强不息其实就在我们身边，它早已成为我们生命的本色。也许我们会抱怨学习压力大，但是不妨将这点小小的挫折化为动力，向前拼搏。直到有一天，我们就会懂得"宝剑锋从磨砺出，梅花香自苦寒来"的真谛了。

忘记昨天的痛楚，珍惜今天的奋起，憧憬明天的美好。不要让昨天成为绊脚石，而要让每一天成为垫脚石。矢志不移地奋斗，以自强铸就明日的辉煌！

我的演讲完毕，谢谢大家！

人生的选择

尊敬的老师，各位同学们：

大家好！

今天我演讲的题目是"人生的选择"。

人生时刻面临着选择，大到人生方向，小到在哪吃饭，可以说，人生就是一次次选择与将选择付诸行动的过程。所以，会选择的人，一生风光无限，看尽天下暖色；不会选择的人，一生坎坷不平，狼狈不堪，尝尽人间酸辛。

我们所处的历史世界就像一张网格纸，每一个点都是一次选择，可我们的人生偏偏只能画一条直线，所以在驻足在某个点选择下个点时不得不放弃很多点。每个人都能进行不同的选择，画出不同的人生轨迹。

选择其实是一次冒险，选择其实是一场赌博，每一个选项背后都是一扇门，而门后，是不同的几条道路。所以，选择很重要。

上大学的我们正处于人生的十字路口，以后的发展方向，毕业后工作或考研，恋爱与学业，我们面临着一个个选择，决定着我们今后的道路。为什么许多人都很迷惘，在人生的重要关隘上难以做出选择？因为他们瞻前顾后，患得患失，他们害怕，他们怕选错了会使自己的命运和未来变得很差，会一辈子消沉，一辈子令人懊丧。

那要怎样面对选择呢？

有人在面对选择的时候，有时想兼得，却又不能，于是，拿起这个又想着那个，放下呢，却又舍不得。正所谓"吃着碗里的，看着锅里的"。这个时候就要学会舍弃一些，才能获得。孟子说："鱼，我所欲也，熊掌，亦我所欲也，二者不可兼得，舍鱼而取熊掌也。"选择就是舍得，舍和得是分不开的，有得必有舍，有舍才有得。

在选择之前，我们要让头脑冷静，不要乱，谨慎分析，结合自身情况，找到适合自己的道路。在选择时千万别随大流，适合别人的不一定适合自己。我们可以参考别人的意见，但不能被人左右，我们要弄清楚自己的理想、目标，抓住机遇，做出适当的选择。而在选择之后我们要怎样呢？"人非圣贤，孰能无过"，我们可能会遇到选择错了的时候，这时候不要消极悲观，不要沉溺在自责懊悔中，这样只会让你错过另一次机会，我们要做的就是认真分析，设法补救，抓住机会，做出另一次选择，重新回到实现目标的路径上去。

当然，有时候我们面临选择是不仅需要以是否对自己有利为判断依据，还要考虑到道德的因素。如某些黑心商人钻法律空子，赚黑心钱，当他面临赚黑心钱与安安分分做生意这个选择时，他选了前者，这对他自己是有利的，但并不代表这是明智的，他会受到良心的谴责。而一些人拾金不昧，也许失去了一些到手的财富，但却获得了心里的满足感。所以在选择时，考虑到道义是必要的。

人生面临着无数选择，选择需要一双慧眼，更需要一股勇气，一种睿智。当你面对选择的时候，理性地迈出你的双脚，在人生的选择路上，踏下坚实的每一步。

凝聚正能量

尊敬的老师，各位同学们：

大家好！

今天我演讲的题目是"凝聚正能量"。

今天的演讲我想和同学们说说我身边的几个故事，这些故事就在我们身边，可我们却不曾留意过，思考过。

上学期的某个晚上，独自去上自习。疲劳到两眼发昏之时，晕黄的灯光中恍惚地看到一个小男孩在桌椅间穿梭，那双小手麻利地拾出桌斗中的垃圾。回头望去，他的母亲正在撑着一个硕大的编织袋，走过来，接过垃圾。母子俩的影子在一组灯的照射下显得很长，重复着，淡出了教室。我呆呆地望着，似乎思考着什么，就这样好久。这件小事，让我重新审视了一下自己。自己的小陋习，带给了别人什么？我们本不应该是热爱学校、热爱生活的好青年吗？我们怎么能放纵负能量对我们的侵蚀呢？我曾经问过几个同学，怎么不记得把上课上自习时产生的垃圾带走？大多数同学都茫然的回答，不是有人来收吗？

我们自己的某些小陋习，小懒惰，慢慢地变成根深蒂固的负能量，我们甚至都没有察觉，慢慢习以为常了。我们青春，我们年少，可无知却不是青春和年少的同义词。

同学，不知道你是否遇到过这种情况，某天晚上，你正准备背着书包到图书馆去上自习，正吆喝着让宿舍的其他几个哥们跟你一起去，这时候，一个同学说："哎哟，小子，太阳打西边出来了，你竟然要去图书馆了，别装了！"你犹豫了一下，想着下个星期就考试了，还是想着去图书馆自习补补课吧，于是乎，你还是打算去，这时另外一个声音响起："赶快把电脑打开，英雄联盟开黑差一个人啊，少了你可怎么行啊！"这时，你默默地放下了书包，打开了电脑，刚才学习的念头忽地就被抛到了脑后。

在这里，就充斥着一种正能量和负能量的对决，"正能量"一词同学们再熟悉不过了，其网络意思泛指一切给予人向上、给予人希望和追求，使人行动的动力和感情。如果正能量胜利了，也许，爱学习的同学能够通过的言行感染其他的同学，从而带动整个宿舍的同学一起学习，改变全宿舍的学习氛围，形成良好的学习习惯和生活习惯。作为当代大学生，我认为应该做一个正能量的人，同时，还应当与正能量的做朋友，在彼此的交流中，让正能量汇聚成一股更大的向上的力量，从而使得大学生活更加积极向上。"真、善、美"一直都是作为正能量的代名词，具体到大学生活中，正能量也涵盖了很多的含义：例如关注社会公益事业，投身社会实践，让爱传递，让自己的人生得到升华；面对挫折和生活中的不如意，能够百折不挠，用积极的心态面对；在学习中，能够坚持不懈，刻苦努力，持之以恒；做一个有担当的人，能够明白自己肩负的重任，父母的期望和社会的期许。

同学们，我的故事还没有结束呢。

那个夜晚后，我时常和同学们谈起那次经历，大家也都有所感触。渐渐地，我发现上完课后大家没再那么匆忙地离开教室，而是扫视一下桌斗，随手带走自己留下的垃圾。我感觉到一股正能量在传播，大家心中都有一份阳光与美好。在宿舍，内心的自责让我再也不能这样继续打游戏了，我断然甩手离去。一天，两天，我在自习室也看到了他们身影，我们相互一笑。原来传递正能量并不难。年轻人总是会有各种各样的想法，青春的誓言总是会挂在嘴边。不管是在哪里都能够体现出我们年轻人的朝气，而大学是一个年轻人最聚集的地方。这里面发生的事情会更多，里面的想法会更加的丰富。

从今天起，让我们做一个正能量的人吧！坚持早睡早起，坚持每天锻炼身体，不沉溺于网络，友善的对待身边的每一个人，能够经常跟父母、老师沟通，用勇气和信心面对生活中的每一次挑战，面对挫折，百折不挠，面对困难，不放弃、不抛弃，用自信笑对每一天。从今天起，把你的正能量传递出去吧，你会发现身边会聚集越来越多的正能量，用这种正能量去汇聚人生，厚积薄发，你会发现，大学真的可以让你踏上实现心中梦想的旅程！

我的演讲完毕。谢谢大家！

做一棵心安草

尊敬的老师，各位同学们：

大家好！

今天我演讲的题目是"做一棵心安草"。

首先请允许我给大家讲一个故事。

一位国王某日清晨独自漫步于自己的花园中，竟发现了园中几乎所有的花草树木都枯萎凋残了，成了一派死寂、毫无生机的花园。在万般诧异下，国王询问园门口的一株橡树为何落下这般景致。原来，橡树因为抱怨自己没有松树挺拔高俊，顿生厌世之情，不愿活命了；松树呢，又怨恨自己不能像葡萄藤那样结出丰硕的果实，也不愿再活下去了；而葡萄藤也准备自尽，因为它日夜匍匐在地上或别的树上，自己不能直立于世，又不能像桃树那样，开放出鲜艳可人的花朵……几乎所有的植物都在垂头自怨，恨己不如人。

只有一株卑微的心安草例外。国王见到它的时候，它仍在不停地喷香吐绿，保持着自己固有的生命状态。国王异常地高兴，又一次在惊诧中用舒缓的语气试探这株娇小的生命："心安草儿，看到你我真高兴，在别的植物都悲观沮丧、厌世嫉俗的时候，你却如此坚强自立，看上去似乎不曾失落沮丧过。"

"尊敬的国王啊，我确实不曾对自己失去信心，哪怕一丝一毫的灰心失望也不曾有过。我虽然卑微，却知道如果您需要橡树、松树、葡萄藤或者桃树，您都会分别去种植的，而且我也知道您对我的要求是：做好一棵微小而不懦弱的心安草。这样，我才毫无厌意地做着我自己。"小小的心安草平静而认真地对国王说道。

心安草是睿智的。它没有追风逐影，没有过分地崇拜他人，没有自怨自艾，更没有奢求自己变成他人，所以它存在；它没有在追寻他人的历程中失掉自我、毁掉自己，它明白它只能成为它自己，所以它存在。

我想，我们每一个人都应当作一株可爱的心安草，我们要知道自己的诞生到底意味着什么，要知道我们如何得到健康的成长，要知道怎样谋求独立，要知道面对他人的优点、面对自己的缺陷的正确方法，要明白做好一个真实上进的自己的重要。

每一个人都应该是为了其应具有的地位和应发挥的作用而诞生的；每一个人都是带着自己的尊严、背负着自己的使命而降临于天地之间的。我们没有理由对自己失去信心，没有理由自甘堕落，也没有理由成为他人的影子。我们应该做一个完整的自己，一个真实的自己，一个独立的自己。

也许，我们身上有着这样那样的缺陷，以致因此而丧失了许多美丽的光环。但只要我们不让这些固有的缺陷滋长，同时加固和充实自己的优点，我们就一样能以骄人的成就屹立于世。而当我们一味诅咒和埋怨自己而看不到自己优点的时候，我们就将连这些优势也丧失殆尽，一无是处，为人所鄙弃。

其实，在我们自怨自艾的时候，别人也在羡慕着我们自己的优势。松树不是被橡树羡慕吗？葡萄藤不是被松树羡慕吗？桃树不是被葡萄藤羡慕吗？羡慕别人和被别人羡慕，本来也极正常，我们所有人身上的优势都与国王花园里的植物一样，被别人羡慕着。但不太正常的是，某些本来被别人羡慕的人却在羡慕别人的过程中迷失了自己，使自己陷入了一种无尽的深渊而无法解脱、难以自拔。只有心安草，没有自惭自损，没有在盲目崇拜中要求自己成为别人，它只在履行自己生存的使命；它看到了别人的优势，但它更懂得别人有无数，而独立的自己却只有一个。于是，国王的花园中，万物凋零，唯独这株心安草还这么生气勃勃地生长着，不断地吐露着芬芳。

古人说，知足常乐。这种"知足"，蕴含着深邃广博的人生哲理。认清自己、不菲薄自己、做好自己、走稳自己的路，就是拯救自己、善待自己。如果每一个人都像一株心安草那样，即便卑微，也能固守自己的使命，做一个永不言弃的真实的自己。那么，那位国王的花园将永远不会荒芜，这个世界也将是一个花香鸟语的世界！

谢谢大家！

你，与众不同

尊敬的老师，各位同学们：

大家好！

今天我演讲的题目是"你，与众不同"。

站到台上来，面对你们"雪亮"的眼睛，虽然我的样子呆头呆脑，可是一点儿也没紧张。因为我知道，我不见得是最好的，但肯定与众不同！今天我演讲的题目就是——"你，与众不同！"

"你，与众不同"这话谁听了都觉着舒服。第一次听人这么说时，我眉飞色舞了好多天，差点儿就把自信膨胀成自负！今天我这么讲给你们听，我想除了得意之外，你肯定有那么点儿吃惊。一定有很久了，你躲在自己没有波折的日子里，将平庸美丽成平淡，将淡泊自足成安然；一定有很久了，你不再为自己的勇气感动，不再有厉兵秣马的兴奋。可是我们这么年轻，谁没有梦呢？

老早以前卢梭说："上帝是用模型来造人的，他在塑造了我之后，就把那个模型捣碎了。"你看，在这个世界上，你是唯一的：你，与众不同！单凭这一点，就不该放任惰性滋长，只有傻瓜才胆小和自卑！

我当过傻瓜，曾经因为相貌相当沮丧。后来我想，没有人能替代我，我要是不自己出息自己，就不会有跟我一样的人有出息了。许多女作家丑起来和自己不相上下，说不定哪一天，一不小心咱也成了作家呢！后来我又找到一个丑才——艺术大师柯罗，因为他相貌平常，他的母亲几乎陷了绝望。然而柯罗以他独特、卓越的技巧，以他异常斯文、精致、复杂的画风超过了同时代的人。你猜他怎么对母亲说？他说："您知道不知道，自打创世以来，世间一共只有三个智者：苏格拉底、耶稣基督和我！"人活着，就该有这份自信！

没有令人赏心悦目的外形，你可以有丰厚的精神积累；

没有左右逢源的性格优势，你可以有坚强的人格力量；

即便你无貌无才，不还可以有我们的传统美德"温柔敦厚"？

就算你不温柔不贤良爱发脾气，活泼起来吊儿郎当，我还可以说："你这人特有个性！"

年年岁岁花相似，相似而已；

英雄所见略同，不还是略同？

你肯定有许多自己独有的宝贝，肯定在某些方面你能干得出色，任何人都没有理由妄自菲薄！当然，我不是鼓励你为了哗众取宠而身着奇装异服，为了标新立异而举止反常；不是说别人大乐你皱眉、别人上课你睡觉、别人说逗死了你说"真可笑"是与众不同。我所说的与众不同还含一种向上的力量，它是与高尚的价值取向相应相和的出类拔萃。认识到自己与众不同，这仅仅是一个前提和基础，我们借此达到一种牢靠的平衡，接下来要做的是热情十足地挖掘潜能，坚韧不拔地优化劣势，以持之以恒的积累期待石破天惊的萌发，在适合你的那一方面迎接脱颖而出的时刻，完成一份接近完满的人生！

不要总是用别人的眼睛看待尚不起眼的自己，用你的明亮的、发展的目光远望未来，为你的明天大胆预言，用最终的成功惊醒旁人的忽略，你肯定能赢！

看看凡高，他做过店员，学过牧师，当过福音传教士，27岁开始学画。从海牙到阿姆斯特丹，从巴黎到阿尔再到奥维尔，除了弟弟提奥，几乎所有的人都认为这个与众不同的"红头发疯子"一无是处，一事无成。可是我们来看凡高怎样看待自己，他说："是的，在我的头脑里，在我大脑的墙背后，存在着巨大的事物，我将能够给世界某些东西，那也许会使人们关心一个世纪，也许需要一个世纪去思索。"在他诞生一百余年后，这高度自信的预言被公正地证实了！

同学们，我们年轻，没有资格轻视自己。我们都是大鸟，都可以飞高飞远。泰戈尔说过，天空没有留下翅膀的痕迹，而我已飞过。我们可以有不同的形式和方向，但不可以拒绝飞翔！来世间一回，如果什么也成就不了，我们将多不甘心！有人说大学是一生之中唯一一段可以最自由最尽兴最本色地生活的时光，真的，这是你最好的机会！请辨认出你最鲜亮的部分，抓住这最好的年华，建立你自己的特色。请记住翅膀属于天空，请记住年轻只这一次，请记住——你，与众不同！

紧握自信

尊敬的老师、亲爱的同学们：

大家好！

今天我演讲的题目是"紧握自信"。

爱迪生曾说过："自信是成功的第一秘诀"。没错，在生活中，我们处处都离不开自信心。一个人没有信心的人，注定是一个被社会所抛弃的人，一个被成功所抛弃的人，一个被自我所抛弃的人！因此，我们可以毫不犹豫地说：自信心是一个人的灵魂！

自信不等同于自大。它是一种坚毅，拥有跨越生死的力量。自信从不盲从，它是刻苦磨练出的能力凝结而成。能力好比王冠，它只有镶嵌上自信这颗熠熠生辉的钻石，才会变得夺目而华美。同样的，没有能力的陪衬，任凭信心再怎么灿烂，也像是失去绿叶的鲜花，价值大打折扣。

相信大家都听过"胸有成竹"这个成语故事吧！北宋画家文同擅长画竹子，每次动笔时无需思考便自称一幅栩栩如生的竹子图。他是怎么做到的呢？原来，他每日观察屋旁的竹林，春夏秋冬，雷打不动。久而久之，竹枝的长短粗细，叶子的形态颜色，他都谙熟于心，自然也就把竹子画得出神入化。

这，就是自信的力量！

试问，若没有信心去支持他、去鼓励他，纵然文同有着惊天动地之才，然不信自己实力又有何用？他也只会湮没在中华漫漫五千年的历史烟尘中了。

自信可以穿越时空，它来去如风，却又在每个人身边停留。只是如果你抓不住它，它就会如黄河之水一去不复返。

在人生中，我们需要紧握自信。紧握自信，我们可以为生命交上最满意的答卷；在成长中，我们需要紧握自信。紧握自信，就是步入社会最完美的通行证；在拼搏中，我们需要紧握自信。紧握自信，成功就在你前方不远处！

保护环境，从我做起！

尊敬的老师、亲爱的同学们：

大家好！

今天我演讲的题目是"保护环境，从我做起！"。

人们都说绿色象征着和平，象征着生命，可是在21世纪的今天，随着科技的日益发展，绿色却离我们的视线越来越远了。

曾几何时，地球是宇宙中最美丽的星球，她拥有茂密的森林、清澈浩瀚的海洋、巍峨的高山、奔腾不息的江河、"飞流直下三千尺"的壮观瀑布，繁衍了一代代的优秀儿女。

地球是人类的美好家园，地球像母亲一样孕育了人类的生命，可是人类却不懂得珍惜地球母亲的给予，盲目地开垦，毁林，伐木，给地球带来了巨大的伤害。空气污染，水污染，使地球母亲失去了往日的美丽。

尽管伤心的母亲已经用各种方式为我们敲起警钟：气候异常，全球变暖，灾难性的自然灾害，但是人类依然没有觉醒。

也许你会说，我只是一个平凡的人，又能够为保护地球做些什么呢？

保护环境，从我做起！

不要认为你关上的水龙头节约的那滴水算不了什么，如果全世界64亿人都能像你一样节约每一滴水，那么它们会汇成江河！

不要认为你节约的那张纸算不了什么，64亿张纸代表的是一座森林！

不要认为你随手捡起的那点垃圾算不了什么，正是因为有了你，地球才会变得更加洁净。你信手关上的那盏灯意义深重，地球将为此减少一点升温的机会。你节约的那度电，将会减少因为发电带来的空气污染，资源匮乏！你精心种上的那棵树，必将会造福万代子孙！杜绝"白色污染"，减少污水排放，保护生态环境，保护稀有动物，不要让恐龙灭绝悲剧再次重演。如今地球母亲那美丽的外衣已经被毁坏，昔日强壮的身躯再也经不起摧残而变得日渐瘦弱……

人类，快醒醒吧！不要再沉浸在奢华里了。一起来拯救我们可爱的家园吧！保护环境就是保护我们自己的生命！

为了能够使天空更加湛蓝，云儿更加洁白，我们的地球更加美丽，生命更加健康，让我们携起手来，为环保尽一份力量！

相信总有一天，万水千山一片繁荣，江山美丽花草飘香，到那时"泥融飞燕子，沙暖睡鸳鸯"将不再是我们的梦想！

甘于奉献，点燃烈火青春

各位领导、各位评委、各位青年朋友们：

大家好！

我叫××，很高兴能够和大家一起探讨"追求卓越，奉献青春"这个话题，今天我要演讲的题目是"甘于奉献，点燃烈火青春"。

"让青春烈火燃烧永恒，让生命闪电划过天边，用所有热情换回时间，让年轻的梦没有终点！"我非常欣赏《烈火青春》里面的这段话，并一直用它激励自己的学习、工作和生活。我认为，青春就应该燃烧，发出亮光才有价值！人的一生可能燃烧也可能腐朽，既然这样，我不愿腐朽，也不能腐朽，我愿意燃烧起来！在座的朋友们！你们愿意吗？

青春，是我们一生中最美丽的季节，她孕育着早春的生机，展现着盛夏的热烈，暗藏着金秋的硕实，昭示着寒冬的希望，充满诗意而不缺乏拼搏的激情，时尚浪漫而又饱含着奋斗的艰辛。当一个人的青春融汇到一个时代、一份事业中，这样的青春就不会远去，而这份事业也必将在岁月的历练中折射出耀眼的光芒。

说到这里，我想起了这样一句话："有的人活着，他已经死了；有的人死了，他还活着。"生命的意义在于活着，那么活着的意义又是什么呢？当然不是为了活着而活着，答案只有两个字，奉献！我们可以设想一下，不付出、不创造、不追求，这样的青春必然在似水年华中渐渐老去，回首过往，没有痕迹，没有追忆，人生四处弥漫着叹息。我想，这绝对不是我们存在的意义。古往今来，有无数能人志士在自己的青春年华就已经成就了不朽的人生，在这里我来不及——列举。可是，有一个人的名字我却不能不提，他是我们永远的学习榜样，一个最平凡最无私也是最伟大的人。大家知道他是谁吗？这个传奇人物就是雷锋，他告诫我们说："青春啊，永远是美好的，可是真正的青春，只属于那些永远力争上游的人，永远忘我劳动的人，永远谦虚的人！"我想在座的每一位包括我自己都可以成为这样的人。

实话，三年前，我刚来工作的时候也有过失落和茫然，感觉现实不尽如人意，感觉离曾经的梦想总是有一些距离，一度陷入困惑之中。可是，青春的我是一把刚铸好的刀，不容得你有片刻的等待和迟疑。我决不能眼睁睁看着这把刀慢慢氧化，失去光泽，随即斑驳、锈蚀、风化，最后成为一块废铁。我告诉自己，"只要你是金子，就能放光，只要你斗志昂扬地面对生活、面对工作，你就会有所获得。"路漫漫其修远兮，吾将上下而求索。青春是学习的季节，青春是奋斗的岁月，不要停止我们前进的步伐，因为青春的路正长。有空的时候静下心来好好看看书，回头想想自己走过的路，为自己的人生做好一个规划，把自己的理想铭刻在心中，做一个甘于寂寞，敢于创新、干劲十足的年轻人。

我们选择了现在这个岗位，从某种意义上来说，就已经选择了奉献。远离了都市的繁华，城市的喧嚣，沉淀了心情，在这里驻足、扎根、守望。我们是失去一些东西，但我们没有失去最为宝贵的青春。我们也没有辜负自己的青春，我们正用汗水见证着成长，用奉献丈量着价值。在这片原本苍凉的盐碱地上，一批又一批的新同志变成了老同志，一座又一座新厂房是他们创造的新生命，青春之花在这里绽放，永不凋零。因为那些花儿已经变成了果实，成为了历史永恒的记忆。让我把这次演讲作为礼物献给你们吧，献给所有美丽的青春之花；让我把这次演讲化作誓言，吹响我们年轻人心中奋进的号角，让她成为我们取胜的基石、前进的动力。

青春不是人生的一段时期，而是心灵的一种状况。如果你的心灵很年轻，你就会常常保持许多梦想，在浓云密布的日子里，依然会抓住瞬间闪过的金色阳光。我们虽出生于不同的年代，工作在不同的岗位，但我们拥有一个共同的家，在这里，我们信守同样的精神，写下同样的奉献承诺，拥有同样的壮美青春。这是一次演讲，更是一次告白。当我满带着青春的气息，怀揣着沉甸甸的梦想与信念站在这里的那刻，我的内心是如此的坦荡与激昂，那种难以形容的兴奋与紧张，我真诚地邀请你们一同分享。

曾子曰："士不可以不弘毅，任重而道远。"作为青年人，一个国家、一个民族的希望所在，心中无不闪烁着梦想，那么现在就是我们努力实现梦想的时候。当前，我们正处于一个承前启后，继往开来的转折点，有一大批项目等着我们去建设，有一系列技术等着我们去攻关，有一大片市场等着我们去开拓，有一整套的经验等着我们去探索，我们要做的还有很多很多。纵使艰难险阻，也要努力前行：追求卓越，真诚回报，释放青春能量，点燃青春梦想。或许我们成不了伟人，纵使我们平淡一生，但这都不要紧，群星闪烁时我们同样灿烂，这样的平凡其实是一种伟大。因为只有我们自己清楚，平凡的岗位需要我们付出，火热的生活需要我们的付出，构建整个和谐社会需要我们大家一起付出。而这些付出无疑就是一种奉献，奉献不分大小，没有先后。我们的青春是有限的，有限的青春因为我们的奉献变得充实、久远。亲爱的朋友们，努力工作着是美丽的，凭着岁月赐予我们的年轻臂膀和满腔热情，全身心地投入到我们所追求的事业中吧，让我们悄悄地奉献，因为有团烈火正在这里燃烧！

我的演讲到此结束，谢谢大家！

努力的你最美丽

尊敬的老师、亲爱的同学们：

大家好！

今天我演讲的题目是"努力的你最美丽"。

同学们，你喜欢自己吗？你对自己满意吗？你很羡慕某些人，甚至愿意自己也成为他吗？如果你对自己有疑惑，那么我来告诉你：就像每一片叶子都有它独特的形状，每一朵花儿都有它独特的香味，我们每一个人都是世上独一无二的个体，在这个世界上，没有两个人是完全一样的。我们每一个人的存在，都有自己的价值与意义，别人可以比我好，也可以比我差，但没有人可以取代我。美国少年天使肯尼，一出生就因为身体畸形截掉双腿，后来又发现切口的根部被癌细胞侵入，只好把腰部以下的身体全部切除。但是，肯尼并没有向病魔低头，他在家人的帮助下向自己的生命挑战，拼命练习生存技能，使得自己日渐独立，能跟常人一样上学，甚至还学会了溜滑板、溜冰。肯尼的生命是美丽的、动人的。

有时候我们以为遭遇到的危机使我们走投无路了，却在事后发现这是生命的转机。美丽的生命在于勇于更新，且愿意努力学习。化蛹为蝶，才能使生命焕然一新。人的一生也需要蜕变才能成长。每一次蜕变都会带你走进人生的新领域、新境界，使你获得新的感受、新的惊喜。

健康的我们，更要学会容忍自己的不足和缺点。俗话说人无完人。正因为这样，我们才要不断学习、不断提高自己。如何在正视不足和缺点的前提下，采取积极的行动来弥补不足、克服缺点呢？一方面要正确和别人做比较，认识到自己在群体中处于什么样的位置，寻找以后努力的方向；另一方面要正确认识自己。不要只从不同的方面评价自己，却看不到自己的优点，老觉得"某某的学习比我好，某某的书法比我好，某某的琴比我弹得好"，而实际上每个人身上都有自己的闪光点：学习好的可能体育不如你，书法好的可能学习不如你，不要一味给自己挑毛病。既能够看到闪光点，也能够看到不足之处，对自己的认识才会全面，才能更好地取长补短。

台湾著名作家琼瑶，小时候除了语文外，其他学科成绩并不好。有一次，数学考试她只考了20分，学校发给她一张"通知单"，要她拿回去给父母盖章。挨到深夜，她鼓足勇气拿着通知书交给母亲。母亲整个脸色都阴暗下去，将她好好责骂了一顿。她绝望地给母亲写了一封长信，服毒自杀，幸亏抢救及时，才没有造成终身的遗憾。从死神手中逃回来的她，分析了自己的长处与短处，下决心取长补短，专心写作。父母默认了她的追求，她开始发挥自己写作方面的长处，真正追求自己的事业，最终取得了令人羡慕的成就。

所以我们要多鼓励自己："成绩单不漂亮没关系，只要我努力，就是一名好学生！""基础不好没关系，只要我每天都有进步，就是一种成功！""我的生活是充满阳光的，努力的我最美丽！"这样自信地度过每一天，你会越来越体验到：我的人生是非常有价值的，我是最棒的！

让生命充满爱

亲爱的同学们：

大家好！

我想问同学们，回答我一句话，你爱你的老师吗？从心理学来讲，当一个人讲话，用内心发出的声音是洪亮的，当一个人讲话，口是心非的时候，说出来的话就是拖着长音的。再一次回答我，你爱你的老师吗？当你笑嘻嘻的表情告诉我，你心里边说着另外一句话，才怪呢，同学们，我理解你，因为我也和你一样，在这个年龄从学校里走出来。在谈论这个话题之前，老师给你讲一个寓言。

曾经，有一个年轻的商人，在黑暗的山谷里面走夜路。天很黑，他迷路了，他找不到走出大山的方向，看不到星星和月亮，冷冷的山风飕飕地吹过来，他的头发都立起来了。突然，他听到夜空中，传来了一个声音。那声音不知道从哪里来的，那声音对他说："年轻人，地上有石子，捡几颗，天亮了，会有用的。"他感到非常恐惧啊，那声音一遍一遍地响起来。"年轻人，地上有石子，捡几颗吧，天亮了会有用的。"最后，那声音几乎在哀求了，"年轻人，地上有石子，快捡几颗，天亮会有用的。"他想，我还是照做吧。于是，弯下腰，随随便便，捡了几个石子放在手里。就这样，他的手里握着这几个石子，竟然奇迹般地引导他走出了大山。天亮了，年轻的商人很想知道这手里攥的是什么？借着黎明微微透出的晨阳，他伸开了自己的手掌，哇！竟然是金灿灿的黄金。他突然明白，原来昨天那个声音是善意的，那个声音是对我好。他开始后悔，为什么我昨天不多捡一点呢？当他回头望向那茫茫大山时，他看到黑压压的大山连在一起，根本就找不到那条回去的路了。

当我说到这里时，也许有的同学会说，这故事很荒诞；也许有的朋友会讲，哪里会有这样的事。同学们，今天老师想告诉你的是如果今天的你，在这样一个年龄里，在学校里你不好好读书，将来有一天，你就会成为这个故事的主角。在今天我们社会上，有多少成年人已经成为这个故事的主角了，孩子们，当你在学校里读书，当你打开作业本，当你在写作业，当你学习的时候，有一个声音在你的耳旁不停地响起，那是你爸爸妈妈的声音，那是你老师的声音，那是每一个爱你的人的声音，他们说着相同的一句话"孩子啊，好好读书吧，将来会有用的，孩子啊，好好读书吧，将来会有用的。"

同学们，一个人民教师把她生命中最后一点光都照给了我们的孩子。老师是不容易的。今天我们的全社会有多少人民教师啊，为了自己的孩子甚至连生命都舍出了。当我今天站在南京的时候，我不能不提到啊，就在我们江苏，三月三十一号江苏金城市城南小学二一班班主任，殷雪梅老师，一个52岁的女教师，再过几年就退休了，就是这样一个女教师啊，当她带领全班同学，去听爱国主义报道的路途当中，一辆违章的汽车疯狂地冲过来，殷老师没加思索就扑过去，推倒了六个孩子，而她自己被撞出二十多米啊。市长、教育局长赶到医院说不惜任何代价要抢救殷老师的生命。可是这位可爱的老师，她还是离开了我们。就在四月五号那一天，为殷老师送行的时候，金城市下着蒙蒙细雨，全市十万多市民自发走上街头，送走了这位可爱的人民教师。亲爱的朋友们，当全社会都在讴歌一位英雄教师的行为时，当全社会都在赞美一位女教师的行为时，今天在这里我要向全社会大声地呼吁，各位家长同志，各位人民教师，同学们，这何止是一个教师的行为啊，这完全是一个妈妈对孩子的行为啊。同学们大声地回答我，你爱不爱你的老师啊？你们用最大的音量告诉我，你们爱不爱你的老师啊？今天能不能在这样一个时刻要我们给我们的老师热情的掌声表示感谢呢？同学们，跟着老师大声地喊出来，我们要用我们的心，去感谢我们的人民教师，你能不能做到啊？

跟老师大声地准备喊出来，"老师您辛苦了，老师我们永远感谢你。"家长同志们，老师是不容易的，教育是双方面的责任，我们不要以为把孩子交给学校就万事大吉了，每一个人民教师，他们像一颗颗蜡烛在燃烧，照亮了一个个年轻的心。如果没有了老师，这个社会的文明将如何延续呢？如果没有了老师，我们的未来将由谁来缔造呢？爱老师吧，同学们，把你的身体坐直坐正了，让我们的摄影师把镜头对准我们可爱的孩子们，他们是我们祖国的未来。用我们最大的音量告诉这全世界，同学们，用你最大的音量告诉全世界，让我们的声音穿破这会场的演播厅，让它响遍整个世界，让全世界听到，同学们，你们为什么而读书啊？用你们自己热情的掌声鼓励吧！

爱是世界上最纯洁，也是最温暖的。爱是无限的、爱是不朽的。每个人都拥有爱，每个人也会在爱的关怀下成长。亲情、友情也会给我们带来无限的快乐和欢笑。有句歌词：爱是一道光，如此美妙。对，爱就是一道无瑕的光芒，非常美丽，它也时刻照亮着我们的未来。让我们勇往直前，永不会灭。

在生活中，有时候家长会批评我们，这其实是对我们的爱。家长是为了我们好。因为我们是家长的掌上明珠。我们好比一棵小树，需要经过剪枝，浇水，施肥才能茁壮成长。

课堂上，老师时常教育我们，要去关心别人，关心别人就等于关心自己。因为爱是连接人与人之间的纽带，只有把爱处处撒播，生活才会变得更美好。

爱也是完美的，它给了我们很大的勇气和信心，让我们充满信心在人生的道路上畅通无阻。

当一个人需要关怀，需要别人向他伸出援手，付出爱的时候，却没人理睬他，他有多痛苦。就算你家财万贯，事业有成，有着天使脸孔，却不愿为一些需要一点点帮助的人送出关怀，这样的人活着有什么意思。就算你拥有世间财富，丰功伟绩，花容月貌，但走到哪里别人向你投来异样的眼光，这眼光不是羡慕、赞许，而是嫉恨、厌恶。帮助人是快乐的，不图回报，我们世界需要爱，有爱让人不再觉得世界冷漠，让人不觉得孤单，共同的追求，共同的期待，世界充满爱是我们心中的理想世界。

爱，藏在世界的每个角落，就看你有没有去发现它，有没有把它找出来给予别人。人人都需要爱，让世界都充满爱吧！

世间的"爱"是永恒的，是不变的，是永存于世的。所有的惊人举动，都有爱的力量，都是爱创造出的，没有爱，就没有一切。一个人心里有别人，总能设身处地地为他人着想，并有爱的奉献，那么得到的将是内心的充实，高尚的人格，爱心的照耀。甘愿给社会付出真情和爱的人，是最幸福的人，因为幸福总是偏爱那些热爱生活而乐于奉献的善良的人。

因此，爱，使我们心灵相通；爱，使世界不再孤单。让你我伸出温暖之手，让世界充满爱，让生活中处处开满真、善、美的鲜花。

扛起中国脊梁

尊敬的老师、亲爱的同学们：

大家好！

今天我演讲的题目是"扛起中国脊梁"。

曾经，大学生是天之骄子，谁家中出了一名大学生更可谓是光宗耀祖，门楣大幸，但随着社会的发展，各大高校的扩招，大学生在社会中所占比率越来越高，虽然，大学生依旧是祖国的栋梁，民族的希望，但相应的问题也随之而来。

在大学生中普遍存在着一些片面抑或极端的思想倾向，而这些倾向桎梏了同学的思维，抹杀了同学们的创造力，阻碍了同学们的进步和成功。当代大学生，受当前全球化和市场经济所带来的一些不良思想潜移默化的影响，加上当前独生子女增多，在家中可谓集万千宠爱于一身，任何事物张嘴便可要来，伸手便可拿来，因此许多不良气也都有所沾染，如何能帮助这些学子走上正确的人生轨道，改正不良习气及习惯，是我们社会人都应该考虑及身体力行的。

首先，与时代一起，与国际接轨，将个人命运同时代命运紧密联系在一起。青年的前途离不开国家的前途，国家的前途离不开青年的前途。大学生只有将个人的前途名誉同国家民族的发展前途结合在一起，才能真正地实现个人理想，做对社会有用，对自己无愧的优质人才。

其次，我们要充分利用现有条件，成为好人才，成为好栋梁。众所周知，当今时代是知识的时代，唯有真才实学才能在今后日益复杂的社会中博得一席之地。所以，我们每位大学生在校期间，应该充分利用各种资源，不断地提升自己，超越自己，有专业所长、有创造力。

然后，要成为培养德智体美劳全面发展的好学生，好公民，培养高尚且健全人格，以健康的身心迎接困难及挑战。同时，养成大爱，以博大的胸怀去为人处世，从而形成基本的价值观、道德观、思维观和社会工作的能力，为将来的走向社会服务他人奠定夯实的基础。

最后，把握有限光阴，创造无限人生。当代大学生往往刚刚步入社会，年少气盛，应培养分析能力和判断力，先思后言、先思后行。同时注意个人言行，知礼，诚信，明德，修身，学会控制自己，调整自己，走向社会、参与实践、志愿服务、公益事业，以充分展现个人魅力及个人修养，这将会是我们今后就业中无形的财富。

望当今大学生，承前启后，实事求是，活出自我，少年强则，学子们，愿你们用努力与奋斗托起明天旭日，扛起中国的脊梁。

勿忘初心，牢记使命

尊敬的老师、亲爱的同学们：

大家早上好！

我是××，来自商学院2017级会计专业，现任商学院第十届团工委主席兼团总支书记，很荣幸能够代表商学院全体学生在这里演讲。今天我演讲的题目是"勿忘初心，牢记使命"。

青年，如云霞，光彩熠熠；似白杨，生机勃勃。青年时期，是李大钊先生眼中的"人生之春，人生之华"，是毛泽东同志赞扬的"早晨八九点钟的太阳"。我们是生在新中国长在国旗下的时代青年，璀璨青春，风华正茂。

鲁迅先生曾用"风雨如磐""寒凝大地""万家墨面"等词句描写自己身处的时代。今日之中国，在中国共产党的领导下，经济总量已跃居世界第二，人民生活发生了翻天覆地的变化。

"少年雄于地球，则国雄于地球"，在中国革命、建设、改革、发展的各个历史时期，一代又一代青年人用行动甚至生命担起了时代的重任。中国之腾飞，指日可待；青年之使命，舍我其谁！

"士不可以不弘毅，任重而道远"，国家的前途，民族的命运，人民的幸福，是当代中国青年必须和必将承担的重任。

青年成长之路，伴随着艰辛和汗水：

首先，把理想信念融入血液。在校时为实现理想不懈奋斗，把学好专业知识当作第一要务，提高文化素养；毕业后为实现中国梦奉献终生，跟随党的脚步，积极向党组织靠拢，做一名合格的党员、团员。

其次，树立正确的价值观。始终保持谦虚谨慎、不骄不躁的作风，以平和之心对名、以知足之心对利、以敬畏之心待人，敢于有梦、勇于追梦、勤于逐梦。

最后，不断提升自身综合素质。积极参加商业类比赛，乐于投身公益事业、志愿活动和社会实践，锻炼自己，不虚度光阴，不蹉跎岁月，用奋斗让青春绽放光彩，用拼搏为青春书写华章。

我们正青春，可以去闯荡，可以去拼搏，可以做前人未做之事。

"弄潮儿向涛头立，手把红旗旗不湿"，让我们勿忘初心，牢记使命，做时代的弄潮儿。

我的演讲到此结束，谢谢大家。

附录3 优秀诗文 15 篇

雪落在中国的土地上

艾 青

雪落在中国的土地上，
寒冷在封锁着中国呀……
风，
像一个太悲哀了的老妇，
紧紧地跟随着
伸出寒冷的指爪
拉扯着行人的衣襟，
用着像土地一样古老的话
一刻也不停地絮聒着……
那丛林间出现的
赶着马车的
你中国的农夫
戴着皮帽
冒着大雪
你要到哪儿去呢？
告诉你
我也是农人的后裔——
由于你们的
刻满了痛苦的皱纹的脸
我能如此深深地
知道了
生活在草原上的人们的
岁月的艰辛。
而我
也并不比你们快乐啊

　　——躺在时间的河流上
苦难的浪涛
曾经几次把我吞没而又卷起——
流浪与监禁
已失去了我的青春的
最可贵的日子，
我的生命
也像你们的生命
一样的憔悴呀
雪落在中国的土地上，
寒冷在封锁着中国呀……
沿着雪夜的河流，
一盏小油灯在徐缓地移行，
那破烂的乌篷船里
映着灯光，垂着头
坐着的是谁呀？
　　——啊，你，
蓬发垢面的少妇，
是不是
你的家，
　　——那幸福与温暖的巢穴——
已被暴戾的敌人
烧毁了么？
是不是
也像这样的夜间，
失去了男人的保护，
在死亡的恐怖里
你已经受尽敌人刺刀的戏弄？
咳，就在如此寒冷的今夜，
无数的
我们的年老的母亲，
都蜷伏在不是自己的家里，
就像异邦人
不知明天的车轮
要滚上怎样的路程……
　　——而且，
中国的路
是如此的崎岖
是如此的泥泞呀。
雪落在中国的土地上，
寒冷在封锁着中国呀……
透过雪夜的草原，
那些被烽火所啮啃着的地域，

无数的，土地的垦殖者
失去了他们所饲养的家畜
失去了他们肥沃的田地
拥挤在
生活的绝望的污巷里：
饥馑的大地
朝向阴暗的天
伸出乞援的
颤抖着的两臂。
中国的苦痛与灾难
像这雪夜一样广阔而又漫长呀！
雪落在中国的土地上，
寒冷在封锁着中国呀……
中国，
我的在没有灯光的晚上
所写的无力的诗句
能给你些许的温暖么？

〔艾青（1910年3月27日—1996年5月5日），原名蒋正涵，号海澄，出生于浙江金华，现当代文学家、诗人。主要作品有《大堰河——我的保姆》《艾青诗选》等。这首诗发表于1937年12月28日《北方》杂志。全诗通过描写大雪纷扬下的农夫、少妇、母亲的形象，表现中华民族的苦痛与灾难，展现了旧中国的图景，表达了诗人深厚的爱国热情，表现了诗人深沉的忧患意识与赤子之心。〕

大堰河——我的保姆

艾 青

大堰河，是我的保姆
她的名字就是生她的村庄的名字，
她是童养媳，
大堰河，是我的保姆。
我是地主的儿子；
也是吃了大堰河的奶而长大了的
大堰河的儿子。
大堰河以养育我而养育她的家，
而我，是吃了你的奶而被养育了的，
大堰河啊，我的保姆。
大堰河，今天我看到雪使我想起了你：
你的被雪压着的草盖的坟墓，
你的关闭了的故居檐头的枯死的瓦扉，
你的被典押了的一丈平方的园地，
你的门前的长了青苔的石椅，
大堰河，今天我看到雪使我想起了你。
你用你厚大的手掌把我抱在怀里，抚摸我；

在你搭好了灶火之后，
在你拍去了围裙上的炭灰之后，
在你尝到饭已煮熟了之后，
在你把乌黑的酱碗放到乌黑的桌子上之后，
在你补好了儿子们的为山腰的荆棘扯破的衣服之后，
在你把小儿被柴刀砍伤了的手包好之后，
在你把夫儿们的衬衣上的虱子一颗颗地掐死之后，
在你拿起了今天的第一颗鸡蛋之后，
你用你厚大的手掌把我抱在怀里，抚摸我。
我是地主的儿子，
在我吃光了你大堰河的奶之后，
我被生我的父母领回到自己的家里。
啊，大堰河，你为什么要哭？
我做了生我的父母家里的新客了！
我摸着红漆雕花的家具，
我摸着父母的睡床上金色的花纹，
我呆呆地看着檐头的我不认得的"天伦叙乐"的匾，
我摸着新换上的衣服的丝的和贝壳的纽扣，
我看着母亲怀里的不熟识的妹妹，
我坐着油漆过的安了火钵的炕凳，
我吃着碾了三番的白米的饭，
但，我是这般忸怩不安！
因为我
我做了生我的父母家里的新客了。
大堰河，为了生活，
在她流尽了她的乳汁之后，
她就开始用抱过我的两臂劳动了；
她含着笑，洗着我们的衣服，
她含着笑，提着菜篮到村边的结冰的池塘去，
她含着笑，切着冰屑悉索的萝卜，
她含着笑，用手掏着猪吃的麦糟，
她含着笑，扇着炖肉的炉子的火，
她含着笑，背了团箕到广场上去，
晒好那些大豆和小麦，
大堰河，为了生活，
在她流尽了她的乳液之后，
她就用抱过我的两臂，劳动了。
大堰河，深爱着她的乳儿；
在年节里，为了他，忙着切那冬米的糖，
为了他，常悄悄地走到村边的她的家里去，
为了他，走到她的身边叫一声"妈"，
大堰河，把他画的大红大绿的关云长
贴在灶边的墙上，

大堰河，会对她的邻居夸口赞美她的乳儿；
大堰河曾做了一个不能对人说的梦：
在梦里，她吃着她的乳儿的婚酒，
坐在辉煌的结彩的堂上，
而她的娇美的媳妇亲切地叫她"婆婆"……
大堰河，深爱着她的乳儿！
大堰河，在她的梦没有做醒的时候已死了。
她死时，乳儿不在她的旁侧，
她死时，平时打骂她的丈夫也为她流泪，
五个儿子，个个哭得很悲，
她死时，轻轻地呼着她的乳儿的名字，
大堰河，已死了，
她死时，乳儿不在她的旁侧。
大堰河，含泪的去了！
同着四十几年的人世生活的凌侮，
同着数不尽的奴隶的凄苦，
同着四块钱的棺材和几束稻草，
同着几尺长方的埋棺材的土地，
同着一手把的纸钱的灰，
大堰河，她含泪的去了。
这是大堰河所不知道的：
她的醉酒的丈夫已死去，
大儿做了土匪，
第二个死在炮火的烟里，
第三，第四，第五
在师傅和地主的叱骂声里过着日子。
而我，我是在写着给予这不公道的世界的咒语。
当我经了长长的漂泊回到故土时，
在山腰里，田野上，
兄弟们碰见时，是比六七年前更要亲密！
这，这是为你，静静地睡着的大堰河
所不知道的啊！
大堰河！今天，你的乳儿是在狱里，
写着一首呈给你的赞美诗，
呈给你黄土下紫色的灵魂，
呈给你拥抱过我的直伸着的手，
呈给吻过我的唇，
呈给你泥黑的温柔的脸颜，
呈给你养育了我的乳房，
呈给你的儿子们，我的兄弟们，
呈给大地上一切的，
我的大堰河般的保姆和她们的儿子，
呈给爱我如爱她自己的儿子般的大堰河。大堰河，

我是吃了你的奶而长大了的
你的儿子，
我敬你
爱你！

一九三三年一月十四日，雪

《大堰河——我的保姆》是现代诗人艾青的成名之作。这是一首献给"保姆"大堰河的诗篇。诗人叙述了这位普通中国妇女平凡而坎坷、不幸的一生，表达了对这位伟大母亲由衷的感恩之情。大堰河，也是千千万万中国母亲的代表，正是这片如同慈母一样宽阔的土地和这个伟大的祖国，尽管她受尽欺辱，满身疮痍，历尽沧桑，然而却永远不失母性和母爱伟大的光辉。诗歌饱含深情，反复咏唱，如泣如诉。全诗分为四部分。作者通过对自己的乳母的回忆与追思，抒发了对"贫苦农妇"大堰河的怀念之情、感激之情和赞美之情，从而激发人们对旧中国广大劳动妇女悲惨命运的同情，对这"不公道的世界"的强烈仇恨。

我用残损的手掌

戴望舒

我用残损的手掌
摸索这广大的土地：
这一角已变成灰烬，
那一角只是血和泥；
这一片湖该是我的家乡，
（春天，堤上繁花如锦障，
嫩柳枝折断有奇异的芬芳，）
我触到荇藻和水的微凉；
这长白山的雪峰冷到彻骨，
这黄河的水夹泥沙在指间滑出；
江南的水田，那么软……现在只有蓬蒿；
岭南的荔枝花寂寞地憔悴，
尽那边，我蘸着南海没有渔船的苦水……
无形的手掌掠过无恨的江山，
手指沾了血和灰，手掌沾了阴暗，
只有那辽远的一角依然完整，
温暖，明朗，坚固而蓬勃生春。
在那上面，我用残损的手掌轻抚，
像恋人的柔发，婴孩手中乳。
我把全部的力量运在手掌
贴在上面，寄与爱和一切希望，
因为只有那里是太阳，是春，
将驱逐阴暗，带来苏生，
因为只有那里我们不像牲口一样活，
蝼蚁一样死……
那里，永恒的中国！

[戴望舒（1905 年 3 月 5 日—1950 年 2 月 28 日），现代诗人。又称"雨巷诗人"，中国现代派象征主义诗人。戴望舒为笔名，原名戴朝安，又名戴梦鸥。这首诗是作者在日寇铁蹄下向苦难祖国的抒怀之作。"残损的手掌"既是写实，又是诗人坚贞不屈意志的写照。诗歌一方面从实处着笔，描写沦陷区阴暗，表现对祖国命运的深切关注。另一方面抒写解放区的明丽，侧重于写意，对象征着"永恒的中国"的土地，发出深情赞美。]

祖国啊，我亲爱的祖国

舒　婷

我是你河边上破旧的老水车
数百年来纺着疲惫的歌
我是你额上熏黑的矿灯
照你在历史的隧洞里蜗行摸索
我是干瘪的稻穗
是失修的路基
是淤滩上的驳船
把纤绳深深
勒进你的肩膊
——祖国啊！
我是贫困
我是悲哀
我是你祖祖辈辈
痛苦的希望啊
是"飞天"袖间
千百年来未落到地面的花朵
——祖国啊！
我是你簇新的理想
刚从神话的蛛网里挣脱
我是你雪被下古莲的胚芽
我是你挂着眼泪的笑窝
我是新刷出的雪白的起跑线
是绯红的黎明
正在喷薄
——祖国啊！
我是你十亿分之一
是你九百六十万平方的总和
你以伤痕累累的乳房
喂养了
迷惘的我，深思的我，沸腾的我
那就从我的血肉之躯上
去取得
你的富饶，你的荣光，你的自由
——祖国啊，我亲爱的祖国！

[舒婷，原名龚佩瑜，女，汉族，1952 年 5 月生，福建晋江人。中国当代女诗人，朦胧诗派的代表人物。代表作品有《舒婷文集》。这首诗是一首抒情现代诗。此诗精选了一组组意象，描述了中国过去的贫穷和人民千百年来的梦想与苦难，展现了中国让人振奋的崛起和新生，深情地抒发了诗人自己对祖国的无比热爱、无限期盼和献身的决心。前两节沉郁、凝重，充满对祖国灾难历史、严峻现实的哀痛；后两节清新、明快，流露出祖国摆脱苦难、正欲奋飞的欢悦；全诗交融着深沉的历史感与强烈的时代感，涌动激情，读来令人荡气回肠。]

沁园春·长沙

毛泽东

独立寒秋，湘江北去，橘子洲头。

看万山红遍，层林尽染；漫江碧透，百舸争流。

鹰击长空，鱼翔浅底，万类霜天竞自由。

怅寥廓，问苍茫大地，谁主沉浮？

携来百侣曾游，忆往昔峥嵘岁月稠。

恰同学少年，风华正茂；书生意气，挥斥方遒。

指点江山，激扬文字，粪土当年万户侯。

曾记否，到中流击水，浪遏飞舟？

[毛泽东（1893 年 12 月 26 日—1976 年 9 月 9 日），字润之（原作咏芝，后改润芝），笔名子任。湖南湘潭人。《沁园春·长沙》是毛泽东 1925 年晚秋所作。当时毛泽东离开故乡韶山，去广州主持农民运动讲习所，途经长沙，重游了橘子洲作。作者面对湘江上美丽动人的自然秋景，联想起当时的革命形势，写下了这首词。在中国的诗史上，第一个大量描绘自然美，并把对自然美的描绘和对国家和人民的命运的关切结合起来的诗人是屈原。这是中国古典诗歌的一个优良传统。毛泽东的诗词继承了这个优良传统。他善于把自然美与社会美融为一体，通过栩栩如生、呼之欲出的自然美的艺术形象，表现出社会美的内容。这首词通过对长沙秋景的描绘和对青年时代革命斗争生活的回忆，提出了"谁主沉浮"的问题，抒发了对中华民族前途的乐观主义精神和以天下为己任的豪情壮志。]

囚　歌

叶　挺

为人进出的门紧锁着，

为狗爬走的洞敞开着，

一个声音高叫着：

爬出来吧，给你自由！

我渴望着自由，

但也深知道——

人的躯体哪能由狗的洞子爬出！

我只能期待着，

那一天——

地下的火冲腾，

把这活棺材和我一齐烧掉，

我应该在烈火和热血中得到永生。

[叶挺（1896年9月10日—1946年4月8日），原名叶洵，字希夷，中国广东惠阳秋长人，北伐名将，八一南昌起义总指挥，新四军军长，中国人民解放军创始人及新四军重要领导人之一，是闻名国内外的军事家。1941年1月，作者叶挺在皖南事变时被国民党非法逮捕，先后被囚于江西上饶、湖北恩施、广西桂林等地，最后被移禁于重庆"中美特种技术合作所"集中营。在狱中叶挺受尽各种酷刑，仍坚贞不屈。于1942年，他写下了这首《囚歌》。此诗有多种版本，诸本略有不同，原诗稿现存重庆歌乐山烈士陵园。该诗作是叶挺写在被囚禁的重庆渣滓洞集中营楼下第二号牢房墙壁上的，手稿则由叶挺夫人李秀文探监时带出。此诗揭露了国民党反动派的丑恶行径、极端虚弱的本质，表现了革命者的伟大气节，抒发了为革命献身的壮志豪情。全诗浓缩着叶挺将军牢狱生涯的深切体验，是他对于生命、自由和尊严之辩证关系的悲壮思考，每一句都具有厚重的分量。这是一首用热血写成的诗，这是一个革命者用生命谱成的雄壮乐章，虽然没有华丽的文字雕饰，但音韵嘹亮，读起来是那样的铿锵有力，令人荡气回肠。]

满江红 · 写怀

岳 飞

怒发冲冠，凭栏处、潇潇雨歇。抬望眼，仰天长啸，壮怀激烈。三十功名尘与土，八千里路云和月。莫等闲，白了少年头，空悲切！

靖康耻，犹未雪。臣子恨，何时灭！驾长车，踏破贺兰山缺。壮志饥餐胡虏肉，笑谈渴饮匈奴血。待从头、收拾旧山河，朝天阙。

[岳飞（1103年3月24日—1142年1月27日），字鹏举，相州汤阴（今河南省汤阴县）人。南宋时期名将、军事家、战略家、书法家、诗人，位列南宋"中兴四将"之首。岳飞的文学才华也是将帅中少有的，代表词作《满江红·写怀》，是千古传诵的爱国名篇，此词上片抒写作者对中原重陷敌手的悲愤，对局势前功尽弃的痛惜，表达了自己继续努力，争取壮年立功的心愿；下片抒写作者对民族敌人的深仇大恨，对祖国统一的殷切希望，对国家朝廷的赤胆忠诚。全词情调激昂，慷慨壮烈，显示出一种浩然正气和英雄气质，表现了作者报国立功的信心和乐观主义精神。]

我是中国人

闻一多

我是中国人，我是支那人，
我是黄帝的神明血胤；
我是地球上最高处来的，
帕米尔便是我的原籍。
我的种族是一条大河，
我们流下了昆仑山坡，
我们流过了亚洲大陆，
我们流出了优美的风俗。
伟大的民族，伟大的民族！
五岳一般的庄严正肃，
广漠的太平洋底度量，

春云的柔和，秋风的豪放。
我们的历史可以歌唱，
他是尧时老人敲着木壤，
敲出来的太平的音乐，——
我们的历史是一首民歌。
我们的历史是一只金罍
盛着帝王祀天的芳醴！
我们敬人，我们又顺天，
我们是乐天安命的神仙。
我们的历史是一掬清泪，
孔子哀悼死麒麟的泪；
我们的历史是一阵狂笑，
庄周，淳于髡，东方朔的笑。
我是中国人，我是支那人，
我的心里有尧舜的心，
我的血是荆轲聂政的血，
我是神农黄帝的遗孽。
我的智慧来得真离奇，
他是河马献来的馈礼
我这歌声中的节奏，
原是九苞凤凰的传授。
我心头充满戈壁的沉默，
脸上有黄河波涛的颜色
泰山的石溜滴成我的忍耐，
峥嵘的剑阁撑出我的胸怀。
我没有睡觉！我没有睡觉！
我心中的灵火还在燃烧；
我的火焰他越烧越燃，
我为我的祖国烧得发颤。
我的记忆还是一根麻绳，
绳上束满了无数的结梗；
一个结子是一桩史事——
我便是五千年的历史。
我是过去五千年的历史，
我是将来五千年的历史。
我要修葺这历史的舞台，
预备排演历史的将来。
我们将来的历史是首歌：
还歌着海晏河清的音乐。
我们将来的历史是杯酒，
又在金罍里给皇天献寿。
我们将来的历史是滴泪，
我的泪洗尽人类的悲哀。

我们将来的历史是声笑，

我的笑驱尽宇宙的烦恼。

我们是一条河，一条天河，

一派浑浑噩噩的光波！——

我们是四万万不灭的明星；

我们的位置永远注定。

伟大的民族！伟大的民族！

我是东方文化的鼻祖；

我的生命是世界的生命。

我是中国人，我是支那人！

　　[闻一多（1899年11月24日—1946年7月15日），本名闻家骅，字友三，生于湖北省黄冈市浠水县，中国近代伟大的爱国主义者，坚定的民主战士，中国民主同盟早期领导人，中国共产党的挚友，新月派代表诗人和学者。《我是中国人》是闻一多先生的代表作之一。这是一首对中华民族，对华夏文化的爱的颂歌。情绪激昂，大部分诗行都以"我"，"我们"开头，抒情主体得到反复强化，主观色彩浓郁，充满自信昂扬的情绪。并运用了一些包含历史文化内涵的词汇，如"泰山""黄河""木壤""孔子哀悼死麒麟"等，从而使这首诗更具有民族文化特色，字里行间彰显其对伟大祖国的歌颂和热爱。]

繁星春水

冰　心

　　成功的花，人们只惊慕她现时的明艳！然而当初她的芽儿，浸透了奋斗的泪泉，洒遍了牺牲的血雨。

　　童年！是梦中的真，是真中的梦，是回忆时含泪的微笑。

　　母亲啊！天上的风雨来了，鸟儿躲到他的巢里；心中的风雨来了，我只躲到你的怀里。

　　我的心呵！你昨天告诉我，世界是欢乐的；今天又告诉我，世界是失望的，明天的言语，又是什么？教我如何相信你！

　　童年啊！是梦中的真，是真中的梦，是回忆时含泪的微笑。

　　怀旧是一张网，企图打捞着过去失去的岁月。其实，我们什么也不会打捞得到，失去的一切早已从网眼里流走。

　　回忆，更是一种温柔的欺骗，因为回忆中的美好，和当时真实的样子已大不一样，岁月和我们自己的心绪将回忆镀上一层用于自我安慰的美丽光泽。

　　家是什么，我不知道；但烦闷——忧愁，都在此中融化消失。

　　家是你永恒的港湾，疲了惫了，想一想家，那是你力量的源泉。

　　在社会的纷争中，家是你永恒的基石，惧了怕了，想一想家，那是你自信的力量。

　　心灵的灯，在寂静中光明，在热闹中熄灭。

　　[冰心（1900年10月5日—1999年2月28日），原名谢婉莹，福建长乐人，中国民主促进会（民进）成员。中国诗人，现代作家，翻译家，儿童文学作家，社会活动家，散文家。笔名冰心取自"一片冰心在玉壶"。受到泰戈尔《飞鸟集》的影响写作无标题的自由体小诗，这些晶莹清丽、轻柔隽逸的小诗后结集为《繁星》和《春水》出版，被人称为"春水体"。《繁星》《春水》的诗蕴涵着深刻思想。这些深刻的思想往往都是和诗中描绘的具体形象以及诗人深沉的思绪糅合在一起的，因而仍然具备着诗的情绪，有着诗的美感。诗中无处不表现出一种

女性的纤柔。以她"满蕴着温柔，带着忧愁"的抒情风格，感情深沉浓烈地歌吟着纯正的爱，描绘着大自然的美；同时也以独特的方式表达了对某些社会丑恶现象的谴责。］

离骚（节选）

屈　原

长太息以掩涕兮，哀民生之多艰。
余虽好修姱以鞿羁兮，謇朝谇而夕替。
既替余以蕙纕兮，又申之以揽茝。
亦余心之所善兮，虽九死其犹未悔。
怨灵修之浩荡兮，终不察夫民心。
众女嫉余之蛾眉兮，谣诼谓余以善淫。
固时俗之工巧兮，偭规矩而改错。
背绳墨以追曲兮，竞周容以为度。
忳郁邑余侘傺兮，吾独穷困乎此时也。
宁溘死以流亡兮，余不忍为此态也。
鸷鸟之不群兮，自前世而固然。
何方圜之能周兮，夫孰异道而相安？
屈心而抑志兮，忍尤而攘诟。
伏清白以死直兮，固前圣之所厚。
悔相道之不察兮，延伫乎吾将反。
回朕车以复路兮，及行迷之未远。
步余马于兰皋兮，驰椒丘且焉止息。
进不入以离尤兮，退将复修吾初服。
制芰荷以为衣兮，集芙蓉以为裳。
不吾知其亦已兮，苟余情其信芳。
高余冠之岌岌兮，长余佩之陆离。
芳与泽其杂糅兮，唯昭质其犹未亏。
忽反顾以游目兮，将往观乎四荒。
佩缤纷其繁饰兮，芳菲菲其弥章。
民生各有所乐兮，余独好修以为常。
虽体解吾犹未变兮，岂余心之可惩。

［屈原（约公元前340—公元前278年），战国时期楚国诗人、政治家。出生于楚国丹阳秭归（今湖北宜昌）。是中国历史上伟大的爱国诗人，浪漫主义文学的奠基人，"楚辞"的创立者和代表作家，开辟了"香草美人"的传统，被誉为"辞赋之祖""中华诗祖"。屈原作品的出现，标志着中国诗歌进入了一个由集体歌唱到个人独创的新时代。其主要作品有《离骚》《九歌》《九章》《天问》等。以屈原作品为主体的《楚辞》是中国浪漫主义文学的源头之一，与《诗经》并称"风骚"，对后世诗歌产生了深远影响。］

乡 愁

余光中

小时候，

乡愁是一枚小小的邮票，

我在这头

母亲在那头。

长大后，

乡愁是一张窄窄的船票，

我在这头，

新娘在那头。

后来啊，

乡愁是一方矮矮的坟墓，

我在外头，

母亲在里头。

而现在，

乡愁是一湾浅浅的海峡，

我在这头，

大陆在那头。

[余光中（1928年10月21日—2017年12月14日），祖籍福建永春。1947年就读于金陵大学外文系，翌年转入厦门大学。同年随父母去香港，次年到台湾。出版诗集《在冷战的年代》《白玉苦瓜》《天狼星》《紫荆赋》《守夜人》等。《乡愁》是现代诗人余光中于1972年创作的一首现代诗歌。诗中通过"小时候""长大后""后来啊""而现在"这几个时序语贯串全诗，借邮票、船票、坟墓、海峡这些实物，把抽象的乡愁具体化，概括了诗人漫长的生活历程和对祖国的绵绵怀念，流露出诗人深沉的历史感。全诗语言浅白真率，情感深切。]

炉 中 煤
——眷念祖国的情绪

郭沫若

啊，我年青的女郎！

我不辜负你的殷勤，

你也不要辜负了我的思量。

我为我心爱的人儿

燃到了这般模样！

啊，我年青的女郎！

你该知道了我的前身？

你该不嫌我黑奴卤莽？

要我这黑奴的胸中，

才有火一样的心肠。

啊，我年青的女郎！

我想我的前身

原本是有用的栋梁，

我活埋在地底多年，

到今朝才得重见天光。
啊，我年青的女郎！
我自从重见天光，
我常常思念我的故乡，
我为我心爱的人儿
燃到了这般模样！

［郭沫若（1892年11月16日—1978年6月12日），幼名文豹，原名开贞。是中国新诗的奠基人之一、中国历史剧的开创者之一、古文字学家、考古学家、社会活动家、文学家等。第一届中央研究院院士。全部作品编成《郭沫若全集》38卷。1952年4月9日郭沫若获得"加强国际和平"斯大林国际奖。《炉中煤——眷念祖国的情绪》是郭沫若在日本留学时创作的一首新诗，写于1920年，首次发表在1920年2月3日《时事新报·学灯》上。全诗在一系列的比喻中寄托自己的深情和热望，一层深似一层地表现了爱国的衷肠。这首诗风格豪放、明朗，音调和谐流畅。］

我 的 祖 国

秋酿醇酒（傅　翔）

我的祖国，
高山巍峨，
雄伟的山峰俯瞰历史的风狂雨落，
暮色苍茫，
任凭风云掠过。
坚实的脊背顶住了亿万年的沧桑从容不迫。
我的祖国，
大河奔腾，
浩荡的洪流冲过历史翻卷的漩涡，
激流勇进，
洗刷百年污浊，
惊涛骇浪拍击峡谷涌起过多少命运的颠簸。
我的祖国，
地大物博，
风光秀美孕育了瑰丽的传统文化，
大漠收残阳，
明月醉荷花，
广袤大地上多少璀璨的文明还在熠熠闪烁。
我的祖国，
人民勤劳，
五十六个民族相濡以沫，
东方神韵的精彩，
人文风貌的风流，
千古流传着多少美丽动人的传说。
这就是我的祖国，

这就是我深深爱恋的祖国。

我爱你源远流长灿烂的历史，

我爱你每一寸土地上的花朵，

我爱你风光旖旎壮丽的河山，

我爱你人民的性格坚忍执着。

我的祖国，

我深深爱恋的祖国。

你是昂首高亢的雄鸡——唤醒拂晓的沉默，

你是冲天腾飞的巨龙——叱咤时代的风云，

你是威风凛凛的雄狮——舞动神州的雄风，

你是人类智慧的起源——点燃文明的星火。

你有一个神圣的名字，

那就是中国！

那就是中国啊，我的祖国。

我深深爱恋的祖国。

我深深地爱着我的祖国，

搏动的心脏跳动着五千年的脉搏，

我深深地爱着我的祖国，

涌动的血液奔腾着长江黄河的浪波，

我深深地爱着我的祖国，

黄色的皮肤印着祖先留下的颜色，

我深深地爱着我的祖国，

黑色的眼睛流露着谦逊的笑窝，

我深深地爱着我的祖国，

坚强的性格挺拔起泰山的气魄，

我深深地爱着我的祖国，

辽阔的海疆装满了我所有的寄托。

我的祖国，

可爱的中国，

你创造了辉煌的历史，

你养育了伟大的民族。

我自豪你的悠久，

数千年的狂风吹不折你挺拔的脊背，

我自豪你的坚强，

抵住内忧外患闯过岁月蹉跎。

我自豪你的光明，

中华民族把自己的命运牢牢掌握，

我自豪你的精神，

改革勇往直前开放气势磅礴。

可爱的祖国啊，

无论我走到哪里，

我都挽住你力量的臂膊，

无论我身居何方，

你都温暖着我的心窝。
可爱的祖国啊，
你把住新世纪的航舵，
你用速度，你用实力，
创造震惊世界的奇迹。
你用勤劳，你用智慧，
进行了又一次更加辉煌的开拓！
祖国啊，祖国，
你永远充满希望，
祖国啊，祖国，
你永远朝气蓬勃！

［秋酿醇酒，本名傅翔，吉林省人，公务员，网络作家，中国网络朗诵奠基人之一；其创作的诗歌、散文等作品，情深义重，内涵深远，语言朴实，韵律明快，很适合广大朗诵爱好者诵读。有的作品被国内媒体和诸多学校、机关、企业等单位举办的各种晚会上选用。代表作有《祖国啊，我为你自豪》《我的祖国》《走进春天》《黑土地壮歌》等。其作品吟中华诗篇，抒一腔豪气，诵神州河山，读千秋壮丽。］

我骄傲，我是中国人！

王怀让

在无数蓝色的眼睛和褐色的眼睛之中，
我有着一双宝石般的黑色眼睛。
我骄傲，我是中国人！
在无数白色的皮肤和黑色的皮肤之中，
我有着大地般黄色的皮肤，
我骄傲，我是中国人！
我是中国人——
黄土高原是我挺起的胸脯，
黄河流水是我沸腾的热血；
长城是我扬起的手臂，
泰山是我站立的脚跟。
我是中国人
我的祖先最早走出森林，
我的祖先最早开始耕耘。
我是指南针、印刷术的后裔，
我是圆周率、地动仪的子孙。
在我的民族中，
不光有史册上万古不朽的
孔夫子，司马迁，李自成，孙中山，
还有那文学史上万古不朽的
花木兰，林黛玉，孙悟空，鲁智深。
我骄傲，我是中国人！
我是中国人

我那黄河一样粗犷的声音，

不光响在联合国的大厦里，

大声发表着中国的议论，

也响在奥林匹克的赛场上，

大声高喊着"中国得分"。

当掌声把五星红旗托上蓝天，

我骄傲，我是中国人！

我是中国人

我那长城一样的巨大手臂，

不光把采油机钻杆钻进

预言打不出石油的地心，

也把通信卫星送上祖先们

梦里也没有到过的白云。

当五大洋倾听东方声音的时候，

我骄傲，我是中国人。

我是中国人

我是莫高窟壁画的传人，

让翩翩欲飞的壁画与我们同住。

我就是飞天，

飞天就是我们。

我骄傲，我是中国人！

〔王怀让（1942年5月6日—2009年4月7日），济源市五龙口镇西正村人，当代诗人，中国作协会员、中国剧协会员，河南省作协副主席，河南省诗歌学会会长，享受国务院特殊津贴。这是其代表作之一，表达了诗人强烈的爱国精神。〕

黄 河 颂

光未然

朋友！

黄河以它英雄的气魄，

出现在亚洲的原野；

它表现出我们民族的精神：

伟大而又坚强！

这里，

我们向着黄河，

唱出我们的赞歌。

我站在高山之巅，

望黄河滚滚，

奔向东南。

惊涛澎湃，

掀起万丈狂澜；

浊流宛转，

结成九曲连环；

从昆仑山下，
奔向黄海之边；
把中原大地
劈成南北两面。
啊，黄河！
你是中华民族的摇篮！
五千年的古国文化，
从你这发源；
多少英雄的故事，
在你的身边扮演！
啊，黄河！
你是伟大坚强，
像一个巨人
出现在亚洲平原之上，
用你那英雄的体魄
筑成我们民族的屏障。
啊，黄河！
你一泻万丈，
浩浩荡荡，
向南北两岸
伸出千万条铁的臂膀。
我们民族的伟大精神，
将要在你的哺育下
发扬滋长！
我们祖国的英雄儿女，
将要学习你的榜样，
像你一样的伟大坚强！
像你一样的伟大坚强！

[光未然（1913年11月1日—2002年1月28日），原名张光年，湖北省光化县人，现代诗人、文学评论家。曾任中国作家协会书记处书记、中国作家协会党组书记。创作组诗《黄河大合唱》《五月的鲜花》《屈原》等诗作。《黄河颂》为《黄河协奏曲》的第二乐章。诗人采用象征的手法，歌颂了我们的民族，激励中华儿女像黄河一样伟大坚强，以英雄的气概和坚强的决心保卫黄河，保卫中国。它旋律激昂，音乐壮阔，气势磅礴，热情深切，充满了强烈的冲击力和震撼力，展示了黄河桀骜不驯的血性和中华民族的英雄气概，歌颂了黄河气势宏伟，历史源远流长，养育了无数中华儿女的伟大情怀。]

主要参考资料

北京市语言文字工作委员会，2001. 普通话水平测试指南 [M]. 北京：北京出版社 .

本书编写组，2015. 公务员公文写作培训教材 [M]. 北京：国家行政学院出版社 .

郭常安，2004. 语文 [M]. 杭州：浙江科学技术出版社 .

郭林虎，2016. 法律文书情景写作教程 [M]. 第 4 版 . 北京：法律出版社 .

胡占国，2015. 机关领导致辞类文字材料写作要领与范本 [M]. 北京：海潮出版社 .

霍唤民，2002. 应用写作 [M]. 北京：中央广播电视大学出版社 .

贾智德，2001. 新编应用文写作全书 [M]. 成都：天地出版社 .

姜德照，2014. 公文格式规范 [M]. 北京：经济科学出版社 .

科技应用文写作五星文（http://www.wxphp.com/wxd_6dcu18pul69y6ym8bcyj_14.html）

李小寒，尚少梅，2012. 诊断学基础 [M]. 北京：人民卫生出版社 .

李笑，2004. 行政文案一本通 [M]. 北京：经济管理出版社 .

林心治，蒋剑书，2001. 应用写作教程 [M]. 重庆：重庆大学出版社 .

林宗源，2006. 应用文写作 [M]. 北京：中国轻工业出版社 .

刘红彬，2008. 新编应用文写作教程 [M]. 北京：新华出版社 .

刘伶，2009. 当代应用文写作 [M]. 天津：天津大学出版社 .

刘明华，徐泓，张征，2002. 新闻写作教程 [M]. 北京：中国人民大学出版社 .

潘庆云，2008. 法律文书 [M]. 北京：清华大学出版社 .

裴显生，王殿松，1999. 应用写作 [M]. 北京：高等教育出版社 .

孙莉，邱平，2006. 实用应用文写作 [M]. 北京：国家行政学院出版社 .

王东，高永华，1991. 基础口才学 [M]. 北京：光明日报出版社 .

夏惠丽，朱建宁，2015. 诊断学基础 [M]. 北京：人民卫生出版社 .

徐延觉，纪耀明，2004. 新双测好题——高中语文综合能力训练 [M]. 吉林：东北师范大学出版社 .

徐中玉，2000. 应用文写作 [M]. 北京：高等教育出版社 .

医学教育网（http://www.med66.com）

张保忠，2015. 党政公文写作技法、规律与处理全书 [M]. 北京：中华工商联合出版社 .

张浩，2016. 新编常用办公文书写作大全 [M]. 北京：北京工业大学出版社 .

中国学术期刊网（http://www.thesisw.com）

中国知网（http://www.cnki.net/）